Pelle Sandstrak hat unter anderem als Bestatter, Radiomoderator und Standup-Comedian gearbeitet. Heute reist er mit seinem Comedy-Programm »Mr. Tourette och jag« (Mr. Tourette und ich) um die Welt, hält Vorträge, schreibt Theaterstücke und Kurzprosa (»Nu är nog det värsta över« - Jetzt ist das Schlimmste wohl vorbei).
»Herr Tourette und ich« wurde in zahlreiche Sprachen übersetzt, eine Verfilmung ist in Vorbereitung.
Pelle Sandstrak lebt in seinem geliebten Skåne, in der Stadt Stockholm und im Nordnorwegen seines Herzens.

Pelle Sandstrak

Herr Tourette und ich

Bericht eines glücklichen Menschen

Aus dem Schwedischen von
Susanne Dahmann

BASTEI LÜBBE TASCHENBUCH
Band 60011

1. Auflage: Juli 2011

Die Übersetzung wurde gefördert von
Kulturrårdet. Swedish Arts Council.

Dieser Titel ist als E-Book lieferbar.

luebbe und Bastei Lübbe Taschenbuch
in der Bastei Lübbe GmbH & Co. KG
Für die Originalausgabe:
Copyright © 2007 by Pelle Sandstrak
herausgegeben von Bra Böcker AB 2008
Titel der schwedischen Originalausgabe:
»Mr Tourette och jag«

Für die deutschsprachige Ausgabe:
Copyright © 2009 by Bastei Lübbe GmbH & Co. KG, Köln
Lektorat: Susanne Haffner
Textredaktion: Anja Lademacher, Bonn
Titelbild: © istockphoto
Umschlaggestaltung: © Gisela Kullowatz
Autorenfoto: © Ann-Elin Wang
Fotos Bildtafelteil: privat, wenn nicht anders gekennzeichnet
Satz: Kremerdruck GmbH, Lindlar
Gesetzt aus der Adobe Caslon Pro
Druck und Verarbeitung: GGP Media GmbH, Pößneck
Printed in Germany
ISBN 978-3-404-60011-3

Sie finden uns im Internet unter
www.luebbe.de
Bitte beachten Sie auch: www.lesejury.de

Der Preis dieses Bandes versteht sich einschließlich
der gesetzlichen Mehrwertsteuer.

Meiner ganzen großen und kleinen Familie

Teil 1

Daten 1965

In Vietnam werden amerikanische Armeeverbände
 eingesetzt.
 Malcolm X wird ermordet.
Alexei Leonow unternimmt als erster Mensch einen
 Spaziergang durchs All.
Boeing beschließt, die 747 in Serie zu produzieren.
Chrysler beschließt, die Dart-Serie fortzusetzen.
Wayne Gretzky wird vier Jahre alt.
Ich werde geboren.

Das Dorf

Das Dorf liegt in einem Tal. Glaubt man der Lokalzeitung, dann fließt der beste Lachsfluss von ganz Europa mittendurch und teilt es in zwei gleiche Teile. Das Dorf hat im Winter dreitausend Einwohner, im Sommer kommen dreizehntausend Touristen, von denen zehntausend auf Lachse gehen. Neben einer Reihe von Lehrern, einem Arzt, ein paar Veterinären und dem Bezirkszahnarzt wird die Gegend hauptsächlich von Bauern bevölkert.

Das Dorf ist der letzte Außenposten auf der Pilotenkarte, dahinter verlässt das Flugzeug Skandinavien und nimmt nach links gen Island, Grönland, Kanada oder die USA Kurs. Dann lässt man sowohl das Dorf wie auch die Halbinsel und Skandinavien hinter sich. Man sieht nur noch Nebel und so weit das Auge reicht graues, verregnetes atlantisches Meer. Doch weit kann das Auge gar nicht reichen, denn an dreihundert Tagen im Jahr regnet es. Wenn allerdings im Sommer zufällig die Sonne scheint, dann herrschen gern mal dreißig Grad, und das Tal verwandelt sich in den größten Umluftherd der Welt.

Außer im Garten zu kratzen, angeln zu gehen oder Kinder zu machen, kann man dem großen Vergnügen nachgehen, einmal im Jahr die Wanderung der Lachse den Fluss hinauf zu beobachten. Wir nehmen Thermoskanne, Waffeln und Campingstühle mit, und dann stellen wir uns mitten auf die Brücke und halten Ausschau nach den ersten wandernden Lachsen des Jahres. Drei Stunden später haben wir das dann hoffentlich für dieses Jahr wieder hinter uns. Während des Lachsfestivals treffen oder trennen sich Menschen, ehe sie wieder in die Gärten ziehen, und später in die Schlafzimmer.

So werden Menschen geboren und sterben, und die meisten im Dorf sind warmherzige und nette Menschen, die für einander nur das Beste wollen. Das Beste ist für die meisten der große zeitlose Tratsch, der jeden Tag aufs Neue geboren wird und nur selten abstirbt.

Unsere Schule besteht aus vier Gebäuden – zwei roten und einem grauen, plus einem Schwimmbad.

Von der Grundschule bis zur Mittelstufe waren wir achtzehn in der Klasse. In der Neunten verschwanden drei von uns: Der Südsame übernahm die Rentierherde, Entwicklungsland-Erik wanderte nach Kenia aus, und der Dritte ging zur See oder ertrank freiwillig.

This is your captain speaking

(1976) Ich sitze an Gate 7, direkt an der Tür. Der Mathelehrer trägt wieder dieses graubraune Samtjackett, das wie Menschenhaut aussieht. Er ähnelt einem Känguru mit Robin-Hood-Frisur oder Robin Hood in Kängurugestalt. Ich denke daran, dass ich den Mathelehrer noch nie in etwas anderem als in dieser verdammten Menschenhaut gesehen habe. Ich denke Gedanken, von denen ich nicht wusste, dass es sie gibt.

Rasch blättere ich durch die Mathearbeit. Lief diesmal wieder nicht so supergut. In der letzten Zeit habe ich einfach nicht so den richtigen Flow.

»Ging doch ganz gut«, sagt das Känguru, ohne mich anzusehen.

Jeden Donnerstag geht das Känguru mit Papa auf Lachse. Das Känguru mag mich nicht, aber es mag meinen Vater, den mögen alle. Also tut das Känguru Papa zuliebe so, als würde es auch mich mögen.

This is your Captain speaking.

Nach der Mittagspause haben wir frei. Die Norwegischlehrerin erwartet ihr drittes Kind, und sie haben noch keine Vertretung gefunden. Wir kriegen frei, wenn wir versprechen, dass wir stattdessen zu Hause lernen. Alle versprechen, stattdessen zu Hause zu lernen. Wir sollen eine fünf Zeilen lange, kleine Geschichte über etwas schreiben, das wir mögen. Als aber die Norwegischlehrerin, die also ihr drittes Kind bekommen wird und die mit dem Känguru verheiratet ist, sagt, dass wir fünf Zeilen über etwas schreiben sollen, was wir wirklich mögen, da denke ich, eigentlich weiß ich nicht, was ich wirklich mag.

Und ich sage es so, wie es ist:

»Ich weiß, was ich mag, aber ich weiß nicht, was ich wirklich mag.«

»Denk dir was aus«, antwortet sie darauf.

Boeing 747 ready for take-off, denke ich, ohne es eigentlich wirklich zu denken. Ich denke wieder ready for take-off und dann seltsame Gedanken, von denen ich gar nicht wusste, dass es sie gibt.

Ungefähr eine Stunde später finde ich mitten auf der Straße ein Stück Eis. Es sieht aus wie ein durchsichtiger Eishockeypuck. Ich fange vorsichtig an, ihn zu treten. Er gleitet, gleitet fein, sanft, gut, sehr schön. Börje Salming allein auf dem Eis. Der Puck, das Eis, Börje Salming und ich. Ich versuche, den ganzen Weg von der Schule nach Hause den Puck vor mir zu halten, bis zum Gartentor. Es läuft gut, flutscht nur so, er gleitet sehr fein, ganz easy. Ein paarmal verliere ich das Eisstück fast, fange es aber höchst elegant wieder ein, indem ich das linke Bein eine 45-Grad-Reflexzuckung vollführen lasse. Ich schaffe es gerade noch, das Eisstück zu mir zu ziehen, ehe der Holzlaster etwa einen halben Meter neben meiner Hüfte vorbeidonnert. Der Lastwagenfahrer macht sich nicht mal mehr die Mühe zu hupen, schließlich ist Dienstag, er fängt an, sich daran zu gewöhnen. Am Freitag habe ich das Eisstück schon unten am Laden verloren. Aber diesmal kann ich das Tor sehen, hundert Meter entfernt: das Gartentor. Es läuft gut, flutscht nur so, der Puck gleitet sehr fein, elegant, persönlicher Rekord. Gleich, nur noch fünfzig Meter, fünfundvierzig, fünfunddreißig, zwanzig, fünfzehn … im Hintergrund taucht ein Geräusch auf … noch zehn Meter zum Tor, acht … das Geräusch wird lauter … noch fünf Meter … der Körper spannt sich an, der Nacken wird steif, Rücken gerade, starrer Blick, den Kopf langsam nach oben drehen, in östlicher Richtung. Das Geräusch nähert sich hinter der Wolke – vier Jetturbinen auf dem Weg zum Dorf, über das Dorf hinweg und weiter nach Westen über den Atlantik.

This is your Captain speaking.

Ich bleibe am Gartentor stehen, sehe zu den Wolken hinauf,

spanne den Körper an, konzentriere mich. Vielleicht essen die Passagiere jetzt gerade Hähnchen, zum Nachtisch Zwetschgenkuchen, vielleicht können sie zwischen Kaffee und Tee wählen. Der Kapitän und der Copilot trinken Kaffee, essen eine Vanilleschnecke, warten aber mit dem Hähnchen, bis sie sicher sein können, dass der Autopilot seinen Job korrekt erfüllt. Sie korrigieren das Navigationsradar, betrachten die Instrumente, halten nach dem Land Ausschau, sehen hinunter, sehen hinunter auf das Dorf, sehen das Dorf, sehen mich, sehen, dass ich da direkt vor dem Gartentor in Habachtstellung stehe und zu ihrer Boeing 747 hinaufschaue und Gedanken denke, von denen ich nicht wusste, dass es sie gibt.

Ich habe die Stiefel ausgezogen und jeden Stiefel zu einem Flugzeug geformt, bei dem die Schuhspitze das Cockpit ist, der Schuh selbst die Kabine und die Schnürsenkel die Tragflächen. Die Schnürsenkel strecke ich vom Schuh weg, gerade zur Seite hinaus, so wie Tragflächen sitzen müssen, denn sonst stürzt das Flugzeug ab. Ich stelle mich zwischen die Stiefel, strecke die Arme aus, sehe zur Boeing hinauf und schaue dem Flugzeug nach, bis es hinter den Wolken da draußen über dem Meer verschwindet.

Dann ziehe ich die Stiefel an und gehe durch das Gartentor zum Haus, in dem wir wohnen. Hab keine Lust, die Schnürsenkel zu binden, die dürfen hinter den Stiefeln herschleifen, auch egal. Außerdem tut mir der Kopf ein wenig weh, der Nacken ist auch steif. Im Flur begegnet mir meine kleine Schwester, die fragt neugierig, aufrichtig neugierig: »Warum hast du da vor dem Gartenzaun *so* gemacht?«

»This is your Captain speaking«, antworte ich und gehe runter in mein Zimmer.

Ich lege mich aufs Bett, ziehe die Strümpfe aus, versuche, die Zehen zu verdrehen, probiere aus, wie weit ich sie voneinander abspreizen kann, ehe es zu sehr weh tut. Denn wenn der Fuß selbst die Kabine ist, der Knöchel das Cockpit, die Zehen die Tragflächen ...

.

Die Frage meiner kleinen Schwester taucht wieder in mir auf: »Warum hast du da vor dem Gartentor *so* gemacht?«

Keine Ahnung. Aber ich weiß, was passiert, wenn ich da vor dem Gartentor nicht *so* mache:

Mein Hirn wird aus dem Kopf springen, sich wie ein Torpedo auf das Flugzeug zubewegen, das Flugzeug treffen, das Flugzeug massakrieren, das Flugzeug stürzt schnurgerade ab, auf das Dorf, in zehntausend Teilen, in tausend Menschenteilen, alle werden sterben. Und das alles ist die Schuld meines Gehirns.

Das Schlimmste ist, dass es auch in der Lokalzeitung stehen wird. Mama und Papa frühstücken gemütlich, und mitten in der Gemütlichkeit schlagen sie die Zeitung auf, in der steht, dass das Gehirn ihres Sohnes eine Boeing 747, die gerade zufällig über das Dorf flog, hat abstürzen lassen. Schämen werden sie sich, ich werde mich auch schämen, und in der Schule werden Lehrer und Schüler rufen, dass es mein Gehirn war, das das Flugzeug abstürzen ließ und so Hunderte von Menschen umgebracht hat. *Ja, sammel doch die Leichenteile selbst ein, du verdammter Idiot.* Aber ich will nicht auf dem Weg von der Schule nach Hause Leichenteile einsammeln, ich will stattdessen Eispuckhockey spielen.

Ich mag die Stiefel, die Art und Weise, in der sie die bösen Gedanken verdrängen. Gelobe mir selbst, Börje Salming, Boeing 747 und Radio Luxemburg, die Stiefel mit größtem Respekt und höchster Wertschätzung zu behandeln. Sowie ein Flugzeug über das Dorf fliegt und ich mich in der Nähe des Gartentors befinde, muss ich die Stiefel ausziehen und sie zu einem Flugzeug umformen – die Schnürsenkel sind die Tragflächen, die Schuhspitze ist das Cockpit, der Schuh selbst ist die Kabine. Dann muss ich nach oben schauen, zum Flugzeug hin, ganz still stehen, zuhören, das Flugzeug vorbei lassen – dann wird es keine Katastrophe geben. Schön. Fühlt sich gut an. Gut. Mein

Hirn ist an seinem Platz im Kopf. Schlage mit der Hand an den Kopf, um sicher zu sein, dass es da drin ist. Wie ein Tätscheln der Schulter, nur am Kopf. Es tut ein klein wenig weh, aber das muss ich aushalten, lieber etwas Kopfweh als eine größere Flugzeugkatastrophe. Schlage ein letztes Mal mit der Hand an den Kopf, um auf der ganz sicheren Seite zu sein. Gut. Schön. Das Gehirn ist an seinem Platz, die Flugzeuge sind sicher, Mama und Papa werden ihr Frühstück genießen können, und ich muss nach der Schule keine Leichenteile einsammeln.

This is your Captain speaking.

Das Notritual

Ich habe die Gedankentätigkeit einigermaßen unter Kontrolle. Das Flugzeugritual führe ich nur dann aus, wenn es wirklich sein muss, wenn die Gedanken zu stark werden – wenn ich in der Schule einen langweiligen Tag hatte, den Eispuck zu früh verliere, schlecht geschlafen habe. Manchmal führe ich das Ritual in einer Woche einmal durch, in der nächsten dreimal, und dann wieder gar nicht. Das wechselt.

Ich steuere das Ritual insofern, als ich es nur ausführe, wenn niemand zu Hause ist, oder abends, wenn mich niemand sieht. Inzwischen muss ich sogar auf die Nachbarin Rücksicht nehmen, die Mama angerufen und gefragt hat, ob ich jetzt schon nachmittags mit dem Dehnen anfangen würde. Die Nachbarin macht mir Stress, was wiederum das Bedürfnis nach Ritualen erhöht, und das verursacht mir neue Bauchschmerzen. Als meine Mutter erzählt, dass die Nachbarin angerufen hat, rettet mich meine kleine Schwester, indem sie lächelnd sagt: »This is your Captain speaking.« Dann gehe ich runter in mein Zimmer, lege mich aufs Bett und bewege die Zehen vor und zurück, bis es richtig weh tut.

Ich kann nicht erklären, was passiert. Es passiert einfach. Ich schaffe es nicht, nachzudenken oder das Ritual selbst zu analysieren, entscheidend ist nur, wie ich es ausführe.

An manchen Tagen kommen überhaupt keine Flugzeuge. Wahrscheinlich sind sie da, aber ich höre und sehe sie nicht. Wenn starker Wind ist und es regnet, dann ist es fast unmöglich, die Flugzeuge zu erspähen. Aber ich habe auch bemerkt, dass sie manchmal auftauchen können, wenn ich es am allerwenigsten erwarte. Dann schaffe ich es oft nicht, die Stiefel auszuziehen, und das fühlt sich schlecht an, ganz schlecht, verdammt katastrophal, die Magenschmerzen kehren zurück. Also erfinde ich, ohne es zu planen, eine Notversion des Flugzeugrituals:

Auf dem Weg zur Schule. Flugzeuggeräusche. Ich bleibe stehen, strecke die Arme aus, schaue zu den Wolken hoch, gebe eine Boeing 747 – *brrrrr*. Dieses Ritual führe ich so schnell und so effektiv durch, dass niemand es bemerkt. In ein paar Sekunden ist alles vorbei.

Dann gehe ich weiter in die Schule.

Das Notritual benötigt weniger Raum, ist nicht so aufwändig, und außerdem muss ich dafür die Schuhe nicht ausziehen. In den ersten Monaten führe ich das Notritual auch nicht so oft durch, und wenn die anderen fragen, was ich da mache, und das geschieht selten, dann tue ich so, als würde ich einen Witz machen: »Siehst du denn nicht, dass hier grade Ingemar Stenmark über die Ziellinie rast?«

Diesen Witz kaufen sie ganz easy, so oft wie möglich und zu jeder Zeit.

Ich sorge immer dafür, als Letzter ins Klassenzimmer zu gehen, denn da ist dieses Gefühl, dass es ganz gut wäre zu warten, falls im letzten Moment, ehe der Unterricht beginnt, noch ein Flugzeug über das Dorf fliegt. Dann schaffe ich es noch, das Notritual durchzuführen, ehe ich ins Klassenzimmer gehe – stehenbleiben, Arme ausstrecken, zu den Wolken hochschauen, *brrrr* – auf diese Weise muss ich mir keine Sorgen mehr machen, wenn der Unterricht beginnt.

Nach ein paar Monaten kenne ich alle Flugbewegungen über dem Dorf auswendig.

Der erste Harpunier

Ein piepsendes Geräusch, wie der Alarm einer Behindertentoilette.

Der erste Harpunier stellt die Kaffeetasse ab, geht an Deck, packt die Strickleiter, ganz locker. Der erste Harpunier steigt konzentriert und entspannt die Leiter hinauf, Zentimeter für Zentimeter, Meter um Meter. Fünfzehn Meter später klettert er in den Ausguck. Er richtet die Harpune auf das graue Meer, dann auf den graublauen Wal, der in einer Art Ruhezustand auf dem Rücken liegt. Der erste Harpunier weiß ganz genau, an welcher Stelle der Pfeil in den gediegenen Walkörper eindringen muss. Der erste Harpunier weiß, dass es darauf ankommt, mitten in die linke Herzkammer zu treffen, ohne das Fleisch, den Speck oder den Tran zu beschädigen. Eine falsch gezielte Harpune kann dazu führen, dass der Walkörper zu nichts zu gebrauchen ist, ein Wal, auf dem nicht mal mehr die Katzen herumkauen wollen. Der erste Harpunier kennt die Fallen, und er vermeidet sie. Er spürt die Erwartungen und entscheidet sich, die Erwartungen nicht zu spüren. Stattdessen fühlt er den Kaffee, der immer noch in seinem Mund ist. Das Kaffeekörnchen, auf dem er kaut, erinnert an Kautabak, nur besser. Der erste Harpunier hat ruhige Hände, gelassene Finger. *Poff.* Direkt ins Herz. *Poff. Poff.* Zwei Schüsse später treibt der Wal an der Oberfläche, in seinem eigenen Blut, in seinem eigenen Atlantik badend, in seinem eigenen Swimmingpool. Alle jubeln, nur der erste Harpunier nicht. Der hat bereits begonnen, die Harpune auf das nächste Walopfer auszurichten. Der erste Harpunier legt eine neue Spitze in die Harpune ein, füllt sie mit der richtigen Menge Dynamit und Betäubungsmittel, hält die Harpune in die Luft, justiert das Zielfernrohr, *yes Sir*. Zwanzig Sekunden später steht er entspannt an Backbord und kratzt sich mehrmals im Nacken. Die Besatzung schlägt ihm anerkennend auf den Rücken, Hurrarufe, eilige Witze, schlechte Witze. Jetzt erwidert der erste Harpunier das Lächeln, doch sein Mund bleibt geschlossen. Dann trinkt er weiter aus seiner Tasse, in der der Kaffee noch nicht kalt werden konnte. Er lehnt sich zurück, wartet auf den nächsten Wal. Bald. Jederzeit. Jederzeit kann das Piepsen ertönen, als wäre er mit einer Kaffeetasse in der Hand auf einer Behindertentoilette eingeschlossen.

Man erzählt sich, dass die Harpune von Simen einmal direkt durch das Herz des Blauwals drang, durch Leber und Speck, auf der anderen Seite des Körper herauskam und den Kopf eines Heilbutts mit hundertfünfzig Kilo Übergewicht aufspießte, der sich unglücklicherweise gerade unter dem Bauch des Blauwals versteckt hielt. Es heißt, Simen sei der Einzige, der jemals ein Doppel erlegte – zwei Tiefseeriesen mit einem Schuss.

Abgesehen von dem Erlebnis, mitten im Winter den halben Atlantik ins Gesicht geschmissen zu kriegen und das Gefühl zu haben, dass man etwas Wirkliches tut, abgesehen von dem Kick des Schießens selbst und der Möglichkeit, ein Doppel zu erlegen, hängt mein Wunsch, erster Harpunier werden zu dürfen, sehr stark mit dem Gerücht zusammen, das besagt, alle Walfänger hätten viel Geld, große Autos und ein Schwimmbad im Garten. Dabei ist es völlig unerheblich, dass es an dreihundertsechzig Tagen im Jahr zu kalt zum Baden ist, nein, schon der Gedanke an ein Schwimmbecken im Garten ist das Zeichen für ewigen Erfolg. Simen sagt nicht einmal Schwimmbecken, er sagt Swimmingpool. Californian Swimmingpool. Es heißt, die Swimmingpools würden einmal im Jahr mit dem Schiff von Baltimore gebracht, und man müsse mindestens zwei Jahre im Voraus bestellen. So einen Swimmingpool will ich auch haben. Da kann ich auf dem Rücken im Pool liegen, zu den Flugzeugen hinaufschauen und einfach untertauchen, wenn die anstrengenden Gedanken aufkommen. Aber dann muss ich erst werden, was Simen ist – erster Harpunier. Oder Sportkommentator. Zwischen diesen beiden Berufen muss ich mich entscheiden. Und dann ist da noch das mit den Piloten. Klar, auch interessant. Aber Piloten haben, was der erste Harpunier nicht hat: frisch gebügelte Hosen, geputzte Schuhe, Uniformen, Dauerlächeln. Kurz gesagt: Sie sind mädchenhaft. Walfänger sind unrasiert, gehen in Ölzeug und sehen aus wie Gene Hackman. Genau. Ich will erster Harpunier werden.

»Erster Harpunier?«, höre ich Papas Stimme hinter der Lokalzeitung.

»Wie kann ich erster Harpunier werden?«

Papa lässt die Zeitung auf den Bauch sinken. Ich kann sein Gesicht nicht sehen, sondern nur zwei blitzende Lichtreflexe von der Lesebrille.

»Du musst als Nummer vier anfangen«, sagt er ernst.

»Vier?«

»Vierter Harpunier.«

»Warum?«

»So lauten die Regeln.«

»Was macht der vierte Harpunier?«

»Putzen. Erst die Klos, dann die Küche und die Tiefkühlanlagen. Das dauert fünf Jahre.«

»Fünf Jahre?«

»Mindestens.«

»Und wann wird der vierte Harpunier dann erster Harpunier?«

»Ein paar Jahre später.«

»Ein paar Jahre?«

»Wenn du Glück hast, wirst du nach fünf Jahren zweiter Schütze. Dann darfst du das Zielfernrohr einstellen, laden und die Ausrüstung versorgen.«

»Wann lernt man das?«

»Wenn man vierter Harpunier ist.«

»Aber da putze ich doch.«

»Das auch.«

»Das auch?«
»Zu Anfang wirst du dreifache Schicht arbeiten.«
»Wie lange dauert der Anfang?«
»Fünf Jahre.«
»Fünf Jahre und noch fünf dazu, das macht ja zehn Jahre.«
»Mindestens.«
Papa blättert weiter in der Lokalzeitung. Ich frage:
»Und wann werde ich nun erster Harpunier?«
»Wenn du gelernt hast, hinter dir aufzuräumen.«
»Und wann lernt man das?«
»Wenn man es am wenigsten erwartet. Jetzt.«
»Jetzt?«
»Fang damit an, dein Zimmer aufzuräumen. Komm in einer Stunde wieder, dann werde ich dir erzählen, wie man auch etwas schneller erster Harpunier werden kann.«

Papa blättert weiter in der Lokalzeitung. Ich schiebe mich ein wenig näher an die Zeitung heran. Betrachte die erste Seite. Gut. Schön. Kein Flugzeug abgestürzt, keine Leichenteile einzusammeln. Mein Gehirn ist an seinem Platz, ist zu Hause, ist bei mir, funktioniert ausgezeichnet.

Aber ich leide nicht darunter
(Gute Nacht)

Vorigen Sommer fuhr ich auf einer Tempo-60-Straße eine Durchschnittsgeschwindigkeit von 90 Stundenkilometern. Das war im Grunde nichts Besonderes, ist eine Alterserscheinung, lieber zu schnell als zu lahm. In diesem Sommer sause ich hingegen mit an die 150 Stundenkilometer über dieselbe Tempo-60-Straße. Plötzlich bin ich zu schnell geworden, zu unkontrollierbar, zu viel – vor allem zu viel. Ich schaffe es nicht zu bremsen, kann mich aber trotzdem auf der Straße halten. Wie sich herausstellen wird, werde ich nie wieder einen gewöhnlichen, friedlichen 90-Stundenkilometer-Sommer erleben dürfen. Von jetzt an sause ich in meinem eigenen Tempo herum – die Energie ist mein Benzin, der Weg der Antrieb. Von jetzt an gibt es kein Halten mehr, alles wird vergehen, nichts wird mehr so sein, wie es war. Ganz egal, wie es auch war.

Meine Laune wechselt immer häufiger, meine Zündschnur ist kürzer, ich rede lauter, sage Dinge, die ich vor einem Jahr nicht gesagt habe, fluche häufiger, spucke aus, ohne ausspucken zu wollen. Und ich weiß nicht warum. Es geschieht etwas Neues, etwas anderes, aber ich leide nicht darunter, das tue ich wirklich nicht, noch nicht. Inzwischen führe ich nahezu überall das Notritual durch – auf dem Weg zum Laden, zum Training, zur Bushaltestelle, zur Brücke, zum Fluss.

Ich versuche, früh schlafen zu gehen. Ich setze mich auf die Bettkante, biege die Zehen mehrmals vor und zurück, bis es sehr weh tut. Schön.

Ich habe immer größere Probleme einzuschlafen. Habe noch nie verstanden, was gut daran sein soll, Schafe zu zählen. Lieber die Anzahl Knöpfe im Cockpit einer Boeing zählen. Natürlich bin ich noch nie im Cockpit einer 747 gewesen, also denke ich mir aus, wie es da wohl aussehen könnte. Das Beste am Ausdenken ist, dass niemand widersprechen kann, keiner weiß, was richtig und was falsch ist, es gibt keine Phantasiefakten, Idioten können genauso phantasieren wie Genies.

Also, wie sieht es denn aus, das Cockpit? Wenn ich mit der Dachverkleidung anfange, also die sitzt ... da ist etwas auf meinem Rücken. Das muss eine Köcherfliege sein, eine Köcherfliege, die etwas unterhalb vom Kreuzbein sitzt oder herumspaziert oder herumkriecht. Sie bleibt stehen, vielleicht um zu scheißen, meinen Rücken einzuscheißen. Köcherfliegensauverdammt. Drehe mich im Bett herum, reibe den Rücken an der Wand, donnere den Rücken an die Wand, da, gut – Fliege tot. Ich gehe ins Badezimmer und nehme den Spiegel von der Wand, betrachte meinen Rücken. Keine Fliege. Keine Spuren, keine kleinen, runden Köcherfliegenscheißflecken auf dem Rücken. Gut. Ich kehre ins Bett zurück, lege mich auf den Rücken, schließe die Augen, denke ans Cockpit einer Boeing 747. Gute Nacht. Da ist sie wieder. Jetzt auf dem Bauch. Ich schlage mit der Hand auf den Bauch ... nein ... jetzt ist sie wieder unter mich gekrabbelt und fängt an, sich in meinen Rücken zu verbeißen. Ich donnere den Rücken an die Wand, haue mit der Hand auf den Rücken – so. Jetzt ist sie tot. Muss tot sein. Jetzt muss die Köcherfliegensauverdammt tot sein. Vielleicht ist sie in tausend Stücke geschlagen, tausend Fliegenleichenteile auf meinem Körper. Vielleicht sind die Fliegenleichenteile in meinen Rücken eingesogen worden, vergiften meinen Körper, und ich werde sterben, und ich werde auf dem Rücken im Sarg liegen, und Begräbnisbesucher mit offenen Mündern werden in Ohnmacht fallen, wenn sie sehen, dass meine Augen aussehen wie die einer Schmeißfliege, einer Köcherschmeißfliegensauverdammt. Rein ins Badezimmer, runter mit dem Spiegel, den Rücken betrachten. Aber keine Spuren. Keine Fliege. Gut. Ich gehe ins Bett zurück, lege mich auf die Seite, den Kopf an die Wand, die Beine an den Bauch gezogen. Denke an die Fliege, ans Flugzeug, ans Cockpit. Denke, dass eine Fliege aussieht wie eine Boeing 737 von hinten. Wenn man die Beine der Fliege gegen ein paar Räder austauscht, dann wird es schwer zu sagen, was was ist, fast unmöglich, wenn man ein Idiot ist, aber trotzdem gut phantasieren kann. Eine Boeing 747 hingegen, die ähnelt eher einem Wal. Einem Blauwal. Oder einem Finnwal. Nein, natürlich einem Blauwal. Und mein Gehirn ist die Harpune, die sich ihren Weg zum Flugzeug sucht, es direkt in den Benzintank trifft, *poff poff poff poff* und … und gute Nacht.

Wayne Gretzky hat das gesagt

(1977) Das Ziel ist also erster Harpunier, der Weg dorthin die Schule. Ich will gut in der Schule werden, auf die Seefahrtschule gehen und dann mein Praktikum auf einem der Schiffe von Simen machen. Wenn ich mich nicht doch darauf verlege, Sportkommentator zu werden. Ich will etwas werden, was wiederum dazu führt, jemand zu sein, was wiederum zu allem Möglichen führen kann, und es kann auch gern mein ganz eigener Californian Swimmingpool im Garten dabei sein.

Im Unterschied zu Mama und Papa scheinen die Lehrer nicht zu bemerken, dass mein Tempo seit ein paar Monaten ordentlich angezogen hat. Aber jetzt merkt man es auch im Klassenzimmer. Ich hebe die Hand, ohne zu wissen warum. Ich fluche, ohne es zu wollen. Der Körper bewegt sich, obwohl ich will, dass er still sitzt – die Finger trommeln, die Beine jucken, und die Zunge spielt unentwegt mit den Lippen. Die Konzentration ist dabei, wenn sie will, aber nicht so sehr, wenn ich will. Allmählich fange ich an, die Sachen aus dem Blick zu verlieren, ich verändere den Fokus oder finde Neues, worauf ich ihn richten kann – Geräusche in der Klasse, Autos auf der Straße, Farben, den unglaublich öden Hauptstadt-Slang vom Känguru. Wenn ich den Fokus verliere, dann merke ich, dass ich wieder zu Konzentration finden kann, indem ich den Stift ganz fest halte, ein Hockeyrund oder einen Slalomhügel ins Mathebuch zeichne oder die Finger mit dem Radiergummi dribbeln lasse. Manchmal gebe ich es auch auf, mich auf das Thema zu konzentrieren, und im Nu sind die Gedanken zu etwas anderem abgewandert – Cockpit, Walfängerausguck und Wayne Gretzky. Ich kann plötzlich mitten in einer Unterrichtsstunde dem Lehrer mit der Stimme von Wayne Gretzky antworten. Der Lehrer und die anderen in der Klasse glauben natürlich, ich würde einen Witz machen. Ich will aber keine Lacher, eigentlich will ich gar nichts. Ich fühle hauptsächlich. Das Gefühl ist das Radar, und das Radar sucht ab, es lenkt. Wenn ich wie Wayne Gretzky rede, dann finde ich zu dem Fokus zurück, den ich immer öfter zu verlieren drohe. Ich weiß nicht warum, aber so ist es.

Die schwierigste Zeit während des Schultages ist die Mittagspause. Wir nehmen unser Essen im Klassenzimmer ein. Alle haben ihre Vesperdosen von zu Hause dabei. Um zwölf Uhr fangen alle an zu essen. Es fällt mir schwer, mich auf das Essen zu konzentrieren. Die Geräusche um mich herum stören, ich schaffe es kaum, selbst zu essen, fast alle Zeit geht dafür drauf, das Kauen und Gnatschen und Spucken der anderen nicht hören zu müssen, Knäckebrot und Möhren und Äpfel. Ich halte mir die Ohren zu, denke ganz fest an Swimmingpools, Hockeyduelle und Blauwale. Aber ich habe nicht die kleinste Chance, die Misslaute aus dem Klassenzimmer wegzudenken – sie schlagen meine Gedanken knockout, und ich verlasse klatschend oder singend oder pfeifend das Klassenzimmer. Einige lächeln verständnislos, die anderen versuchen, fertig zu kauen. Ich gehe in den Keller und setze mich ganz hinten im Kellerflur in die Ecke. Da habe ich Ruhe. Das Einzige, was ich höre, ist der gedämpfte Laut vom Ventilator im Werkraum. Das ist ein schönes Geräusch, ruhespendend, wie ein behaglicher 747-Flug über den Atlantik – *Zucken im Bauch, kleines Geräusch.*

Dann setze ich den Schultag fort.

Die Tage fliehen dahin, die Wochen vergehen, bald ist wieder Weihnachten. Die Empfindsamkeit verläuft in Wellen. Manche Tage sind intensiver als andere, aber es gibt auch Monate, in denen alles ruhig ist und die Konzentration auch dabei ist, wenn ich es will.

Ich rede häufiger, murmele still vor mich hin, summe. Vielleicht als Ablenkungsmanöver, vielleicht weil alles immer schlimmer zu werden scheint. Ich weiß nicht, was im Kopf passiert, denke nicht so viel über den Zustand nach, was die anderen aber auch nicht zu tun scheinen. Ich versuche so gut es geht, ein Gleichgewicht zwischen Boeing 747, Notritual und Gartentorritual herzustellen und es außerdem noch mit ein paar Portionen Walfängerarbeit zwischen den Wellen zu schaffen. Das Ganze flutscht, ich leide nicht, verspüre kein Unbehagen, jedenfalls nicht wie im Frühling, als ich die Rituale erfand. Momentan übernimmt der Impuls immer mehr das Steuer, was mir auch Vorteile verschafft. So mache ich zum Beispiel große Fortschritte im Sport. Wofür ich vor einem Jahr noch hart arbeiten musste, das funktioniert jetzt ohne größere Anstrengung. Als habe der Impuls die Ungelenkigkeit knockout geschlagen. Mein Sportlehrer redet auch ganz anders mit mir als noch vor einem Jahr. Da hieß es noch: »Jetzt komm schon, gib Stoff, etwas mehr Spiel.« Jetzt heißt es: »Ja, das genügt, beruhige dich, spiel den Ball.«

Im Sport bin ich immer dieselbe Person mit derselben Stimme: Wayne Gretzky, der Basketball spielt, Wayne Gretzky, der Fußball spielt, Wayne Gretzky, der Hockey spielt, Wayne Gretzky, der sechzig Meter läuft, Wayne Gretzky, der duschen soll, Wayne Gretzky, der findet, dass der Hintern des Sportlehrers exakt so aussieht wie der seiner großen Schwester. Da antwortet der Sportlehrer sehr bestimmt, dass es eine Grenze gibt und ich nicht alles sagen darf.

»Bitte keine derartigen Kommentare«, sagt er und hebt auf diese etwas ungelenke und ernste Weise die Augenbrauen. Ich antworte, ohne nachzudenken: »Das bin nicht ich, der findet, dass Ihr Hintern aussieht wie der meiner großen Schwester, sondern Wayne Gretzky.«

»Das ist nicht witzig«, erwidert der Sportlehrer, ohne mich anzuschauen.

Zu Hause am Esstisch erkläre ich, dass nicht ich das war, der gesagt hat, dass der Hintern des Sportlehrers aussieht wie der meiner großen Schwester, sondern …

Die große Schwester packt mich am einen Ohr, boxt mich in den Holzkeller und schreit so laut, dass die Sägespäne herumfliegen:

»Ich habe keinen verdammten Sportlehrerhintern.«

Ich schreie zurück:

»Das habe nicht ich gesagt …«

Die große Schwester schließt die Tür ab und ist weg, ehe ich den Satz beenden kann:

»… sondern Wayne Gretzky.«

Es passiert einfach
(Taktile Stimulanz)

Ich verspüre ein sehr starkes Bedürfnis, Sachen in die Hand zu nehmen, anzufassen, zu berühren. Dann werde ich ruhig, es entstresst mich, die Impulse verschwinden.

Sachen, die man nehmen kann – Schmuck, Leder, Gummi. Und das Bedürfnis kommt, wenn ich es am wenigsten erwarte und wenn ich es vor allem nicht tun sollte.

Ich versuche es bleiben zu lassen, aber da ist das Gefühl, als würde etwas im Körper überkochen.

Ich habe nicht die geringste Chance, es nicht zu tun.

Die Langeweile muss befriedigt werden. Sonst kocht sie über. Die Langeweile kommt von Unruhe, Wiederholung, Routine. Das Zucken im Bauch bekämpft die Routine mittels Aktion. Also zuckt es ... und dann passieren die Dinge einfach. Ich will nicht stehlen, ich will nur das Material befühlen. Es sind Gefühl + Duft + Material, worauf ich scharf bin. Nichts anderes.

Das geschieht nicht oft, vielleicht zweimal in doppelt so vielen Jahren. Aber natürlich provoziert es, wenn es geschieht. Es ist nur menschlich, wütend zu werden, wenn jemand versucht, einem den Geldbeutel oder ein Schmuckstück wegzunehmen. Nicht wegnehmen, sondern nur anfassen. Das ist der Unterschied zwischen einem verrückten Dieb und taktiler Stimulanz. So einfach? Ja. Und nein. Denn es sieht ja so aus, als würde der Junge den Geldbeutel oder den Schmuck nehmen, er lacht absichtlich, neckt uns, und das alles mit Vorsatz. Der Zusammenstoß ist unausweichlich. Das Gerücht verbreitet sich, aber es bleibt auf dem Schulhof, erreicht niemals meine Mutter und meinen Vater, die mehr damit beschäftigt sind, Hilfe zu suchen, als das Mysterium der taktilen Ausflüge ihres Sohnes zu ergründen.

Das Zimmer des Rektors
(Premiere)

(1977) Fräulein Gemeinschaft hat offenbar ein Abo auf Ohrringe, denn sie wechselt sie täglich oder mindestens einmal die Woche. In den Pausen geht Fräulein Gemeinschaft auf dem Schulhof herum, sieht sich um, plaudert mit den Mädchen, gestikuliert und redet. Aber ich sehe sie gar nicht, ich sehe ein Paar farbenfroher Ohrringe, die sich auf und ab bewegen, wie lebendige Ampeln. Also:

Der Unterricht ist zu Ende, wir verlassen das Klassenzimmer. Ich habe zwei Möglichkeiten, mir die Zeit zu vertreiben: Fußball oder Reden über Fußball. Ich bin gerade auf dem Weg zum Fußballfeld, da sehe ich Fräulein Gemeinschaft herumgehen und vielleicht hundert Meter entfernt mit dem Hausmeister reden. Und wie aus dem Nichts taucht Möglichkeit Nummer drei auf: die Ohrringe von Fräulein Gemeinschaft. Fräulein Gemeinschaft spaziert jetzt weiter, allein, und ihre Ohrringe strahlen mir einfach entgegen, scheinen mich aufzufordern, sie anzufassen, zu fühlen, zu streicheln. Mein Körper bleibt stehen, die Gedanken rennen, das Gefühl siegt – *Zucken im Bauch*. Die Gedanken bleiben stehen, das Gefühl siegt, der Körper rennt *ready for take-off*. Die Startbahn ist lang genug, ich bin schon oben im Blauen, noch ehe ich *fasten your seat belts* anordnen kann. Der Körper zuckt los, fliegt hinter Fräulein Gemeinschaft her, die unbekümmert weiter in Richtung Verwaltungsgebäude schlendert. Mein Körper ist ganz eindeutig ein Marschflugkörper, und nur ungefähr einen Meter, ehe Fräulein Gemeinschaft das Gebäude betritt, beiße ich mir auf die Lippe, reiße den Körper zurück, grüße Fräulein Gemeinschaft mit der linken Hand – und nehme vorsichtig ihr Ohrgehänge mit der rechten und sause weiter Richtung Schwimmhalle, Fräulein Gemeinschaft hinter mir her. Ich weiß nicht, was die anderen tun oder denken, deshalb schere ich mich auch nicht darum. Das Ohrgehänge hingegen, das Ziel dieser Reise, darum schere ich mich. Ohne den Rest des Weges noch großartig zu planen, bleibe ich vor dem Eingang zur Schwimmhalle stehen. Ein Ohrgehänge, wie eine kleine Beere geformt, sanft und weich, rein wie Backpflaumen. Fräulein Gemeinschaft hat mich jetzt eingeholt, der Sportlehrer ist auch dabei. Sie stehen ein paar Meter entfernt, fünf, vielleicht zehn Meter, und sehen mich fragend an. Ich fühle mich jetzt etwas ruhiger, als würde das sanfte Material des Ohrgehänges die Energie aus dem Körper fließen lassen.

Fräulein Gemeinschaft kommt zu mir:
»Gib ihn her.«
Ich sage nichts.
»Gib den Ohrring her.«
Zucken im Bauch.

Sekunden später hält mich der Sportlehrer in einer Art Sportgriff, den ich noch nicht kenne, während Fräulein Gemeinschaft panisch etwas von dem Ohrgehänge wischt, was sie für Schmutz hält.

»Nach dem Mittagessen darfst du dem Rektor einen Besuch abstatten«, sagt sie.
»Dem Rektor?«
»Er wird nur ein kurzes Gespräch mit dir führen. Dir sagen, wie die Dinge so liegen. Was man tun darf, und was nicht. Geh jetzt zum Unterricht, dann isst du dein Essen, und um Viertel nach eins bist du am Zimmer des Rektors.«

Die Tür steht offen, deshalb gehe ich direkt in das Zimmer des Rektors hinein. Ich gehe sehr schnell hinein, damit Papa mich nicht sieht. Er unterrichtet im selben Gebäude, nur hundert Meter vom Zimmer des Rektors entfernt.

Der Rektor, der mit meinem Vater und Johan Gestapo gemeinsam zum Lachsfischen geht, steht am Fenster und schaut angespannt über den Lachsfluss, der langsam vorbeifließt, so wie er es schon seit zweihundertundfünfzig Jahren tut. Der Rektor ist eine fast exakte Kopie von Richard Nixon, nur hat er etwas weniger Haare und ist doppelt so groß wie der Präsident.

Vor mir hatte Ove, der Südsame, eine Audienz beim Rektor. Ove wird im Frühjahr mit der Schule aufhören. Es heißt, sein Papa wird sterben, und Ove wird dann die Rentiere allein versorgen müssen. Außerdem hat er die Erlaubnis erhalten, Schneescooter zu fahren, Schneescooter-Ferien. Aber es geht auch das Gerücht, Ove würde sich das mit seinem Vater alles nur ausdenken, denn auf diese Weise kann er sich ersparen, jeden Tag fünfzig Kilometer zur Schule hin und fünfzig wieder zurück zu fahren. »Ich werde später sowieso nichts anderes machen als Rentiere«, sagt er immer.

»Setz dich«, sagt der Rektor.

Nach ein paar Sekunden, zehn vielleicht, vielleicht auch dreißig:

»So, du hast also angeblich versucht, die Ohrringe von Fräulein Gemeinschaft zu klauen.«

»Ich?«

»Ja, du. Ist das wahr?«

Pause.

Der Rektor fährt fort, in freundlichem Ton.

»Also ... wir haben alle das Recht, zu sagen, was wir wollen, ohne uns immer ständig erklären zu müssen. Aber zu lügen, anstatt die Wahrheit zu sagen ... ja, wie würde denn die Welt aussehen, wenn alle herumgingen und einander anlügen würden ... ja, das will ich dir mal erzählen ... also, in Afrika ...«

Vielleicht passiert es gerade in dem Augenblick, als der Rektor »also, in Afrika« sagt, ja, vielleicht passiert es gerade in dem Augenblick, dass ich den Kontakt zu ihm verliere, zum Tower und der ganzen Flugleitzentrale.

Ich spüre, wie ich sitze, wie schön sich das anfühlt, das Plastik, das Weichplastik auf dem Sofa, das an meinen Hosen reibt. Wie schön es ist, mit der Hand das Plastik zu berühren, es zu streicheln, das Geräusch, der Geruch. Ich sitze mitten in einer Backpflaumentüte, von wunderbaren Düften umgeben. Es piekt und kitzelt im Kopf, ich will bleiben, hier sitzen, in die Backpflaumentüte einziehen, halleluja, schön, das Gehirn ist zur Stelle, der Kopf auch, keine Unglücke geschehen, alle Köcherfliegen sind tot, der Weltmeister, der ich bin, Wayne Gretzky und *this is your Captain speaking*, und ... und ... dann, weit entfernt irgendwo im Hintergrund ist murmelnder Waffelteig zu hören. Blubbernder Waffelteig. Der blubbernde Waffelteig kommt näher, drängt in die Backpflaumentüte hinein, der Waffelteig wird deutlicher, waffelig blubberndes Gebabbel, das fortfährt, das näher kommt, das Waffelgebabbel stößt mich wieder in die Wirklichkeit, zurück in die Schule, die Stimme wird deutlicher und noch deutlicher, und es ist die Waffelstimme des Rektors, die immer weiter blubbert über ...

»... ja, so ist das also in Afrika, und im Besonderen in Kenia. Also alle haben somit das Recht, verstanden zu werden, ohne sich ständig erklären zu müssen, aber zu lügen und nicht zu sagen, wie es wirklich war, ... ja, wie würde denn die Welt aussehen, wenn alle herumgehen und einander anlügen würden ... so, nun weißt du, was es bedeutet, ein Mitmensch zu sein, ehrlich zu sein ... so ... du kannst jetzt gehen.«

Es ist, als würde ich aus einem Rausch erwachen, so schön – *Zucken im Bauch.*

»Backpflaumen sind gut«, sage ich, ohne es vorzuhaben.

»Was?«

»Was?«, wiederhole ich.

»Doch ... Backpflaumen sind gut«, sagt der Rektor und sieht weiter aus dem Fenster.

Ich drücke einen Fingernagel in das herrliche – und falsche – Sofaleder. *Zucken im Bauch.*

»Ja«, fährt der Rektor fort, »du kannst jetzt gehen.«

Die Drohpropaganda des Rektors funktioniert nicht wie gedacht. Natürlich war der Grundgedanke gut, aber die Wirkung ist gerade entgegengesetzt. Stattdessen fange ich an, das

Zimmer des Rektors zu mögen. Ich verspüre überhaupt keine Bedrohung da drinnen, sondern Ruhe, Entspannung und einen anziehenden Duft von Backpflaumen. Wenn die anderen also sagen: »Pass auf, sonst landest du wieder beim Rektor«, dann antworte ich wahrheitsgemäß: »Yes, Backpflaumen.«

Das Bedürfnis, Ohrgehänge und Geldbeutel zu nehmen und zu befühlen, ist die ganze Zeit da, aber ich schaffe es doch, mich zurückzuhalten, den Impuls zu kontrollieren, die Lust herunterzufahren. Das liegt wahrscheinlich daran, dass Papa in der Nähe ist, was in gewisser Weise bedeutet, dass ich nicht richtig loslasse. Da könnten Gerüchte in Umlauf kommen, womöglich würden die Leute anfangen zu denken, dass meine Eltern einen Verrückten zum Sohn haben. Auch wenn es nur wenige einzelne Male geschieht, kann ein seltsames Verhalten doch Missverständnisse hervorrufen, und sogar lebenslange Gerüchte. Schließlich ist es nur menschlich zu glauben, dass der Junge ein wenig verrückt ist. In dem Alter sollte man doch Fußball spielen und keine fremden Geldbeutel streicheln.

Konzentration, Teil 1

(1978) Es herrscht ein wahnwitziges Gesurre, die Köcherfliegen gehen mir schon auf die Nerven, und dabei ist es noch nicht einmal richtig Frühling. Herbst und Winter waren gut, vor allem kalt und trocken, gute Gerüche und tote Insekten. Aber jetzt surrt es wieder. Ein früher Frühling ist überhaupt nicht gut. Fühle mich schwerer und müder, die Leute babbeln herum, im Rinnstein stinkt es nach Katzenpisse, und in eben diesem Augenblick werden Millionen von Köcherfliegen geboren, Tod allen Köcherfliegen.

Ich versuche, die Eindrücke zu verdrängen, indem ich in der Schule besonders fleißig arbeite. Je besser die Noten, desto größer meine Chance, ein Praktikum auf einem von Simens Booten machen zu können, und dann muss ich nicht einmal in diese langweilige Seefahrtschule gehen, der direkte Weg ist doch schlauer als der geniale Weg. Aber falls Simen technische Grundkenntnisse verlangt, dann ist es doch das Beste, zu lernen, fleißig zu sein und schlau, den Weg des Genies zu wählen. Also schlage ich ein Arbeitstempo ein, das mich hoffentlich so schnell wie möglich zur See bringt. Bin ich erst mal draußen auf dem Meer, geht es mir besser denn je. Draußen auf dem Meer, an Bord eines der Schiffe, da gibt es keinen Frühling, keine Gestankseindrücke oder aggressive Köcherfliegen mit verschwitzten Flügeln, und keine babbelnden Menschen. Also fange ich an zu schuften, verdammt, jetzt werde ich es allen zeigen. Aber sie werden leider nicht viel zu sehen kriegen. Ich kümmere mich hauptsächlich um Rituale, achte darauf, sie immer öfter auszuführen, immer sorgfältiger. Wenn ich die Rituale nicht korrekt ausführe …

... wird das Gehirn sich zu dem Flugzeug hinaufarbeiten, das stürzt ab, Menschen sterben, die Lokalzeitung schreibt, mein Gehirn wird brachgelegt, und ich werde niemals erster Harpunier werden, werde niemals zur See gehen können, dann wird es das ganze Jahr über Frühling sein, Köcherfliegen bis ans Ende meiner Tage ...

Also kommt es jetzt darauf an, das Ritual mit Exaktheit auszuführen. Die Stiefel genau nebeneinander aufstellen, hochschauen, das Flugzeug mit unverrücktem Blick verfolgen, die Arme ausstrecken, das Boeing-Geräusch in genau der richtigen Tonlage anstimmen.

Am Beginn des Frühlings taucht, ohne dass ich es eigentlich plane, noch ein neues Ritual auf. Wenn ich mich auf den Stuhl im Klassenzimmer setze, muss ich eine Bewegung ausführen, von der ich glaube, dass der erste Harpunier sie macht, wenn er sich nach einem weiteren Volltreffer auf den Stuhl im Kaffeepausenraum setzt:

Ich gehe mit kerzengeradem Rücken ins Klassenzimmer, stelle mich an die Schulbank, lege die Hände auf den Stuhl, nehme Schwung, so dass die Beine auf dem Tisch landen und der Hintern auf dem Stuhl. Wie in einer *take-off-Position*. Dann strecke ich die Arme zur Seite weg und stimme ein schwaches Jetturbinengeräusch an, *brrr ...*

Das alles geht schnell, sehr schnell. In nur fünf Sekunden ist das Ritual vorüber. Wenn ich mich aber nicht mit symmetrischer Exaktheit hinsetze oder das perfekte Boeing-Geräusch hinbekomme, dann muss ich das Ritual wiederholen. Sonst werde ich mich nicht auf die Mathematikstunde vom Känguru konzentrieren können ...

... werde keine gute Zensur bekommen, ich werde niemals zur See gehen, muss im Dorf bleiben, in der Papierfabrik arbeiten, für den Rest meines Lebens mit Frühling und der Scheiße und den Fliegen

zu kämpfen haben, das Gehirn wird runtergedimmt werden, wird zu einer kleinen Haselnuss schrumpfen und dann einfach nur wegsterben ...

So wird das Schulbankritual zu einem weiteren Ritual, mit dem es umzugehen gilt. Anfänglich bemerken die anderen im Klassenzimmer mein neues Ritual gar nicht. Als mein Verhalten sich immer öfter wiederholt, meinen die Lehrer, und die Schüler ebenso, ich würde Witze machen. Aber einer der Lehrer, Anton, beobachtet mich besonders genau, als wolle er mich etwas fragen, als hätte er den Verdacht, dass ich nicht witzig sein will. Das beunruhigt mich. Ich will nicht, schäme mich, wage es nicht, von den Gedanken und dem ganzen Scheiß in meinem Kopf zu erzählen. Da würden sie nur lachen und mich für einen Idioten halten, so einen richtigen haushohen Idioten, einen Affen.

Ich versuche, die Rituale geheim zu halten, merke aber, dass das mit jedem Monat, der vergeht, schwieriger wird. Das Bedürfnis nach Zwangshandlung wächst. Auch vor jeder Klassenarbeit oder Hausaufgabe wird es immer schlimmer – ich muss die perfekte Arbeit schreiben, damit ich die perfekte Zensur kriege, den perfekten Praktikumsplatz auf dem perfekten Walfänger.

Und so scheitere ich. Natürlich. Die Konzentration wird nicht besser, ich konzentriere mich auf alles Mögliche, nur nicht auf maritime Lösungen und mathematische Theorien. Ich bin zu verspannt, denke zu intensiv, ritualisiere um die Schulbank herum, das Gehirn sitzt fest, während der Körper am liebsten drei Runden nonstop um die Schule rennen würde. Geräusche und Gerüche und Eindrücke blockieren Mathematik und Chemie und Geschichte. Ich will Ziffern und Buchstaben sehen, aber ich schaffe es nicht. Ich sehe die Aufgabe, sie liegt vor mir, kann ganz einfach gelöst werden. Aber immer stört irgendetwas die Konzentration – das Geräusch eines Autos auf der Straße, der Stift von irgendjemandem auf der Tischplatte, ein Stuhl,

der knarrt, jemand, der mit den Zähnen knirscht, Möhren, die bald gekaut werden, die Kleider vom Känguru, die Köcherfliege am Fenster, Buchstaben, Ziffern, Zeichen, *verdammte Köcherfliegenscheiße.*
»Still jetzt«, sagt das Känguru.
»Das war ich nicht«, erwidere ich.
»Du warst es, und jetzt hör auf.«
»Das war ich nicht. Das war Wayne Gretzky.«
Alle lächeln. Ich nicht. Das Känguru schüttelt den Kopf. Ich auch. Die anderen lächeln. Ich auch.

Konzentration, Teil 2

Vielleicht ist es April, vielleicht Mai. Denke Gedanken, von denen ich nicht wusste, dass es sie gibt. Ziffern und Buchstaben werden vermischt, schaffen Chaos, weit von Mathematik und Physik entfernt. Ich sitze auf dem Stuhl zurückgelehnt, das Känguru brabbelt, während ich in Gedanken Köcherfliegen töte. Die Bleistiftspitze bohrt sich durch den Kopf, die Flügel hänge ich zum Trocknen auf, damit die Mäuse vorm Mittagessen was zum Spielen haben.

Die Stimme vom Känguru ist dünn, spitzig, monoton. Er spricht den Hauptstadtdialekt, klingt wie einer von den Männern in Anzug vom Meteorologischen Institut im Fernsehen. »Mathematik ist wichtig, wenn du erster Harpunier werden willst«, das klingt ebenso aufregend wie »Gegen Abend wird ein Tiefdruckgebiet von Westen her erwartet«.

Also sehe ich das Känguru an, höre zu, schaue, höre auf zuzuhören, schaue weiterhin.

5 + 3 + 2, er schreibt die Ziffern auf die Tafel und fährt fort:

»Wenn wir nun die Zwei nehmen und die Drei davon abziehen und dann eine Zehn dazu, und dann ...«

Seine Stimme versackt in einem breiähnlichen Zustand, im Grenzland zwischen dem Waffelteiggebabbel des Rektors und einem Zementmischer im Leerlauf. Der Mund bewegt sich, als wolle er etwas sagen, könne sich aber nicht mehr daran erinnern, wie er aufgeht:

»Zwei plus drei plus vier ist gleich x, das dann multipliziert wird mit«, ehe sich die Stimme wieder verwandelt in »Teig plus Teig plus Teig geteilt durch Teig ist gleich Waffelteigquadrat«. Sein Mund, der sich bewegt, auf und nieder platscht, während der gelbliche Teig aus dem einen Mundwinkel rinnt, kleine herzförmige mathematische Dreien und Vieren mit Kästchen drauf.

Geräusche von der Straße vor dem Fenster, die Bundesstraße. Auto. Was für ein Auto?

Also, was für ein Auto, welche Marke? Volvo, Saab, Citroën, Ford, Opel? Fünfzigtausend Kracher darauf, dass es ein Volvo ist. Fünfzigtausend. Das Känguru brabbelt weiter, das Auto kommt näher, volle Konzentration auf das Fenster, das Geräusch, die Bundesstraße, fünfzigtausend Kracher, das Auto kommt näher, fünfzigtausend …

Zucken im Bauch, Geräusch …

»Volvo«, sage ich, ohne es zu wollen.

»Was sagst du?«, fragt das Känguru.

»Was?«, frage ich zurück.

»Er hat Volvo gesagt«, sagt Oskar und fügt noch hinzu: »Idiot.«

»Selber Idiot«, erwidere ich.

Der Unterricht geht weiter. Ich denke an Boeing 747, Volvo, Wayne Gretzky. Sehe mich im Klassenzimmer um – Oskars Rücken, Lenas Hosen, der Geruch von Scheiße, Kuhscheiße, Feuchtigkeit, die Lampe an der Decke, die Köcherfliege im Lampenschirm sieht mich an, als würde ich in einem Fernsehkrimi mit Gene Hackman als Polizist beim Verhör sitzen. Der Heizkörper. Der Heizkörper an der Wand. Denke an das Wasser, das in dem Heizkörper fließt. Was ist, wenn die Rohre platzen und das kochende Wasser mein Gesicht, meine Stirn und meine Augen trifft und ich Verbrühungen erleide und ins Krankenhaus komme und der Arzt sagt: »Mit einem weggebrannten Auge kannst du natürlich kein Harpunier mehr werden.«

»Scheißheizkörper …«

»Was hast du gesagt?«, fragt das Känguru.

»Nichts.«

»Jetzt ist hier Mathematik dran, und da musst du zuhören, ja, vor allem wenn du nun so unbedingt erster Harpunier werden willst«, sagt das Känguru.

»Idiot«, grinst Oskar.

»Waffelschnauze«, flüstere ich.

»Was redet ihr da?«, fragt das Känguru.

Zucken im Bauch + Geräusch = keine Chance, den Wortfluss zu kontrollieren:

»Ich kann verdammt noch mal nicht erster Harpunier werden, wenn ein Auge wegverbrannt ist«, sage ich, ohne zu denken, dass ich dass sagen werde.

»Jetzt mal ganz ruhig ...«

Ich versuche, mich zu beruhigen. Ich schlage das Mathematikbuch auf, Seite zwei. Wieder höre ich Geräusche um mich herum. Lena spielt mit dem Stift, lässt ihn zwischen den Zähnen hin und her wandern. Ich stecke meinen Stift in den Mund, mache genau dasselbe, nur zehnmal fester, um Lena aus dem Rhythmus zu katapultieren, um ihr Stiftekauen kaputt zu kauen.

»Still jetzt«, sagt jemand, wahrscheinlich das Känguru.

Ich sehe ins Mathematikbuch. Der Blick bleibt am Buchstaben x hängen. Ich nehme den Stift und kreise das x ein. X ist ein gefährlicher Buchstabe – er hat scharfe Kanten, steht hoch und steht runter, wie eine Schere, ein Messer. Gefahr ...

... x kann Löcher in Sachen machen – Stoff, Kleider, Insekten, Tiere, Menschen. Dann läuft Blut raus. Blut steckt an, Ansteckung tötet, tötet Menschen. Kann kein x mit der Hand schreiben oder allzu lange auf den Buchstaben schauen. Stichwunden + Blut + Ansteckung = Gefahr. Vermeide x. Z ebenso. Y auch. Der Buchstabe e hingegen erinnert an einen umgedrehten Angelhaken, der auch Wunden in die Haut reißen kann, die Blut machen, das Ansteckung macht, das Tod macht ...

Ich schaue weg, wenn ich x, z, y sehe, und manchmal, wenn ich e sehe, vermeide die Gefahr. Ich fange auch an, alle x, z, y wegzuradieren. Nicht den ganzen Buchstaben, nur den halben. Schreibe halbe x, z, y anstelle von ganzen.

x = Ansteckung + Blut + Tod
halbes x = ungefährlich
z = Ansteckung + Blut + Tod
halbes z = ungefährlich
y = Ansteckung + Blut + Tod
halbes y = ungefährlich

Mathematikarbeit

Ich schlage die Mathematikarbeit auf. Das Einzige, was ich sehe, sind eine Menge x und z und y. Sie leuchten mir entgegen, wie Warndreiecke. *Zucken im Bauch, Geräusch.*

Der Lehrer sieht zu mir hin. Aber ich komme davon. Ich fange sofort an, alle x, z und y durchzustreichen.

X ist am schlimmsten, denn es sieht am brutalsten aus.

Dann kommt das z, das ist fast ebenso brutal, schließlich erinnert es an ein x mit Totalschaden.

Verschiedene Seiten einer Medaille, kurz gesagt.

Am Schluss kommt das y, das nur ein halbbrutaler Buchstabe ist. Nicht so aggressiv in der Ausformung wie x und z, aber ausreichend brutal, um in der Liste lebensgefährlicher Buchstaben noch unter die ersten drei zu kommen.

Ich korrigiere also weiterhin alle x, z und y. Ich streiche durch und schreibe neue x und z und y hin, schreibe halbe x und z und y. Jeder Buchstabe nimmt mir zehn Minuten von meiner Zeit.

Jetzt ist seit Beginn der Arbeit eine halbe Stunde vergangen. Die anderen scheinen konzentriert und motiviert zu sein. Ich bin motiviert, aber nicht konzentriert. Stattdessen rechne ich die Wahrscheinlichkeit aus, angesteckt zu werden:

Keine ganzen x + keine ganzen z + keine ganzen y = kein Blut = keine Ansteckung.

So. Jetzt kann ich anfangen zu rechnen. Endlich.

Ich schaffe es noch fünf Minuten zu rechnen, ehe das Känguru uns unterbricht:

»So, zusammen ... jetzt ist die Zeit um.«

»Teufel noch mal«, denke ich.
»Still«, sagt Oskar vor mir.

Während Känguru die Mathearbeiten einsammelt, erzählt er, dass wir die Arbeiten am Ende der Stunde zurückkriegen. Derweil er sie korrigiert, sollen wir verschiedene Trapeze und Winkel und Rechtecke zeichnen. Ich fange an, das Dreieck zu malen, aber es dauert nur ein paar Sekunden, und schon verwandelt sich die eine Ecke in das Starttor von Europas gefährlichster Slalomabfahrt. Ich habe es nicht geplant, dass die Mathematikstunde dem World-Cup-Slalom in Wengen weichen muss, aber in Ermangelung von mathematischer Spannung zuckt es nun im Bauch – Dreiecke und Rechtecke werden durch eine Direktsendung der Sportschau ersetzt, und zwar mit mir selbst als Sportkommentator und Torsetzer.

Schnell stelle ich die Tore im Dreieck auf. Alle Tore sind blau oder schwarz. Ein Strich, ein Tor. Ich schaffe es, ungefähr fünfundvierzig Tore zu setzen. In die eine Ecke schreibe ich START. Ich umrande START mit einer rechteckigen Flagge, genau wie im Fernsehen. Dann mache ich genau dasselbe ganz unten im Dreieck, aber da schreibe ich ZIEL anstelle von START. Ich nehme meinen Bleistift und fahre langsam Slalom zwischen den Strichen, ohne die Tore zu berühren. Würde ich zufällig ein Tor berühren, wäre das gleichbedeutend mit einer Disqualifizierung.

In diesem Moment denke ich nicht viel an das Känguru, und ich glaube auch kaum, dass ich groß in seiner Gedankenwelt vorkomme, denn er ist vollauf damit beschäftigt, die Arbeiten zu korrigieren. Außerdem hat er in der letzten halben Stunde kein einziges Mal meinen Namen gesagt, was schon ein gutes Zeichen ist.

Stenmark bereit ... da fährt er los ... das erste Tor, das zweite, ausgezeichnet, hält eine gute Linie, stabil im Rhythmus, au, ein wenig zu weit nach rechts, aber er kann die Spur halten ... und die Zwi-

schenzeit zeigt ... achtzehn Sekunden ... eine Sekunde schneller als Franz Klammer ... und er macht in demselben Rhythmus weiter, das dreizehnte Tor, jetzt zum Ziel, vierunddreißig Sekunden, fünfunddreißig und ... JAAAA ... das ist die Führung, Ingemar Stenmark aus Schweden ...

Alle in der Klasse scheinen mich anzuschauen. Auch Känguru. Dann korrigiert er weiter die Arbeiten, während die anderen sich wieder ihren Dreiecken und Rechtecken zuwenden.

Vor dem Ende der Mathestunde schaffe ich noch ein paar weitere Läufe. Der Norweger Odd Sörlie und der Italiener Pablo Picasso. Ingemar siegt überlegen vor Picasso, während Franz Klammer einen sensationellen dritten Platz belegt – seine erste Medaille überhaupt im Slalom, normalerweise ist er Abfahrer. Leider schaffe ich es nicht mehr, ihn zu interviewen, nicht jetzt im Ziel. Wir müssen mit dem Interview bis zur nächsten Doppelstunde warten. Jetzt hat auch noch das Känguru angefangen die Mathearbeiten auszuteilen, die er in Rekordzeit korrigiert hat. Das könnte ein gutes Zeichen sein, vielleicht habe ich es trotz allem geschafft.

Ich warte, nicht gespannt, aber doch ein klein wenig erwartungsfroh. Doch, ich denke schon, dass ich so zwei bis neun Volltreffer gelandet habe. Wenn die ganzen x, z und y nicht gewesen wären, dann hätte ich vielleicht sogar noch mehr Volltreffer, was mich wiederum direkt für die Seefahrtschule qualifiziert hätte, was mir wiederum schon für das nächste Jahr einen festen Platz an Bord eines der Schiffe von Simen verschafft hätte. Wenn nicht all die x, z und y gewesen wären, dann wäre das hier ein Durchbruch geworden, zumindest ein kleinerer. Also, auf alle Fälle lief es nicht ganz schlimm.

»Wir müssen uns nach der Stunde noch mal unterhalten«, lächelt mir das Känguru zu. Er gibt mir die Mathearbeit, aber es gelingt mir nicht, sie in der Luft aufzufangen, und so landet sie schwer auf der Tischplatte vor mir, wie klebrig gelber Schneematsch. Zufällig landet sie so, dass sie in der Mitte aufgeschlagen wird, so, dass sich mir die ganze Katastrophe offenbart. Ein Ekelgefühl macht sich im Körper breit. Ich fange an zu zittern oder mich zu schütteln oder zu frieren. Ein Zittern, das sich in Schweiß verwandelt, der sich in Blut verwandelt, das sich in Ansteckung verwandelt, die in Tod und Verderben endet. Ich starre. Kann mich nicht rühren. Der Schneematsch ist an der Tischplatte festgefroren, wie ein toter Körper unter einem großen, schweren Lastwagen – *Zucken im Bauch, Geräusch*. Alles liegt vor mir, der Beweis, von jetzt an kann mich niemand mehr auf andere Gedanken bringen, meine Theorie stimmt, die Gedanken stimmen, die schlimmsten, ekligen Gedanken stimmen: Das Känguru hat meine halben x, z und y korrigiert, indem es die fehlenden Stücke mit Rotstift hinzugefügt hat.

Ich bleibe sitzen. Das Känguru wollte mit mir reden, scheint das Gespräch aber vergessen zu haben. Aber das ist auch nicht das Problem. Das Problem liegt vor mir, die Katastrophe selbst. Ich kann die Arbeit, die so viel rote Farbe, also Blut und Ansteckung und Tod enthält, nicht in die Hand nehmen. Als die anderen weg sind, nehme ich die Arbeit mit den Handschuhen. Dann mache ich mich schnell auf den Heimweg. Aber diesmal wähle ich einen anderen Weg. Ein paar hundert Meter hinter der Schule biege ich ab und gehe weiter zum Fluss hinunter. Dort unten ist es glatt, spiegelglattes Eis, ich muss mich festhalten, sonst werde ich, noch ehe ich selbst etwas zu essen bekommen habe, zu Fischfutter. Ich setze mich auf einen großen Stein, der Schnee dringt durch die Hose, trifft auf den Hintern, und nach nur einer Minute fange ich schon an zu frieren, *ekliger Schneematschscheiß*. Ich betrachte die Mathearbeit, den Fluss, die Handschuhe.

Rote Farbe = Blut = Ansteckung = Tod = die Mathearbeit ist angesteckt

Ich denke an die Worte des Kängurus: »Nehmt die Mathearbeit mit nach Hause zu euren Eltern, und dann sollen sie ganz unten auf Seite fünf unterschreiben. Damit klar ist, dass sie eure Mathearbeit gesehen haben.«

Mama und Papa sollen unterschreiben, also müssen sie die Mathearbeit anfassen. Dann können sie angesteckt werden, im Krankenhaus landen, sterben. Meine Schuld. Nur komplette Idioten bringen andere in Kontakt mit etwas Ansteckendem. In manchen Ländern steht auf so etwas sogar die Todesstrafe. *Zucken im Bauch*. Ich werfe die Mathearbeit in den Fluss. Nur wenige Sekunden später schon greift der Fluss die Mathearbeit an und ertränkt sie ebenso geschmeidig und brutal, wie Ingemar Stenmark seine Konkurrenten in Wengen in Grund und Boden fährt, *yes Sir*. Ich betrachte die Handschuhe ...

... die Handschuhe, die die Mathearbeit angefasst haben, die die Handschuhe angesteckt hat, die jemand in meiner Familie anfassen könnte, die denjenigen dann anstecken werden, was wiederum Tod und Verderben ...

Ich werfe die Handschuhe auch in den Fluss. Sie verschwinden, vielleicht fünfzig, vielleicht hundert Meter hinter der Mathearbeit. Ich rutsche vorsichtig zum Fluss hinunter, strecke die Finger aus, tauche sie ins Wasser, spüle ab, was kleine Ansteckungsbazillen sein können, die vielleicht noch an den Fingern kleben geblieben sind. Ich bin sehr nahe am Fluss, halte mich aber mit der rechten Hand, mit der schmutzigen, an einem Ast fest, während ich die linke Hand wasche. Dann tausche ich, halte mich mit der linken Hand an einem anderen, sauberen Ast fest, während ich die rechte Hand wasche. Ansteckung weg. Ich schlängele mich wieder auf den Stein hinauf und halte nach den Handschuhen und der Mathearbeit Ausschau. Ich will sie wirklich gen Westen schwimmen sehen, hin zum Meer und noch weiter weg von unserem Haus. Ich weiß, dass Papa hier angelt, unterhalb der Brücke, nur zweihundert Meter von dem Stein entfernt, auf dem ich sitze. Ich will wirklich die Mathearbeit und die Handschuhe verschwinden sehen, sie sollen nicht auf den Grund des Flusses gesogen werden, an einem Stein hängen bleiben und von einem Lachs gefressen werden, der dann angesteckt wird, den Papa dann zufällig fängt, den er dann mitnimmt, isst, von dem er angesteckt wird – und stirbt. Aber jetzt weiß ich, weiß ich, ich weiß, dass sich die Mathearbeit und die Handschuhe mit hoher Fahrt dem offenen Meer nähern, und ich bin sicher und kann nach Hause gehen, und das ist schön, schön, so schön.

Die Möwe, Teil 1

»Deine Hände sind ja eiskalt«, sagt Mama, als ich nach Hause komme. »Was hast du denn gemacht?«

Ich sage es so, wie es fast gewesen ist:

»Ich bin mitten in eine Schneeballschlacht geraten.«

»Es gibt noch etwas Fischgratin«, sagt Papa, hinter der Lokalzeitung hervor.

»Fischgratin?«

»Fakegratin«, sagt meine große Schwester. »Da ist kein einziger Fisch drin.«

»Natürlich ist da Fisch drin«, sagt Papa.

»Ich habe auf jeden Fall keinen gefunden«, entgegnet meine große Schwester und verschwindet in ihr Zimmer.

Nach dem Essen werfe ich mich aufs Sofa, wärme meine Hände am Holzofen, bewege sie vor und zurück, bis es zu sehr weh tut, schön – *Zucken im Bauch, kleines Geräusch.*

Mama: »Du hast doch heute Morgen erzählt, dass ihr eine Mathearbeit schreiben würdet ...«

Lange Pause.

»Habt ihr das?«

»Welche Mathearbeit?«

»Heute Morgen hast du erzählt, du würdest wahrscheinlich nach eben dieser Mathearbeit direkt auf die Seefahrtschule gehen können. Ihr würdet die Arbeit eine Stunde später schon zurückbekommen. Wie ist es denn gelaufen?«

»Was ... was hast du gesagt?«

»Die Mathearbeit ...«

»Ist Simen nicht erster Harpunier geworden, ohne auf die Seefahrtschule zu gehen?«

»Das war früher. Es ist also nicht so gut gelaufen?«

»Was denn?«

»Das ist doch keine Katastrophe. Du hast noch viele Jahre vor dir.«

»Gut ...«

»Also, wie ist es gelaufen? Müssen wir die Arbeit nicht unterschreiben?«

»Ja, schon ...«

»Und was ist damit?«

»Es stimmt nicht, was sie sagt, natürlich ist Fisch in dem Gratin«, unterbreche ich sie und fahre fort: »Sie begreift einfach nicht den Unterschied zwischen Fisch und Salami, Fakegratin und Fischgratin.«

Papa unterbricht mich:

»Heute Abend ist die Versammlung im Angelverein, da kann ich ja deinen Mathelehrer fragen, der dich auch morgen sicher fragen wird, warum wir die Arbeit nicht unterschrieben haben. Das ist nur eine Routinesache, damit der Lehrer deine Arbeiten vergleichen und sehen kann, wie du klarkommst. Also ... können wir jetzt mal die Mathearbeit sehen?«

»Nein.«

»Nein?«

»Nein.«

»Warum nicht?«

»Sie ist verschwunden.«

»Wohin?«

»Aber ich war es nicht.«

»Du nicht?«

»Also, ich war es nicht, der sie weggenommen hat.«

»Und wer hat sie dann weggenommen?«

Zucken im Bauch:

»Die Möwe. Die Möwe hat sie genommen.«

Ich schaffe es, meine Zimmertür zu schließen, ehe sie fragen:

»Die Möwe?«

Die Möwe, Teil 2

(Nächster Tag) Mathestunde. Ich verspüre Unbehagen, es zuckt im Körper, ich schwitze. Die Stunde neigt sich ihrem Ende zu, die anderen in der Klasse holen ihre unterschriebenen Mathearbeiten heraus, meine schwimmt irgendwo zwischen Island und Grönland, dicht gefolgt von den Handschuhen.

Die anderen in der Klasse legen die Arbeit gut sichtbar auf die Tischplatte, damit der Ordnungsdienst Lena sie einsammeln kann. Ich schüttele den Kopf, als Lena mich fragend ansieht und dann die restlichen Arbeiten einsammelt, die sie dann feierlich, als ginge es um ein wichtiges Staatsgeheimnis, dem Känguru überreicht. Das Känguru blättert das Bündel rasch durch, ohne etwas zu sagen. Alle verlassen das Klassenzimmer, aber das Känguru kann noch meinen Namen rufen, ehe ich es rausschaffe.

»Komm mal her«, hängt er noch dran.

Das Känguru sieht mich an, blättert wieder das Bündel mit den Mathearbeiten durch. Sein Jackett und seine Hose ärgern mich, sehen aus wie verschwitzte Salami und fette Leberpastete, außerdem habe ich was auf dem Rücken, *verdammte Köcherfliege, verschwinde, lass das, hau ab ...*

»Hau ab«, sage ich, ohne es gedacht zu haben.

»Was?«, fragt das Känguru.

»Nichts.«

»Ich kann deine Mathearbeit nicht finden. Hast du sie zu Hause vergessen?«

»Vielleicht.«

»Schau noch mal in deiner Tasche nach, vielleicht ist sie da drin.«

Bauch zuckt, ich schwitze, es riecht nach Ekel, die Köcherfliege scheißt ...

»Ich war es nicht.«
»Du nicht?«
»Ich war es nicht, der die Mathearbeit genommen hat.«
»Dann hat also jemand die Mathearbeit genommen?«
»Ja.«
»Wer?«
»Ich nicht.«
»Und wo ist sie dann jetzt?«
»Weg.«
Bauch zuckt, ich schwitze, es riecht nach Ekel, die Köcherfliege scheißt noch mehr ...
»Also, wo ist die Mathearbeit?«
»Ich war es nicht.«
»Wer war es dann?«
»Ich war es nicht, der sie genommen hat.«
»Wer hat sie dann genommen?«
Bauch zuckt, ich schwitze, es riecht nach Ekel, die Köcherfliege scheißt noch mehr, Zucken im Bauch ...
»Die Möwe. Die Möwe hat sie genommen.«
»Jetzt hör auf, Witze zu machen.«
»Es war die Möwe.«
»Jetzt hör endlich auf.«
Bauch zuckt, die Köcherfliege scheißt ...
»Die Möwe hat sie genommen.«
»Jetzt hör auf.«
Bauch zuckt, die Köcherfliege scheißt, ich schwitze, Kopfschmerzen ...
»Die Möwe hat sie genommen ...«
»Schluss jetzt ...«
»Die elende Möwe kam angeflogen und hat ...«
»Möwen nehmen keine Mathearbeiten mit, und jetzt hörst du auf mit ...«
»Die Möwe kam angeflogen, hat die Mathearbeit zusammen mit den Handschuhen genommen und ist nach Island geflogen und hat die halbe Insel vollgekotzt ...«

Ich verlasse das Klassenzimmer und verstecke mich unten beim Werkraum, direkt an der Tür. Ich lehne mich gegen die Wand, horche, nehme das Ventilatorengeräusch in mich auf, so schön und sanft, gedämpft und beruhigend, *ready for take-off – Zucken im Bauch, Geräusch.*

Erleichterung. Schön. Angriff vorüber. Ich würde gern schlafen.

Das Känguru erwischt mich eine halbe Stunde später, als ich gerade mit dem Bauer-Schläger und einer Milchtüte als Puck einen Schlagschuss trainiere. Ich versuche zu erklären, dass die Milchtüte voll sein muss, ein leeres Milchpaket hat nicht dasselbe Gewicht wie ein volles, die Härte des Schlagschusses wäre also nicht dieselbe. Das Känguru ist nicht sauer, nicht böse. Eher bestimmt als böse. Der Ärger scheint sich gelegt zu haben, wahrscheinlich hat das Butterbrot zum Mittag dabei geholfen. Ich soll nach der Mittagspause in das Zimmer des Rektors kommen. Dem Gespräch mit dem Rektor messe ich keine große Bedeutung bei. Es sind all die wunderbaren Gerüche, auf die ich mich so freue – das Sofa und die Bücher, der Tisch und die Auslegeware, die Backpflaumen und *yes Sir.*

Der Rektor ist schon in seinem Zimmer, steht am Fenster, sieht auf den Fluss hinaus. Vor mir war wieder einmal Ove, der Südsame, dran, sich anzuhören, was man tun darf und was nicht.

Jetzt bin ich an der Reihe.

»Setz dich«, sagt der Rektor.

Ich setze mich auf sein weinrotes Plastiksofa. Es duftet immer noch nach Backpflaumen. Der Rektor sieht mich an. Nach zehn, vielleicht dreißig Sekunden:

»Aha, es heißt also, du würdest behaupten, eine Möwe habe deine Mathearbeit genommen und sei damit weggeflogen.«

»Genau.«

»Genau?«

»Genau das hat die Möwe gemacht.«

»Also«, sagt der Rektor und fährt in freundlichem und sicherlich pädagogisch wertvollem Ton fort: »Wir haben alle das Recht, zu sagen was wir wollen, ohne es weiter erklären zu müssen. Aber zu lügen anstatt die Wahrheit zu erzählen ... ja, wie würde die Welt denn aussehen, wenn alle herumlaufen und einander anlügen würden? Also, in Vietnam ...«

Vielleicht passiert es genau in dem Moment, als der Rektor »Vietnam« sagt, dass ich den Kontakt zu ihm verliere. Ich spüre, wie ich sitze, wie schön das Weichplastik des Sofas an meiner Hose reibt, wie schön es ist, die Hand das Weichplastik berühren zu lassen, es zu streicheln, das Geräusch. Der Geruch. Ich sitze mitten in einer Backpflaumentüte, von schönen und wunderbaren Düften umgeben. Es piekst im Kopf, kitzelt, ich will bleiben, hier sitzen, in die Backpflaumentüte einziehen, halleluja, das Gehirn ist zur Stelle, der Kopf auch, keine Unglücke geschehen, alle Köcherfliegen tot, Weltmeister wie ich, Wayne Gretzky und Ingemar Stenmark und yes Sir und ... und dann, in weiter Entfernung, im Hintergrund ... der Waffelteig kommt näher, drängt in die Tüte, der Waffelteig wird deutlicher, blubberndes Gebrabbel, ein bestimmtes und bekanntes waffeliges Blubbern, das weitergeht, als wäre das Blubbern zwanzig Jahre nonstop gelaufen, die Waffelstimme schubst mich wieder in die Wirklichkeit, zurück in die Schule, die Stimme wird deutlicher, und noch deutlicher und der Rektor sagt abschließend:

»... ja, so war es also in Vietnam, und du verstehst sicher ... vergleichbare Dinge geschehen in der ganzen Welt, ja, Gerechtigkeit geschieht nicht von selbst, die muss man sich erarbeiten. Aber zu lügen und nicht zu sagen, wie die Dinge wirklich liegen, das ist ... ja, wie würde denn die Welt aussehen, wenn alle herumlaufen und einander anlügen würden? So ... nun kannst du gehen.«

Es ist, als würde ich aus einem Rausch erwachen, *Zucken im Bauch*:

»Backpflaumen sind gut«, sage ich, ohne es gedacht zu haben.

»Ja ... doch, Backpflaumen sind gut«, sagt der Rektor und sieht weiter aus dem Fenster.
Ich drücke den Zeigefingernagel ins Plastiksofa, schön – *Zucken im Bauch.*
»Ja«, wiederholt der Rektor, »jetzt kannst du gehen.«
Ich gehe.
Der Rest des Tages fühlt sich gut an, als hätte sich der Backpflaumenduft ins Blut gedrängt und mir eine gehörige Dosis Schlafmittel verpasst. Zumindest ein paar Stunden lang fühlt es sich so an. Als ich nach Hause komme, muss ich vor dem Gartentor stehenbleiben, weil ein Flugzeug über das Dorf fliegt.

Es ist niemand zu Hause. An der Kühlschranktür steht, dass Papa unten in der Stadt an der Küste ist, Mama hat Nachmittagsdienst, die große Schwester trainiert Eistanzen, die kleine Schwester ist beim Treffen der Jugendtruppe von 4H. Ich toaste eine Scheibe Brot und ertränke sie in Erdnussbutter und Ahornsirup, stopfe mir das Brot in den Mund und gehe runter in mein Zimmer. Dann bleibe ich eine Stunde, vielleicht auch drei Stunden in meinem Zimmer. Spiele Hockey, zeichne ein paar Boeing 747, blättre im *Walfängerguide '78*. Simens Boote sind auch diesmal mit auf der Liste, schon das dritte Jahr in Folge. Sinnlos. Vollkommen sinnlos. So gegen halb acht, kurz bevor die Fernsehnachrichten beginnen, öffne ich vorsichtig die Tür. Mama und Papa sehen immer die Nachrichten. Sie trinken Kaffee oder Tee, kommentieren, diskutieren, als würde jede Nachricht sie persönlich betreffen. Als ich jetzt die Tür aufmache, höre ich keine einleitende Fernsehmusik oder die Stimme eines Nachrichtensprechers, es ist still. Ich gehe zur Treppe. Doch. Sie sind zu Hause. Sie sitzen im Wohnzimmer, auf dem Sofa neben dem Bücherregal. Sie reden. Sie reden leise, ernst, sie unterbrechen sich nicht einmal gegenseitig. Papa steht auf, geht zum Telefon, wählt eine Nummer. Wartet. Ich schleiche näher heran, verstecke mich hinter Mamas gigantischer und hässlicher Keramikvase, die angeblich aus Kenia kommt, doch in Wirklichkeit hat die Nachbarin sie voriges Jahr auf der Gedankenbefreiungswoche im Gemeindehaus gemacht.

»Er scheint nicht da zu sein«, sagt Papa und legt auf. »Ich werde morgen in der Schule versuchen, ihn zu erwischen, vielleicht in der großen Pause.«

Dann verschwinden die Stimmen und gehen in eine Art Gemurmel über. Ich gehe wieder in mein Zimmer. Dann höre ich Schritte auf der Treppe. Papas Schritte. Er klopft an die Tür.

»Wer ist da?«, lüge ich.

»Wayne Gretzky«, lügt Papa.

»Komm rein.«

»Danke. Und, was machst du so?«

»Nachdenken.«

»Worüber denkst du nach?«

»Die Boote von Simen. Sie sind dieses Jahr wieder auf der Liste. Wie kommt denn das?«

»Simen weiß, was er tut.«

»Woher weiß er das?«

»Er hat das einfach drauf.«

»Wie, drauf?«

»So wie du. Du weißt, welchen Weg du zur Schule gehen musst. Simen weiß, wie man Wale harpuniert.«

»Das ist nicht dasselbe.«

»Nach zwanzig Jahren ist das ungefähr dasselbe.«

»Ich habe ihn lange nicht gesehen.«

»Er wohnt aber in Mosjøen.«

»Wann fahren wir mal hin?«

»Bald.«

»Er hat uns eine ganze Weile nicht besucht.«

»Er ist … er ist krank gewesen.«

»Simen ist erster Harpunier, so einer wird nie krank.«

»Er ist nur manchmal etwas zu durstig.«

»Aber er hat doch Geld, Millionen, schließlich ist er zum dritten Mal hintereinander auf der Liste.«

»Trotzdem ist er durstig.«

»Also, wann fahren wir nach Mosjøen und besuchen ihn und seine Schiffe? Bald?«

»Erst muss ich mit dem Freund von John Lachse fischen.«

»Mit dem Freund von John?«

»Er arbeitet mit Jugendlichen, als eine Art Arzt.«

»Warum denn?«

»Warum was?«

»Warum ist er eine Art Arzt?«

»Warum willst du erster Harpunier werden?«

»Um ins Schwarze zu treffen. Und um ein eigenes Schwimmbad im Garten zu haben.«

»Der Freund von John will kein Schwimmbad im Garten haben.«

»Und deshalb ist er eine Art Arzt geworden?«

»Naturheilarzt und Psychologe. Ja, genau. Und ich habe vor, mit ihm zu sprechen.«

»Worüber?«

»Über dich.«

»Über mich?«

»Natürlich zusammen mit dir.«

»Worüber?«

»Zum Beispiel darüber, warum die Möwe Mathearbeiten wegholt.«

»Weiß er das?«

»Auf jeden Fall wird er dafür bezahlt, sowas zu wissen.«

»Aber doch nicht so gut bezahlt, dass er ein eigenes Schwimmbad im Garten hätte.«

»Da hast du Recht.«

»Ja, das habe ich.«

Wer schert sich schon um den April?

(1978) Der Frühling lässt mich schaudern, er stört die Konzentration und macht mich schlecht gelaunt. Die Geräusche. Diese verdammten Geräusche. Die Vögel brüllen und blubbern und singen Heavy-Metal, und es pfeift in den Ohren, und ich verliere den Fokus und scheiß auf den Frühling. Die Gerüche. Diese verdammten Gerüche. Kuhscheiße, Schafkacke, Männerscheiße, Erde, nasse Erde, Wasser, verschwitzte Köcherfliegen, die Millionen von verschwitzten Köcherfliegenkindern kriegen. Ich sollte dem Frühling aus dem Weg gehen. Er ist sowieso total unnötig, steht nur dem Sommer im Weg, der meist dem Herbst und dem Winter im Weg steht. Ich liebe den Winter und hasse den Frühling. Das war schon immer so und wird auch immer so bleiben. Niemand wird mich je dazu bringen, den Frühling zu lieben oder auch nur zu glauben, dass er auch seine guten Seiten hat. Das einzig Gute am Frühling ist, dass er auch mal zu Ende geht und es dann mindestens ein Jahr dauert, bis er wiederkommt. Denn es kommt immer ein neuer Frühling. Draußen auf dem Meer weiß man kaum, welche Jahreszeit es ist, denn da ist man mehr auf die Arbeit als auf die Jahreszeiten konzentriert. Da draußen gibt es immer Meer, immer Regen und Kälte, Sonne und Wind auch, aber, zum Teufel, keine Köcherfliegen und keine Kuhscheiße, zu der man jeden Morgen aufs Neue aufwachen muss. Der Frühling schafft Gedanken, von denen ich nicht wusste, dass es sie gibt. Die Rituale drängen sich auf, können unmöglich unterdrückt werden ...

... mit dem Frühling kommt die Wärme, die Schweiß macht, die rinnende Körperflüssigkeiten macht, die Bazillen machen, die An-

steckung machen, die Krankheiten machen, die Tod und Verderben machen ...

Und das ist alles im Grund die Schuld des Frühlings. Aber es ist genauso auch meine Schuld. Denn ich gehe dem Frühling nicht aus dem Weg, also vermeide ich die Gefahr nicht, also gibt es die Gefahr, solange es den Frühling und mich gibt. Im Frühling geht es mir schlechter, und zwar nicht nur in der Schule, sondern auch zu Hause. Das Torritual braucht mehr Zeit, ich muss die Bewegungen wiederholen, die Unsicherheit wächst, ich verliere den Fokus, schlafe schlecht, werde müde. Selbst im Klassenzimmer bin ich jetzt gezwungen, mich mindestens dreimal hinzusetzen, ehe ich frei sein kann. Das Lachen und die Schreie und die Rufe machen mir Stress, und das »So, jetzt hat der Unterricht begonnen« der Lehrer noch dazu. Ich wünschte, ich würde mal krank, richtig krank, eine Lungenentzündung oder so, dann könnte ich von Mitte März bis Mai zu Hause im Bett liegen. Dann würde ich nicht rausgehen müssen, nicht durch die Tür zum Klassenzimmer gehen müssen, müsste mich nicht auf den Stuhl setzen, nicht vor dem Tor stehenbleiben, und vor allem wäre ich die Scheißgerüche und die Misstöne und die verschwitzten Köcherfliegen los. Ich würde gern wie ein Bär schlafen, allerdings mit dem Frühling schlafen gehen und aufwachen, wenn der erste Schnee fällt. Denn der Winter ist die gute Jahreszeit, reine Kälte und reiner Geruch, reine Gedanken und reine Bazillen.

... im Winter schwitzt man nicht, die Bakterien erfrieren, die Bazillen sterben, keine Schreie, keine ekligen Gerüche ...

Der Geruch von Neuschnee und die Stille, die damit einher geht, lässt mich konzentriert und guter Laune sein, der Körper ist leicht. Vielleicht läuft es in der Schule nicht besser, aber ich sehe dennoch Möglichkeiten und glaube mehr an mich selbst. Im Winter tauchen die Wale auf, im Frühling gehen sie. Der Herbst ist auch gut, vor allem von Mitte Oktober an. Das ist vielleicht sogar die beste Zeit des Jahres. Da kann jederzeit Schnee kommen. Spannend. Mir geht es gut, ich habe Spaß, werde schön, öffne mich, kämpfe wie Wayne Gretzky im Gegenwind, *yes Sir, I can boogie.*

Der Sommer ist ganz und gar nicht so gut wie der Herbst, nimmt aber in der Liste einen klaren dritten Platz ein. Den hält er deshalb, weil es Ferienzeit ist, also kein Stress, keine Ohrringe oder Fischpuddinghintern um mich herum. Außerdem habe ich im Sommer die Möglichkeit, das Dorf zu verlassen. Das allein schon ist wie ein Sechser im Lotto.

Der Frühling ist warm. Rot ist das Zeichen für Wärme. Rot sieht aus wie Blut, Blut wie Ansteckung, Ansteckung wie Tod. Der Frühling ist eine rote Jahreszeit, eine tote Jahreszeit.

Es sterben auch die meisten Leute im Frühling. Die allermeisten Menschen sterben im Frühling und werden im Winter geboren. So ist es einfach. Ich weiß, dass ich das irgendwo gelesen habe.

… rot macht Blut, das macht Ansteckung, die macht Krankheit, die macht Tod …

Der Winter ist der reine Gegensatz. Ungefährlich. Gut. Blau ist das Zeichen für Kälte. Blau ist eine gute Farbe. Blau = Gut = Erfolg. Blaue Kleider sind gut. Güte. Meine Art, den Frühling zu bekämpfen, ist, mich blau zu kleiden. So gebe ich auf jeden Fall mein Bestes. Um dem Frühling einen Scheißschrecken einzujagen, ich gebe nicht auf und ziehe rote Sachen an, wie die anderen in der Klasse. Ich kämpfe für die Güte. Ich bin blau, und ich bin ein Kämpfer, und ich töte Bazillen nur mit der Farbe ab.

Ein Problem ist nur, dass die Fußballmannschaft des Dorfes weiße Hemden und rote Hosen hat. Ich versuche, die Hosen beim Training nicht anzuziehen, aber wenn ein Turnier kommt, habe ich ein Problem. Ich versuche, mit weißem Hemd und blauen Hosen aufs Feld zu laufen, und hoffe, dass es keiner merkt. Aber schon nach ein paar Minuten, als der Trainer begreift, dass ich vorhabe, in blauen Hosen zu spielen, ruft er mich raus und bittet mich, die roten Hosen anzuziehen. Ich weigere mich, wir streiten, und das Spiel wird für ein paar Minuten angehalten. Ich behaupte, die roten Hosen verloren zu haben. Aber da sagen sie nur, dass ich die von Harald, dem ewigen Ersatzmann, ausleihen könne. Vergiss es, ich will doch nicht in den verschwitzten roten Hosen herumlaufen, in denen sein Glockenspiel ein halbes Jahr lang zum Trocknen aufgehängt war. Ich tue so, als hätte ich Bauchschmerzen, und bitte, stattdessen auf der Ersatzbank sitzen zu dürfen. Alle akzeptieren meine Entschuldigung, vor allem Harald, der wie im Fieberwahn auf das Spielfeld rennt, um sein erstes Spiel überhaupt zu machen. Während des Spiels tue ich so, als ginge es mir schlechter, vor allem, wenn wir zu verlieren drohen, denn dann ist das Risiko, dass ich wieder rein muss, größer. Ich tue so, als müsste ich hinter die Ersatzbank kotzen. Der Trainer sagt, ich soll in den Umkleideraum runter gehen und mich ausruhen, duschen, Wasser trinken, dehnen. Ich hinke zur Umkleide. Kurz hinter der Tür beende ich das Schauspiel und vollführe eine Pirouette, *yes Sir*, schön – *Zucken im Bauch*. Zwanzig Minuten tue ich so, als sei ich Wayne Gretzky, dann dusche ich ab, was eigentlich Schweiß sein sollte.

Bei Auswärtsspielen sind die Trikothosen schwarz, damit habe ich kein Problem. Doch sowie wir ein Heimspiel haben, kriege ich wieder Bauchschmerzen und tue so, als müsse ich spucken. Es fällt den Turnierleitern immer schwerer, meine chronischen Magenprobleme zu verstehen, und sie meinen, ich sollte zum Arzt gehen, denn es könnte mit einer Art von Allergie zusammenhängen, vielleicht das Gras, vielleicht auch die weiße Gipsfarbe, die die Spielfeldumrandung markiert, vielleicht aber auch der Zucker in den Sportgetränken.

Mitten in einer Mathestunde komme ich auf die Idee, unter den roten Hosen zwei Paar blaue zu tragen. Blau siegt 2:1 über Rot. Kantersieg. Ich siege über die Bazillen und die Ansteckung und den Tod. Und so geht es für den Rest der Saison und in der nächsten Saison genauso.

Blau wird alles, rot der Tod selbst.

Ich bin blau, und ich komme aus dem Norden. Alles Nördliche wird Güte, alles Südliche das Böse. Nördlich, kalt, eisig = blau.

Südlich, Wärme, Schweiß, Bazillen = rot.

Ich überlege, in welcher Richtung Norden im Dorf liegt. Es muss links von der Brücke sein. Vielleicht fünfzig Grad links von der Brücke, über das Dach zum Nachbarn. Ich drehe das Bett so, dass das Kopfende nach Norden weist. Wenn ich mich hinlege, muss ich immer den Körper und den Kopf nach Norden drehen, ehe ich einschlafe. Wenn ich zufällig mal mit dem Kopf nach Süden einschlafen sollte, dann können mich Ansteckung und Schweiß und Bazillen im Schlaf angreifen, und ich könnte sterben, ganz einfach sterben.

Auf die Rückseite vom Buch *Gesellschaftskunde 1* schreibe ich:

Von JETZT an schläfst du mit dem Kopf nach Norden gewandt.

Der ganze Körper sollte nach Norden liegen. Vor allem der Unterkörper. Wenn ich zufällig mit dem Pimmel nach Süden gewandt einschlafe, dann werde ich vielleicht Kinder kriegen, die alle rote Haare und verschwitzte Hände haben und die voller Bazillen sind. Außerdem sollte der April abgeschafft werden, der steht nur dem Mai im Weg, dem Mai, der nur eine Winzigkeit vor dem Sommer ist, der vorüberrauscht wie der Zug, der erst im Herbst stehen bleibt. Außerdem klingt April noch schlimmer als alle anderen Monate. Apriiiil. Apriiil. Klingt wie ein Nashornfurz im Gegenwind. Oktober ist der Gegensatz dazu, der Dezember auch. November dann ist die Güte in Person. November. Hmmmber. Als würde man die Zähne in den

Nacken eines Marzipanschweins schlagen. Novemmmmber. Wenn ich Premierminister wäre, dann würde ich den April abschaffen und den November stattdessen auf sechzig Tage verlängern. Herbst und Winter würden länger werden, der Frühling würde runtergekürzt und das Jahr hätte trotzdem noch dreihundertfünfundsechzig Tage. Denn, wer schert sich schon um den April?

Hässliche, dreckige Wörter

Tics à la Koprolalie
Eindrücke (Gerüche, Laute, Farben)
+ Trigger (Stress erzeugende und Druck ausübende Umwelt, spannende oder langweilige Menschen)
= Zucken im Bauch
= unpassende Wörter

Es ist mir nicht bewusst, aber ich spüre, dass es im Körper zuckt. Eigentlich überall, doch hauptsächlich im Bauch. Nicht sehr viel, nicht sehr oft. Wie ein Niesen, ein plötzliches Zucken, das in Form eines unerklärlichen Wortes oder eines komischen Satzes oder beidem aus dem Mund entweicht. Ich kann das nicht logisch, sondern nur aus dem Gefühl heraus erklären. Es gibt sowieso keine Logik, sondern nur Gefühle. Es geschieht einfach. Anstelle der üblichen Schimpfwörter wie »verdammte Scheiße«, »zum Teufel« oder »so ein Scheiß« sage ich zufällig Dinge wie Tomatenschnauze, Fischpuddinghintern oder Möwenarschloch. Ein Gefühl mündet in eine Kaskade von Wörtern, mit denen nur wenige etwas anfangen können. Das Gefühl. Wieder mal das Gefühl. Das Gefühl überfährt die Kontrolle, die dem Impuls nachgibt. Wenn ich mich unter Druck gesetzt, gestresst oder in die Ecke gedrängt fühle, dann zuckt es im Bauch, genauso wie immer, aber der Laut wird jetzt durch ein hässliches oder unpassendes Wort ersetzt. Das geschieht nicht bewusst, nicht überlegt, nicht inszeniert. Es geschieht einfach. Wie eine Entladung. Und es geschieht nicht allzu oft, doch wenn, dann erzeugt es Reaktionen.

Wenn ich nur lernen könnte, anstelle von »Salamifischpuddingpimmelarsch« einfach nur »Scheiße« zu sagen, dann würde man mich zwar für grobschlächtig halten, aber nicht für pervers.

Salamiarsch

Es ist zwölf Uhr. Wir essen im Klassenzimmer zu Mittag. Jeder hat sein eigenes Vesperpaket dabei.

Und jeder kriegt sein Milchpäckchen mit dem roten vierblättrigen Kleeblatt drauf, dem Logo der Meierei. Ich hasse Milch, sie ekelt mich an, Kuhpisse im Päckchenformat. Behaupte, ich sei allergisch, die Lehrer akzeptieren die Erklärung, behaupten aber weiterhin die ganze Zeit, Milch würde »kräftige Beine« machen und wer Erster Harpunier werden wolle, der brauche doch kräftige Beine. Ich für meinen Teil habe noch nie einen Ersten Harpunier aus einem kleinen viereckigen Milchpäckchen trinken sehen. Also trinke ich nichts, esse aber umso mehr.

Ich öffne mein Vesperpaket, betrachte die Sardinen und verspüre Hunger.

Oskar ist ein klein wenig dick, breit, viereckig gebaut, mehr Fett als Muskeln. Er sitzt direkt vor mir. Jeden Tag, das ganze Jahr lang. Also sehe ich jeden Tag, das ganze Jahr lang seinen Rücken, seinen Nacken, seine Haare und seine schwarzen Cordhosen, die jeden Tag ein klein wenig weiter gen Süden rutschen. Jeden Tag, das ganze Jahr lang sehe ich den Beginn jener schwarzen Hinternfalte, die Südost von Südwest trennt und den Hintern in zwei gleich große, fettbleiche Teile teilt. Neulich entdeckte ich auch, dass dort eine Haarsträhne geradewegs in die Luft ragt, die sitzt einfach da auf der linken Hinternhälfte und starrt mich an und winkt mir, als wäre sie nur dazu da, mich zu provozieren und zu reizen, mich wütend zu machen und mir den Appetit zu verderben. Eine einzelne Haarsträhne, von einer Masse unnötigen Hinternflaums umgeben, kleine, kaum sichtbare Flaumhärchen, die eigentlich nur dazu dienen sollen, dieser einen Haarsträhne da mentalen Rückhalt zu geben. Ich will die Haarsträhne oder den Hinternflaum oder die Ritze, die die Hinternhälften teilt, nicht sehen, aber ich kann einfach nicht anders als hinzusehen. Ich schaue hin, und der Hintern schaut zurück. Oskar setzt sich, die Hose rutscht automatisch über den Hintern, ich soll meine Sardinen essen, die Hinternritze zeigt sich, und noch ehe ich denken kann, zuckt es im Bauch, und gleichzeitig hüpfen die Wörter aus dem Mund:

»Fischpuddingarsch, zieh dir mal 'ne Hose an.«
Oskar dreht sich um:
»Schnauze.«
»Zieh die Hose hoch, ich will keine Hinternritze im Essen.«
»Mach mal halblang.«
»Hinternritzenarsch und Fischpuddinghintern ...«
An diesem Punkt mischt sich der Lehrer in die Diskussion ein:
»So, jetzt wird gegessen und nicht gestritten. Ihr wisst doch, dass Milch kräftige Beine macht und ...«

Oskar kann mir verbal nie das Wasser reichen. Vielleicht würde er im Ringen über mich siegen, denn wenn ich ihn nicht innerhalb von fünf Minuten auf die Knie zwingen könnte, dann würde er bestimmt der Stärkere sein. Er hat so etwas undefinierbar Träges an sich, diese Trägheit, die alle Leute als Zeichen für eine ruhige und stabile Persönlichkeit ansehen. Ich kaufe ihm das überhaupt nicht ab. Nun sitzt er also da und holt seine Vesperbox mit dem roten Ferrari-Aufkleber drauf heraus. Alle bewundern Oskars Box, finden sie stark, neu, anders. Oskar hat mindestens einmal alle halbe Jahre eine neue Box, in verschiedenen Farben, aber immer mit dem verdammten roten Ferrari-Aufkleber drauf. Als ich sage, dass er ja wohl nur einen Aufkleber hat, wird er wieder so undefinierbar träge und fängt an, mich zu bedrohen: »Wir sehen uns in der Pause, du Fischkopf.«

Und wieder einmal macht Oskar diesen Wolkenkratzer mit Salamistullen auf, die seine Mutter ihm macht, jeden Tag, das ganze Jahr lang. Draußen regnet es, die Feuchtigkeit dringt ins Klassenzimmer und vermischt sich mit dem Geruch von Salami und Hinternritze und Hinternflaum, das ganze Klassenzimmer ist wie eine kleine eklige Metzgerei, eine Menschenmetzgerei mit zum Trocknen unter der Decke aufgehängten Köcherfliegen. Zwischen jede Salami-Etage hat die Mutter ein Stück dünnes Butterbrotpapier gelegt, das immer perfekt im Verhältnis zur Größe der Stulle ist. Das Butterbrotpapier bedeckt ganz genau die Salami, weshalb es anfänglich unmöglich ist, die Salami mit bloßem Auge zu erkennen. Aber ich weiß doch, dass sie da liegt und sich versteckt, fett und feindselig zwischen Brotscheibe und Butterbrotpapier eingebettet. Das sieht so einfach aus, so träge und gut geplant. Es sieht so Oskar aus. Vor dem Salamiwolkenkratzer selbst liegt Feind Nummer zwei und leuchtet mir wie ein Verkehrsschild entgegen: die lange, orangefarbene, frisch geschälte Mohrrübe, die Oskar in ungefähr zehn Minuten zerkauen wird. In tausend Teile zerbeißen wird. Denn er kaut so verdammt lange auf jedem Teil, dass die Mohrrübe nie zu Ende ist, sie wächst nur, wird länger und länger, höher und höher, wie ein gigantischer Penis. Oskar sitzt da und kaut freiwillig auf einem grotesk rot-orangefarbenen Riesenpenis, und das scheint ihm gar nichts auszumachen. Aber das ist noch gar nicht das Schlimmste. Das Schlimmste ist dieses verdammte Geräusch, die Säge, die durch den Kopf schneidet, meine Ohren zerbeißt, meine Laune wegfrisst und meinen Namen rülpst, ehe er mich durch den südwestlichen Körperteil von Oskar hinausfurzt. Ich sollte gehen und meine Sardinen draußen auf dem Flur essen, aber das dürfen wir nicht. »Die Klasse ist eine Gruppe, und in der Gruppe halten wir zusammen«, sagt unser Klassenlehrer, der ein Ortsvorsteher von »Die Zukunft in unseren Händen« ist, einem Teil der Humanistischen Vereinigung.

Also starre ich auf Oskars Salamiwolkenkratzer und erwarte die Mohrrübe. Im Bauch bewegt sich was. Die Sardinen sind gut, aber die sind es nicht, was sich da bewegt. Es sind Wörter. Wörter, die einfach nur kommen, lauter und lauter, und ich kann nichts dagegen tun – *Zucken im Bauch, Geräusch.*

»Salamiarsch, Salamihintern, Salamimohrrübenarsch ...«

»Schnauze, du Fischhirn«, entgegnet Oskar und zerkaut die oberste Etage des Salamiwolkenkratzers. Dann faltet er eines der Butterbrotpapiere zusammen, formt es zu einem Basketball und wirft den im Sitzen zum Papierkorb an der Tür – Treffer. Einige seiner Untergebenen applaudieren. Oskar würdigt sie keines Blickes, reckt sich, cool und ungerührt. Er nimmt die Mohrrübe und steckt sie sich zwischen die Zähne, während er gleichzeitig den zweiten Butterbrotpapierball zum Papierkorb wirft – wieder Treffer. Dann fängt er an zu kauen. Nach ein paar Sekunden kommt dieses verdammte Mohrrübengeräusch. Ich muss mir die Ohren zuhalten und die Säge im Kopf wegsummen. Aber Oskar kaut weiter, ungerührt, cool. *Verdammte Pimmelmohrrübe*, zuckt es in meinem Bauch. Doch er scheint sich überhaupt nicht darum zu scheren, er kaut nur, dreht sich zu mir um, lächelt, kaut weiter, lehnt sich zurück und fährt fort, den Gigantopenis zu zerbeißen. Es tut so schrecklich weh, ich friere, zittere, verliere den Appetit – *Zucken im Bauch, im Gedärm, im Hals, im Mund, Zucken wieder und wieder*. Ich will nicht, aber ich kann nicht anders … und da passiert es einfach …

Eine halbe Stunde später, am selben Tag.
Das Zimmer der Schulschwester. Oskar sitzt zurückgelehnt auf einem ihrer grünen Drehstühle. Die Schwester untersucht seinen Mund. Keine bleibenden Schäden.

Gleichzeitig, am selben Tag.
Das Zimmer des Rektors. Ich sitze zurückgelehnt auf dem weinroten Plastiksofa des Rektors. Der Rektor steht am Fenster, schaut auf den Lachsfluss hinaus. Ich bin ruhig und konzentriert, mitten in einer wohlriechenden Tüte mit Backpflaumen. Ehe ich die Tüte verlasse, bittet mich der Rektor, Papa zu grüßen und ihm auszurichten, dass das Treffen der Lachsangler auf sieben Uhr verschoben ist, nicht auf acht, wie es zuvor geheißen hatte.

Um die Mittagszeit, am selben Tag. Die große Schwester sagt:

»Es heißt, du hättest heute in der Schule versucht, Oskar mit einer Mohrrübe zu ersticken.«

»Kriege ich noch ein paar Kartoffeln?«, unterbreche ich sie.

Die kleine Schwester lächelt.

»Kartoffeln sind gut«, sage ich.

»Stimmt das?«, fragt Mama.

»Das war ich nicht«, sage ich.

»Das warst du nicht?«

»Ich habe nichts gemacht. Schieb mir mal die Wurst rüber«, sage ich zur großen Schwester, die beharrt:

»Alle reden darüber.«

»Worüber reden sie?«, fragt Mama.

»Dass Oskar angefangen hat zu flennen«, sagt die kleine Schwester.

»Er hat gekriegt, was er verdient«, sage ich mit Wurst im Mund. »Aber ich war es nicht.«

»Und wer war es dann?«, fragt Mama.

Panik, Zucken im Bauch, Geräusch:

»Die Möwe. Es war die Möwe, die diesem Fischhinternpuddingarsch eins auf die Mütze gegeben hat.«

Langes Schweigen. »Schieb mal die Kartoffeln rüber«, sage ich zufrieden zur großen Schwester.

»Aha ... und was hat die Möwe gesagt?«, fragt Papa.

»Was?«

»Was hat die Möwe gesagt, als sie Oskar angegriffen hat?«

»Die Möwe hat gesagt, dass ... dass Salami gefährlich ist ... dass Salami total verboten werden müsste.«

»Aber wir können doch Oskar nicht verbieten, Salami auf dem Brot zu haben«, sagt Mama.

»Doch.«

»Und wie soll das gehen?«

»Macht es durch die Politik ... Stiftet ein neues Gesetz, das besagt, dass Salami von heute an im ganzen Land total verboten ist. Und dass derjenige, der trotzdem Salami auf dem Brot hat, bestraft werden soll ... mit dem Tode bestraft ... er soll kopfüber erhängt werden und angespuckt werden, wie sie es mit Mussolini gemacht haben.«

Ich esse Kartoffeln und Wurst, wie ich es noch nie zuvor getan habe. Die ganze Mahlzeit lang habe ich das Gefühl, dass Mama und Papa mich anschauen. Aber sie fragen nicht weiter, sie haben aufgegeben, ich habe gewonnen, *yes Sir*. Mama durchbricht die Stille:

»Wann ist denn nun die Versammlung der Lachsangler heute abend?«

»Um acht«, antwortet Papa.

Der Impuls übernimmt, noch ehe ich das letzte Stück Wurst runterschlucken kann:

»Um sieben fängt es an«, sage ich.

»Um sieben?«, fragt Papa.

»Genau ... ich soll einen schönen Gruß vom Rektor bestellen und sagen, dass eure Versammlung um sieben anfängt und nicht um acht.«

»Einen schönen Gruß vom Rektor?«, fragt Papa.

»Genau.«

»Dann warst du heute also beim Rektor?«

»Das ... das war nicht ich.«

»Wer war es dann?«

Zucken im Bauch.

»Die Möwe«, sage ich und bin schon wieder auf dem Weg in mein Zimmer.

Ich weiß, wo du wohnst

(1978, Herbst) Der Schulzahnarzt heißt Johan Gestapo. Er geht mit dem Bohrer um, als handele es sich um einen seiner eigenen so sehr geliebten Double-Wobble-Köder. Und das sehe nicht nur ich so, sondern alle im Dorf. Eine Stunde im Zahnarztstuhl unter dem Kommando von Johan Gestapo – näher kann das Dorf einer ethnischen Säuberung nicht kommen. Und ethnische Säuberung ist hier mit zahnhygienischer Reinigung identisch, die im schlimmsten Fall mit einer Nachkontrolle in der Hölle von Johan Gestapo enden kann. Ich habe vergessen, wie Johan in Wirklichkeit mit Nachnamen heißt. Den Namen Gestapo gab ihm Ove, der Südsame, nachdem die ganze Schule während der »Operation Tagwerk« in der Sporthalle zusammen den Informationsfilm »Holocaust« gesehen hatte. Doch Johan Gestapo scheint sich selbst nicht darüber im Klaren zu sein, dass jeder Mensch, der sich in seinen elektrischen Stuhl setzt, mindestens fünfundvierzig Minuten lang seinem Blick, seinem Stöhnen und seinem Atem ausgesetzt ist. Mama sagt, es sei nicht die Schuld von Johan Gestapo, dass er nach zu stark gekochten Kohlrüben stinkt, sondern es läge an der Diabetes und er könne nichts dagegen tun.

Auf dem elektrischen Stuhl von Johan Gestapo werden alle stumm und regungslos, wenn seine linke Hand langsam und planvoll seinen Lobotomierungsbohrer auf den Mund zuführt, so langsam und so kontrolliert und brutal, dass wir ein für alle Mal wirklich begreifen werden, dass man dem König der Zahnärzte ernst, bedeutsam und mit Respekt begegnen muss. Alle hassen die Situation, alle sind sich einig über das Grauen der Situation, jeder würde mehr oder weniger freiwillig diese Lage im Zahnarztstuhl gegen fünf Minuten in der Kloschüssel des Lehrerzimmers nach irgendeinem Salamimittagessen tauschen.

Ich mag die Situation.

Für mich beginnt es schon, wenn Johan Gestapos Assistentin Elsie an die Tür des Klassenzimmers klopft. Sie klopft immer zweimal, immer mit ein paar Sekunden Pause zwischen jedem Klopf. *Klopf.* Einundzwanzig, zweiundzwanzig. *Klopf.* Dann macht sie die Tür vorsichtig auf, mit chirurgischer Präzision, wie nur Zahnarzthelferinnen es können. Schweigen. Völliges Schweigen. Alle im Klassenzimmer verwandeln sich in Schildkröten – ziehen den Kopf ein, schauen in die Bücher, akutes Interesse an Mathematik. Elsie sieht sich im Klassenzimmer um, ihr Blick wandert von Bankreihe zu Bankreihe. Der Geruch von ihrem weißen Kittel, den sie unter ihrem gewöhnlichen braunen, gefütterten Mantel zu verbergen versucht hat, schleicht sich wie Giftgas ins Zimmer, wie ein erster Gruß von Johan Gestapo. Ich schaue Elsie an, lächele, nicke, will sie daran erinnern, dass es mich gibt, dass ich darauf warte, an der Reihe zu sein. Aber Elsie sucht jemand anders. Sie späht durch den Raum, kneift die Augen zusammen, atmet tief ein und spricht dann mit einer Stimme, die ebenso klar und rein und chirurgisch ist wie das Türklopfen:

»Lena?«

Einundzwanzig, zweiundzwanzig:

»Lena?«

»Lena ist heute nicht da«, antwortet das Känguru mit gedämpfter Stimme, als würde er selbst auf Johan Gestapos Liste neuer Opfer stehen.

Ich erhebe mich, blicke zu Elsie, lächele, versuche, ihren Blick zu fangen. Elsie ist verwirrt, kann sich nicht mehr auf die Liste konzentrieren, sie scheint aufzugeben, sieht mich an und …

»Ja … du kannst mitkommen.«

Zucken im Bauch, yes Sir.

Ich liebe die Zahnarztpraxis, nicht den Zahnarzt.

Ich bin nicht beim Zahnarzt. Ich sitze in einem Cockpit, in einer Boeing 747-400 Combi.

Dieser wunderbare Stuhl – Leder, Armstützen, Mechanik zum Rauf- und Runterfahren, take-off- und touchdown-Technik. Vom Cockpitstuhl kann ich alle Instrumente erreichen, ich muss nur den Arm ausstrecken, mich vorbeugen oder ein wenig zur Seite lehnen. Alle Knöpfe und Hebel in Reichweite: Bohrer, Sauger, Spuckbecken, Fußstütze. Perfekt. Ruhig. Der Körper gleitet in genau den Rhythmus hinein, in dem es mir gut geht – rhythmische Freude Hand in Hand mit rhythmischem Zucken. Taktil und stabil.

Nur noch wenige Minuten, bis ich die Starterlaubnis vom Tower bekomme. Gleich weg vom Gate, zur Startbahn, zur Küste, hinaus über den Atlantik und zu den United States of Canada – *Zucken im Bauch, Stoßen, Arme raus, kleines Geräusch.*

»Was?«, fragt Johan Gestapo.

»Fasten your seat belts«, wiederhole ich.

»Den Mund bitte öffnen.«

»Ready for take-off.«

»Den Mund bitte öffnen.«

»Fasten your seat belts.«

»Jetzt mach schon den Mund auf.«

»Engine 4, switch in, switch on ...«

»Jetzt sollst du den Mund ...«

»Boeing 747, ready for ...«

»Jetzt mach den Mund auf ...«

Irgendwo ist mir schon bewusst, dass das Gesicht, das sich nach vorn beugt, nicht meinem Copiloten und Ersten Offizier gehört, sondern Johan Gestapo. Ich öffne den Mund.

Er führt den Speichelsauger ein, parkt ihn zwischen Zunge und Zähnen. Er dreht sich um, geht zum Handwaschbecken. Ich genieße das Geräusch – die Luft, die in meinen Mund bläst und sich in Jetluft verwandelt, die das Turboaggregat in Engine 4 anwärmt. Wunderbares Geräusch, gutes Geräusch, feines Geräusch. Johan Gestapo verlässt den Raum. Ich nehme den Speichelsauger aus dem Mund, betrachte ihn, befühle das Mundstück, das Plastik, das Gummi. Schönes Gefühl, ruhiges Gefühl, Ich-fühle-mich-wohl-mit-mir-selbst-Gefühl. Auf das Mundstück zu beißen hat dieselbe Wirkung wie Lachgas einzuatmen. Also beiße ich noch fester darauf, und noch fester, beiße hinein, beiße noch fester, beiße es ab, beiße das Mundstück ab. Johan Gestapo kommt ins Zimmer zurück. Panik – *Zucken im Bauch, Zucken im Bein* –, ich verstecke das Mundstück in der Hosentasche und mache das Speichelsaugergeräusch selbst, *schschschsch*. Hoffe, dass er nicht merkt, dass das Mundstück weg ist und dass der Sauger wie ein altes, frisiertes Husqvarna Grand Lux-Moped klingt.

Aber Johan Gestapo merkt es.

»Was zum ...«, kriegt er gerade noch raus, ehe er plötzlich verstummt. Er schaut auf den Speichelsauger und ist so verwirrt, dass er wohl nicht begreift, wie das Mundstück einfach so verschwinden konnte. Ich mache weiter »schschschschschsch«, immer noch ohne den Sauger im Mund. Elsie steckt ein neues Mundstück auf.

»Mund auf«, sagt Johan Gestapo.

Ich öffne den Mund mit einem »schschschsch« und schließe mit »Fasten your seat belts« ab.

»Mach den Mund richtig auf.«

Ich mache den Mund richtig auf. Jetzt schubst Johan Gestapo den Speichelsauger hinein und parkt ihn wieder zwischen Zunge und Zähne. Ich bin in Engine 4, beobachte den Luftzufluss, das Geräusch, die Jetströme. Im Hintergrund, vielleicht im Walkie-Talkie, höre ich, dass jemand versucht, mit uns Kontakt aufzunehmen, vielleicht der Chefmechaniker, denn der Chefmechaniker murmelt unausgesetzt:

»Mach den Mund auf, damit ...«

Ich mache den Mund zum vierten Mal in vier Minuten auf.

Das Telefon klingelt. Johan Gestapo muss rangehen. Und ich muss die Zahnspiegel anfassen. Das Gefühl. Das Sanfte. Das Metall. Wie wenn man die Cockpitschalter anfasst, die kleineren Hebelchen, diese kleinen, die den stabilen Stromfluss zu Engine 4 gewährleisten. Es geht mir gut, der Körper fühlt sich ruhig und angenehm an, kein Zucken, keine anstrengenden Impulse, nur anregende gute Impulse. Johan Gestapo kommt wieder ins Zimmer. Panik. *Zucken im Bauch, Geräusch* – der Spiegel landet in der Tasche. Johan Gestapo sieht sich um:

»Der Spiegel, Elsie, wo ist denn der Spiegel hin?«

Und Elsie muss wieder zum Schrank und neue Spiegel holen.

Johan Gestapo schaut in meinen Mund, ohne Spiegel. Er schaut, und ich weiß sehr wohl, dass er, nur um zu provozieren, nach Löchern sucht, die es nicht gibt. Ich weiß auch, dass er schlimmer stinkt als alter gekochter Blumenkohl. Er schaut weiter, betrachtet meine Zähne, als wären sie einer seiner weniger großartigen Lachse. Seine Augen bewegen sich vor und zurück, hoch und runter. Er hat grüne Augen, die dunkelgrünen Ventile einer F-16. Seine Zunge folgt den Bewegungen der Augen. Er parkt seine Nase nur wenige Zentimeter von meiner Nase entfernt. Er sieht wirklich so aus wie Meisterdetektiv Agaton Sax aus dem Comic, von dem alle glauben, er sei ein Dieb, nur weil er zufällig so eine extrem spitze Nase hat.

»Die Spiegel«, sagt Elsie und legt sie mit chirurgischer Präzision nebeneinander auf das Instrumentenbrett. »Mach den Mund auf«, sagt sie dann zu mir.

»Agaton Sax«, bestätige ich.

»Wer?«, fragt Agaton selbst.

»Boeing 747«, antworte ich.

Agaton Sax sucht weiter im Mund herum und bereitet sich auf den großen Bohrangriff vor. Die Zunge bewegt sich nicht mehr so eifrig. Sie zirkuliert nur zu Beginn des Zahnarztbesuchs, da schnellt sie auf und ab, auf und ab. Sicher ist das eine Art Aufwärmübung, die er absolvieren muss, um das eigentliche Problem zu lösen. Das Problem, das in zehn von zehn Fällen »Loch« heißt. Elsie weist mit ernster Miene darauf hin, dass ich Milch trinken müsse, um Kalk in den Körper zu bekommen. »Ich kann keine Milch trinken, ich bin allergisch«, erfinde ich.

Elsie würde die Wahrheit sowieso nicht glauben, dass nämlich Milch nur ein vornehmes Wort für Kuhpisse ist, die aus den Kühen gemolken wird, die gelben Schnee fressen.

Ich habe keine Ahnung, was Johan Gestapo da in meinem Mund macht, aber es scheint nichts Ernstes zu sein. Vielleicht rechnet er den Bohrwinkel aus, wo er reingehen kann, wie lange er bohren wird, die Kraft, die der Bohrer braucht. Ich weiß, dass während er die zahntechnischen Berechnungen anstellt, vor seinem inneren Auge der Lachs seinen Double-Wobbler-Köder schluckt, dann zieht er ihn rein, er gleitet ins Boot, sieht die Läuse, die sich auf dem weißen Bauch festgesetzt haben, die blanken Augen, die erste Seite in der Lokalzeitung: »Bezirkszahnarzt hat den ersten und größten des Jahres.«

Ich krieche wieder in Engine 4 und suche nach Ritzen im Motorenblock, horche auf Geräusche, die nicht dort hingehören, suche nach ermüdetem Material. Solch ein Beobachtungsauftrag kann ohne weiteres ein Flugzeug vor einem Motorenschaden retten. Die Arbeit muss mit der größten Aufmerksamkeit, ruhigem Sinn und Verantwortungsgefühl durchgeführt werden. Eigentlich gehört sie nicht zu den Aufgaben des Piloten, aber ich finde es trotzdem bestechend, die Grundfunktionen der Jetturbine zu kennen. Im Hintergrund ruft jemand. Ich höre nicht, also ruft die Stimme lauter: »Ausspucken.« Ich spucke aus. »Ins Becken«, wiederholt die Stimme. Während Johan Gestapo sich die Spucke von seinem Zahnarztkittel und dem südlichen Teil seines Bartes wischt, wechselt Elsie die Serviette aus. Die Situation geht wie folgt weiter:

»Mach den Mund auf«, sagt Elsie.

(Seine Finger sehen aus wie Wildschweinkacke.)

»Mach den Mund auf«, sagt Johan Gestapo.

(Wie können seine Finger nur wie Wildschweinkacke aussehen?)

»Ich habe doch grade erst ausgespuckt«, antworte ich.

»Du hast auf meinen Kittel gespuckt, nicht ins Becken. Jetzt mach den Mund auf.«

»Wildschwein…«
»Was hast du gesagt?«
»Nichts.«
»Was hast du gesagt?«
»Das war nicht ich, das war die Möw…«
»Mach den Mund auf.«

Johan Gestapo beugt sich vor und nimmt den Superbohrer vom Halter. Verdammt. Elsie setzt sich auf meine rechte Seite, wieder soll der Speichelsauger in den Mund. Ich mache den Mund genauso weit auf, dass der Sauger sich hineinschlängeln kann. Den Superbohrer hingegen will ich nicht in meinem Mund brummen haben, das Geräusch lässt mich nur an geile Köcherfliegen denken, ein ewiges Brummen und Ficken. Johan Gestapo verliert jetzt langsam die Geduld. »Das kann doch nicht so schwer sein«, sagt er und fährt gleichzeitig meinen Stuhl herunter, so dass ich in liegender Position lande und direkt in den Strahler unter der Decke starre. Das Cockpit, wie würde das aussehen, wenn ich auf dem Boden des Cockpits ausgestreckt läge und direkt an die Decke starren würde? Die Sitze, die Hebel, die Decke, die Knöpfe, leere Kaffeetassen, eingetrocknete Pilotenstullen, Pilotenstullen ohne Salami, Piloten hassen Salami, Walfänger hassen Salami, die Wildschweine auch. Ich fische das alte Plastikmundstück aus der Hosentasche, klemme es mir zwischen die Finger, reibe es, drücke meine Nägel hinein – *Zucken im Körper, Kitzeln im Bauch, kleines Geräusch, schön*. Das Mundstückplastik lässt mich die Zuckungen, die Gedanken und die Rituale dämpfen. Weder Johan Gestapo noch Elsie merken etwas, sie sind vollauf damit beschäftigt, mich dazu zu bringen, stillzusitzen. Sie sehen nicht, wie die fünf Finger meiner linken Hand zwanzig Zentimeter unter dem Stuhlpolster effektiv und konzentriert arbeiten. Johan Gestapo beugt sich vor, zieht den Superbohrer zu sich ran, wirft ihn an. Das Geräusch dringt wie hundert Mohrrüben und fünfzehntausend geile Köcherfliegen im gemeinsamen Chor auf mich ein. Der Kopf wird gesprengt, das Gehirn geht kaputt, regnet in tausend Teilen über das Dorf herab. Ich sehe den Bohrer, den langen silbergrauen Arm, die Bohrerspitze, und ganz vorn an der Bohrerspitze, was ist denn das? Wenn jetzt, also, für den Fall, dass ... war nicht Oskar gestern beim Zahnarzt, oder am Tag davor? Doch, das war er. Und klar doch, Johan Gestapo hat einen müden Blick und träge Gedanken, bestimmt hat er vergessen, die Bohrerspitze auszutauschen, deshalb kann es sich bei den kleinen Dingen, die da vorne auf der Bohrerspitze sitzen, durchaus um Salamireste handeln. Salamireste, die zwischen Oskars Zähnen saßen und wieder und wieder gekaut worden sind. Und jetzt hockt das Salamistück da vorne auf der Bohrerspitze und wartet nur darauf, in meinen Mund zu kommen und mich anzustecken, so dass ich so werde wie Oskar – dass ich einen Fischpuddingarsch kriege und für den Rest meines Lebens gezwungen bin, Mohrrüben und Salamischeiße zu essen, *zum Teufel ...*

»Mach den Mund auf.«
»Nein.«
»Mach den Mund auf.«
»Nein.«
»Jetzt ist aber mal Schluss ...«
»Salami ...«
»Was?«
»Salamischeiße und Wildschweinhintern und ...«
»Jetzt hör aber ...«

Johan Gestapo gibt nicht auf, er fährt mit dem Bohrer auf meinen Mund zu, Panik – *Zucken im Bauch, Schmerzen im Körper*. Ich schwitze, kriege kein Wort raus, nichts funktioniert mehr, die Ansteckung nähert sich meinem Mund, weg mit dem Bohrer, weg, weg mit der Ansteckung ...

Ich trete das Instrumentenbrett weg, reiße Saugschlange, Bürsten, Amalgam, Bohrerspitzen runter, laufe aus dem Zimmer, weiter durch das Wartezimmer und lande mitten draußen auf dem leeren Schulhof. Ich lehne mich an einen Pfeiler bei der Schwimmhalle, zehn Meter von der Zahnarztpraxis entfernt. Ich schwitze, zittere, mir ist übel. Hinter mir geht eine Tür auf. Johan Gestapo steht in der Tür, er zieht den Mundschutz runter, sein Gesicht ist rot wie eine Ampel, die Stimme glüht, er zeigt auf mich und ruft hinter mir her: »Ich weiß, wo du wohnst ...«

Ich verstecke mich hinter der Schwimmhalle, knie mich hin, will mich übergeben, aber nichts geschieht. Ich setze mich neben einen grauen Zementmischer mit dem Logo der Gemeinde drauf – ein springender Lachs. Im Mund tut es weh, *zum Teufel ...*
  Geräusche. Jeden Moment kann ein Flugzeug über das Dorf fliegen. Ich ziehe meine Stiefel aus und forme sie zu einem Flugzeug. Ich stelle mich neben die Stiefel, sehe zum Flugzeug hinauf, das fast lautlos über das Dorf schwebt, auf dem Weg hinaus auf den Atlantik, nach Kanada, Toronto. Nur wenige Minuten später ist das Flugzeug weg. Vier Kondensstreifen liegen noch über dem Dorf, sie sehen aus wie kilometerlange weiße Strohhalme. Vier Rolls Royce-Jetturbinen. Schön – *Zucken im Bauch*. Nach ein paar Minuten haben sich die vier Strohhalmstreifen mit den anderen Wolken vermischen können und sind wieder in das übliche langweilige Grießbreigrau übergegangen, das ständig über dem Dorf hängt. Ich werfe die Zahnarztserviette in den Zementmischer und schleiche mich zurück auf den Schulhof. Das Mundstück behalte ich. Das bleibt ein Geheimnis zwischen mir und dem Speichelsauger.

Und ich bin traurig

Wir haben Gemeinschaftskunde. Letzte Stunde an diesem Donnerstag, im Naturkundetrakt. In unserem Klassenzimmer ist Prüfung, deshalb müssen wir in dieser stinkenden Gaskammer hocken. Es riecht nach Krankenhaus, Chemikalien, Schweiß, Bazillen. Das Jucken breitet sich über den ganzen Körper aus, es zuckt ein wenig im Bauch, auf dem Rücken schlägt es zu, unter den Armen kitzelt es, hinter den Ohren auch. Ich habe keine Chance, mich zu konzentrieren. Der Körper zieht es vor, einen Marathon zu laufen, statt in dieser Gaskammer zu sitzen und kaputt gejuckt zu werden. Ich kann dem Tempo von Fräulein Gemeinschaft nicht folgen. Sie redet schnell, dünn und piepst wie ein Vogel, wenn sie etwas besonders Wichtiges sagen will. Ich höre nur das Piepsen, nicht das besonders Wichtige. Es zuckt im Bauch, die Finger schnipsen, die Knie hüpfen, es kommen gedämpfte Geräusche – ich muss hier raus, ich brauche Luft. Die Hand fährt hoch, und noch ehe Frau Gemeinschaftskunde »Was gibt es?« fragen kann, bin ich schon auf dem Weg zur Tür und murmele »Muss aufs Klo, muss bloß aufs Klo«. Ich renne weg, runter in den Flur vorm Werkraum. Setze mich auf den Fußboden, neben die Tür, direkt beim Ventilator. Es ist warm und still, riecht nach Birken und Zuckerwatte. Ich sitze im Cockpit auf dem Weg über den Atlantik, der Autopilot ist eingeschaltet, ich trinke Kaffee, warte auf die Pfannkuchen, der Körper beruhigt sich, die Gedanken auch. Vielleicht schlafe ich ein, vielleicht auch nicht. Es ist, als würde mein Ausflug ein paar Minuten dauern, vielleicht zehn, vielleicht dreißig. Behutsam gehe ich die Treppe wieder hinauf und komme in die große leere Eingangshalle. Niemand da. Vorsichtig schleiche ich zum Naturkundetrakt. Alle sind nach Hause gegangen. Ich hole meine Schultasche, verlasse die Schule, finde einen Eispuck, den ich auf dem Nachhauseweg vor mir her kicke. Ich bin traurig. Weiß nicht warum. Bin überhaupt nicht gut drauf oder fröhlich, der Eispuck ist mir scheißegal, und ich gebe ihm einen richtigen Tritt mit dem linken Stiefel, so dass er auf der anderen Seite der Landstraße landet. Vor dem Gartentor bleibe ich stehen. Horche. Keine Flugzeuge.

Leise gehe ich in mein Zimmer hinunter, mache das Radio an, die Lokalnachrichten laufen bereits. Der Typ redet über dies und das, Wölfe an der Grenze, Unfälle auf dem Kreisel, Fischereihafen baut ab, Ölraffinerie baut aus. Ich mache die Schultasche auf, sehe die Gemeinschaftskundebücher. Nein. Es geht nicht, es ist hoffnungslos. Ich schaffe es nicht, die Bücher aufzuschlagen, sie gehen nicht auf, stattdessen mache ich mein Portemonnaie auf. Vielleicht hilft es, Quittungen zu sortieren.

Mama ruft mich. »Willst du was essen?«

Die kleine Schwester sitzt am größten Fenster. Sie zeichnet etwas mit dem Lineal, bestimmt hat das was mit ihrem neuesten 4H-Projekt zu tun. Die große Schwester ist noch nicht nach Hause gekommen. Mama und Papa trinken Kaffee, reden aber nichts. Ich lehne mich im Sofa zurück. Es tut ein wenig im Bauch weh, und dann fängt es an, in den Augen zu jucken. Ich merke, dass mir Augenflüssigkeit die eine Wange hinunterläuft. Mama nimmt mich in den Arm. Wir reden nichts. Mama wischt mir die Tränen ab. Papa schaut in seine Kaffeetasse, die kleine Schwester beißt aufs Lineal, Mama trinkt Kaffee. Wir reden immer noch nichts. Wir hören das Radio unten in meinem Zimmer. Aber ich schaffe es nicht, runterzugehen, der Körper fühlt sich zäh an, zäh und müde. Und ich bin traurig.

Die Stadt an der Küste

Am nächsten Freitag nach dem Mittagessen. Wir haben schulfrei. Es schneit. Papa und ich nehmen den Bus in die Stadt an der Küste. Die Fahrt dauert ungefähr fünfundzwanzig Minuten, je nachdem wie viele Leute ein- und aussteigen. An einem guten Tag steigen genauso viele aus wie einsteigen, scherzt der Busfahrer, jedoch lacht er nicht dabei. Er fährt den Bus von der Grenze im Osten zur Küste im Westen.

Ein ehemaliger Schüler von Papa besteigt den Bus. Sie unterhalten sich die ganze Fahrt lang, bis in die Stadt. Hauptsächlich geht es um Double-Wobble-Köder und *Gyrodactylus*, den neuen Lachsparasiten, der, wenn man der Lokalzeitung glaubt, fünfundsiebzig Prozent des Lachsbestands im Fluss ausrotten wird, und damit fünfundneunzig Prozent des Attraktionswerts des Dorfes.

Ehe der Bus ins Zentrum selbst fahren kann, muss er am großen Krankenhaus vorbei.

»Will jemand beim Krankenhaus aussteigen?«, ruft der Busfahrer mit ernster Stimme.

Keiner von uns vieren antwortet.

»Gut«, brummt er.

Auf diese Weise vermeidet er den Umweg am Haupteingang des Krankenhauses vorbei, der zehn Minuten in Anspruch nehmen würde. Das Krankenhaus liegt links vom Bus, für mich südlich. Ich drehe mein Gesicht nach rechts, nach Norden, mache das Fenster auf, atme die reine Luft ein, denke an Gretzky, Eishalle, Pfannkuchen, schließe das Fenster, schön – *Zucken im Bauch.*

Als der Bus steht, muss ich sofort zum Sportgeschäft laufen. Mehrere Monate habe ich darauf gewartet, habe geträumt, über Form, Farbe und Länge nachgedacht, und jetzt ist der Tag gekommen, der Höhepunkt der Saison – der Kauf eines neuen Hockeyschlägers. Ich darf einen neuen Bauer-Schläger kaufen, wenn ich ein paar Kompromisse eingehe, oder Gegenleistungen, wie Papa es zu nennen beliebt. Ich habe mich bereit erklärt, nach dem Kauf des Bauer-Schlägers diesen Kumpel von Johnsen zu besuchen, diesen besonderen Arzt. Papa schlägt vor, dass ich in das Sportgeschäft gehe und eine halbe Stunde lang Schläger ausprobiere, während er bei einer großen Tasse Kaffee die Hauptstadtzeitungen liest. Wenn ich ausgesucht habe, welchen Schläger ich will, hole ich ihn ab, oder er holt mich im Sportgeschäft ab, wenn er alle Zeitungen gelesen hat.

Nachdem ich eine dreiviertel Stunde lang Schläger ausprobiert habe, gehe ich zu Papa ins Café. Er liest eine der Hauptstadtzeitungen, trinkt Kaffee und isst ein Brot mit weißem Ziegenkäse und roter Paprika.

Rot = Süden = Schweiß = Ansteckung = Tod = Zucken im Bauch = ich nehme die rote Paprika und werfe sie in den Mülleimer. Jetzt wird Papa nicht mit rotem Tod angesteckt werden.

Papa reagiert, wenn auch nicht so, wie ich es erwartet habe. Er setzt unser Gespräch fort, als sei nichts geschehen:
»Hast du dich entschieden?«
»Ich habe mich entschieden. Der Schläger heißt Bauer Maple Leafs. Vorne hat er ein verstärktes Blatt. Mein alter hatte nicht im Entferntesten einen derart guten Schlag.«
»Du bist also zufrieden?«
»Ich bin also zufrieden.«
Minuten später. Papa nimmt sich die Beilage vor und fragt:
»Kannst du mir etwas erzählen?«
»Yes, Sir.«
»Versprichst du es?«
»Ich verspreche es.«

»Kannst du mir erzählen ... warum du im Bus das Fenster aufgemacht hast?«
Pause.
»Hast du geschwitzt?«
»Nein ...«
Lange Pause.
»Es war also nicht zu warm im Bus?«
»Nein ...«
Pause.
»Hat es schlecht gerochen?«
»Nein ...«
Pause.
»Es war also alles in Ordnung?«
»Nein ...«
»Was war denn nicht in Ordnung?«
»Sollten wir jetzt nicht den Schläger kaufen?«
»Du hast versprochen, zu erzählen.«
»Was soll ich erzählen?«
»Warum du im Bus das Fenster aufgemacht hast. Warum du deine Stiefel mit Geschirrspülmittel wäschst, die Arme ausstreckst, Geräusche machst und in die Hände klatschst. Ist dir bewusst, dass du das tust?«

Es fängt an, im Körper zu jucken, ich schwitze, die Augenlider gehen rauf und runter wie ein verdammtes Jojo, Kopfschmerzen habe ich auch. Köcherfliegenverdammt – *Zucken im Bauch, Geräusch.*

Die Leute glotzen mich an. Papa glotzt die Leute an.
»Bist du satt?«
»Ja ...«
Papa redet weiter:
»Bist du satt?«
»Nein ...«
»Du kannst mein Brot essen.«
»Ich mag keine Brote.«
»Was möchtest du dann?«

»Napoleonkuchen.«
»Napoleonkuchen?«
»Napoleonkuchen. Mit Backpflaumen drin.«

Das Sportgeschäft hat massenhaft Schläger zur Auswahl, aber keinen einzigen Puck. Es fehlt mir also die richtige Probe, dieser professionelle Schlägertest, wie ihn Gretzky und die Jungs machen. Ich merke, wie es im Körper blubbert, es zuckt im Unterleib, ich genieße, fühle mich groß und stark. Mit dem Schläger in den Händen bin ich unschlagbar, ganz einfach outstanding. Wenn Papa in einen Laden geht, warte ich draußen. Ich lehne mich mit beiden Händen auf den Schläger, wie es die Profis machen, wenn sie während des time-out-Briefings dem Trainer zuhören. *Yes Sir.*

Wir gehen die Hauptstraße hinauf, dann nach rechts, am Friseur vorbei, eine kleine Treppe hinauf, die uns in ein kleines Büro führt, ein kleines Büro, das genauso gut ein kleines Wartezimmer sein kann. Das Zimmer ist grün und klein. Die Wände, die Decke, die Stuhlpolster, der Aschenbecher, alles ist grün. Nicht hellgrün oder weihnachtsbaumgrün, sondern grün. Ganz einfach grün.

Wir sind allein im Zimmer, und es ist sehr still. Das Einzige, was ich höre, sind gedämpfte Stimmen vom Friseur nebenan, und dann höre ich Papas Atem, als wäre er nervös oder hätte eine schlechte Kondition. Es dauert nur ein paar Minuten, dann öffnet ein Mann die Tür. Ich erkenne ihn wieder, weiß aber nicht woher. Vielleicht Lachsangler oder Schachspieler, oder ganz einfach ein Promi. Genau. Er sieht aus wie Kojak, der Fernsehdetektiv ohne Haare mit diesem Himbeerlutscher im Mund.

»Ich kenne dich«, sage ich.

»Ah, dann liest du also die Zeitungen, was?«, antwortet Kojak mit demselben Nordland-Dialekt wie Papa.

»Schon …«

Papa erzählt, dass der Mann vorige Woche der Samstagsgast

bei der Lokalzeitung war, erzählt aber nicht, warum er vorige Woche der Samstagsgast war.

Wir gehen in ein größeres Zimmer. Ganz hinten in dem Raum gibt es eine Art Wohnzimmer – ein großes braunes Ecksofa, einen langen braunen Couchtisch und einen grünen Schreibtisch mit einer grünen Lampe drauf. Wir setzen uns alle drei aufs Sofa. Ich in die Ecke, Papa in die Mitte, Kojak ganz rechts außen. Es fühlt sich ein bisschen schräg an, wie wir hier alle auf demselben Sofa sitzen. Ich weiß nicht, was daran schräg ist, aber es fühlt sich so an. Kojak ist wirklich groß. Nicht so kräftig wie Papa, aber ebenso groß, etwas länger noch, ganz klar viel fetter und kein einziges Haar auf dem Kopf. Ein fetter Gene Hackman ohne Haare, oder ein etwas längerer Kojak. Er legt die Füße auf den Couchtisch und streckt die Arme aus, die er dann als eine Art Nackenstütze hinter dem Kopf parkt. Ich mag ihn.

Kojak fragt Papa nach dem neuen Double-Wobbler-Köder. Sie sprechen darüber, wie er im Wasser liegt und wie er gerade bei Dunkelheit gut ist. Dann kommen sie auf die Gerüchte um den *Gyrodactylus*-Parasiten zu sprechen. Ich merke, dass Kojak mich ansieht, während er über den *Gyrodactylus*-Parasiten spricht. Er glotzt nicht, sondern er schaut. Er sagt:

»Und ... wie geht's?«
»Wie es geht?«
»Wie geht es?«
»Es geht ... gut.«
»Magst du die Stadt an der Küste?«
»Tja ... schon.«
»Ich nicht.«
»Nicht?«
»Ich werde wegziehen.«
»Wohin?«
»Nach Amerika.«
»Amerika?«
»Springfield, Minnesota.«

»Liegt das nicht in Kanada?«, frage ich.

»Also, als ich das letzte Mal nachgeschaut habe, lag es in den USA.«

»Deswegen ist er von der Lokalzeitung interviewt worden«, erklärt Papa.

»Ich werde da drüben arbeiten. Also … sollen wir mal ins Zimmer gehen?«

»Zimmer?«

Papa und Kojak stehen gleichzeitig auf.

Ein paar Minuten später liege ich nur mit Unterhosen bekleidet auf einer Liege im Untersuchungszimmer. Kojak beugt sich über mich, schaut den Körper an, den ganzen Körper. Er trägt jetzt eine große Brille, die Gläser so dick wie Lupen. Papa steht hinter ihm, auch er schaut. Sie sagen nichts. Kojak murmelt vor sich hin. Es dauert nur ein paar Minuten, fünf vielleicht oder fünfzehn. Dann fängt er an, den Körper zu befühlen, beugt die Knie, die Arme, die Zehen. Er bittet mich, aufzustehen, mich zu strecken, mich wieder hinzusetzen, um mich dann noch einmal zu strecken. Alles ein bisschen wie beim Schularzt, aber Kojak ist anders, er macht andere Bewegungen, sieht anders hin, so als würde er Schach spielen und wäre nur einen Zug vom Sieg entfernt. Während er beugt und streckt und fühlt, stellt er auch Fragen. Er murmelt sie heraus, eine nach der anderen, zehn in der Minute. Magst du Käse, magst du Milch, magst du Lachs, treibst du gern Sport, liebst du Hunde, hasst du Katzen, frierst du im Oktober, schwitzt du im Mai?

Ich ziehe mich an, und wir kehren ins Büro zurück. Wir setzen uns auf das Ecksofa. Jetzt hat Kojak Papier und Stift herausgeholt. Er hat die Vergrößerungsbrille wie eine Skibrille auf die Stirn hochgeschoben. Papa bittet, mal rausgehen zu dürfen, und als ich frage wohin, sagt er, zur Toilette. Jetzt fängt Kojak an, eine andere Art von Fragen zu stellen, solche Fragen, die mich ein wenig zuckig im Bauch machen und trocken im Mund. Aber es packt mich nicht die Unruhe, weil Kojak immer noch die Füße auf dem Couchtisch und die Skibrille auf der

Stirn hat. So wird das Gefährliche weniger gefährlich. Er fragt, ich antworte.

»Was siehst du, wenn du zum Himmel hochschaust?«
»Strohhalmwolken.«
»Und was siehst du hinter den Strohhalmwolken?«
»Grießbreiwolken.«
»Was denkst du, wenn du die Arme ausstreckst?«
»Boeing 747.«
»Und was ist mit Salami?«
»Verschwitzter Scheiß.«
»Was ist mit der Möwe?«
»Nichts.«

Er stellt Fragen, die ich einfach nur abschütteln will, aber ich mag ihn, und ich will, dass er zufrieden ist. Aber er scheint nicht zufrieden zu sein. Er schreibt Sachen auf, murmelt noch einmal, immer noch mit den Füßen auf dem Tisch:

»Was denkst du also, wenn du die Arme ausstreckst?«

Ich weiß nicht, was ich darauf antworten soll, denn ich weiß nicht, was ich denke, wenn ich das tue. Das passiert im Moment, der Bauch bestimmt, das Ritual setzt ein. Es zuckt im Bauch und macht Geräusche und klatscht, aber ich kann es nicht benennen, ich kann keine Worte erklären, die es nicht gibt.

Papa muss gelogen haben, oder er leidet unter chronischen Magenbeschwerden, sein Toilettenbesuch währt jedenfalls mindestens eine halbe Stunde, vielleicht sogar eine Stunde. Als er zurückkommt, nickt er Kojak zu, der mir die Hand reicht und sagt: »Ja, dann danke, bestimmt sehen wir uns mal unterwegs.« Das mit »unterwegs« verstehe ich nicht wirklich, aber ich gebe ihm trotzdem die Hand und gehe ins Wartezimmer. Papa und Kojak bleiben noch im Büro. Ich kann Papas Stimme hören, sie ist eifrig und fragend, und er spricht nicht über Lachsangeln, das höre ich genau. Während ich warte, drehe ich den Schläger am Griff in der Hand, versuche den richtigen Handgelenkwinkel einzunehmen und mich gleichzeitig daran zu erinnern, warum Kojak vorige Woche der Samstagsgast in der Lokalzeitung war.

Aber ich erinnere mich nicht, denn ich habe das Interview ja auch nicht gelesen. Vielleicht hätte ich es lesen sollen, das mit dem Umzug nach Springfield in Minnesota klingt doch irgendwie spannend.

Papa und Kojak kommen gemeinsam heraus, sie lächeln. Papa hat einen braunen Briefumschlag in der Hand. Ehe wir uns trennen, übergibt Papa Kojak einen weißen Briefumschlag, den dieser in die Jacketttasche steckt, ungefähr so, wie Gene Hackman es in *French Connection – Brennpunkt Brooklyn* macht. Dann geben wir uns ein letztes Mal die Hände.

Wir gehen direkten Weges zum Fischgeschäft unten am Hafen. Papa kauft frische Fischbuletten, die so warm sind, dass man sie mit Plastikgabel und Serviette essen muss. Fischfett ist gut für die Beine, sagt er. Ich esse vom Fleck weg zwei Stück. Als wir das Fischgeschäft verlassen, kommt irgendwo da draußen auf dem Atlantik zwischen den Grießbreiwolken die Sonne heraus. Wir nehmen noch Fischbuletten, etwas Brot und Servietten mit und suchen uns eine Holzbank neben einem Poller, der hart und kompakt ist, nass gegen trocken. Ich mag das Geräusch, es ist ein gutes Geräusch, das Schwappen fühlt sich gut an, vielleicht beruhigend, als würde ich beim Zahnarzt sitzen mit dem Wassergeräusch in den Ohren und das Speichelsaugerstück zwischen den Fingern drehen. Papa holt die letzte Fischbulette heraus. Sie ist sechs Zentimeter breit, vier bis fünf Zentimeter hoch, rund, braun, weiß, frisch.

»Das ist deine«, sagt er und tut so, als würde er sie vor das Blatt des Hockeyschlägers werfen. Ich betrachte die dampfend frische Fischbulette. Papa betrachtet den Schläger, ich dann Papa, Papa mich, ich den Schläger. »Einen frischeren Einmalpuck findest du nicht«, sagt Papa.

Er lehnt sich auf der Bank zurück und legt die Hauptstadtzeitungen auf den Schoß. »Gern einen Schlagschuss«, fügt er noch hinzu.

Es zuckt im Bauch, ein gutes, schnelles, tickendes Zucken. Ich lege den Fischbulettenpuck zurecht, zwischen Schlägerblatt und Kaikante. Ich senke das Schlägerblatt, drehe das Handgelenk, vor und zurück, vier Mal, *yes Sir*. Ziehe den rechten Arm zurück, schaue auf den Fischbulettenpuck, auf Papa, der zu mir schaut, der auf den Puck schaut, der Richtung Meer schaut, der auf den Puck schaut – *Zucken im Bauch, Geräusch*. Der Arm holt Schwung, die Augen peilen den Puck an, ein Schritt zurück, zwei vor, *ready for take-off – poffff*. Ich schaffe es, vor der Kaikante abzubremsen, aber der Fischbulettenpuck, der fliegt davon, hebt von der Kaikante ab, an den Schiffen vorbei, über die Insel, hoch zu den Grießbreiwolken, die Möwen verfolgen ihn wie F-16-Aufklärer, die Automotoren werden angehalten, die Leute staunen, der Fischbulettenpuck verschwindet hinaus in die Atmosphäre, wieder runter, hoch in den Himmel, wieder runter, über die Küstenbrücke, hinaus zum Meer, über den Atlantik, *fasten your seat belts, poffff*. Stille. Die Autos fahren weiter, die Leute kaufen weiter ein, alles geht weiter, sogar die Möwen kehren zu ihrem Stützpunkt, dem Dach des Fischgeschäfts, zurück.

»Unglaublich«, murmelt Papa und bittet darum, meinen neuen Schläger noch einmal ansehen zu dürfen. Er betrachtet ihn, befühlt ihn, schiebt ihn vor und zurück, ahmt meine Bewegungen nach. Ich sehe genau, dass er keine Ahnung hat, was einen Schläger von einem Fischrechen unterscheidet, aber er schaut nur und schaut und murmelt: »War das der Schläger oder deine eigene Kraft?«

Ich setze mich wieder auf die Bank. Alles hält inne. Ich erinnere mich nicht, wann ich das letzte Mal ohne unangenehmes Zucken und lebensgefährliche Gedanken so still sitzen konnte. Eine halbe Stunde wird eine Stunde. Papa liest die Hauptstadtzeitungen, ich angele mit der Schnur, die Papa gekauft hat. Sie ist zum Lachsfischen gedacht, aber wenn ich sie an dem Hockeyschläger festknote und zwischen die Planken versenke, dann müsste es doch ganz einfach sein, nur zum Spaß ein paar kleine Fische herauszuziehen. Ich bewege den Schläger sanft, die Angelschnur bewegt sich rhythmisch, folgt den Wellen, die weiterhin die Poller am Kai umfangen. Und wir sitzen einfach nur da, als befänden wir uns an Bord eines großen Alaska-Kutters auf dem Weg über den Atlantik, gen Kanada und Alaska, wir liegen da und halten nach dem größten Wal Ausschau, der je auf dem offenen Meer gesichtet wurde. Und der gehört mir, er gebührt dem Ersten Harpunier, und niemand widerspricht, er gehört mir, und *yes Sir, I can still boogie.*

Papa liest eine der Hauptstadtzeitungen aus. Dann schließt er die Augen, oder vielleicht schaut er auch nach Namsholmen raus, ich weiß es nicht. Wir bleiben sitzen und warten auf den letzten Bus nach Hause ins Dorf. Vielleicht sollte ich die Angelschnur oder den Hockeyschläger ins Meer werfen, damit wir den letzten Bus nach Hause verpassen, dann wären wir gezwungen, in der Stadt zu bleiben, ins Hotel zu gehen, ausländische Fernsehsender zu sehen, Kaffee aus silbernen Thermoskannen zu trinken, den Küstenexpress einlaufen zu sehen, im Präsidentenbett zu schlafen, mit Kojak auf dem Sofa zu sitzen und Fischbulettenhockey zu spielen. Papa hat mehrere Minuten lang nichts gesagt, er sitzt immer noch mit geschlossenen Augen da. Er atmet ruhig und gleichmäßig, als würde er versuchen zu schlafen. Der Briefumschlag von Kojak ragt aus der Jacketttasche, die Hauptstadtzeitungen liegen zwischen uns.

»Nein ...«, sagt er plötzlich. »Wir fahren mit dem Taxi nach Hause. Jetzt gönnen wir uns mal ein Taxi nach Hause.« Papa steht auf und sieht sich um. »Ich bin sicher, dass ich vor nur ungefähr einer Stunde das Taxi von Gunnarsson gesehen habe. Es stand vor dem Hafencafé.«

Gunnarsson trinkt Kaffee und unterhält sich, während er auf seinem Kopf zurechtrückt, was eine Perücke sein muss – die Stirnlocke hat er im Nacken, den Mittelscheitel über den Ohren. Gunnarsson lächelt und reibt sich die Hände, als Papa ein Taxi zurück zum Dorf bestellt. Es ist erst eine Woche her, seit Gunnarsson in Trondheim war und seinen neuen 240er Mercedes Diesel Automatik abgeholt hat.

»Davon gibt es im ganzen Land nur einen«, sagt Gunnarsson, als er die Beifahrertür öffnet.

»Und der gehört mir«, fährt er fort, als wir alle Platz genommen haben.

Ich spüre, wie sich das Leder auf dem Sitz sanft an meine Hosen drückt, es ist ganz wunderbar, die Hände das weinrote Leder streicheln zu lassen, ich verspüre Lust, reinzubeißen, fühle mich an das Sofa des Rektors erinnert, an Gutheit, an Feinheit, an Backpflaumen.

Dann berichtet Gunnarsson, wie er das Auto ergattert hat, zu welchem Preis, von der Automatik, dem Komfort, dem Einzigen im Land. Er redet so lange und so intensiv, dass Papa gar nicht mit Fragen oder Folgefragen hinterherzukommen scheint.

Ich kratze mit einem Fingernagel am Rücksitz, so dass sich ein kleines Stück Leder löst. Ich stecke es in die Tasche, nehme es wieder heraus, kaue darauf, schiebe es zwischen den Vorderzähnen hin und her, schön. Ich weiß nicht, ob ich einschlafe oder nur ein paar Sekunden wegsacke, als ich die Augen aufschlage, fahren wir jedenfalls gerade ins Dorf. Die Hauptstraße entlang zum Laden. Ich merke, wie die Leute sich umdrehen, uns und dem Auto nachschauen. Gunnarsson hat das Dach aufgekurbelt, obwohl es um null Grad ist und fast dunkel. Die Leute grüßen und nicken, manche schütteln den Kopf, so beeindruckt, so neidisch. Und auf dem Rücksitz sitzt Wayne Gretzky selbst. Natürlich fährt er erster Klasse, nachdem er nochmals den Stanley-Cup gewonnen hat, entschieden per Sudden Victory Overtime durch den härtesten Fischbulettenschlagschuss der Welt. Wir gleiten weiter, die Hauptstraße hinunter, dann nach links, den Schotterweg hinab und durch das Tor. Ich bleibe auf dem Rücksitz sitzen, während Papa die Fahrt bezahlt. Gunnarsson lacht, als er mich da so ernst und nachdenklich sitzen sieht:

»Der Junge will den Luxus nicht hergeben«, lacht er.

Aber der Junge denkt:

Habe ich die Arme ausgestreckt, als das Auto an den Zaunpfählen vorbeifuhr, oder habe ich es etwas zu früh gemacht, oder etwas zu spät, oder was habe ich eigentlich gemacht?

Nachdem Gunnarsson weggefahren ist, muss ich mich zum Tor zurückschleichen und das Ritual noch einmal durchführen, nur zur Sicherheit. Raus mit den Armen, kleines Geräusch, durch das Tor mit einem konstanten *brrrrr*.

Als ich wieder ins Haus komme, ist Mama schon dabei, Papa über Kojak auszufragen. Sie macht den Umschlag auf und breitet kleine Tablettenheftchen auf dem Küchentisch aus. Sie mischt sogleich ein paar kleine weiße Tabletten ins Essen. Das hat Kojak angeblich empfohlen. So wie ich es verstehe, sind das keine gewöhnlichen Tabletten, sondern welche aus der Natur.

Nach dem Essen lege ich mich aufs Sofa, ich bin zufrieden und matt und ziemlich froh. Das war ein schöner Tag, eine kleine Pause von all dem anderen. Auf dem Couchtisch neben mir liegt die Lokalzeitung. Ich erkenne die blanke Glatze auf der ersten Seite wieder. Kojaks Augen sind rot, aber das muss die Schuld des Fotografen sein. Die Überschrift lautet:

»Homöopath erhält Preis in den USA. Lesen Sie das ganze Samstagsinterview auf Seite 14.«

Ich lese das ganze Samstagsinterview auf Seite 14.

Mein Schläger und ich und ein Goldfischmassaker

Mein neuer Bauer-Schläger ist noch viele weitere Wochen lang mein Kollege, Freund und Gesprächspartner. Mit dem Schläger neben mir fühle ich mich gestärkt und sicher – wenn er da ist, dann gibt es auch mich. Das Einzige, was mich ärgert, ist, dass ich nach wie vor nicht richtig weiß, was der Schläger leisten kann. Ich finde einfach keine richtigen Pucks, die seiner Schlagkraft entsprechen. Um meine Pucksehnsucht zu befriedigen, schlage ich also nach allem, was auch nur entfernt an einen echten Puck erinnert – Eisstücke, Plastikdosen, Tennisbälle, Aschenbecher. Dann entdecke ich: Je härter ich schlage, desto weniger juckt es im Körper. Es ist, als würde sich der Körper mit jedem Schlag ein wenig beruhigen. Das scheint eine viel wirkungsvollere Medizin zu sein als Kojaks Tabletten, die überhaupt nichts verändern – zumindest nicht bei mir. Mama und Papa hingegen leben in einem Zustand neuer Hoffnung.

Kojak hat mich gebeten, drei Pillen am Tag zu nehmen – morgens, mittags und abends. Er hat gesagt, dass er es meinem Körper abspüren könne, und durch die Blutprobe wurde er dann bestätigt, dass es mir an der für mein Alter normalen Menge Eisen, Zink und Kalzium mangelt. »Es ist wichtig, dass du die Pillen jeden Tag nimmst«, hat Kojak mehrere Male wiederholt. Und ich würde die Pillen ja nur zu gern jeden Tag nehmen ... wenn sie nicht so verdammt weiß wären. Kleine, runde, weiße, eklige Dinger. Wie die weißen Flecke in gefleckter Wurst, das weiße Fett in der Salami. Das ekelt mich an – rund und weiß, fleckig und fleischig, Ansteckung und Bazillen, Tod und Verdammnis. Aber ich will Mama und Papa nicht weh tun, und deshalb versuche ich, sie zumindest einmal in der Woche zu nehmen.

Diese Woche habe ich Ordnungsdienst. Ich sammele die Milchkarten ein. Siebzehn Stück. Alle außer mir wollen Milch. Ich nehme die Milchkarten mit und verlasse das Klassenzimmer. Im Flur habe ich den Bauer-Schläger geparkt. Den nehme ich als Stütze mit und laufe zum Haupteingang. Die Dame an der Milchausgabe betrachtet die Karten, sieht mich ein paarmal an und platziert dann die Milchtüten vorsichtig nebeneinander in der Kiste. Eine nach der anderen, Reihe um Reihe, Abteilung für Abteilung. Ich schiebe den Schaft des Bauer-Schlägers durch die Milchkiste und trage sie wie ein Weihnachtsmann, der einen Sack Milchtüten auf seinem Rücken trägt, zum Klassenzimmer. Fest packe ich den Schläger, ich spüre das Holz, das Material, die Kraft. Er funktioniert ausgezeichnet als Flatterpuckschläger, Lobschläger, Fintenschläger, Schlagschussschläger ... ja, wie steht es eigentlich mit dem Schlagschuss, funktioniert er eigentlich als Schlagschussschläger? Die Fischbulette hatte zwar ungefähr dieselbe Form wie ein richtiger Puck, war aber doch zu leicht, zu porös. Ein richtiger Puck. Wie komme ich hier, jetzt, in der Schule an einen richtigen Puck?

Ich sehe Gretzky allein in der Halle stehen. Er schlägt Pucks, die in einer Reihe aufgestellt sind, wie schwarze Backpflaumen bilden sie einige Meter von der Blueline entfernt eine gerade Linie. Gretzky geht vor. Er schaut zum leeren Tor, sieht dann zur Decke hoch, runter auf das Eis, auf die Pucks, die nur darauf warten, sein Schlägerblatt verspüren zu dürfen. Plötzlich explodiert er, schießt schnelle, harte, wohlgezielte, energische Schüsse. In zehn Sekunden ist alles vorüber. Zehn Sekunden, fünfzehn Pucks.

Ich bleibe mitten auf der Treppe stehen. Schaue zum Flur des Naturkundetrakts.

Und ich sehe das Aquarium. Ich schaue zu den Milchtüten hinten in der Kiste. Eins, zwei, drei, vier ... Siebzehn Milchtüten. Ich nehme ein Milchpaket heraus. Lasse es in der Hand herumrollen, schiebe es auf den Fingerspitzen hin und her, spüre das Gewicht, mag das Gewicht, gutes Gewicht, perfektes Gewicht.

Die Milch gibt dem Paket das Gewicht, das es braucht, damit der Widerstand im Schlagschuss dem Widerstand eines richtigen Pucks gleicht. Das Aquarium. Das Aquarium hat ungefähr dieselbe Höhe und Breite wie ein richtiges Tor. Ich habe siebzehn Milchpäckchen vor mir, und die Unterrichtsstunde geht noch fünf Minuten, und die Schussreihe selbst wird maximal zehn Sekunden dauern. *Zucken im Bauch.* Ich gehe die Treppe hinunter, stelle die Milchtüten nebeneinander, so dass sie eine lange rot-weiß-blaue Reihe bilden, zwischen jedem Paket exakt derselbe Abstand. Dann trete ich zurück, einen halben Meter von der ersten Milchtüte, ich drehe den Schläger, räuspere mich. Ich sehe zum Aquarium, das leere Tor, sehe zur Decke, runter aufs Eis, auf die Milchpakete, die darauf warten, das Blatt des Bauer-Schlägers verspüren zu dürfen.

Boff sagt es, als das erste Milchpaket das Aquarium trifft. Guter Schuss, aber ich kann noch besser. Gretzky, Milchtüten, Puck, Eishalle, Aquarium, Bauer-Schläger – *Zucken im Bauch.*

Siebzehn Schuss, siebzehn Milchpakete. Nach zwanzig Sekunden ist alles vorüber. Zwanzig Sekunden, siebzehn Milchpakete.

Im Flur ist es immer noch still. Sekunden später fängt es an zu prasseln. Irgendein Prasseln. Ein weißer, wässriger Schneefleck gleitet auf mich zu und bleibt vor dem einen Stiefel stehen. Die Milch fängt jetzt richtig an, sich mit dem Wasser des Aquariums zu vermischen, das in der Mitte geplatzt ist. Nicht ganz. Nicht so schlimm. Es fließt zwar Wasser raus, aber das ist noch keine Katastrophe, kein Schaden, keine Fische tot ... abgesehen von diesem kleinen Goldfisch, der entweder Milch mag oder akute Probleme mit der Atmung hat. Nach ein paar Sekunden schiebe ich ihn mit dem Schlägerblatt weg, da hört er auf, sich zu bewegen, auch gut, Goldfische sind sowieso völlig sinnlos, liegen immer nur im Weg herum, haben keinen höheren Nutzen – sie sind so süß und zu eklig gleichzeitig, nicht mal die Lachse mögen sie. Die Milchtüten ... acht sind ganz, aus neun läuft die Milch heraus. Es ist, als würde ich aufwachen, der Rausch verzieht sich, Gretzky ist wieder zu Hause, aber ich, ich sitze in der Scheiße. Ich verstecke die neun kaputten Milchpakete im Papierkorb in der Toilette und lege die acht ganzen in die Kiste zurück. Als ich wieder im Klassenzimmer bin, sage ich es so, wie es war, dass nämlich nur noch acht Pakete Milch da waren, ansonsten wäre die Milch alle. Alle sind erstaunt, ich auch, über ihr Erstaunen.

In der Pause ziehe ich mich in den Flur vorm Werkraum zurück. Ich gehe auf und ab, vor und zurück im Flur, und ich horche auf den Boeing 747-Ventilator, das Geräusch beruhigt mich, hilft mir, mich logisch und methodisch zu denken.

Ich kann mir vorstellen, wie das Känguru und Fräulein Gemeinschaft nach mir suchen, nachdem sie die Wahrheit über die Milch und den Mord an den Goldfischen erfahren haben. Ganz bestimmt werden sie es dem Rektor und Papa petzen. Dabei war es doch nicht meine Schuld, es war die Kraft im Schläger. Ich erwäge, trotzdem nach Hause zu gehen. Es ist ja noch nicht mal gesagt, dass sie mich des Anschlags auf das Aquarium verdächtigen. Fräulein Gemeinschaft sollte mir lieber dankbar sein, wo sie doch die ganze Zeit Gerechtigkeit für alle Tiere und Menschen gleichermaßen predigt. Die Fische sollten auch zu diesem Kreislauf gehören, da gibt es also wohl nichts zu meckern für sie. Sie sollte mir lieber dankbar sein, weil die Goldfische endlich mal was Neues erleben durften, etwas Anderes, etwas Besseres – es ist doch besser, mit dem Maul voller Milch zu sterben als an akuter Aquariumklaustrophobie.

Dabei sein

(1979) Müdigkeit geht mit Ticsigkeit einher. Das gilt genauso für Stress, guten wie schlechten. Am schwierigsten ist es nach dem Mittagessen, nach Salamigestank und Mohrrübenmassakern. Aus irgendeinem Grund haben wir immer die wichtigen Fächer am Nachmittag. Ich lerne nicht viel, fluche immer mehr vor mich hin, merke, dass ich wohl nicht richtig dabei bin.

Dabei sein heißt, mit dabei zu sein, wenn die anderen rumhängen. Dabei sein heißt, dabei zu sein, wenn die anderen gut drauf sind. Gut drauf zu sein heißt, in der Situation drin zu sein, sie zu kommentieren, von ihr angezogen zu werden. Dabei zu sein heißt, sich in einer unausgesprochenen gemeinsamen Stimmung zu befinden. Dabei sein ist ein kollektives Gefühl von Impulsivität, eine anerkannte Impulsivität, die alle schätzen, eine weniger gefährliche Impulsivität, in der alle sich wiedererkennen. Dabei sein dürfen nur die, die ausreichend gut drauf sind. Also ist man dabei, wenn man nur ausreichend oft in der Gruppe unterwegs ist. Die meisten, die dabei sind, lehnen sich an irgendetwas an – eine Wand, eine Tür, ein Moped. Aber vor allem lehnt man sich aneinander an. Dabei zu sein heißt, sich an andere anzulehnen, die sich ihrerseits wieder an andere anlehnen. Die Kette ist ziemlich lang. Niemand weiß richtig, wo sie anfängt oder wo sie endet. Also muss man sich anpassen können, um dabei zu sein, um die Möglichkeit zu haben, sich an jemanden anzulehnen.

Ich beginne also zu merken, dass ich nicht ausreichend dabei bin. Ich versuche, mit den anderen herumzuhängen, aber sowohl das Herumhängen wie auch das Reden bereiten mir große Probleme. Ich versuche, mich an die Vitrine mit den ausgestopften nordischen Raubtieren anzulehnen, aber ich kriege körperliche Krämpfe, weil ich mich mehr darauf konzentriere, herumzuhängen, als darauf, locker herumzuhängen. Ich versuche auch, bei den Gesprächen dabei zu sein, aber dann kriege ich seelische Krämpfe, denn es ist gerade angesagt, so wenig wie möglich zu sagen. Man soll nicht nur rumhängen, man muss total entspannt herumhängen und so lange wie möglich so wenig wie möglich sagen. Der Blick soll verraten, wer du bist, der Blick und die Art und Weise, in der du herumhängst. Die Worte kommen erst an dritter Stelle. Weil ich ein Schnellredner bin und nicht richtig kontrollieren kann, wann und wo die Worte kommen, führt das oft zu zuckendem Bauch und gestresster Zunge. Aufgezwungenes Schweigen, entspanntes Rumhängen und coole Blicke veranlassen mich dazu, die falschen Worte zur falschen Zeit zu sagen, das erzeugt Lärm, wenn Stille angesagt ist, und das führt dazu, dass ich ganz und gar nicht auf die Weise rumhänge, wie die Chefrumhänger wollen, dass man es tut.

Ich werde ein Ersatzrumhänger. Ich lehne mich an alle möglichen Gegenstände, versuche die Klappe zu halten und tue so, als würde mich nichts berühren. Aber das gelingt mir nicht wirklich, ich schaffe es nur selten, auf diese abwesende Weise anwesend zu sein. Oskar kuckt einfach nur leer in die Luft, Jesper und Ole ebenso. Lena kaut Kaugummi, obwohl sie keins mehr hat, niemand sagt etwas, sie existieren einfach. Ich versuche auch, einfach nur zu existieren, aber ich habe keine Chance, meine Position oder meinen Mund auch nur drei Minuten lang zu halten. Ich plappere von Mercedes und Chrysler, Gretzky und Salming, Boeing und Airbus, Fräulein Gemeinschaft und Johan Gestapo. Doch sie reagieren nicht, ziehen nur die Augenbrauen hoch, als wüssten alle in der Klasse plötzlich, was einen Nazi-Mercedes von einem Cowboy-Chrysler, einen Rolls-Royce-Motor von einer Airbustragfläche unterscheidet. Aber ich werde nicht meckern. Immerhin lassen sie mich trotzdem da stehen und rumhängen. Die meisten kriegen nicht einmal die Chance, in die Nähe der Vitrine mit den ausgestopften nordischen Raubtieren drin zu kommen. Hier geht es um Codes, und obwohl ich immer den Code vergesse, darf ich trotzdem dabei sein. Sie sagen nichts, aber sie verweigern mir auch nicht den Platz in der Gruppe. Ich bin mitten in der Gruppe, ohne eigentlich ein Teil davon zu sein. Sie schauen mich ein wenig verwundert an, abschätzig, als wären sie ängstlich, etwas unsicher. Was zum Teufel wird er sich jetzt ausdenken? Ich habe einfach nicht genügend Ruhe im Körper, um in der Situation zu verbleiben. Die Impulse strömen über mich herein, und ich schaffe es nicht, auch nur die Hälfte von ihnen zu kontrollieren, ehe sie sich in einen Tic oder einen schrägen Gedanken oder ganz einfach einen Bodycheck für mich selbst verwandelt haben.

Ich fange an, immer öfter für mich allein rumzuhängen. Auf diese Weise vermeide ich eine Menge unnötiger Impulse und Gedanken und Blicke. Es geschieht relativ oft, dass ein paar Jungs mir zurufen, ich solle zum Fußballplatz runterkommen und mitspielen. Ich schieße Tore, ganz gleich wie Gegenwehr, Wetter oder Torverhältnis aussehen. Nur selten spiele ich den Ball oder den Puck ab, von außen betrachtet bin ich im Spiel der totale Egoist, aber ich mache Tore und erlange auf dem Spielfeld eine gewisse Popularität. Kurz gesagt ist es gefährlich, sich mir entgegenzustellen, nicht weil die Gegenspieler in acht von zehn Fällen verlieren, sondern weil sie in zehn von zehn Fällen vom Platz hinken, wenn sie zufällig meinen Impulsen in die Quere gekommen sind, meiner *allgemeinsportlichen Begabung*, wie es der Sportlehrer zu sagen pflegte. Inzwischen hat er aufgehört, meine körperliche Begabung zu kommentieren – als hätte er Angst vor mir, oder zumindest vor dem *Allgemeinsportlichen*. Im Klassenzimmer bin ich wieder zurück im Waffelteig – Salamiarsch, Poritze, still jetzt, Boeing 747, x, z, y, Blut und halt die Schnauze, Fischhirn. All das ist zu einem natürlichen Teil des Klassenzimmers geworden, ein Teil von mir. So ist es. Ich mache weiter, stelle meine eigenen Ausflüge, Eindrücke oder Abdrücke niemals in Frage. Ich werde bemerkt, aber nicht beachtet. Ich bin dabei, aber lehne mich nicht cool genug an, rede nicht entspannt genug.

Die Stimmen der Lehrer kommen mir monoton vor, ich spende ihren Ansagen und positiven Kommentaren nicht mehr so viel Aufmerksamkeit wie früher. Sie sind nicht gefährlich oder bedrohlich, die Wirkung ist einfach dahin, als wären sie neutral geworden und würden sich bemühen, mir neutral zu begegnen. Ich gewöhne mich an die Kommentare der Klassenkameraden, vielleicht leidet die Umwelt mehr unter mir als ich unter ihr. Ich bitte nicht um Mitleid für etwas, woran ich nicht leide. Aber vielleicht vermisse ich doch diese Stimmung und Intensität. Sie regt mich an, gibt mir Kraft, mitten in einem verdammten Schützengrabenkrieg zu sein, sich mit einer Jetturbine zu schlagen. Doch, vielleicht vermisse ich die Stimmung, ohne mir dessen bewusst zu sein. Es ist, als würden sich alle gemeinsam aus dem Schützengraben davonmachen, als würden alle das Fest beenden, um nach Hause zu gehen und stattdessen Frühstücksfernsehen zu gucken. Also nehmen Langeweile und Wut immer mehr Raum in meinem Körper ein, und der Körper gibt nichts so furchtbar Spannendes zurück. Außer stabilen Tics und einer inneren Unruhe fühlt sich der Körper entweder müde oder überdreht an. Ich kann die Gedanken und Tics nur in den Griff kriegen, indem ich die Sache in meine eigenen Hände nehme und meine eigene Stimmung schaffe. Das ist nichts, worüber ich nachdenke und das ich plane, es geschieht einfach, ebenso natürlich, wie vor dem Pinkeln den Reißverschluss runterzuziehen. Deshalb bleibe ich in den Pausen immer mehr für mich. Denke, schaue, nehme auf, sortiere weg, schließe die Gedanken kurz.

Die Geräusche vom Schulhof machen mich wütend, beschweren die Gedanken, lassen es am ganzen Körper jucken. Außerdem stinkt es auf dem ganzen Schulhof nach Salami. Ich kann nicht länger auf der Treppe sitzen, zu kalt am Hintern, und ich hasse Erkältungen, die machen meinen Kopf moosig und die Beine hüpfig. Wenn die Eindrücke zu zahlreich und zu intensiv werden, dann entziehe ich mich, schleiche mich runter zum Flur am Werkraum. Dort scheint mich niemand zu entdecken. Vor allem das Geräusch von dem leisen Ventilator ist es, das mich auf magische Weise dazu bringt, zu landen, mich zu beruhigen und das Jucken im Körper abzustellen. Zumindest für eine Weile. Ich lade die Batterien und inhaliere Energie in den Körper, indem ich einfach nur ruhig und entspannt dasitze und das Geräusch des Jetturbinenventilators genieße. Ich mag es wirklich, einfach auf dem Fußboden zu sitzen, nichts Besonderes zu denken, einfach nur dazusitzen und ganz frei an nichts zu denken. Außerdem riecht es gut. Ein ganz wunderbarer Duft dringt in Blut und Herz und Augen und Nase. Es geht mir so gut von diesem Duft. Ich ziehe ihn in die Nase, noch einmal, ein drittes und ein viertes Mal, *yes Sir, I can boogie and fasten your seat belts*. Sägespäne und Papier, eine Art Pfannkuchenmischung. Ich weiß nicht, woran das liegt, sondern spüre nur, dass es funktioniert, dass es mir einfach besser geht.

Ich bleibe so lange sitzen, bis es zur nächsten Stunde klingelt. Widerwillig begebe ich mich weg, schleife die Beine hinter mir her, schlage mit dem Schläger an die Wand, werfe mich mit der einen Schulter voran gegen die Wand, »Gretzky knocked him out with that cross-checking«, jubele ich in meinem Rausch als Sportkommentator. Mitten im Rausch höre ich völlig unerwartet aus dem Nichts:

»Eins zu null für Gretzky.«

Ich drehe mich um. Anton sieht mich ernst an.

»Eins zu null für Gretzky«, wiederholt er.

Anton ist der längste und sauerste Lehrer der Schule. Er hat den Ruf, eine schräge Figur zu sein, die niemals schneller als 50 Stundenkilometer fährt, die immer die Landesmeisterschaft im Schach gewinnt und die erfolgreich die Tippgemeinschaft der Lehrer leitet.

Ich bleibe in einer Art Schockzustand stehen. Anton sieht mich ernst an. Anton. Wieder. Er lächelt nie, aber er bringt mich dazu zu lächeln, als er wiederholt:

»Sollte Wayne Gretzky jetzt nicht mal zum Unterricht gehen?«

»Doch«, stottere ich und gehe die Treppe hoch. Da unterbricht er mich zum dritten Mal:

»Vergiss den Schläger nicht, Wayne«, sagt er und wirft mir den Schläger direkt zu. Ich muss wegtauchen, um ihn nicht ins Gesicht zu kriegen. Verwirrt verschwinde ich.

Anton taucht hier und da auf, wenn man es gerade am wenigsten erwartet. Er wird in meinem Schuldasein mehrere Male auftauchen, jedes Mal ebenso unerwartet, jedes Mal ebenso willkommen wie Gene Hackman in *The Pretender*, der Gentleman, der einfach nur da ist und dem größten Idioten von allen das Leben rettet.

Ich bin noch nicht fertig

(1979, Herbst) Ich fange an, Sachen zu verlieren. Sachen, die im Kopf bleiben sollten, im Hirn, Sachen, die alle anderen haben. Ich will immer noch Walfänger werden oder Sportkommentator, aber die Lust ist nicht mehr so groß, nicht mehr so selbstverständlich. Jetzt geschieht alles so schnell, die Bremsen sind schwerfällig, fassen nicht so, wie sie sollten, die Gedanken sausen davon, und meist in die falsche Richtung.

»Also bitte, legt mal los«, sagt die Vertretung vom Känguru.

Der Rasenmäherdialekt von der Vertretung macht mich schläfrig – dieselbe Tonlage, derselbe Klang, derselbe Grießbrei. Ein paar Minuten später:

Fang jetzt an, warne ich mich selbst.

Obwohl ... es riecht komisch im Raum. Salami? Salamifleisch, Lammfleisch, Pferdefleisch, Hirnfleisch. Ich sollte aufhören zu riechen, aufhören zu atmen. Zu viele Geruchsbazillen in der Nase können mich anstecken, so dass ich vom Gestank sterbe, ersticke.

Fünf Minuten später:

Ich sollte jetzt anfangen. Fang jetzt an.

Obwohl ... Auto auf der Straße. Was für ein Auto? Volvo, Saab, Saab 900 Turbo, Citroën?

Vier Minuten später:

Sollte jetzt angefangen haben. Fang jetzt an. Leg los.

Obwohl ... was tickt da hinter mir? Mach die Uhr aus. *Tick tack ...*

Fünf Minuten später:

Muss anfangen.

Jetzt leg schon los, du Idiot.

Obwohl ... Auto auf der Straße. Derselbe Volvo. Wenn es

nun ein Volvo war. Könnte auch ein Saab 900 Turbo gewesen sein, oder ein Citroën oder ein Opel.

Drei Minuten später:

Ich fange an. Jetzt fange ich an, *yes Sir*.

Citroëns sind schöne Autos. Schick. Bewegen sich wie eine Frau in einem Schwimmbecken mit zu viel Chlor, behauptet mein Onkel. Er hat einen. Einen Citroën. Er hat auch eine schöne Frau. Auch wenn ich sie noch nie habe schwimmen sehen.

Vier Minuten später:

Fang jetzt an, verdammt. Fang an.

Den Citroën von meinem Onkel kann man hoch- und runterfahren. Das kann kein anderes Auto. Citroën waren die ersten mit der Hydraulik. Ich will einen haben. Einen Citroën. Oder einen Saab 900 Turbo. Oder so einen Dodge Dart, wie ihn Gene Hackman in *The Pretender* fährt. Einen Saab 900 Turbo oder einen Citroën und einen Californian Swimmingpool mit Chlor drin.

Minuten später:

Leg jetzt los. Leg los, du Idiot.

Obwohl ... um einen Citroën kaufen zu können, muss ich einen Job haben. Muss Geld verdienen. Als Walfänger oder Sportkommentator. Brauche eine Ausbildung. Also, mal ran an die Mathematik.

Drei Minuten später:

Fang jetzt an, du verdammter Idiot. Fang jetzt an, du Klotzkopf. Mach los, du Wunderkerzenpimmel. Du willst doch Walfänger oder Sportkommentator werden, du verdammter bekloppter Fischpuddinghobel. Fang jetzt an, Mickerhirn.

Vier Minuten später:

Ich betrachte die Zahlen, versuche den Sinn in dem zu sehen, was die Aufgabe genannt wird – die mathematische Lösung. Ich schaue die x und die z und die y an. Gefährliche Buchstaben mit scharfen Kanten, die Löcher in irgendwas pieksen können. Irgendwas, was ein Mensch sein kann. Der Mensch kann einer sein, den ich kenne. Also können die Buchstaben ein Unglück verursachen. Ein Unglück, das in Tod enden kann. Deshalb scheiße ich auf Aufgabe 1A. Gut. Jetzt nur noch neununddreißig Aufgaben, dann ist die Arbeit fertig. Endlich habe ich angefangen. Jetzt. Jetzt geht es los. Fang jetzt an. Käsehobelhirn. Fang jetzt an. Mach weiter. Weiter zu 1B.

Zwei Minuten später:

1B.

Drei Minuten später:

Also ... fang an, streich die halben x, z, y durch.

Zwanzig Minuten später:

So ... die halben x, z, y sind weg. Gut. Jetzt kann ich endlich die Mathearbeit fertig machen.

Aufgabe 1B.

Obwohl ... was zum Teufel ist es, was da vorne neben Lena stinkt? Hat sie womöglich wieder diese Seifencreme aufgelegt. Riecht nach Stockfisch. Stockfisch, mit grüner Fichtennadelseife vermischt. Vielleicht kriege ich einen Saab 900 Turbo zu Weihnachten. So in ungefähr zehn Jahren. Werde mir den selbst schenken. Sonst kann sich ohnehin niemand einen Saab 900 Turbo oder einen Citroën leisten, den man hoch- und runterfahren kann.

Minuten später:

Fang jetzt an.

1B.

Sekunden später:

Sollte ich vielleicht zu 1C springen?

Doch. Ich werde später auf 1B zurückkommen, stattdessen erst mal 1C. Die hat nur ein x. Gut.

Fang jetzt an. Jetzt geht es los. Gut. Jetzt kommt es drauf an.

Die Rasenmäherstimme unterbricht mich:

»Danke, die Zeit ist um.«

Ich schreibe weiter, die Vertretung wiederholt:

»Die Zeit ist um.«

»Ich bin noch nicht fertig«, antworte ich.
»Danke, ist schon ok.«
Ein Flugzeug nähert sich dem Dorf – *Zucken im Bauch.*
Ich schiebe den Stuhl so weit es geht zurück, aber ich sehe kein Flugzeug, kann es nur hören. Also schiebe ich den Stuhl noch mehr zurück, und noch ein wenig und …
Minuten später liege ich auf dem Boden. Ich merke, dass meine Haare ganz hinten im Nacken, wo der Nacken in die Schultern übergeht, feucht sind.
»Was ist? Wie ist das passiert? Was ist los?«, wiederholt die Rasenmäherstimme freundlich.
»Ich bin noch nicht fertig.«

Die Gruppe und ich

Mein Temperament ist mein bester Freund und mein schlimmster Feind. Es ist immer lustig, wenn jemand explodiert, und noch lustiger ist es, wenn die betreffende Person schreit und unkontrolliert um sich schlägt. Und noch mehr, wenn die Explosion mindestens dreimal täglich ausgelöst wird. Die anderen beginnen zu begreifen, dass ich schon hochgehe, ehe sie überhaupt noch die Zündschnur rausgeholt haben. Es genügt schon, dass jemand an einem Stift nagt, einen Bleistift abbricht, Mohrrüben isst oder zu lange auf einem Apfel kaut, und ich springe darauf an und explodiere.

Wie in jeder Klasse in allen Schulen in allen Ländern und Erdteilen, gibt es eine Gruppe von fünf, sechs Schülern, vor denen alle ein wenig Angst haben. Oskar, Ole, Jesper, Frank, Jomar. Jomar und Oskar sind am größten und am stärksten, Ole und Jesper sind als treue Helfer mit dabei, während Frank derjenige ist, der sich die Vorgehensweise überlegt, der die Lunte bereithält. Alle sind sie ein wenig größer und kräftiger als ich, wenn auch nicht auffallend stärker. Anfänglich waren es wohl mehr zufällige kleine Neckereien von ihrer Seite, aber inzwischen scheint es eine mehr oder weniger organisierte Form der Unterhaltung geworden zu sein.

Frank isst neben mir im Umkleideraum einen Apfel. Ich bedrohe ihn mit meinem Sportschuh und sage: »Jetzt friss diesen verdammten Apfel endlich auf!«, was dazu führt, dass die anderen anfangen zu lachen, und damit endet, dass ich zwanzig Minuten später selbigen Sportschuh mit Hilfe eines abgebrochenen Skistocks aus dem Schwimmbecken fischen muss.

Das ist der Beginn einer anstrengenden Zeit mit Schlägereien, Provokationen und Schneebälle-in-alle-möglichen-Körperöffnungen-Spiele. Das Ganze währt anderthalb Monate. Sie kriegen mich nicht klein, aber ich kann mir jetzt vorstellen, was es bedeutet, kleingekriegt zu sein. Aber ich schaffe es, auch wenn ich mich sehr, sehr klein fühle.

Die Schlägereien sind eigentlich nicht das Schlimmste, sondern die Geräusche sind es, mit denen ich nicht klarkomme, und die mir die Laune verderben. Es schmerzt mich körperlich im Rücken und im Kopf und im Nacken, wenn jemand kaut oder nagt oder schmatzt. Und es provoziert mich noch mehr, wenn sie die Mohrrübe oder den Apfel oder den Stift auf mich richten, lächeln und dann weiter kauen und nagen. Eine Art, den Schmerz zu überwinden, ist, sich zu schlagen oder mit Sachen um sich zu werfen. Da fühlt es sich an, als würde das Temperament über den Schmerz siegen, ein kurzfristiges Betäubungsmittel.

Ich bin immer noch gut in Sport, aber jetzt fangen sie auch noch an, im Sportunterricht, während der Spiele und im Umkleideraum auf kleinen Ästen zu kauen und mit der Zunge zu schnalzen. Und ich gehe augenblicklich hoch, trete um mich und schreie, bis sie mich auf den Rücken werfen und den Gürtel von meiner beigefarbenen Jacke ganz fest zuziehen. Es fällt mir schwer zu atmen, aber ich stehe trotzdem auf, mit feuchten Augen und schweißnasser Stirn. Hinterher stellen sie sich an die Treppe und warten darauf, dass ich auf dem Weg ins Schulgebäude an ihnen vorbeikomme, was ich so lange wie möglich zu vermeiden suche. Wenn ich doch dazu gezwungen bin, dann höre ich sie murmeln: Idiot, Riesenidiot, Arschlecker, Mongo. Wenn dann einer immer noch so provozierend kaut, dann geht alles wieder von vorne los: Ich schreie, wir kloppen uns, ich lande auf allen vieren, schreie und spucke. Und so immer weiter. Zwischen den Anfällen versuche ich, das Fußballspielen in den Pausen zu vermeiden. Ich bleibe mehr und mehr für mich, kommentiere Wayne Gretzky und Börje Salming, auch Ingemar Stenmark taucht immer öfter in den Gesprächen auf, und ganz oft treffen sich alle drei gleichzeitig zu einem Kaffee in Wengen oder Val Gardena.

Wenn ich auf den Knien liege und sie versuchen, mich auf den Bauch runterzudrücken, dann kämpfe ich wie ein Löwe. Als würde ich gewinnen, wenn sie mich nicht auf den Bauch runterkriegen. Ich mag nicht auf dem Bauch liegen, da kriege ich Panik, habe Angst, in Ohnmacht zu fallen und wieder aufzuwachen, um dann doch wieder zu sterben, in meiner eigenen Kotze. Außerdem glaube ich, dass man vor Wut in Ohnmacht fallen kann. Das habe ich schon mal gelesen. Bin ganz sicher, das schon mal irgendwo gelesen zu haben. Vielleicht im *Guinness Buch der Rekorde* oder in der Lokalzeitung, weiß nicht mehr.

Meine impulsiven Einfälle und Ausfälle, schlechten Entschuldigungen und mein schräges Verhalten machen mich zu Freiwild, ich bin ein Clown, eine explosive Clownbombe. Meine Schwestern halten sich auf der anderen Seite des Schulhofs auf und sehen deshalb nicht, was geschieht. Und die Lehrer erkennen offenbar nicht den Ernst der Lage. Sie glauben – was ja verständlich ist –, dass ich selbst mitmachen würde. Schließlich bin ich ja derjenige, der am lautesten ruft und lacht, während das Spiel läuft. Und sowie die Lehrer sich umdrehen, versetzen die anderen mir einen anständigen Tritt in den Hintern oder den Rücken.

In mindestens drei von fünf solchen Schlägereien bleibe ich auf allen vieren stehen. Für mich ist das ein Sieg. Ich habe das Gefühl, kotzen zu müssen, weiß aber nicht, wie man das macht, also denke ich an Wayne Gretzky und dass er wahrscheinlich stolz wäre, wenn er mich hier auf allen vieren sähe, und nicht leblos in meiner eigenen Kotze liegend.

Ich werde nervös. Kann nicht richtig sagen, was es ist, mehr so ein Gefühl, das immer stärker wächst und sich vor jeder neuen Schulwoche in Erinnerung bringt. Ich fange an, mich zu schämen, habe ein wenig Angst, dass die anderen, ja, auch die Mädchen, anfangen könnten, hinter mir herzurufen und mich nicht mehr anzulächeln, wie sie es bis jetzt noch tun. Und dann ist da dieses etwas seltsame Gefühl, das ich mit mir herumtrage. Als würde ich verrückt werden. Als könnte ich jeden Moment vollkommen verrückt werden, dass ich wirklich ein Mongo bin, ein seltsames Clownwesen. Wenn ich jetzt verrückt bin oder – noch schlimmer – dabei, verrückt zu werden. Ich glaube, der Weg in die Verrücktheit ist anstrengender, als sich in der Krankheit zu befinden. Ich weiß nicht richtig, wo ich mich befinde. Und dass ich es nicht weiß, könnte auch ein Zeichen dafür sein, dass ich verrückt bin. Woher soll ich wissen, dass ich es nicht bin? Vielleicht, wenn diese Gedanken hier verschwinden. Gedanken, von denen ich niemandem zu erzählen wage, denn dann würden die ja vielleicht feststellen, dass ich verrückt bin, und dann muss ich ins Krankenhaus, und da gibt es überall Bazillen und Geräusche, und dann werde ich stattdessen davon verrückt. Also behalte ich die Gedanken für mich. Das ist das Beste. Vielleicht geht es ja vorüber. Bestimmt geht es vorüber.

Mein Paradies

In Mosjøen gibt es keinen Schneematsch und keinen Regen, keine Köcherfliegen und keine Fischpuddingärsche und erst recht keine mich bedrängenden Gruppen. In Mosjøen wohnen meine Großeltern, und da wohnen Menschen, denen es egal ist, da darf ich einfach nur sein. Kann sein, dass Mama und Papa merken, dass es mir nach ein paar Tagen da oben besser geht, und so reisen Papa und ich immer öfter nach Mosjøen, manchmal sogar zweimal im Halbjahr. Mit dem Zug. Der Nordlandbahn. Schon die Reise selbst gibt mir den ersten Energieschub. Vom Dorf wegzufahren, auf dem Weg an einen Ort zu sein, wo ich niemanden kenne und auf niemanden Rücksicht nehmen muss. Wir gehen in den Speisewagen, reden über nichts, schauen aus dem Fenster, essen etwas und nehmen noch eine Tasse Kaffee und ein Sprite mit Eiswürfeln drin. Drei Stunden später steigen wir aus dem Zug. Mosjøen liegt vor mir – zwischen zwei gigantischen Bergen in einen Fjord eingebettet, es riecht nach Aluminium und Fisch und Fabrik und Diesel – kurz gesagt: ein Paradies. Jeden Tag liegen Hunderte von Fischerbooten unten in dem großen Hafen. Da wuselt es nur so von Menschen, und es ist, als würde dieses Wuseln den Druck und den Zwang aus meinem Kopf nehmen. Die Umgebung und die Gerüche, die Menschen und das Städtchen, das alles ist so weit weg vom Dorf, wie man nur kommen kann, als befände ich mich in einem anderen Land, auf einem anderen Erdteil. Alles ist anders, bis auf den Regen und die Grießbreiwolken. Ich stehe am Hafen und sehe die großen Walfängerboote achtern voraus hineingleiten. Die Hafenarbeiter rufen und schreien, rauchen und furzen. Mein Kopf ruht aus, die guten Gedanken erwachen, und ich glaube, ich sehe besser aus, und ich glaube, Papa meint dasselbe.

Papa bestellt sich ein Bier im Hotel Lyngengården und liest die Hauptstadtzeitungen. Ich spiele Backgammon oder Flipper, immer wieder. Vielleicht gibt es hier keine Regeln. Alles ist frei und lustig und motivierend. Mosjøen.

Großmutter und Großvater wohnen ganz nah am Hafen, der wiederum nur einen Steinwurf weit vom Aluminiumwerk entfernt ist. Nur hundert Meter von ihrem Haus fährt die Nordlandbahn. Ich kann am Fenster, im Garten oder auf dem Zaun sitzen und auf den Zug warten. Einmal am Tag geht einer nach Norden und einer nach Süden, dazu noch eine Menge Güterzüge, bei denen man unmöglich den Überblick behalten kann. Ich halte nach den Zügen Ausschau und denke, dass es immer noch mindestens fünfzig Stunden sind, bis Papa und ich den Zug nach Süden, zurück ins Dorf nehmen. Papa sieht, dass es mir besser geht, und wir bleiben dann oft noch einen Tag länger. Vor allem im Sommer oder um Weihnachten herum. Tagsüber gehen wir ins Stadtzentrum. Wir sehen all diese schrägen Typen – Frauen mit zu viel Schminke im Gesicht, Männer mit Perücken, schreiende Taxifahrer, Katzen und Hunde Seite an Seite, Flohmärkte, Würstchen mit Brot, Brot mit Kartoffelbrei, Kartoffelbrei mit Haferbrei, Haferbrei mit Grießbrei. Wir sitzen in Cafés, lesen Zeitungen, reden über alles und nichts. Wir nehmen Großvaters Boot und angeln ein wenig Dorsch, ein wenig Köhler, und sogar eine feiste Flunder ziehen wir raus. Lachse kann man hier nur zu einer bestimmten Zeit angeln, aber Fische gibt es immer in Mosjøen. Lachsangeln könnte ja Spaß machen, vor allem wenn die Lachse mal von sich hören ließen, ehe fünfzehn Stunden um sind. Aber wenn man in einem Lachsboot sitzt, mit Lachsködern und Lachsklamotten, ja, dann weiß man doch, was da anbeißt, das ist – ein Lachs. In Mosjøen weiß man nicht, was man an den Haken bekommt – Lachs, Dorsch, Aal, Köhler, kleine Wale, vielleicht einen Tigerhai. Es geht das Gerücht, dass Großvaters Fischerkollege Nikolaisen vor langer Zeit einmal einen Pinguin an den Haken bekam, einen lebendigen

Pinguin. Der Haken war ins rechte Bein gegangen, und natürlich hatte der Pinguin nun ernsthafte Probleme, sich normal fortzubewegen. Nikolaisen kümmerte sich um ihn, pflegte ihn, und sie wurden Freunde. Enge Freunde. Nikolaisen nahm den Pinguin und zog in die Hauptstadt. Dort lief er mit dem hinkenden Pinguin an der Leine durch die Straßen. Er brachte dem Pinguin bei, zu hüpfen, zu jodeln und auf einem Bein zu stehen (die Zuschauer wussten ja nicht, dass das andere Bein verletzt war).

Ein Zirkus kaufte Nikolaisen und den Pinguin, und sie reisten mit ihrer Pinguinshow um die ganze Welt. Bis eines schönen Sommertages vor vielen Jahren ihr Boot zufällig in einem Hafen in Anchorage in Alaska anlegte. Der Pinguin von Nikolaisen verliebte sich in einen anderen Pinguin und ließ Nikolaisen an Bord des Schiffes sitzen. Nikolaisen war so deprimiert, dass er zu trinken anfing, und das Ganze endete damit, dass er am Kap der Guten Hoffnung vom Schiff sprang und über das Eis ging, um seinen geliebten Pinguin zu suchen. Niemand weiß, ob er den Pinguin je fand oder ob dieser ihn fand. Es gibt jedenfalls niemanden, der von einem der beiden eine Ansichtskarte bekommen hätte.

In Mosjøen kann man also alles Mögliche an den Haken bekommen.

Der Kopf wiegt gewissermaßen weniger, obwohl doppelt so viele Gedanken drin sind wie vor der Reise. Vielleicht wiegen gute Gedanken weniger als schlechte, vielleicht ist der Kopf immer noch genauso groß wie vorher. Vielleicht haben die guten Gedanken den schlechten einen gehörigen Schrecken eingejagt, und plötzlich kommt einem alles leichter vor, auch der Kopf. Wenn ich aus Mosjøen zurückkehre, fühle ich mich stärker, weniger ängstlich, vollgestopft mit Energie. Zumindest auf dem Weg nach Hause, im Speisewagen, über einer Sprite. Wenn ich nach Hause komme, habe ich bessere Laune, schlafe ausgezeichnet, und es geht mir einfach gut.

Doch in der Schule geht die Routine weiter. Die Gruppe zieht am Gürtel und stopft mir die Ohren mit Schneegraupelbällen voll, aber ich fühle mich trotzdem stärker, bleibe beinhart auf allen vieren stehen. Nach vier Tagen in Mosjøen lande ich nie auf dem Bauch. Die Gruppe ärgert sich über meine Sturheit, staunt über meine Energie und gibt oft auf, wenn ich wie wild anfange zu lachen und zu rufen und zu spucken. Da ziehen sie sich zurück, als hätten sie Angst, dass ich ausflippen und ein Monster werden könnte, ein Monster auf vier Beinen mit weit aufgerissenem Maul.

Die Rache
(jetzt, verdammt noch mal ...)

Sport.

Ich ziehe mich in weniger als einer Minute um, ich schleiche einfach ganz früh in den Umkleideraum hinunter, ehe die anderen kommen, auf diese Weise kann ich nicht in irgendeinen Kampf oder ein verbales Kauen vor der Sportstunde geraten. Nach der Stunde ist es noch schlimmer, wenn wir duschen sollen und ich genötigt bin, mich mit den anderen zusammen umzuziehen. Das Duschen ist am anstrengendsten. Nicht nur, weil es unter der Dusche immer am turbulentesten zugeht, sondern weil mich die Unruhe im Gedanken an all diese unsichtbaren und stinkenden Bakterien umtreibt, die wild zwischen Dusche und Sauna herumfliegen. Wasser zieht Bazillen an und umgekehrt. Wenn ich also duschen soll – die paar Mal, in denen ich es nicht vermeiden kann –, dann fühle ich mich verwirrt und ticsig und nervös. Eine Art Alles-auf-einmal-Zustand.

Wie immer bin ich der erste Schüler in der Sporthalle. Ich nehme den Bauer-Schläger und dribble mit einem kleinen Gummiball, spiele frei, bis die anderen kommen, bevor die Unterrichtsstunde beginnt. Es kneift mich im Bauch, aber die Wayne-Gretzky-Gedanken sind gute Gedanken, die die Duschgedanken knockout schlagen. Ein paar Minuten später taucht Line auf. Sie trägt immer diesen schwarzen Trainingsanzug und die roten Puma-Schuhe, und dann hat sie mindestens tausend Haarklemmen in dem etwas wilden, ungekämmten Haar verteilt. Niemand hat solche Haare wie sie. Ich mag sie. Sie lächelt mir zu, ich erwidere das Lächeln, und da ich nicht richtig weiß, was ich sagen soll, schlage ich stattdessen einen steinharten Schlagschuss direkt in die Gummimatte. Sie sieht es nicht einmal.

Wir dürfen zwischen Basket- und Volleyball wählen. Wir wählen Basketball, denn es dauert so lange, das Volleyballnetz aufzubauen. Dann müssen wir Mannschaften wählen. Wir stehen in einer Reihe nebeneinander und warten darauf, ausgewählt zu werden. Einer nach dem anderen. Wir schielen zu den anderen, versuchen uns gegenseitig zu imponieren, versuchen uns groß und stark zu machen oder klein und beweglich. Der Sportlehrer, der palavert wie eine Bingotante, bittet Lena und Frank, die Mannschaften zu bilden. Nach sieben Jahren zusammen wissen wir, wen wir in der Mannschaft haben wollen, und vor allem, wen wir nicht haben wollen. Oskar ist cool und wirkt selbstsicher, aber trotzdem ist er nicht Lenas erste Wahl. Das bin ich. Ich sage nichts, zeige keine großartige Dankbarkeit. Ich habe damit gerechnet. Das gehört zur Sportstundenroutine. Im Sport bin ich ein Siegertyp, das wissen alle. Ich mache Tore und wage es, mich gegen den Fußbodenbelag, die Regeln und den wie eine Bingotante palavernden Schiedsrichter aufzulehnen. Da gibt es nichts zu krittelnd oder zu machen, alle wissen, dass man mit mir in der Mannschaft in neun von zehn Fällen gewinnt. Im Klassenzimmer bin ich der Clown, aber im Sportunterricht bin ich der Sportclown, der immer gewinnt. Frank wählt Jesper, Lena wählt Hilde, Frank nimmt Jomar, um keine Schläge einzustecken, Lena erwägt, Oskar zu wählen, damit ihr Bruder keine Schläge kriegt. Oskar ist träge mit seinem Körper, der besser für die Kartoffelernte geeignet ist als für den Sport. Aber das ist ihm egal, und er nimmt immer diese passiv-coole Haltung ein, wenn er gezwungen ist, Sport zu treiben. Doch ehe Lena noch auf Oskar zeigen kann, sage ich:

»Nimm Johanna.«

»Johanna?«

Johanna hat den gleichen Körper wie Oskar, wenn auch schmalere Hüften, sie ist nett, die Netteste in der Klasse. Der große 4H-Star des Dorfes, trotz ihres jungen Alters ausgewählt, im Odd-Fellow-Chor zu singen.

»Johanna«, wiederholt Lena verwirrt.

Es zuckt ein wenig im Bauch, inspirierend, gut, fein, klasse. Ich habe ungewöhnlich viel Glück mit dem improvisierten Wurf vom Mittelkreis aus. Dann geht es so weiter wie immer, das meiste läuft so, wie ich es will, und wer sich mir in den Weg stellt, den verscheuche ich durch Rufen und Kommentieren und Singen oder welcher Impuls sich nun gerade bemerkbar macht. Ich wechsele nicht ein einziges Mal aus, spiele die ganze Zeit, nonstop, fast ohne zu schwitzen. Ich mache fünfzehn Punkte, wir führen mit 43:20, wir werden gewinnen, die Spannung lässt nach, Langeweile macht sich breit. Mein siebzehnter Punkt, *yes Sir*. Das Spiel ist entschieden, aber ich bin nicht zufrieden, nicht wirklich, irgendetwas fehlt noch. Vielleicht eine kleine Pause, eine Auszeit. Ich ruhe mich auf der Bank aus, bin lange ausgewechselt, mindestens dreißig Sekunden. Oskar kommt aufs Spielfeld. Und wieder hat er da dieses Mohrrübenlächeln aufgesetzt, um mich zu reizen. Jomar flüstert Oskar etwas ins Ohr, sie schauen zu mir und lachen, und ich meine zu hören, was sie flüstern. *Zucken im Bauch, Geräusch, verdammt noch mal.* Ich renne aufs Spielfeld. Oskar sieht mich, er versucht, sich hinten zu halten und Körperkontakt zu vermeiden. Aber ich weiß die ganze Zeit, wo ich ihn haben will, split vision, wie Gene Hackman in *The Pretender*. Oskar ist schon über zwei Minuten auf dem Spielfeld, er wird jeden Moment ausgewechselt werden. Er nimmt den Ball, hält ihn eine Sekunde, dann lässt er ihn los, so dass er auf die Ecke des Spielfelds zurollt – *Zucken im Bauch, verdammt noch mal*. Oskar rennt dem Ball hinterher, ich renne hinter Oskar her, und einen Moment, ehe er den Ball fangen wird, werfe ich meinen eigenen Körper in Oskars Körper hinein, mein Ellenbogen trifft seinen Bauch, während gleichzeitig mein linker Fuß seine Füße und Beine und seinen Rücken und seine Hüfte in Klammer nimmt, ein cross-check, für den Gretzky mich um ein Autogramm gebeten hätte – und ich fange den Ball und versenke ihn im Korb, *yes Sir*.

Stille. Dann ein Monsterschrei, wie von einem aufgespießten Wildschwein. Wieder Stille. Oskars Körper, ein wenig verdreht vor der Sprossenwand. Sein Knöchel und der Fuß stecken in der Sprossenwand fest. Alle bleiben wie angewurzelt auf ihren Positionen stehen. Der Sportlehrer beugt sich herunter, versucht Oskars einen Fuß anzuheben, aber da schreit das Wildschwein wieder los. Heulen tut er auch. Der Sportlehrer bittet Lena, die Schulschwester zu holen, und die anderen sollen in die Umkleidekabine gehen, was aber niemand tut. Dann sieht er mich an, als hätte ich noch drei Minuten bis zur Hinrichtung.

»Wie zum Teufel führst du dich auf?«, fragt er, und es ist das erste Mal, dass ich ihn fluchen höre, und er klingt immer noch wie eine Bingotante. Ein paar Minuten später kommt die Schulschwester mit ihrer kleinen schwarzen Tasche. Sie schaut sich den Fuß an, dann Oskars Knöchel, fühlt seine Stirn, sein Bein, und dann fragt sie:

»Kannst du mir sagen, wie du heißt?«

Aber da schreit er nur noch lauter.

Ein dritter Lehrer kommt und fragt, was eigentlich los ist. Aber das Einzige, was sie alle zur Antwort bekommen, ist Oskars Schreien, die Stimme des Wildschweins.

»Und du ...«, sagt Fräulein Gemeinschaft und sieht mich an.

Ich weiß es nicht und werde es auch nie wissen, aber ich habe den starken Verdacht, dass es das Wort *du* ist, das mich rennen lässt. Ich sause los, die Treppen hinunter, durch den Notausgang, hinaus auf den Schulhof, durch das Tor, den Schulhügel hinunter, über die Wiese hinter dem Laden, vorbei an Gunnarssons Taxi, Richtung Post, und dann sprinte ich weiter, bis ich auf meinem Lieblingsacker auf dem Rücken lande. Da bleibe ich mehrere Minuten, Stunden und Jahre liegen. Ich habe nicht einmal darüber nachgedacht, hierherzurennen, es zuckte einfach im Bauch und der Autopilot hat übernommen. Ich denke, dass ich gut und gerne einfach hier liegenbleiben kann, und dann kann der Bauer mit seinem Traktor kommen und mich zu Tode fahren, denn es ist doch besser zu sterben und auf die Schule, die Ansteckung, das Zucken, die Schreie und alles andere zu scheißen. Besser zu sterben, dann müssen sich Mama und Papa und meine Schwestern nicht mehr schämen, dass sie so einen hoffnungslosen Idioten zum Sohn und Bruder haben. Ich mache ihnen das Leben nur schwer, die ganze Zeit müssen sie Rücksicht auf mich nehmen, bestimmt wären sie erleichtert, wenn ich verschwinden würde. Ich kann ja doch nicht Walfänger oder Sportkommentator werden, meine Noten reichen nicht mal aus, um auf die Hochschule für hoffnungslose Idioten zu kommen. Besser sterben. Mit so einem Kopf wie meinem rumzulaufen, gezwungen zu sein, die Schuhe zu waschen, damit sie nicht das Haus verseuchen, Mohrrübengeräusche wegzukloppen und Butter und Milch und Margarine zu vermeiden, nach Norden schlafen zu müssen, den Kopf an die Wand donnern zu müssen, wenn ich aufwache und mit dem Kopf nach Süden liege. Besser sterben. Ich sehe vor mir, wie der Bauer mit seinem gigantischen Mähdrescher kommt, sein grüner John Deere mit Vierradantrieb, der alles aufsaugt, was ihm in den Weg kommt, alles wird aufgesogen, zerhackt und platt gemacht, bis die Maschine ganz hinten das Paket ausspuckt. Ich glaube nicht, dass ich sonderlich viel Schmerz empfinden werde, vielleicht hauptsächlich zu Anfang, vielleicht, wenn die ersten Schermesser des Mähdreschers den Kopf in zwei Teile teilen, das werde ich wohl merken. Aber da die Messer die Pulsadern und Nervenbahnen durchschneiden werden, verspüre ich wahrscheinlich keinen Schmerz. Bestimmt werde ich sehen können, wie meine Beine in kleine Wurststückchen unterteilt werden, aber ich werde keinen Schmerz fühlen, und es ist gut, das zu wissen, es macht mich ruhiger. Und wenn die Schulschwester mit ihrer schwarzen Tasche angerannt kommt und mich fragt, wie ich heiße, dann wird sie nur Teile meines Kopfes schief zwischen zwei Dreschmessern im Mähdrescher hängen sehen, und ich werde so antworten, dass sie mich nie vergessen werden:

»Wayne Gretzky heiße ich, und Sie?«

Und dann sterbe ich, ohne Ansteckung im Körper, rein wie ein Eisstück.

Ich bleibe auf dem Rücken liegen und betrachte das Schilfrohr um mich herum. Ich breite die Arme aus, versuche, das Flugzeug nachzuahmen, das über das Dorf fliegt. Wenn das Schilfrohr die Wolkendecke ist, dann bin ich das Flugzeug. Auf dem Weg nach Westen, über den Atlantik, nach Kanada, vielleicht Toronto. In ein paar Minuten wird das Flugzeug für mindestens sieben Stunden über dem Wasser fliegen. Sieben Stunden, ohne runterzufallen. Und wenn das Flugzeug spät am Abend in Toronto landet, dann werde ich immer noch hier auf dem Acker liegen. Die Leute werden nicht sonderlich lange nach mir suchen wollen, also werde ich in aller Ruhe hier liegen dürfen, als säße ich in der Business-Class an Bord des Flugzeugs und würde einfach nur ... ausruhen. Jetzt sieht man nur Strohhalmwolken. Mehr ist nicht übrig. In wenigen Minuten wird das Flugzeug frisch und fröhlich über dem offenen Meer schweben.

Ich weiß nicht, wie lange ich da auf dem Acker liege, aber der Bauer scheint nicht aufzutauchen. Es ist still, kein Geräusch ist zu hören, nur das Rauschen des Ackers und ab und zu ein vereinzelter Vogel. Ich schlafe ein. Glaube, ich träume von einem Pinguin, der in einem Fischernetz hängen bleibt, aber ich weiß nicht recht, das kann auch eine nachträgliche Einbildung sein. Ich weiß auch nicht, wie lange ich geschlafen habe, als ich aufwache, habe ich keine Ahnung, wie spät es ist. Ich drehe mich ein wenig, rolle auf die Seite ... und bin sicher, dass ich jemanden über den Acker gehen höre, vielleicht hundert, vielleicht fünfzig, vielleicht fünfzehn Meter entfernt. Ich erstarre, der Körper gefriert, ich rühre mich keinen Millimeter, atme kaum. Die Person bleibt stehen. Die Person geht noch ein paar Schritte weiter, ehe sie wieder stehen bleibt. Eine dünne und sanfte Stimme durchbricht die Stille:

»Komm jetzt nach Hause. Wir mögen dich trotzdem«, sagt meine kleine Schwester. »Komm jetzt nach Hause ...«

Pause. Ich sage:

»Ich will sterben.«

»Jetzt hör auf.«
»Ich will sterben. Ruf den Bauern an und bitte ihn, mit dem Mähdrescher zu kommen.«
»Du ...«
»Nein ...«
»Komm nach Hause ...«
»Ich will aber sterben ...«
Langes Schweigen. Die kleine Schwester fährt fort:
»Mama hat Pfannkuchen gemacht.«
Langes Schweigen.
Pfannkuchen?, denke ich.
Zucken im Bauch, Geräusch. Ich stehe schnell auf und sage:
»Na gut.«

Vom Clown zum lebensgefährlichen Clown

Nach dem Bodycheck werde ich mit anderen Augen betrachtet. Aus schräg wird unberechenbar, der Clown wird zum lebensgefährlichen Clown. Es ist, als hätte ich einen Preis gewonnen, den Oscar für den besten Bodycheck des Jahres. Niemand wagt mehr, etwas gegen mich zu sagen oder mich zu reizen. Die Graupelschneebälle haben nicht mehr mich zum Ziel, der Jackengürtel wird in Ruhe gelassen, niemand wartet am Eingang, niemand kommentiert, niemand guckt oder lacht oder ruft. Alle scheinen jetzt fest davon überzeugt zu sein, dass, wer zufällig über mich lacht oder mich reizt, eine doppelte Portion Rache riskiert, die allerhöchstwahrscheinlich mit einem unfreiwilligen Arztbesuch enden wird. Also darf ich tun, was ich will, gehen, wohin ich will, niemand stellt sich mir mehr in den Weg. Die meisten nicken mir einfach nur zu, sagen ja und lassen mich in Ruhe. Im Sport wollen plötzlich alle in meiner Mannschaft spielen, und das nicht aus sportlichen Gründen, sondern ganz einfach aus gesundheitlichen. Wenn ich den Ball kriege, weicht die gegnerische Mannschaft automatisch zurück, und ich habe freie Bahn aufs Tor. Für mich persönlich ist das überhaupt nicht lustig oder aufregend oder herausfordernd. Ich will schließlich Gegenwehr, Bodycheck und Schimpfen, will Knuffen und Boxen, will mich tough fühlen. Aber jetzt ist der Sportunterricht wie jede andere langweilige Unterrichtsstunde auch. Ich versuche, Situationen zu provozieren, aber das endet immer damit, dass ich einen Freiwurf bekomme. Selbst der Sportlehrer ist freundlicher geworden, er diskutiert nicht mehr so oft wie früher und gibt mir fast Recht, wenn ich über die Temperaturen in der Sporthalle meckere oder Regeln erfinde, die es nicht gibt. Der Bodycheck hat mir einen Freifahrtschein gebracht. Ich darf mit rumhängen, wenn ich will, ich habe mir Respekt erworben, und das war wie immer überhaupt nicht geplant.

Jomar und Oskar vermeiden es, mir in die Augen zu sehen und auf meine Fragen zu antworten. Oskar darf immer noch nicht wieder hundertprozentig beim Sport mitmachen, was ihm vielleicht auch gar nichts ausmacht. Als ich ihn bitte, dass er verdammt noch mal doch aufhören soll, zum Mittag Mohrrüben zu essen, sagt er, seine Mutter würde ihn dazu zwingen. Aber er hört auf, sie im Klassenzimmer zu essen. Und das macht es sehr viel leichter für uns beide. Seine Mutter macht ihm immer noch dieselben Wolkenkratzer aus Salamibroten mit demselben verschwitzten und ekligen Butterbrotpapier zwischen jeder Salamietage. Aber jetzt stört mich das nicht mehr so wie vor dem Bodycheck, es reicht schon aus, wenn ich ein Zucken oder einen Impuls bekomme, und Oskar geht mit seinem Salamiwolkenkratzer auf den Flur und isst ihn dort auf.

Draußen auf Bodø Millionen entdeckt

»Öl und Gas am selben Ort gefunden. In Verdalen werden Bohrplattformen errichtet.«
Erste Seite der Lokalzeitung, 1980.

Wir sollten auf die Ölbranche setzen. Etwas werden, dem Land zu Erfolg verhelfen, Einsatz für kommende Generationen zeigen. Und tatsächlich fangen viele von uns an, in der Schule zielgerichteter zu lernen. Mit dabei zu sein, geht nun allmählich über in: etwas zu sein, und das soll einen wiederum zu etwas bringen. Du bist, was du tust. Du bist dein Einkommen. Um jemand zu sein, muss man lernen, sich zu konzentrieren, und vor allem Noten bekommen, gute Noten, beste Noten. Deshalb arbeiten die meisten in der Klasse härter und intensiver, ihnen ist bewusst, dass die Zukunft an der nächsten Ecke wartet.

Mathematik und Physik und Chemie sind die Schlüsselfächer, wenn man später mal in einem blauen Overall mit gelbem Logo auf der rechten Brusttasche herumlaufen will. Dieselben Fächer sind auch wichtig, wenn man Tierarzt oder Arzt oder Zahnarzt oder Physiotherapeut werden und in einem weißen Kittel ohne Logo auf der rechten Brusttasche herumlaufen will. Alle arbeiten härter, und es beginnt ein unsichtbarer Wettkampf. Noten werden verglichen, wer kann am meisten, kriegt die besten Zensuren, wird am meisten Geld verdienen? Lena und Johanna und Line wollen in die Hauptstadt, Ola und Nina setzen auf die Seefahrt, Inger und Arni wollen Zahnärzte oder Astronauten werden, während Sami-Ove und Harald zurück ins Tal gehen werden.

Der Bodycheck hat mich gefährlicher und sichtbarer gemacht, aber drinnen in meinem Kopf fühle ich mich immer noch unsichtbar. Und in der Schule hinke ich hinterher. Weit hinterher. Chemie und Physik und Mathematik bringen eine riesige Menge x, z und y mit sich, im Physiksaal riecht es nach Köcherfliegen, und der Umschlag vom Chemiebuch ist feuerrot und mausetot. Ich schreibe halbe x, z und y, halte mir im Physiksaal die Nase zu und vermeide, das Chemiebuch mit den Händen anzufassen, denn das Buch = Gefahr, Ansteckung, rot, Tod.

Die Arbeit in der Schule wird jetzt auch Hauptthema in den Pausen – was für eine Note hast du gekriegt? Was willst du mal werden, wie viel Geld wirst du dann verdienen? Allerdings stammt die Hälfte der Klasse von Höfen und aus Familienbetrieben, die sie völlig unabhängig von ihrer Hirnkapazität automatisch übernehmen werden, und so scheren sich manche überhaupt nicht um Noten oder akademische Laufbahnen. Aber trotzdem wollen sie sich möglichst gut darstellen. Für sie ist der Wettkampf die Hauptsache, Noten und Zukunft sind etwas völlig anderes. Ihre Zukunft wurde schon festgelegt, noch ehe sie »S-a-l-a-m-i« buchstabieren konnten. Auf diese Weise haben viele in der Klasse keine konkreten Berufswünsche, sie wollen einfach nur am besten sein, was mich noch mehr stört. Vielleicht bin ich nur ein Bluff. Ein bluffender Idiot, der nicht so rechnen oder buchstabieren oder reden kann wie die anderen – was geht eigentlich ab in meinem Kopf?

Sogar Sami-Ove, der lahme Frank und der coole Oskar fixieren sich jetzt auf Mathematik, Chemie und Geschichte. Alle in der Klasse scheinen mir mindestens ein Jahr voraus zu sein, in allem, außer im Sport. Ich bleibe an bösen Buchstaben und gefährlichen Farben kleben, schaffe es nie, einen Test oder eine Aufgabe zu meistern, ohne Tod und Ansteckung oder Köcherfliegen und Blut beizumengen. Die Noten sacken ab, nicht wie ein Torpedoboot, sondern mehr wie die lahme, faule Titanic – graduell, teilweise, schrittweise. Meine Arbeiten enthalten mehr rote Korrekturtinte als weiße Stellen. Idiot? Ja. Hoffnungsloser Idiot? Tja.

Ich will deine Erektion sehen

Dank meiner undefinierbaren Energie und meines unfreiwilligen Mutes schaffe ich es dennoch, den Kopf über Wasser zu halten. Ich lebe die Energie aus, schere mich nicht um die Noten und bin einfach – so erfinde ich meine eigene Fachrichtung, und das rettet mich auch davor, gesellschaftlich gesehen völlig aus dem Ruder zu laufen. Vielleicht ist mir das klar, vielleicht auch nicht. Indem ich einfach Dinge tue, ohne mich um die Konsequenzen zu kümmern, gerate ich in seltsame Situationen und Geschichten, die Furchtlosigkeit siegt – und ich werde respektiert. Ich hätte so gern eine gute Note, wenigstens in einem Fach, aber der Impuls will andere Dinge, und es sind eben diese anderen Dinge, die mich zu einem schrägen Typen machen, und das wiederum rettet mich davor, als komplett hoffnungsloser Idiot abgestempelt zu werden. Der Verrückte in mir wird attraktiv und gefährlich, ich gewinne an Boden, Boden, den die fleißigen Schüler nicht entdecken oder den zu betreten sie gar nicht erst wagen. Das geschieht einfach, ohne dass ich mir dessen bewusst wäre. Aber es wird mir immer klarer, dass man entweder ein intellektueller Held mit sehr guten Noten ist, oder man ist ein gefährlicher Held mit sehr guten Verrücktheiten. Und auf diesem neu entdeckten Gebiet gibt es zwei Dinge, die verhindern, dass ich den Titel »König der Hoffnungslosen Idioten« tragen muss, zwei Dinge, die mich, mein Image und mein aktuelles Selbstvertrauen retten:

1. Sport
2. Mädchen

Ich bin eine Kanone im Hockey, das war schon immer so. Logisch kann ich das nicht erklären, aber vielleicht hat es wieder etwas mit der Lust zu tun. Im Hockey darf man fies sein, fluchen, kloppen, fallen, schubsen, das ist sozusagen ein Teil des Spiels. So wird Hockey zum Traumsport für mich, eine wunderbare Sportart mitten in der faschistischen Skilanglaufsoße, die wir *aus Gründen der Tradition* betreiben müssen, wie uns unser Sportlehrer immer wieder versichert.

Mein Hockeystil ist kein Stil, sondern hauptsächlich ich, ein Puck und ein Schläger.

Ich bin Sportkommentator und Wayne Gretzky gleichzeitig. Wenn wir ein Bully ausführen, beuge ich mich vor und kommentiere »und jetzt wird Wayne Gretzky gegen die hässliche Salamifresse der anderen Mannschaft ein Bully machen«. Die hässliche Salamifresse der anderen Mannschaft ist beim ersten Bully dermaßen schockiert, dass er einfach nur mit offenem Mund und verlorenem Puck im Ring stehen bleibt. Beim dritten Bully fühlt er sich provoziert und versucht, seinen Schläger unter meinen linken Schlittschuh zu schieben. Er versucht es noch mal, und es gelingt ihm. Er lächelt, aber ohne den Mund aufzumachen. Ich falle hin, rappele mich aber wieder auf, lache, sodass das Eis widerhallt, vollführe ein paar Pirouetten, als würde ich eine Art Kombinationssport ausüben, eine ticsige Mischung aus Hockey und Eistanz. Ein paar Sekunden später rausche ich hinter der hässlichen Salamifresse der anderen Mannschaft her. Er versucht vor mir zu fliehen, aber ich bleibe dran – lachend, rufend, kommentierend. Der Schiedsrichter versucht mich aufzuhalten, die hässliche Salamifresse in der anderen Mannschaft ist so ängstlich, verwirrt oder geschockt, dass er in die Box hüpft, dann runter in die Umkleide und sich auf der Behindertentoilette einschließt. Plötzlich steht unser Trainer mit verschränkten Armen vor dem Spielereingang:

»Hör mal, das ist nur ein Spiel.«

»I don't think so«, antworte ich mit Wayne-Gretzky-Stimme.

»Was?«

»I said, I don't think so.«

»Jetzt red mal normal.«
»Yes Sir, I can boogie.«

Ich denke überhaupt nicht darüber nach, dass wir in unterschiedlichen Lines spielen. So wie Wayne Gretzky habe ich eine Wildcard für alle Lines gleichzeitig. Und irgendwie mag ich unseren Trainer. Er lässt mich spielen und streiten und auch rumwuseln. Ich darf Wayne Gretzky sein und in fünf Lines gleichzeitig herumkreisen. Ich mache unendlich viele Tore, aus Winkeln, die nicht mal als Winkel definiert werden können, werfe mich ins Gewühl aus Spielern – und der Puck rutscht ins Tor.

Für mich ist es der reine Zwang, für die anderen der pure Aberglaube:

1. Vor jedem Spiel muss ich vor den anderen aufs Eis. Ich lege mich auf den Bauch und lecke die Blueline von der linken bis zur rechten Kante mit der Zunge ab – blau = nördlich = Kälte = keine Bakterien = rein = gut = Zucken im Bauch.

2. Während des Spieles darf ich mit den Schlittschuhen nicht die roten Punkte oder die Redline berühren – rot = südlich = Wärme = Schweiß = Bazillen = Ansteckung = Tod = böse = Zucken im Bauch.

Also springe ich auf dem Eis herum, vermeide die roten Punkte, hüpfe über die Redline und bewege mich, als würde ich eine eigene Art des Eistanzhockey spielen. Und das Publikum gewöhnt sich daran – zumindest bei den Heimspielen. Das ist sein Stil, seine Art, eine seiner vielen Arten. Wenn ich nach den Hockeyturnieren nach Hause komme, bin ich ausgepowert, klar, rein, still. Mehrere Stunden ohne einen einzigen Tic folgen, als wäre Ruhe mein Vorname und Stille mein Nachname.

Wenn es einen Gott gibt, dann hat er mir Hockey als Abendmahlsgewand gegeben – und die Mädchen als Abendmahlswein. Ich kann es nicht erklären, aber die Mädchen scheinen mich zu mögen, wir ziehen uns an. Dabei habe ich überhaupt keinen großen und kräftigen Hockeykörper. Ich bin ziemlich lang, schmal und habe dünne Beine. Unfreiwillig viele Locken hängen mir vor der Nase herum – und ich ticse und zwangshandele. Der Grat zwischen hoffnungslosem Idioten und Playboy ist ganz schmal. Meine praktische Verrücktheit siegt über das methodische Idiotentum.

Auf den Klassenfesten bin ich der einzige Junge, der freiwillig tanzt. Und zwar ohne Alkohol oder eine Überdosis Snus unter der Oberlippe. Und wenn man als Junge allein tanzt, ohne ein Mädchen aufzufordern, dann ist man entweder verrückt oder schwul. Ich gehöre zur ersten Kategorie, aber ohne es geplant zu haben. Mein Tanzstil, wenn das Wort Stil hier überhaupt zur Anwendung kommen kann, enthält eine Menge unkontrollierter Bewegungen, ausgebreiteter Arme und Beinzuckungen, die mit einzelnen Geräuschen und Stöhnern gewürzt werden. Ich beschreite die Tanzfläche, als würde ich eine fremde Macht überwältigen, mit den Tics als Panzer und den Beinen als Maschinengewehren. Um mich herum fallen die Mädchen wie die Kegel, meine Arme sausen hoch und runter, ich bin wie ein entflammter John Travolta auf drei Beinen und mit Krücke. Es ist immer eine bestimmte Musik, die mich entzündet. Vor allem Nazareth und Toto. Auf ihre Musik fahre ich total ab, weil sie unglaublich langweilig ist. Alle Jungs stehen in einer Reihe, wie bei der Musterung, und glotzen zu den Mädchen rüber, die wiederum einander anglotzen und sich glotzend auf der Tanzfläche bewegen. Und mir ist langweilig. Ich gucke Oskar, Jomar, Frank, Jesper und Ole an – langweilig. Als der Sänger von Nazareth losjault, ist es genau das, was mir einen Schlag in den Bauch verpasst und mich auf die Tanzfläche hinaustreibt. Ich zucke zusammen, der Mund entgleist, ich beuge mich herunter, verdrehe den Körper, drehe mich herum und herum und herum und schwupp und schwupp und schwupp – Lachen + Mädchen + ich + tics + Nazareth = Erfolg. Die Mädchen tanzen auf mich zu, jede hält mich an einem Arm, sie schieben mich vor und zurück, ich schiebe sie weg, um mich dann wieder heranzuschieben.

Ich genieße es, schaue zur Decke, drehe mich herum, rufe *oh Mama*. Der Mathematikidiot ist verschwunden, das Tanzgenie und der Playboy sind da. Alle klatschen im Takt, ich suche ein Mädchen aus, und dann machen wir hundert steinharte Meter Tanzboden – sie ist der Feudel, ich der Besen, dann ist sie der Besen, ich der Feudel. Ich schwebe in einem Rausch, in einem Zustand, in dem ich niemals unglücklich sein kann. Dann tanze ich im Grunde genommen mit allen Mädchen, die da sind, wieder und wieder. Ich lege die Hand auf den Mund von Iris, den Hintern von Minna, die Haare von Lena, den Mund von Eva, die Haare von Minna, den Hintern von Lena, *oh Mama and yes Sir, I can still boogie woogie*. Oft landen wir auf dem Kiesweg hinter dem Tanzlokal. Da stehen die Leute und trinken und reden und schreien – und knutschen. Ich weiß ja, dass alle da sind, alle sehen alles, was geschieht, und die Gerüchteküche brodelt. In nur wenigen Stunden werde ich da im Klassenzimmer sitzen mit einer weiteren Idiotennote auf dem Tisch vor mir, einer Klassenarbeit voller roter Anstreichungen und Fragezeichen. Die anderen werden ihre Ergebnisse untereinander vergleichen, werden einander fragen, werden mich fragen, und ich werde wieder einmal still lügen, schon ok, einigermaßen, kann durchgehen. Auf diese Weise wird der Kiesweg zu meiner eigentlichen Arbeit, zu meiner wichtigsten Note. Je öfter ich herumknutsche und die Mädchen anfasse, desto weniger wichtig werden meine Noten – wenn er die hübschesten Mädchen kriegt, dann sind die Zensuren egal. Wenn ich dann noch eine Kanone im Hockey bin und zufällig beim Bodycheck Oskar zu Tode erschreckt habe, dann werde ich zu einem guten Gerücht und bin nicht nur mehr ein schlechter Witz. Ich weiß das auszunutzen, und so locke ich die Mädchen mit mir zum Kiesweg, damit alle meinen jüngsten sehr guten Fang bezeugen können. Und dann fangen wir an, uns anzufassen. Ich stecke die Hand unters Hemd, suche, finde, packe zu. Am besten kenne ich mich unter Evas Hemd aus, ihre Brust ist schwerer zu finden, auch wenn sie sie meist selbst hinhält, vor allem wenn ich zu lange suche. Nachdem ich fertig gestreichelt habe, renne ich weg, nicht ohne »yes Sir, I can boogie woogie und der Hintern furzt am Himalaya!« zu rufen. Ich kehre auf die Tanzfläche zurück, tanze, schreie und knutsche weiter. Die Zunge und die Beine steuern meinen Einsatz total – die Beine als Trommelschlegel, die Zunge wie eine Waschmaschine auf zwei Beinen. Die anderen stehen daneben und glotzen und glotzen nur, mit offenen Mündern, aus denen der Snussaft das Kinn hinuntersickert. Als Oskar kommt und sich reintanzen will, schubse ich ihn beiseite, als wäre er eine Schmeißfliege von der Langlauffraktion, die ich dann mit einer Tanzbewegung zermatsche. Wenn die Musik zu Ende ist, bin auch ich am Ende. Die Tics verschwinden einfach. Ich werde still und gehe weg, ein gediegenes Antiklimax tritt ein. Ich traue mich nicht, ein Mädchen mit nach Hause zu nehmen, die Zwangshandlungen und Tics und Rituale sind zu aufmüpfig, sie können mich leicht wieder ins Fach der hoffnungslosen Idioten zwingen. Das lasse ich lieber bleiben.

Am Montag bin ich wieder in der Schule, und die Notenhölle geht weiter, die Errungenschaften des Wochenendes sind vergessen. Doch die anderen in meiner Klasse erinnern sich daran, und ich spiele mit. Aber ich würde meine Errungenschaften gern dafür hergeben, einmal eine Arbeit so schreiben zu können, wie die anderen es tun, ohne Wegradieren und Umschreiben, ohne neu lesen zu müssen, die Gedanken verdrehen oder rückwärts ticsen zu müssen. Schon am Mittwoch fange ich an, ans nächste Wochenende zu denken, das nächste Fest, den nächsten Kiestag. Allerdings gibt es nicht viele Mädchen zur Auswahl, und fünfundzwanzig Prozent davon sind auch noch verwandt miteinander. Die einzige Möglichkeit, die mir bleibt, ist, wieder von vorn anzufangen – mit Minna knutschen und nach Evas Brust suchen. Und so geht es weiter, Samstag um Samstag, ein Wochenende nach dem anderen.

Am meisten denke ich an Line. Sie redet nicht so viel, mag aber Musik und Bücher. Sie liebt Kate Bush, hat alle Platten, sogar die Singles. Und außerdem schreibt sie Gedichte, sie will Poetin werden, die erste professionelle Poetin des Landes. Und Line ist schlau. Sie hat gute Noten und eine schöne Handschrift. Im Sport ist sie nicht so gut, obwohl ihr Vater das Sportgeschäft hat. Sie bewegt sich gleitend und weich, und dann schaut sie mich die ganze Zeit an, so ernst, ganz egal, ob es in der Mathestunde ist oder beim Sport. Wenn sie mich so ernst ansieht, verspüre ich ein gewisses Zucken im Bauch und ein Rucken zwischen den Beinen. Sie tanzt gern, tanzt aber – so wie ich – oft allein. Aber Line bewegt sich elegant, ich bewege mich einfach nur. Sie ist schwer zu kriegen, und viele haben schon von ihr geträumt, aber niemand hat je mit ihr geträumt. Und ich kriege sie.

Ich kriege sie auf eine andere Weise. Nach der Leichtathletikstunde, der langweiligsten alles Sportstunden, sollen wir zu zweit dehnen – massieren, Knie hochheben, Rücken aneinanderpressen, Balance halten.

Lina sieht mich ganz ernst an, dann kommt sie auf mich zu.

»Du und ich«, sagt sie und nimmt meine Arme, in die sie dann ihre einhängt. Wir setzen uns auf den Boden, Rücken gegeneinander. Dann pressen wir, vorsichtig und rhythmisch. Die anderen in der Klasse haben uns schon Blicke zugeworfen. Ich merke, dass sie gerade wieder ein Hubbabubba-Kaugummi gegessen hat. Der Duft ist noch da. Himbeere. Und ich mag ihn – *Zucken im Bauch, kleines Geräusch.*

Sie lächelt ein wenig, wenn ich ticse, kommentiert es aber nicht. Oskar sitzt auf dem Hintern und presst seinen Rücken gegen den von Jomar. Er sieht zu uns rüber, aber als ich seinem Blick begegne, schaut er wieder zu Boden. Wir drehen uns um. Lina sieht mich an, wieder so ernst. Sie legt sich auf den Rücken, und ich merke, dass eine ihrer Haarspangen rausrutscht. Aber ich sage es nicht.

Also liegt sie auf dem Rücken und streckt die Hände nach hinten. Dann nimmt sie das linke Bein hoch, und jetzt soll ich meinen Körper gegen ihr Bein lehnen, so dass die Muskulatur in ihren Waden und Oberschenkeln gedehnt wird. Die anderen in der Klasse lachen ein wenig über einander, die Bewegung selbst ist ein wenig peinlich, vor allem die Jungs versuchen, sie so gut es geht zu vermeiden. Jetzt hört man überall verschämtes Lachen. Aber nicht von Line. Sie liegt auf dem Rücken und sieht mich wieder so ernst an. Ihre Augen schauen und schauen einfach nur, als wäre sie abwesend oder extrem anwesend. Ich schaue zurück, lehne mich vor, dehne ihre Oberschenkel und bete gleichzeitig im Stillen, dass der Freund zwischen meinen Beinen sich nicht unnötig viel dehnen wird. Das Gefühl ist so schön. Der Sportlehrer unterbricht uns und sagt, dass beide Beine gedehnt werden sollen. Sie wechselt das Bein, und ich lehne mich noch einmal gegen ihren Oberschenkel, schaue und schwitze. Dann ist sie dran, ich lege mich auf den Rücken, strecke die Arme aus, und Line lehnt sich gegen mein Bein. Und dann tut sie etwas völlig Unerwartetes – sie legt ihr Kinn auf meine Kniescheibe und sieht mich weiterhin so ernst an. Wieder muss der Sportlehrer uns bitten, zur nächsten Übung überzugehen.

Wir schreiben eine Chemiearbeit. Wie immer scheitere ich. Die Gedanken schnurren herum und die Tics rufen, und als die Zeit um ist, sitze ich immer noch mit weißen Seiten und wegradierten Buchstaben da. Idiot, denke ich und würde am liebsten heulen. Ich gebe die Arbeit ab und meine, den Chemielehrer seufzen zu hören, als er die Papiere durchblättert. »Superleicht«, sagen Jesper und Jomar beim Rausgehen. Ich gehe sofort in den Flur beim Werkraum und lehne mich an die Tür, schließe die Augen und horche auf den Ventilator, der stabil und sicher und behaglich schnurrt. Ich lasse den Gedanken freien Lauf. Am nächsten Montag werden wir die Chemiearbeit zurückkriegen. Ich werde keine gute Note haben, und mit diesem Kopf auf den Schultern, ein Affenhirn mit Locken drauf, werde ich wohl nie eine anständige Arbeit zustande bringen. So sieht es aus. Und ich weiß, die einzige Methode, wie ich meinen Ruf retten kann, ist wie immer, mit jemandem etwas auf dem Kiesweg zu machen, am nächsten

Wochenende während des Lachsfestivals. Wenn ich nur Line auf dem Lachsfestival küssen könnte, dann würde sich niemals wieder jemand um meine Noten scheren.

Das wäre eine Sensation, ein echter Tratschleckerbissen. Bisher hat noch niemand sie öffentlich geküsst, und sie ist erst zweimal zuvor auf dem Lachsfestival gewesen.

Line und ich tanzen den ganzen Abend zusammen. Die Lokalband Swingers spielen »Living Next Door To Alice«, aber das ist mir egal. Wir pressen unsere Körper aneinander und fangen dann an, mitten auf der Tanzfläche rumzuknutschen. Alle glotzen. Ich merke, wie das Gerücht jetzt schon das Tanzlokal verlässt und runter zum Dorf dampft, aufs Meer hinaus und hoch in den Himmel. Line und ich verlassen das Fest ganz früh. Erst drehen wir eine Runde über den Kiesweg, dann gehen wir nach Hause, zu ihr nach Hause, ihr zweites Zuhause – das Sportgeschäft. Sie hat die Schlüssel dabei. Während der Lachssaison hilft sie im Sportgeschäft aus. Wir gehen in den Keller hinunter. Sie hat kein einziges Wort gesagt, seit wir den Kiesweg verlassen haben. Im Keller gibt es eine Menge Kisten und Hocker mit allen möglichen Sportartikeln darauf. Line klappt mit Leichtigkeit ein Campingbett auf und zündet ein kleines Teelicht an, das sie in der Tasche gehabt haben muss. Sie sagt, dass ich mich auf das Campingbett setzen solle. Ich setze mich hin. Sie stellt sich direkt über mich und sieht mich ernst an. Dann kniet sie sich plötzlich hin und fängt an, mein Gesicht zu küssen, ein Kuss, der schnell in ein hitziges Knutschen übergeht. Mittendrin merke ich, dass sie ihre Hand auf meine Hose legt. Mein Freund ist schon steif wie ein Korkenzieher, das war er schon, ehe wir das Sportgeschäft betraten. Sie lässt die Hand auf dem Korkenzieher liegen, und sagt dann, ja, es sind ihre ersten Worte seit einer halben Stunde:

»Ich will deine Erektion sehen.«

»Meine …?«

»Deine Erektion. Ich will deine Erektion sehen.«

Sie fängt an, meine Hose aufzumachen, und ich helfe ihr. Sie bittet mich, mich auf den Rücken zu legen. Der Korkenzieher schießt in die Höhe, er lebt, *yes Sir*, Line und ich schauen ihn beide an. Dann holt sie Stift und Papier heraus.

»Ich möchte deine Erektion abmalen«, sagt sie mit leiser Stimme.

»Abmalen?«

»Ich will deine Erektion abmalen. Als Erinnerung.«

Und so fängt Line an, meine Erektion abzumalen. Sie schaut sie an, betrachtet sie, besieht sie, als würde sie für den Gemeindearzt arbeiten. Als er anfängt, zusammenzusinken, massiert sie ihn ordentlich ein paarmal, bis er wieder die Korkenzieherposition einnimmt. Sie weist darauf hin, dass sie eine Skizze anfertigt. Was ein völlig anderes Ausdrucksmittel sei als eine Zeichnung. Eine Skizze sei wie Poesie, eine Zeichnung wie ein gewöhnlicher Brief. Ich weiß nicht, was ich sagen oder tun soll, ich liege einfach nur da und schaue sie an, den Korkenzieher und die Volleybälle unter der Decke. Das machen wir eine Weile, vielleicht eine Stunde, vielleicht auch zwei. Dann tut sie etwas ganz Wunderbares – sie setzt sich auf mich, lässt die Latzhose herunter, legt meine Hände auf ihre Backpflaumenbrüste, sie zieht die Haarspangen aus dem Haar und steckt sie sich zwischen die Zähne, und dann massiert sie mich, bis der Korkenzieher mit einem *poff poff poff* explodiert. Das dauert ein wenig, vielleicht eine Minute, vielleicht fünf. Dann zieht sie die Latzhose wieder an. Sie wirft den Kopf schnell zurück, wie Wayne Gretzky in der Angriffszone, und platziert dann die eine Haarspange perfekt hinter dem einen Ohr. Die andere hat sie noch zwischen den Zähnen, bis die erste richtig sitzt. Dann fädelt sie die zweite Haarspange in das schwarze Haar, ebenso leicht und zauberhaft wie die erste.

Am Montag danach. Chemie.

Ich komme etwas zu spät ins Klassenzimmer. Ich komme jeden Montag etwas zu spät ins Klassenzimmer, um ganz bewusst die Stimmung in der Klasse zu durchbrechen. Die anderen – und das klappt immer – fragen neugierig:

»Stimmt es, dass du am Samstag zusammen mit Line nach Hause bist?«

Ich setze mich in die Bank, schaue zur Tafel und kommentiere trocken:

»Also jetzt grade ist Chemie wichtiger ...«

Fünf Minuten später sitze ich mit einem weiteren Beweis dafür da, dass ich eigentlich ein hoffnungsloser Fall bin. Die Chemiearbeit zeigt rot + rot + rot, was Idiot + Idiot + Idiot bedeutet. Die anderen – und das klappt immer – vergleichen ihre Noten. Sie diskutieren und argumentieren, eifrig und neugierig, und dann fragen sie mich:

»Und was hast du?«

Ich sage es, wie es ist:

»Ich habe Line. Und jetzt grade sind Mädchen wichtiger als Chemie. Oder was meint ihr?«

Ich verlasse das Klassenzimmer unter Lachen und Applaus, wie der Flirtkönig, fühle mich aber einmal mehr als der König aller hoffnungslosen Idioten.

Die Katastrophe

Ingrid ist die Tochter des Bürgermeisters. Sie ist lang, echt gut im Volleyball und im Skilanglauf, im Dorf beliebt. Noch vor einigen Jahren schien sie sich gar nichts aus Jungs zu machen, aber jetzt hat sie irgendwie festgestellt, dass es uns gibt. Wir haben auch festgestellt, dass es sie gibt. Sie ist das Gegenteil von Line, die beiden haben nichts gemeinsam, abgesehen von der Größe und den Haarspangen. Ingrid hat oft rote Haarspangen, die wie Messer aussehen, die von Line sind schwarz. In gewisser Weise sind die beiden Konkurrentinnen, wenn ich auch nicht weiß, worin sie konkurrieren oder wofür. Außerdem ist Ingrid ungefähr ein Jahr jünger als Line, sie geht in die Klasse unter uns.

Ehe Line meine Erektion sehen wollte, habe ich ein paarmal ziemlich heftig mit Ingrid rumgemacht. Das war am ersten Tag des Lachsfestivals, unten am Fluss. Ich erinnere mich, dass ich meine Zunge tief in ihren Mund gesteckt habe, so tief, dass ich schon meinte, den Beigeschmack von ihrem Amalgam zu verspüren. Sie fand mich süß, aber komisch. Hinterher weinte sie und sagte, ich müsse sie nach Hause begleiten, denn sie würde sich nicht trauen, nachts allein über die Brücke zu gehen. Ich habe sie nach Hause begleitet, und da haben wir dann noch ein wenig rumgeknutscht, ehe wir uns verabschiedet haben. Das war alles.

Ein paar Monate später wird Ingrid krank. Wir erfahren nur, es handele sich um grippeähnliche Symptome. Sie geht nicht mehr zur Schule. Eine Woche vergeht, zwei, drei. Dann muss sie ins 280 Kilometer weiter südlich gelegene Universitätskrankenhaus gebracht werden.

Als ich ins Klassenzimmer komme, merke ich, dass irgendetwas nicht stimmt. Alle sitzen schweigend da, und niemand kommentiert meine Verspätung. Der Rektor selbst steht vorn und fummelt an seiner Brille herum, daneben Fräulein Gemeinschaft, die an ihren Haaren herumfummelt, das macht sie eigentlich immer, aber heute fummelt sie doch ungewöhnlich viel. Sie schaut zu Boden, will uns nicht in die Augen sehen. Der Rektor setzt seine Lesebrille auf, obwohl er nichts vorlesen wird. Dann fängt er an zu murmeln, ein deutliches und lautes und ernstes Gemurmel:

»Wie ihr alle wisst, ist Ingrid eine Weile krank gewesen. Vor ein paar Wochen ist sie ins Krankenhaus gekommen ...« Er macht eine lange Pause, ehe er mit sehr gedämpfter Stimme fortfährt:

»Gestern haben wir die schrecklich traurige Nachricht erhalten, dass Ingrid ... dass unsere liebe Ingrid verstorben ist.«

Ich kann mich nicht erinnern, wann es in der Schule jemals so still gewesen wäre. Niemand sagt etwas. Dann redet er weiter:

»Heute findet kein normaler Schulunterricht statt. Ihr könnt eure Arbeit mit nach Hause nehmen. Morgen um ein Uhr werden wir in der Sporthalle eine kurze Andacht abhalten. Wir werden euren Eltern Näheres mitteilen. Bis dahin habt ihr frei, soll heißen, ihr könnt nach Hause gehen, mit euren Eltern reden, und wir sehen uns also morgen um ein Uhr.«

Aber niemand geht. Wir bleiben sitzen. Wir schauen einander verständnislos an. Eva und Minna weinen schon, Nora wird jeden Moment anfangen, ein paar sehen aus dem Fenster, andere auf den Tisch. Ich schaue zu Line, die zur Deckenlampe starrt.

Auf dem Heimweg stelle ich mir vor, wie sie gestorben ist – wann, in welcher Position, wie sie aussah, geschlossene Augen, offene wie im Film oder halboffene wie in den Nachrichten. Aber vor allem: Wie kann die volleyballgesunde Ingrid an einer Hirnhautentzündung sterben? Magenkatarrh oder Blinddarm hätte besser gepasst.

Am nächsten Tag sitzen wir auf unseren Plätzen und schauen auf die Tischplatte. Vorsichtig fangen wir an, uns etwas zuzumurmeln, was einem Gespräch ähnelt. Wir wissen nicht recht, was wir sagen sollen. Und ich habe keine Ahnung, wer was sagt oder was von wem gesagt wird:

»Es ist noch gar nicht so lange her, dass wir sie gesehen haben ...«

»Auf dem Lachsfestival ...«

»Da war sie noch so munter ...«

»Aber da war sie ja auch nicht krank ...«

»Sie hat mitten im Sportunterricht gekotzt ...«

»Das war nicht mitten im Unterricht ...«

»War es wohl ...«

»Sie ist aus der Sporthalle raus und in die Umkleide gerannt, und dann hat sie da unten gekotzt ...«

»Woher weißt du das?«

»Eva ist hinter ihr her.«

»Wirklich, Eva?«

»Doch ...«

»Und dann haben sie sie zum Arzt gebracht ...«

»Ehe sie ins Krankenhaus gefahren sind ...«

»Wir durften sie nicht einmal besuchen ...«

»Sie ist einfach gestorben ...«

»Arme Ingrid ...«

»Hirnhautentzündung ...«

»Arme Ingrid ...«

»Aber es ist nicht ansteckend, sagt die Schulschwester ...«

»Arme ...«

»Sie war so fröhlich ...«

»Den ganzen Abend hat sie getanzt ...«

»Sie hat den ganzen Abend getanzt, da kann sie doch nicht so todkrank gewesen sein ...«

»Seid ihr sicher, dass sie den ganzen Abend getanzt hat?«

»Ich erinnere mich jedenfalls daran.«

»Ich erinnere mich auch. Oder? Oder?«, fragt Jesper und knufft mich in die Seite.

»Was?«, frage ich.

»Du und Ingrid, ihr habt auf dem Lachsfestival doch recht intensiv getanzt, oder? Sie war doch eifrig dabei, oder?«

Ich schaue schüchtern zu Line, die zur Deckenlampe starrt.

»Man stelle sich vor«, sagt Oskar, »man stelle sich vor, dass du der letzte Mensch warst, der mit Ingrid rumgemacht hat ...«

»Jetzt hör aber auf, Oskar«, sagt Nora.

Zucken im Bauch, Geräusch.

Ich gehe hinter Oskar her, der sich Richtung Tür zurückzieht, die gerade von Fräulein Gemeinschaft geöffnet wird.

»Du fetter Salamipi...«, sage ich gerade, als Fräulein Gemeinschaft den Raum betritt.

Sie schaut uns an, lächelt freundlich:

»Ihr scheint ja ein gutes Gespräch zu haben ...«

Alle nicken.

Am selben Tag, abends.

Ich liege zeitiger als sonst im Bett. Meine Schwestern schlafen, Mama und Papa sind noch auf und unterhalten sich. Ich habe das Radio an, leise im Hintergrund. Ein unverständliches, langweiliges Programm über den Zweiten Weltkrieg. Jeden Abend um elf Uhr wird das noch mal gebracht, und ich höre so oft ich kann zu, es ist das perfekte Programm, um einzuschlafen. Nicht der Inhalt, sondern die wahnsinnig langweilige Stimme des Moderators ist es, der wie eine dreifache Dosis Schlafmittel wirkt. Aber heute kann ich nicht einschlafen. Ich denke an Ingrid. Sehe die Bilder vor mir – wie sie starb, wann, wo, was hat sie gesagt, hat sie geschrien, hat sie gelächelt, oder ist sie einfach gestorben? Und wie hat sie gerochen? Ingrid hat immer nach Löwenzahn gerochen. Vielleicht war es das Kaugummi oder das Shampoo, aber ganz gleich, was sie machte, hat sie immer nach Löwenzahn gerochen. Ich habe gern mit ihr getanzt. Sie war mir die Liebste, mal abgesehen von Line natürlich. Ich glaube, dass ich auch Lust hatte, mit ihr zu schlafen, den Löwenzahn zwischen den Beinen zu küssen, von dem ich geträumt habe, wenn ich sie Volleyball spielen sah. Ja, ich hätte wirklich gern ihren Bauch geküsst und ihre Nase und die Haare und den Löwenzahn, wie Gene Hackman in *The Pretender*.

Ich glaube, dass sie nach Löwenzahn roch, als wir uns während des Lachsfestivals geküsst haben. Als wir uns küssten .... ja und sie nach Amalgam geschmeckt hat – *Zucken im Bauch, Panik* – Ingrid ist tot, sie ist tot. Liegt zum Trocknen in einem Leichenkeller, wartet darauf, dass der Pathologe sie aufmacht und … und ich war der letzte Mensch, der mit Ingrid rumgeknutscht hat, hat Oskar gesagt. Ich möchte kotzen, aber ich weiß nicht, wie man das macht, verdammt, wie macht man denn das? Neues Zucken, neues Geräusch, neues Donnern gegen das Kopfende, die Gedanken werden klarer, die Hölle fängt an, wieder und wieder und wieder …

… der letzte Mensch, der mit Ingrid rumgeknutscht hat … Ingrids Spucke, die krank und ansteckend war, die ich in meinen Mund bekommen habe, als wir uns geküsst haben, die mein Gehirn angesteckt haben kann, das jetzt krank und sterbend ist … wie krank bin ich, wie sterbend bin ich?

Woher weiß ich also, dass mein Gehirn lebt und gesund ist, und nicht sterbend und krank? Genau. Wenn es im Kopf weh tut, dann gehört er mir. Schmerz ist identisch mit Persönlichkeit – tut mir der Kopf weh, dann lebe ich. Tut er mir nicht weh, dann bin ich bereits angesteckt.

Und woher weiß ich das? Donnere den Kopf an die Wand.

Ich stehe aus dem Bett auf und gehe zur Wand neben dem Schreibtisch. Ich donnere den Kopf an die Wand. Einmal. Man merkt es im Kopf, es tut ein wenig weh. Aber nicht genug. Ich donnere den Kopf noch einmal gegen die Wand. Aha. Das fühlt sich besser an. Aber das Gehirn kann immer noch angesteckt und krank und sterbend sein. Ein drittes Mal, hart gegen die Wand. Au. Aber noch nicht genug. Ein viertes Mal, steinhart gegen die Wand. Gut. Es tut furchtbar weh, mir wird schwindlig, aber es tut im Kopf weh, das Gehirn kennt Schmerz, also lebt es. Ich bin nicht angesteckt.

Papa ruft:

»Hast du da geklopft?«

Ich renne zurück zum Bett, ziehe die Decke über den Kopf, tue so, als würde ich schlafen.

Papa macht die Tür auf.

»Schläfst du?«

Lange Pause.

Papa macht die Tür wieder zu. Er geht ins Zimmer meiner großen Schwester, dann in das meiner kleinen Schwester. Als er wieder auf dem Weg die Treppe hinauf ist, stehe ich auf und donnere den Kopf viermal an die Wand, um auf der sicheren Seite zu sein. Ein weißes Licht flimmert an den Augen vorbei.

Gut. Es tut im Kopf weh. Das Gehirn lebt. Ich bin nicht angesteckt.

Ich lege mich wieder ins Bett. Die Hand unter dem Kopf, schaue zur Decke hinauf, merke, wie der angenehme Schmerz verschwindet, bin zufrieden. Kann aber nicht schlafen. Stattdessen zähle ich Piloten und Flugzeugturbinen. Ich gehe die ganze Boeing 747 durch. Aber ich kann immer noch nicht schlafen. Vielleicht ist die Ansteckung schon in den Kopf eingedrungen, den Nacken hinuntergewandert und ist jetzt gerade auf dem Weg nach vorn, zur Stirn, genau dahin, wo der Schlaf sitzen sollte. Wo ist die Ansteckung jetzt gerade? Bei uns zu Hause? In der Küche? Natürlich. Auf der Milchtüte. Na klar...

Der Bürgermeister hat den Kopf seiner toten Tochter berührt, er hat die Ansteckung an den Fingern, von Gram gebeugt vergisst er, sich die Hände zu waschen, und der Bürgermeister mag Milch. Er geht in den Laden, fasst die Türklinke an, nimmt die Milch, nimmt das Geld, fasst wieder die Türklinke an. Und Mama oder Papa oder meine Schwestern wollen Milch kaufen. Sie fassen die Türklinke an, nehmen die Milch, nehmen das Geld entgegen, das der Bürgermeister der Frau an der Kasse gegeben hat, fassen wieder die Türklinke an, nehmen die Türklinke hier zu Hause, die Kühlschranktür, die Badezimmertür, die Klotür, den Fernseher, das Telefon, die Milchtüte.

Wenn ich die Milchtüte anfasse, werde ich angesteckt, kriege Hirnhautentzündung und sterbe.
 Aber das spielt keine große Rolle, der Tod schreckt mich nicht. Das mit der Lokalzeitung ist schlimmer. Die werden vielleicht schreiben, dass ich gestorben bin, weil ich mit der Tochter des Bürgermeisters rumgemacht habe, und dass ich ein perverser mickriger Typ bin, der mit einem sterbenden Mädchen rummacht. In dieser Nacht schlafe ich um fünf Uhr ein. Da habe ich dann schon Papas Lachshandschuhe benutzt, die Milchtüte im Schnee versteckt und Geschirrspülmittel über den Schnee geschüttet ...

... damit die Vögel nicht die Milchtüte kaputthacken, die Milch trinken und angesteckt werden. Wenn die Vögel die Milch trinken, werden sie den Vogelkäfig meiner großen Schwester verseuchen. Sie wird den Käfig saubermachen, die verseuchte Vogelkacke ins Haus tragen, sie ins Spülbecken fallen lassen, in das wir unsere Gläser stellen, aus denen wir trinken und die jetzt mit Vogelkacke verseucht sind. Aber das Geschirrspülmittel verscheucht die Vögel, keiner von ihnen wagt, den Schnabel in den Gestank zu stecken. Gute Nacht.

Am nächsten Morgen sind meine Schwestern verärgert, weil sie die Milch nicht finden können. Sie wissen, dass ich keine Milch trinke, und so stehe ich anfänglich nicht einmal unter Verdacht. Als ich dann nach und nach verdächtigt werde, sage ich es so, wie es ist: Die Möwe hat die Milch getrunken. Meine große Schwester haut mich mit der Fliegenklatsche auf den Oberschenkel ... die Fliegenklatsche, die Fliegenklatsche, die Fliegenklatsche ... die Fliegenklatsche tötet Fliegen – *Zucken im Bauch, Panik.*

... Fliegen, die fliegen, die weit fliegen, die weit über den Fluss in den Hof des Bürgermeisters fliegen, der mindestens fünfmal so viele Fliegen hat wie wir, Fliegen, die sicherlich am Fenster der toten Tochter des Bürgermeisters gesessen haben, das sie mit den Fingern geöffnet hat, mit denen sie sich durch die Haare gefahren ist, die mit dem Kopf verwachsen sind, der angesteckt, krank und sterbend ist. Die Fliegen, die sich dann mit Leichtigkeit über den Fluss bewegen, zu unserem Haus, zum Ärger meiner Schwester, die versucht, sie mit der Fliegenklatsche zu töten, die von den Fliegen verseucht ist, die von der toten Tochter des Bürgermeisters verseucht wurden ...

Als alle zur Schule gegangen sind, nehme ich die neuen Lachshandschuhe von Papa und breche die verseuchte Fliegenklatsche in zwei Teile, laufe zum Fluss hinunter und werfe die Fliegenklatsche und Papas Lachshandschuhe hinein. Gefahr gebannt. Schön, Erleichterung.

Der Herr Psychotherapeut und Mensch fick dich nicht

Es fällt mir immer schwerer, einzuschlafen. Der Körper kommt mit dem Kopf nicht mit, aber vielleicht ist es auch der Kopf, der keine Rücksicht auf den Körper nimmt, ich weiß es nicht. Erst wenn diese beiden Teile von mir sich einig sind, kann ich mich endlich darauf konzentrieren, einzuschlafen. Aber sie brauchen ihre Zeit, diskutieren gern unnötig herum. Also dauert es. Ich habe keine andere Wahl. Ungefähr um halb vier morgens gehen Kopf und Körper einen Kompromiss ein, und dann schlafe ich augenblicklich ein.

Ich merke auch, dass ich meinen Kopf öfter an die Wand donnern muss als noch vor wenigen Wochen. Immer sehe ich Ingrid vor mir, die Hirnhautentzündung, die Ansteckung, bin ich angesteckt, meine Eltern, meine Schwestern, tut es im Kopf ausreichend weh? Zu Hause versuche ich, das Schlagen heimlich zu betreiben. Wenn die andern fragen, was ich da treibe, was das für Laute sind, die aus meinem Zimmer dröhnen, dann mache ich sie glauben, ich habe nur die Musik zu laut an. »Das ist nicht meine Schuld, beschwer dich bei Adam Clayton, dem Bassisten von U2.« »Dreh die Musik leiser«, rufen meine Schwestern dann. Wenn ich das nicht mache und sie in mein Zimmer kommen, um die Botschaft von Angesicht zu Angesicht vorzubringen, lege ich U2 mit »Sunday Bloody Sunday« in voller Lautstärke auf, werfe mich aufs Bett und tue so, als würde ich zu der Musik rocken. Das funktioniert sehr gut bei meinen Schwestern und überhaupt nicht bei meinen Eltern. Sie sehen etwas anderes, sie sehen das Unsichtbare, die Krankheit, die sich immer näher an die Familie heranrobbt, die sich langsam von meinem Zimmer ins Wohnzimmer der Familie schleicht und dabei ist, das ganze Haus zu besetzen. Sie versuchen mich während meiner kurzen Visiten im Wohnzimmer oder in der Küche festzuhalten, aber ich habe nie Zeit – Hausaufgaben, Training oder Sportsendung im Radio sind meine Entschuldigungen. Das funktioniert vielleicht einen Monat oder bis sie mich eines Tages physisch aufhalten. Mama macht das. Sie bitten mich, mich hinzusetzen, und ich sehe ein, dass ich keine Wahl habe. Sie reden nicht von der Schule oder von Noten. Sie reden davon, dass Papa den Tipp bekommen hat, sich an einen Psychologen in der Stadt an der Küste zu wenden. Einen Psychologen.

»Psychologe?«, rufe ich verächtlich. »Ich brauche keinen Psychotypen.«

»Er ist kein Psychotyp«, sagt Papa. »Er ist aus der Hauptstadt, ist Psychologe und kann dir vielleicht helfen, ein paar Dinge in Worte zu fassen.«

»Und wieso ist er freiwillig in dieses Loch gezogen? Da muss er ja selbst einen Psychologen brauchen.«

»Vielleicht hat er sich verliebt und …«

»Verliebt in jemanden aus der Stadt an der Küste? Da gibt es doch nur Möwen und Bazillen …«

»Wir möchten, dass du dich mit dem Psychologen triffst, und dann sehen wir weiter.«

»Aber es geht mir doch ganz gut«, lüge ich.

»Wir glauben dir nicht.«

»Glaubt, was ihr wollt.«

»Nein, wir wollen nicht glauben, was wir wollen. Wir glauben, was wir wissen. Deine Laune, deine Haut, du isst nicht richtig, du hast Beulen auf der Stirn. Liebling … nur ein Termin, okay?«

Ich sehe meine Eltern an. Wenn sie jetzt morgen sterben? Wenn das hier unser letztes Gespräch ist, und ich sage nein und mache sie traurig. Das Gespräch wird mich für den Rest meines Lebens verfolgen, mir ein schlechtes Gewissen machen, mich zu einem schlechten Menschen machen, zu einem Schwein.

»Okay, ein Termin«, sage ich.

»Schön. Wir sind stolz auf dich.«
»Aber nur ein Termin.«
»Wir fangen mit einem Termin an. Dann sehen wir weiter.«
Psychiatrische Sprechstunde, Stadt an der Küste.
Der Psychotherapeut ist ein großer Mann. Er trägt ein enges dunkelgrünes Cordjackett, einen grauen Wollpullover, hat viele lockige Haare und eine Brille, die mindestens so groß ist wie die von Johan Gestapo. Er spricht leise, gedämpft, ich höre kaum, was er sagt. Er ist nett, will mir wohl nichts Böses. Er spricht den Hauptstadtdialekt, wie die Leute in den Fernsehnachrichten. Dieser Hauptstadtdialekt macht mich immer so müde und verwirrt, der hört irgendwie niemals auf, es ist, als würde man Grießbrei mit Zement drin essen. Wir reden über dies und das. Er tut mir leid – Cordjackett, massenhaft Locken, Brille, vielleicht hat er keine Frau, keine Kinder, ich spiele lieber mit, dann hatte er wenigstens einen netten Tag bei der Arbeit.
»Setz dich«, sagt er.
Also setze ich mich, bin gezwungen, mich wie ein Pilot hinzusetzen – raus mit den Armen, kleines Geräusch, *brrr*.
»Ja ... und wie ist das mit so einem wie dir?«, fragt er mit seiner freundlichen und warmen Grießbreizementstimme.
»Fasten your seat belts, ready for take-off.«
»Wie läuft's in der Schule?«
»Boeing 747.«
»Du kannst mir alles erzählen, hab keine Angst«, sagt er.
»Ich habe keine Angst, und ich habe nicht sonderlich viel zu erzählen«, antworte ich.
»Aber würdest du denn gern erzählen?«
»Ich habe andere Dinge zu tun.«
»Was denn, zum Beispiel?«
»Den Kopf an die Klotür zu donnern.«
Lange Pause.
»An die Klotür? Warum ausgerechnet die Klotür?«
»Die ist weich ...«
Der Psychotherapeut schreibt etwas auf. Er betrachtet, was

er gerade aufgeschrieben hat, und sieht dann mich an. Nach ein paar Minuten fängt er an, etwas zu zeichnen, ich glaube, es soll einen Kreis mit kleinen Punkten in der Mitte darstellen. Er redet, leise, ich muss mich vorbeugen, um zu hören, was er sagt:

»Bist du sicher, dass du nicht verliebt bist?«

»Verliebt …?«

»Weißt du, wie man das merkt?«

»Wissen Sie es?«

»Ich bin erwachsen, du bist ein junger Erwachsener. Ich kenne den Unterschied.«

Er setzt weiter Sternchen in diese Zeichnung, die jetzt auf dem Tisch zwischen uns liegt.

»Den Unterschied zwischen was?«, frage ich, um die Zeit rumzukriegen.

»Den Unterschied zwischen verliebt sein und nicht verliebt sein.«

»So wie der Unterschied zwischen einer Boeing und einem Airbus?«, lächele ich.

Er steht auf, seine Wangen sehen aus wie Cocktailtomaten, aber er redet weiter, nur immer noch so leise:

»Gibt es ein Mädchen in deiner Klasse, das du magst?«

»Keins.«

»Eine wird es doch geben, oder?«

Ich sehe ihn an – Cordjackett, massenhaft Locken, Brille, wahrscheinlich hat er keine Frau, keine Kinder, wohnt allein in der Stadt an der Küste, am besten spiele ich mit, dann hatte er zumindest einen guten Tag bei der Arbeit.

»Schon«, antworte ich.

Er freut sich, als hätte er gleichzeitig Öl und Gas entdeckt.

»Und wie ist sie?«

»Sie ist mausetot, riecht aber immer noch nach Löwenzahn.«

Der Psychologe setzt sich wieder hin. Er schaut mich lange an. Dann:

»Wie heißt sie?«
»Ingrid.«
»Denkst du oft an sie?«
»Meistens an Line.«
»Line?«
»Denke meistens an Line.«
»Wann denkst du an sie?«
»Wenn ich an Kate Bush denke.« *Zucken im Bauch.* »Sie wollte meine Erektion sehen.«
»Ah ... Kate Bush wollte das?«
»Line.«
»Natürlich.«
»Wenn du an Ingrid denkst, was machst du dann?«
»Line.«
»Wenn du an Line denkst, was machst du dann? Wenn du duschst, denkst du dann an sie, kriegst du dann eine Erektion?«
»Nicht dass ich wüsste.«
»Das ist nicht schlimm, alle Jungs kriegen das.«
»Sie auch?«
»Wenn du an Ingrid denkst, hast du dann Lust, mit ihr zu schlafen?«
»Verdammt, sie ist doch tot ...«
»Ich meine, Line, entschuldige ...«
Zucken im Bauch.
»Boeing ...«
»All das ist in deinem Alter ganz normal, mach dir keine Sorgen. Du hast Phantasie, aber du bist ganz normal. Woher ich das weiß? Nun ja, du bist in das gekommen, was wir Pubertät nennen. Und davor muss man gar keine Angst haben. Du hast auch Tendenzen, das entwickeln zu können, was wir eine Zwangsneurose nennen ... aber nun warten wir mal und sehen, wie sich es sich entwickeln wird.«

Eine Woche später. Psychiatrische Sprechstunde, Stadt an der Küste.

Der Psychologe fragt:

»Nun, was ist es, was du erzählen willst, aber doch nicht erzählen willst?«

»Dass ich meine Stiefel in Geschirrspülmittel wasche.«

Der Psychologe lächelt, ich fahre fort:

»Damit die Stiefel nicht schmutzig werden können und einen Flugzeugabsturz über dem Dorf verursachen.«

»Über dem Dorf?«

»Und das ist die Schuld meines Gehirns.«

»Ganz und gar nicht. Gar nichts ist deine Schuld.«

»Wenn es nun überhaupt mein Gehirn ist.«

»Natürlich ist es dein Gehirn.«

»Wenn es nun mein Gehirn ist ...«

»Hab keine Angst vor deiner Phantasie.«

»Ich habe keine Angst vor der Phantasie, begreifen Sie das nicht?«

»Gut. Es ist dein Recht, wütend zu werden, werde ruhig wütend, das ist vollkommen okay.«

Lange Pause. Der Psychologe macht weiter:

»Weißt du was, jetzt machen wir mal was anderes. Sieh mal ... wir können Mensch ärgere dich nicht spielen, während wir weiter reden ...«

Plötzlich fange ich an zu lachen. Ich weiß nicht warum, ich kann einfach nicht aufhören zu lachen. Plötzlich ist alles wahnsinnig lustig. Nicht das, was gesagt wird, sondern alles andere. Alles andere, das ich nicht benennen kann. Als wäre alles ein Witz.

»Du kannst doch wohl Mensch ärgere dich nicht spielen, oder?«, lächelt er.

»Mensch fick dich nicht?«, lächele ich.

»Ärgere«, sagt er.

»Fick«, sage ich.

»Ärgere«, sagt er.

»Fick«, sage ich.
»Sollen wir anfangen?«, fragt er.
»Ready for take-off«, bestätige ich.

Ich erzähle Mama und Papa, dass ich mich besser fühle, das Leben mir heller vorkommt, dass er mir etwas zu denken gibt, etwas anderes zu denken. Also besuche ich den Herrn Psychotherapeuten drei, vier Monate lang. Niemand in der Schule weiß davon, nicht einmal die Lehrer – *der Junge hat Rückenschmerzen wegen übermäßigen Krafttrainings*. Das war meine Bedingung dafür, dass ich mitmache: Niemand darf erfahren, dass ich Psychotendenzen habe. Aber die Stunden mit dem Herrn Psychotherapeuten sind sinnlos, fühlen sich hoffnungslos an, und es geht mir kein bisschen besser. An einzelnen Tagen kann es mal gut sein, aber dann falle ich immer in denselben Gedankenbrei zurück.

Ich verliere völlig den Anschluss in Mathematik und Chemie und sehe ein, dass es mit dem Ölingenieur nicht gut aussieht. Dasselbe gilt für den Walfänger und den Lokführer und den Sportkommentator. Meine Rettung sind nach wie vor Sport und Englisch. Im mündlichen Englisch darf ich herumplappern, ein Plappern, das alles von Gene Hackman bis Marlon Brando, The Stranglers und Wayne Gretzky enthält. In Englisch bestehe ich, was wiederum die Gedanken und Tics einige Zentimeter auf Abstand hält, ich merke, dass ich etwas kann, dass ich nicht vollkommen hirntot bin. Ansonsten geht das Kopfschlagen und Zwangshandeln weiter, Kopf und Gedanken sind schwer. Aber ich versuche es, versuche dafür zu sorgen, dass Mama und Papa glücklich und hoffnungsfroh werden, wenn ich jeden Donnerstag den Einser in die Stadt an der Küste nehme und meine Runden mit dem Herrn Psychotherapeuten und Mensch fick dich nicht fortsetze.

Als der Sportbericht im Radio beginnt, weine ich schon

Papa liest zufällig in der Zeitschrift *Newsweek* von dem amerikanischen Neurologen Oliver Sacks und seinen aufsehenerregenden Forschungsergebnissen in den USA. Sacks schreibt über ein Syndrom, das auf mich zutreffen könnte: Zwangsgedanken, unfreiwillige Geräusche, Mangel an Kontrolle über die Impulse, Konzentrationsprobleme. Erleichterung. Haben wir etwas gefunden, etwas Konkretes, das dem Jungen helfen kann, gibt es vielleicht einen Namen für alles? Tourette? Könnte es Tourette-Syndrom heißen?

Meine Eltern nehmen Kontakt zu einem renommierten Chefarzt in einer staatlichen Klinik in Trondheim auf. Sie erhalten den Bescheid, auf weitere Bescheide zu warten. Der Chefarzt ist sehr beschäftigt, eine höchst gefragte Person.

Die Tür zu meinem Zimmer ist die Lieblingstür. Sie ist aus Kiefernholz, ein recht weiches Material, verursacht aber dennoch ausreichend Schmerzen. Auch die Klotür fühlt sich gut an, aber das ist schwerer hinzubekommen, denn sie befindet sich auf derselben Etage wie Küche und Wohnzimmer. Also achte ich darauf, mir die Stirn an der Klotür nur dann zu schlagen, wenn niemand von der Familie zu Hause ist. Es passiert einige Male, dass meine Schwestern mich auf frischer Tat ertappen, aber dann tue ich so, als würde ich einen Witz machen, lächele verkrampft und gehe in mein Zimmer runter und vollende das Schlagen an der Lieblingstür.

In der Schule witzelt Jesper. »Bist du vor die Tür gelaufen, oder was?«

Ich antworte laut, dass ich genau das gemacht habe. Alle lachen. Die Lehrer und Mitschüler bemerken mein Verhalten anscheinend nicht. Ich werde ein Meister darin, meine Zwänge zu verbergen. Ich tue so, als wäre ich ruhig und fleißig, und die meisten kaufen mir meine Entschuldigungen und Erfindungen ab. Doch es fällt mir immer schwerer, still zu sitzen. Sowie es ein wenig langweilig wird und ich die Konzentration verliere, rutschen die Gedanken ins Gehirn, Ansteckung und Tod. Ich benutze den Kopf, um Türen einzuschlagen, anstatt Wissen aufzunehmen. Außerdem fängt es an, im Kopf weh zu tun, der Schmerz führt dazu, dass ich mich nur schwer konzentrieren oder Dinge lernen kann. Wenn ich die Zeigefinger an die Schläfen presse, lässt der Schmerz für eine Weile nach, das hilft, dann kann ich ein paar Minuten entspannen. Ich kann zuhören, aber nicht aufnehmen, was gesagt wird, es geht nicht rein, sondern verschwindet irgendwo im Raum. Die Noten werden schlechter, sinken wie eine Schweizerkäse-Titanic-Flotte.

Nach ein paar Monaten werden die Gedanken stärker, der Widerstand geringer. Ich fange an, die Stirn an die Klotür zu schlagen, ein, zwei, drei, vier Mal. Mama und Papa sehen mich von der Küche aus, aber sie können mich nicht daran hindern, auch wenn sie es versuchen. Die Stirn an die Tür, eins, zwei, drei, vier, *dunk, dunk, dunk, dunk*. Papa nimmt mich, hält mich fest, aber dann schlage ich nur weiter mit dem Kopf in die Luft. Ich muss schlagen, donnern, dröhnen, klopfen, aber Papa schließt mich in seine sicheren und starken und provozierenden Arme ein. Wenn er mich nach ein paar Minuten loslässt, dann renne ich sofort in den Keller und schlage die Ansteckung weiter raus, eins, zwei, drei, vier. Ich höre, wie Papa die Treppe hinunterläuft, aber ich schaffe es, die Tür abzuschließen, ehe er die Klinke zu fassen kriegt, und dann schlage ich weiter – eins, zwei, drei, vier, *dunk, dunk, dunk, dunk*. Ich höre Papa an die Tür klopfen. Ich höre ihn, aber höre ihn nicht. Weiß nicht, ob es meine Stirn ist, die dröhnt, als ich sie an die Wand schlage, oder ob es Papa ist, der von der anderen Seite an die Tür donnert. Ich mache einfach weiter, verzähle mich, muss von vorn anfangen, schlage weiter – *dunk, dunk, dunk, dunk*. Dann ein heftiges Krachen, als würde das Haus im Moment von einem Torpedo getroffen zusammenfallen. Papa steht vor mir. Er sieht mich an, er packt mich, hält mich ganz fest, schließt meine Arme und Beine ein, ich kann mich nicht rühren. Er hat wunde Fäuste, er schwitzt, und er tritt gegen das, was noch vor wenigen Sekunden die Tür zu meinem Zimmer war. Und jetzt hält er mich fest. Fest, so unendlich fest hält er mich. Ich schlage mit dem Kopf in die Luft. »Ein letztes Mal, ein letztes Mal!«, schreie ich. Papa lässt mich los, ich schlage mit dem Kopf an die Wand, zum vierten und letzten Mal. Dann nimmt er mich wieder, hebt mich hoch, trägt mich zum Bett. Und jetzt lässt er nicht los. Ich kriege kaum Luft, aber er lässt mich nicht los.

Ich weiß nicht, ob Papa schwitzt oder weint. Er hält mich mit dem linken Arm fest, während er sich gleichzeitig nach vorn beugt, so weit, dass er an den Schalter von meiner Stereoanlage kommt. Als der Sportbericht im Radio beginnt, weine ich schon.

Doktor Brezel

(1981, Trondheim) Wir werden den berühmten Chefarzt treffen. Eine Stunde hat er uns gegeben. Papa und ich fahren mit dem Taxi in seine Klinik, in einem Mazda 939 GL. Ich bin traurig. Nun sind wir einmal in der Großstadt, und da hätte ich doch wenigstens auf einen Volvo 264 oder einen Dodge Dart gehofft, nicht so einen japanischen Joghurtbecher. Das ist doch dasselbe Auto, das unser Sportlehrer fährt. Was für eine Enttäuschung, kein guter Start in den Tag.

Der Taxifahrer ähnelt Frank Zappa, ist aber extrem viel hässlicher. Außerdem trägt er den größten Schnurrbart, den ich je gesehen habe, und ganz klar den breitesten Schnurrbart, den ich je gesehen habe. Wenn man seinen Kopf von hinten betrachtet, ragt der Schnurrbart auf beiden Seiten wie Tragflächen eines Flugzeugs heraus, nicht so wie Boeingtragflächen, aber ich muss schon sagen, weit entfernt ist es nicht davon.

Nach einer halben Stunde biegen wir in ein großes Tor ein, das sich in einen großen Park öffnet, der zu einem gigantisch großen Haus mitten in dem Park führt. Hier und da sind im Park noch kleinere zweistöckige Häuser verstreut. Papa blättert in ein paar weißen und grauen Papieren, die er in der Hand hat, und schaut noch einmal den Artikel über Oliver Sacks in der *Newsweek* an. Als wir auf die erste Lichtung kommen, können wir das große Haus noch deutlicher sehen, jetzt wirkt es noch größer, wie ein Schloss. Frank Zappa hält ein paar Meter vor der Treppe zum großen Schloss. Papa gibt ihm einen Zettel, kein Geld. Frank Zappa nickt und fährt schnell davon.

Wir kommen in eine große Eingangshalle. Plötzlich sind da massenhaft Menschen um uns herum. Die meisten wirken fröhlich und freundlich, vor allem freundlich. Papa bittet mich, in einem der vielen großen, braunen, hässlichen Cordsofas mit aufgestickten Mustern zu warten – ganz und gar nicht die wohlriechende Qualität des Backpflaumensofas. Papa redet mit einer Frau oder einem Mann, der hinter einem Schalter ganz hinten in der Ecke versteckt sitzt. Wir steigen vier Treppen hoch. Zwischen jeder Etage hängen ausgestopfte Tiere. Auf der ersten Etage ein Falke, ein Adler auf der nächsten, ein Luchs auf der dritten. Die Treppenstufen tragen dieselbe rote Auslegeware wie die Treppe zum Büro des Rektors.

Auf der vierten Etage setzen wir uns in ein weiteres ekliges, geruchsloses, bräunliches Cordsofa. Papa beugt sich vor, fährt mir mit der Hand durchs Haar und wuschelt es durch, so wie er es tut, wenn er etwas sagen will, wirklich etwas sagen will, etwas Wichtiges.

Die Tür geht auf. Eine Frau in knielangem Kittel begrüßt uns, aber sie lächelt nicht, wahrscheinlich hat sie überhaupt noch nie gelächelt, deshalb nehmen wir es nicht persönlich. Sie bittet uns, ihr zu folgen. Wir gehen durch eine riesige Tür und dann weiter in ein gigantisch großes Zimmer. Direkt vor mir steht wieder so ein ekliges Cordsofa, also gehe ich schnell weiter und bleibe vor einer großen Glastür mit kleinen Vierecken drauf stehen. Auf der anderen Seit der Glastür steht ein älterer Mann. Er sieht mich an, ernst, dann öffnet er die Tür. Papa begrüßt den Mann mit der Brille. Papa sagt:

»Das ist Doktor …«

Zucken im Bauch. Ich unterbreche ihn:

»Es riecht nach Grießbrei.«

»Grießbrei?«, fragt der Mann mit dem dünnen, wassergekämmten Haar und der Brille.

Papa rettet die Situation:

»Das ist also Doktor Brezén.«

Zucken im Bauch.

»Brezel?«

»Brezén«, sagt Papa.

»Brezén«, bekräftigt Brezel und schüttelt mir gleichzeitig die Hand.

Der Grießbreigeruch macht mich nervös. Es zuckt im Bauch, der Kopf tut weh, der Körper juckt, ich bin durcheinander. Brezel setzt sich in einen großen schwarzen Ledersessel. Er schlägt die Beine übereinander, beugt sich vor, sieht mich an und fragt:

»Warum findest du, dass es nach Grießbrei riecht?«

»Warum mögen Sie Grießbrei?«, frage ich.

»Ich mag keinen Grießbrei«, antwortet Doktor Brezel.

»Und warum stinkt es hier drin dann nach Grießbrei?«

Doktor Brezel nimmt die Brille ab. Lange Pause. Ich bekomme keine Antwort. Doktor Brezel bricht das Schweigen:

»Hatten Sie eine gute Reise?«, fragt er und sieht zu Papa.

»Ja, doch …«

Ein Auto gleitet in einem Container Grießbrei herum, ein Dodge dreht so durch, dass die Breimasse an den Wänden entlangspritzt und die Brille von Brezel mit stinkendem Grießbreischmodder einschneit.

Brezel fährt fort:

»Jetzt erzähl mal ein wenig von dir selbst …«

»Was denn?«

»Was du magst, und was du nicht magst.«

»Ich mag Haferbrei, aber ich hasse Grießbrei. Wayne Gretzky und Börje Salming mag ich auch, aber ich weiß nicht, ob sie mich mögen.«

»Was magst du nicht?«

»Salamifresse und Fischpudding.«

Papa sagt:

»Du kannst doch erzählen, was du so denkst … was dich beschäftigt.«

Mir bricht der Schweiß aus, das Unbehagen wächst, aber ich mache weiter, ich will erzählen, ich will Ruhe im Kopf haben, Ruhe zu Hause, Ruhe in der Schule, Ruhe überall, also sage ich es so, wie es ist:

»Mein Gehirn kann Flugzeuge abstürzen lassen, Oskar ist ein Salamipimmel, und der Zahnarzt heißt Johan Gestapo.«

Ich glaube, das gibt eine lange Pause. Doktor Brezel wird ernst, schreibt etwas in einen Ordner, rückt die Brille zurecht, rückt den Stuhl zurecht, sieht Papa an, dann mich, dann wieder Papa:

»Erzähl mir ... wenn ich Flugzeug sage ... was sagst du dann?«

Lange Pause. Ich fahre fort:

»Welches Flugzeug?«

»Welches Flugzeug?«

»Welche Art von Flugzeug?«

»Einfach ... Flugzeug.«

»Aber ich muss wissen, welche Art von Flugzeug«, beharre ich.

Lange Pause. Brezel weiter:

»Erzähle mir bitte ... wenn ich sage ... Entzündung ... was sagst du dann?«

Pause. Brezel wieder:

»Wenn ich sage Entzündung ... was denkst du dann?«

Pause. Brezel wieder:

»Wenn ich sage Entzündung ... was siehst du dann?«

Und so machen wir ungefähr zwei Stunden lang weiter. Brezel fragt, was ich denke, fühle und sehe. Ich antworte Backpflaumen, Bauer-Schläger, Boeing 747 und Salamischweiß.

Dann darf ich rausgehen, in der Eingangshalle warten, Bücher, Zeitungen, Broschüren lesen. Währenddessen redet Papa weiter mit Brezel, Brezel mit Papa, ich mit mir selbst. Ich schaue durch die schlossigen Fenster, sehe schlossige Bäume mit schlossigen Ästen. Eine halbe Stunde später darf ich allein mit Brezel reden. Er sitzt mindestens einen Kilometer von mir entfernt, immer noch in seinem schwarzen Ledersessel. In zweieinhalb Stunden ist er kein einziges Mal aufgestanden, das Leder stinkt nach Hinternschweiß.

Papa setzt sich auf das Cordsofa auf der anderen Seite der

Glastür. Wir können uns sehen. Er tut so, als würde er eine Zeitung lesen, aber jedes Mal, wenn ich zu ihm schaue, schaut er gerade in meine Richtung. Brezel sagt:

»Erzähl doch bitte ... wenn ich rot sage ... was siehst du dann?«

Pause. Brezel weiter:

»Wenn ich rot sage ... was denkst du dann?«

Pause. Brezel weiter:

»Wenn ich rot sage ... was sagst du dann?«

Ich sehe ihn an, den Lederstuhl, wieder ihn, den ausgestopften Kaiseradler unter der Decke, und ich will gerade antworten, als das Geräusch eines Flugzeugs mich unterbricht. Ich denke:

... die Schuhspitze des Stiefels ist das Cockpit, der Schuhkörper ist die Kabine, die Schnürsenkel die Tragflächen, exakt gleiche Tragflächen, sonst kann das Flugzeug aufs Dorf stürzen, runterfallen, Hunderte von Menschen sterben ...

Langsam gehe ich zum Fenster, schaue hinaus, hoch zu den grauen Wolken, zum Regen. Brezel schreibt etwas auf seinen Block, sieht zu mir, dann auf den Block, zu mir, und jetzt auch zu Papa, der ins Zimmer gekommen ist. Papa kommt zu mir, legt die Hand auf meine Schulter. Ich setze mich wieder auf den Stuhl. Brezel sieht mich an, die Brille jetzt so weit auf der Nase nach vorn geschoben, dass es mich verwirrt. Das Einzige, was ich noch denken kann, ist, wann wird die Brille ihm in den Mund fallen?

»Was passiert, wenn du die Schuhe nicht auszieht?«, unterbricht mich Papa.

Ich sehe zu Papa, zu Brezel, zu Papa, zum Fenster, zu den Wolken, dem Grießbreischmodder. Wieder bricht mir der Schweiß aus, es zuckt im Bauch, und ich murmele:

»Mein Gehirn wird mir aus dem Kopf springen, wie ein Torpedo auf das Flugzeug zuschießen, das Flugzeug treffen, das Flugzeug explodiert in der Luft und ...«

Zucken im Bauch.

Doktor Brezel gibt mir zum Abschied die Hand. Papa bleibt noch im Zimmer. Ich warte auf der anderen Seite der Glastür, die nicht geschlossen ist, weshalb ich sie belauschen kann. Nach einer Minute fängt Brezel an zu reden, seine Stimme ist gröber und schwerer. Ich kann nicht genau verstehen, was er sagt. Aber nach nur wenigen Minuten merke ich, dass auch Papas Stimme gröber wird. Ich höre einzelne Worte und Sätze. Mit jedem Wort, das Brezel ausspricht, scheint Papas Gesichtsfarbe röter und wütender zu werden, und gegen Ende des Gesprächs hat er nur noch Basstöne in der Stimme. Zwischendurch sehen sie in meine Richtung, zur Glastür, zum Flur, ich glaube nicht, dass sie mich sehen, ich weiß, dass ich sie sehe. Papa scheint wütend zu sein, Brezel blättert im Ordner, sie schauen einander kaum an. Papa holt die *Newsweek* heraus, zeigt ihm den Artikel, legt ihn auf Brezels Schreibtisch. Brezel liest den Artikel, tut das allerdings extrem schnell. Minuten später schüttelt Brezel Papas Hand, der erwidert, indem er sowohl die Hand als auch den Kopf schüttelt.

Papa geht schneller denn je die Treppen hinunter. Ich schaue mir all die Raubvögel und nordischen Tiere an, die einfach unter der Decke hängen und auf uns herunterschauen. Papa hat noch kein Wort zu mir gesagt, jedenfalls keinen längeren Satz oder einen Satz mit irgendeinem Sinn.

»Haben wir es eilig?«, frage ich.

»Wir haben es eilig.«

»Warum?«

»Weil du hier wegmusst.«

Tourette? Nein, das haben wir hier nicht

Ich wache um zehn Uhr zum Sport-Extra auf. Oben in der Küche höre ich Mama und Papa diskutieren. Papa ist offenkundig wütend, Mama scheint nicht wütend zu sein, eher erstaunt. Ich muss dringend aufs Klo, gehe die Treppe rauf, setze mich aufs Klo, aber nichts geschieht. Timeout. Mama und Papa hören mich nicht. Sie reden eifrig:

»Dieser Chefarzt behauptet, unser Sohn habe klare Anzeichen einer paranoiden Persönlichkeitsstörung. Also, da komme ich und zeige ihm alle Symptome und Diagnosekriterien, zeige ihm den Brief und den Zeitungsartikel, ich erzähle ihm sogar vom Tagebuch, von der Entwicklung, ich bitte um eine Überweisung in eine neurologische Abteilung, aber dieser Mann schüttelt nur den Kopf, sagt, er sei der Arzt, wir die Eltern, und nun wollen wir mal nicht emotional werden. Er sagt, es gäbe einhundertzwölf diagnostizierte Fälle in der ganzen Welt, und es sei ein exzentrisches und sehr ungewöhnliches Syndrom, nur wenige hätten das …«

»Und was hat er gesagt, als du Tourette und Zwang gesagt hast?«, fragt Mama.

»Da hat er nur geantwortet: ›Tourette? Nein das haben wir hier nicht.‹ Er meint, es sei etwas viel Ernsteres. Ein Junge, der glaubt, sein Gehirn würde Flugzeuge zum Absturz bringen, sein Hirn würde in die Luft, in den Weltraum springen, ja, diese ganze Gedankenwelt, da hätten wir die Anzeichen für eine Persönlichkeitsstörung …«

»Und was hat er über Zwangshandlungen gesagt?«

»Seien Teil der Persönlichkeit.«

»Wie seid ihr denn verblieben?«

»Wir sollen abwarten und mal sehen. Später können sie ihn

ein paar Wochen lang zur Beobachtung aufnehmen, und im Erwachsenenalter dann Neuroleptika geben, Haldol. Und es würden noch weitere Untersuchungen erforderlich. Im Erwachsenenalter meint er, wäre Haldol in Kombination mit Arbeitstraining die einzige realistische Alternative für ein halbwegs normales Leben. Leider, sagt er.«

»Es muss andere Methoden geben.«
»Es gibt andere Methoden.«
»Wir müssen sie nur erst finden.«
»Wir finden sie.«
»Dann wird sich das Problem lösen.«
»Es wird sich lösen.«
»Ready ... ready for take-off«, murmele ich drinnen auf dem Klo.

Alles geht weiter

Alles geht weiter. Ich donnere den Kopf an Türen, ticse in der Schule, kriege schlechte Noten, Nicht-bestanden-Noten. Hockey und Fußball funktionieren immer noch, aber Tanzen und Knutschen werden immer weniger – *die Mädchen, die sich ja immer begrabbeln, können von Ingrid angesteckt sein, vielleicht werde ich angesteckt, vielleicht bin ich schon angesteckt.* Ich schaffe es auch nicht mehr, auf Feste zu gehen, das Kopfschlagen und Grübeln und Ticsen macht mich müde, lieber will ich schlafen oder den Alltag unten in meinem Zimmer wegträumen. Außerdem fange ich an, Gefallen daran zu finden, allein zu sein. Wenn ich in meinem Zimmer bleibe, dann vermeide ich, den Körper Ansteckung und ticsigen Begegnungen auszusetzen.

Ich gehe immer noch zum Herrn Psychotherapeuten, vor allem, um meinen Eltern eine Freude zu machen. Sie hoffen, dass es mir trotz allem besser gehen wird. Wir betrügen uns selbst und bilden uns ein, dass es jetzt viel besser ist als noch vor einer Woche.

Der Herr Psychotherapeut durchschaut meine Notlügen und Improvisationen nicht, und wenn ich die Wahrheit erzähle, dann glaubt er, ich würde phantasieren. Was seiner Meinung nach auch ganz normal ist. Das meiste, was ich tue und sage, scheint, oberflächlich betrachtet, normal zu sein – ich habe Phantasie, bin spontan, mag Mädchen, tanze und knutsche gern, mag Sport und Musik. Ich erfülle die Kriterien für einen normalen Teenager. Er sieht die Tics nicht, nicht die Flugzeuge, den Applaus, die Impulse, die Rituale, die Beulen auf der Stirn. Er scheint nur das zu sehen, was er sehen will, und es endet immer mit einem eiligen »bis zum nächsten Mal«. Und außerdem tut er mir schließlich leid. Der Herr Psychotherapeut, der aus der Hauptstadt hierhergezogen ist, massenhaft Locken, eine große Brille und der allein in der Stadt wohnt. *Am besten spiele ich mit, dann hat er wenigstens einen guten Abend.*

Mama und Papa sehen nach unzähligen Versuchen, mich festzuhalten, ein, dass sie mich nicht davon abhalten können, den Kopf gegen Türen und Wände zu schlagen. Das Kopfschlagen verläuft in Perioden. Manchmal ist es wochenlang ruhiger, dann wieder viel intensiver und anstrengender. Sie sitzen fest, sind hilflos. Die Stimmung im Haus ist nicht mehr, wie sie mal war. Meine Schwestern sind immer öfter zu Besuch bei Freunden, übernachten woanders oder machen ihre Hausaufgaben bei Bekannten von Bekannten. Und Papa versucht, in der Nähe zu bleiben, versucht immer noch, zwischen mich und die Tür zu kommen, aber im Grunde ist es ein hoffnungsloser Kampf. Wenn es ihm gelingt, dann hört das Kopfschlagen ein paar Minuten lang auf, aber nur, wenn ich einen guten Tag habe. Sie tun, was sie können, um Hilfe zu bekommen. Suchen in Zeitungen, telefonieren, nehmen Kontakt zu jemandem auf, der die Kollegen von bekannten Bekannten kennt. Wieder und wieder versuchen sie, eine medizinische Untersuchung zu veranlassen, damit sie wenigstens wissen, dass das Körperliche in Ordnung ist, dass mir keine Mineralien fehlen oder ich irgendwelche unbekannten physischen Beschwerden habe, die psychische Symptome mit sich bringen können, wie Kojak es ja behauptet hat. Aber sie kriegen nur zu hören, dass eine medizinische Untersuchung nicht erforderlich ist, außerdem gibt es keine freien Betten. Im Moment. Die Frustration wächst mit jedem Termin, Telefongespräch, Brief oder Kontakt. Ist er denn der einzige Junge auf der Welt, der seinen Kopf an die Wand donnert, unkontrollierte Impulse hat, Konzentrationsschwierigkeiten und Gedankenverwirrung? Paranoide Persönlichkeitsstörung oder Pubertät? Oder Tourette? Nein, nicht Tourette. Denn das haben wir hier nicht.

Wie immer ist der Frühling die schlimmste Zeit, der Herbst die beste. Im Herbst gibt es manchmal mehrere Wochen ohne größere Beschwerden. Diese Wochen sind für meine Familie das reinste Paradies. Wir essen gemeinsam, wir sehen fern, arbeiten im Garten, lachen. Bis die Hölle wieder einkehrt. Es kann eine kleine Sache sein, die ein Erbeben verursacht – ein Kampf in der Schule, eine schlechte Note, ein Gedanke an Ingrid, Milch, Salami, Kaviar. Und dann geht es wieder los. Papa versucht, wenn die Höllenwochen wieder anfangen, mit mir nach Mosjøen zu fahren. Ich bitte die Familie, den anderen in der Schule nicht vom Ticsen und den Zwängen zu erzählen. Ich fange an, mich zu schämen, halte mich selbst für einen Idioten, an der Grenze zum hoffnungslosen Idioten, und ich will nicht, dass die anderen in der Klasse den hoffnungslosen Idioten auf dem Präsentierteller serviert bekommen.

In Mosjøen kann ich wieder Kontakt zu meinem alten Ich aufnehmen, zumindest ein wenig. Ich schaue den Schiffen nach, schlendere am Hafen entlang, rede mit Leuten, die ich nicht kenne, spiele Backgammon, esse Würstchen mit Senf. Es geht mir gut, nicht prima, aber über ein paar leichtere Kopfschläge am Tag kann man doch hinwegsehen. Es geht mir ganz einfach so gut, wie es mir gehen kann. Bis wir wieder ins Dorf zurückfahren müssen. Wo alles weitergeht. Ich fange auch an, mich öfter und länger zu waschen. Habe Angst vor Schmutz und Bazillen. Eine gewöhnliche Handwäsche dauert jetzt mindestens vierzig Minuten, eine Dusche eine gute Stunde – wenn ich einen guten Tag habe.

In der Schule fragt Line, warum ich denn Beulen auf der Stirn habe.

»Die Pubertät«, antworte ich.

Timeout

Wir sind eine Gruppe von vier, fünf Jungs, die sich alle unglaublich langweilen und denen es einfach nicht mehr genügt, den Lachsen beim Wandern zuzugucken. Wir entdecken unsere eigene Welt, und zwar in entschiedenem Abstand von der Sportmafia und der eifrigen Naturjugendgang.

Wir haben ein ungewöhnlich großes und kompetentes Musikinteresse. Mehrere Male im Monat treffen wir uns zu Hause bei einem von uns und machen Musik. Wir trinken Kaffee und Bier, analysieren, wir reden über richtige Sachen, lachen an der richtigen Stelle und lassen bei jedem Lied der Stille ihren Raum. Wir sind wahrscheinlich die ersten New Romantics des Bezirks, ja, des ganzen Landes.

Und ich mag das, ich mag sie, sie werden zu meinem eigenen Timeout von all dem Kranken.

Wir wechseln uns ab mit dem Ausrichten des Abends. So gut es geht, versuche ich zu vermeiden, dass sie bei mir zu Hause stattfinden. Mein Zimmer besteht aus attraktiven Türen und Wänden, an die man den Kopf schlagen kann, die Heimatzone ist einfach zu gefährlich, da kann ich den Fokus verlieren, krank werden, mich verraten. Meist treffen wir uns bei Hugo. Die haben ein großes Haus mitten im Zentrum, sein Papa betreibt das einzige Café des Dorfes, und die Familie ist es gewohnt, dass Leute da sind, und verhält sich ungewöhnlich sozial. Wir bleiben stundenlang hocken, der Abend wird zur Nacht, die Nacht zur Dämmerung. Meine Freunde belauschen mein Musikwissen und ich das ihre. Wir schreiben Tipps auf, rufen das Musikgeschäft in der Stadt an der Küste an, das auf unseren Wunsch Platten von unterschiedlichen Labels bestellt. Bis in den nächsten Plattenladen sind es für uns fünfzig Kilometer pro

Strecke. Wenn der Plattenladen uns nicht helfen kann, dann bestellen wir direktimportierte LPs bei einer Versandfirma in Oslo. Die müssen sich ganz schön wundern über die Mengen von Qualitätsmusik, die Woche für Woche in dieses kleine Dorf oben im Norden geschickt wird.

An manchen Abenden treffen sich nur Hugo und ich, an anderen die ganze Gruppe. Die anderen gründen auch zwei Bands, Efri Alfa und Sisters of Mercy. Ich ernenne mich selbst zum Produzenten und Manager. Auf dem alten Tandberg-Gerät meines Großvaters spiele ich mehrere Demobänder ein, die wir dann an die größten Plattenlabels des Landes verschicken werden, »wenn der Klang nur steinig genug ist«, wie Arild andauernd plappert.

Wir spielen die Songs im Keller eines alten stillgelegten Bauernhofes ein. Der Sound wird hart, nicht steinig, sondern eher garagenmäßig. Unfreiwillig garagenmäßig, weil im Hintergrund die Garagentür des Nachbarn ärgerlich taktfest im aufkommenden Westwind mitdröhnt. Deshalb ist das Demoband niemals an Virgin Records geschickt worden, und das Land, ja, die Welt, ist um eine sehr ungewöhnliche Form von taktvollem Garagenrock betrogen worden.

Ich bin inzwischen sehr gut darin, Zwänge und Tics zu verbergen. Ich habe gelernt, mir Ausweichmanöver auszudenken, und an guten Tagen schaffe ich es, das Ritualisieren aufzuschieben. Wenn ich es einmal nicht schaffe, die Rituale zu kontrollieren oder ein unerwartetes Geräusch oder eine Bewegung herausticst, dann kommentieren die anderen es auch nicht. Sie kümmern sich gar nicht sonderlich darum, wahrscheinlich denken sie, dass ich das erfinde oder aus Spaß mache, ein Witz. Und was sollten sie auch misstrauisch sein? Die Ausweichmanöver kosten viel Energie, aber ich kriege doppelt so viel zurück, wenn mir niemand auf die Schliche kommt. Klar merke ich, dass Mama immer länger mit Hugos Mutter redet, aber das kann ja auch daran liegen, dass die beiden die Einzigen im Dorf sind, die Hochsprache sprechen.

Ich weiß, wie wichtig unsere New Romantics-Abende sind. Vielleicht wage ich nicht, das offen zuzugeben, aber sie sind ausschlaggebend dafür, dass ich nicht völlig aus dem Ruder laufe. Es ist alles dabei, was ich brauche – Hugo, Arild, Peter, Gunnar, Björn als Mitspieler. Prefab Sprout, Joy Division, New Order, Flash and the Pan, The Stranglers als Trainer.

Lillemor

Lillemor ist ziemlich übergewichtig, fünfundsechzig Jahre alt, trägt einen engen weißen Küchenkittel, hat blaues oder graues Haar. Lillemor ist die Köchin der Schule, die unfreiwillige Schulpsychologin, aber vor allem ist sie die erste mobile Vertretung der Welt. Ich sehe sie überall. Sie springt ein, wo man es am wenigsten vermutet: an der Kasse, in der Bibliothek, am Delikatessentresen, als Bingoausruferin, als Organisatorin des Lachsfestivals.

Der Schultag ist bald zu Ende, eine halbe Stunde noch, vielleicht zwanzig Minuten.

Ich gehe an der Rückseite der Schwimmhalle entlang, lasse den Kopf hängen, fühle mich down. Immer öfter verliere ich die gute Laune, ich schaffe es auch nicht mehr, so oft zu lachen wie früher. Irgendetwas fehlt, vor allem Selbstvertrauen. Ich habe gesagt, ich müsse auf Toilette, doch das ist wie immer ein Ausweichmanöver. Ich sage das, weil ich mein Gedankensystem auslüften muss, ich muss ritualisieren und die Tics loslassen, wenn ich merke, dass Gerüche und Geräusche im Klassenzimmer zu stark werden. Auf Toilette zu müssen ist eine Ausrede, die meistens funktioniert, ich bin längst nicht der Einzige, der das herausgefunden hat. Ein Stück weiter auf dem Schulhof stehen, hinter einem Container versteckt, zwei Schüler und rauchen heimlich, zwei andere haben den Nachmittagsknutsch eingeleitet – und wir sind alle auf der Toilette.

Ich bin am liebsten für mich allein. Ich laufe hinter der Schwimmhalle herum und bin wütend auf das meiste. Die Tics kann ich nicht erklären, nicht einmal mir selbst. Sie schießen einfach hoch, von innen, eine spontane und unerwartete Energie, die einfach rauskommen muss, sonst werde ich nervös und durchgedreht und wuselig. Die Tics sind auf dem Weg, es zuckt im Bauch und mein Energielevel sorgt dafür, dass ich einem leeren Plastikeimer einen ordentlichen Tritt versetze, so dass er zehn Meter hoch in die Luft fliegt – und genau vor Lillemor landet. Sie steht ganz still. Und sieht mich einfach an. Und dann schaut sie auf den Plastikeimer. Geht zwei Meter zurück, rückt die kleine Kochmütze zurecht, nimmt zwei schnelle Schritte Anlauf – und tritt den Eimer zu mir zurück.

»Du hast angefangen«, sagt sie.

Ich weiß nicht, was ich denke. Lillemor hat mich verwirrt, aber nicht wütend gemacht. Im Reflex trete ich den Eimer wieder zu ihr zurück. Da nimmt Lillemor den Eimer auf, geht langsam auf mich zu – und setzt ihn mir auf den Kopf. Dann klopft sie mir auf den Plastikeimerkopf, hakt mich unter und wiederholt: »Du hast angefangen.« Ich schaffe nicht zu reagieren oder zu antworten. Es ist, als würde Lillemor meinen Ticsmotor mit einer Tüte Dickmilch befüllen. Gedanken und Einfälle und Impulse explodieren in einem Nichts. Ich bin wie gelähmt, vollständig überrumpelt, mentaler Crosscheck. *Verdammt, sie mag mich.* Ich gehe Arm in Arm mit Lillemor, einen Plastikeimer über dem Kopf, und komme mir überhaupt nicht blöd vor, sondern fast natürlich. Ich weiß nicht, wie lange ich den Eimer auf dem Kopf habe. Aber ich erinnere mich, wie Lillemor laut und deutlich sagt:

»So, und jetzt machen wir Pfannkuchenteig. In dem Plastikeimer.«

Familienpfannkuchen:

200 g	Weizenmehl
1 Teel.	Salz
500 ml	Milch
2	Eier
5 g	Margarine

Meine Tourettepfannkuchen (in dem inzwischen gespülten Plastikeimer):

Weizenmehl = ok

Salz = tja *(dieselbe Farbe wie Zucker, aber salziger, 5 + 4 = 9 Esslöffel sind ok)*

Milch = nein *(der Bürgermeister kauft Milch, er fasst mehrere Milchtüten an, ehe er sich entscheidet, somit können alle Milchtüten verseucht sein, und eine der verseuchten Milchtüten ist jetzt gerade hier in der Schulküche ...)*

Eier = 5 + 4 = 9 Eier *(9 ist eine gute Zahl)*

Margarine = vielleicht *(wenn ich es schaffe, sie abzuwiegen)*

Eine halbe Stunde später.

Lillemor legt mir die Hand auf die Schulter, kneift mich ein wenig und sagt:

»Das ist dein Pfannkuchenteig. Wenn es um Geschmack geht, gibt es keine absolute Antwort. Das Rezept ist nur ein Hilfsmittel, keine Lösung. Das hier ist dein Teig, dein Werk, deine Idee ... aber ich werde ihn nicht essen.«

»Aber das ist doch ein perfekter Pfannkuchenteig ...«

»Wenn du das meinst, dann ist es wohl so.«

»Natürlich ist es so.«

Lillemor dreht den Plastikeimer vier, fünf Mal auf den Kopf. Aber der Teig will nicht rauskommen. Er klebt bombenfest, und wir müssen Gewalt anwenden, um ihn herauszukriegen.

Lillemor gibt nicht auf, sie bricht den Teig los, zwingt ihn in die Pfanne und bittet mich, den Backprozess aufmerksam zu bewachen. Und nur ein paar Sekunden später muss ich der Tatsache ins Auge sehen: Das hier ist, als würde man Zement braten. Hart, trocken, roh. Lillemor hat Recht. Sie sieht mich an, kneift wieder ein wenig zu, und wir fangen beide an zu lächeln. Wir lachen. Und es ist das erste Mal seit langem, dass ich mit mir lache und nicht über mich.

Dann zeigt mir Lillemor, wie sie ihre Pfannkuchen macht. Wir gehen ganz vorsichtig zu Werke. Es macht gar nicht den

Eindruck, als würde sie Unterricht geben, sie ist einfach anwesend, und alles fühlt sich richtig an. Sie schert sich nicht darum, mir Gramm und Esslöffel und Waagen zu zeigen. Sie ist ganz und gar nicht die faschistische Köchin, wie die andern sagen. Sie benutzt stattdessen das Auge als Messbecher und die Zunge als Waage.

»Es kommt darauf an, dass du die Aufgabe erfüllst, nicht immer, wie du sie erfüllst«, sagt sie und rührt weiter im Teig, probiert mit dem Finger und bereitet die Pfanne vor. Am Ende des Pfannkuchenprozesses fragt sie, ob ich ein besonderes Gewürz oder einen besonderen Geschmack in den Pfannkuchen haben will. Ich weiß nicht richtig, was sie meint, antworte aber wie immer: »Zimt würde sich gut machen.« Lillemor macht eine 250-Gramm-Tüte Zimt auf, dreht sie um, so dass der ganze Inhalt im Teig landet. Die ganze Lillemor verschwindet in einer Zimtwolke, die jetzt auch den größten Teil meiner Person bedeckt. »Wenn du Zimt willst, dann kriegst du Zimt, das sag ich dir.«

Zwei Stunden ist es her, dass ich dem Plastikeimer einen ordentlichen Tritt versetzt habe. Jetzt liegt der Pfannkuchenteig im selben Eimer, und ich habe Lillemors Kochmütze auf dem Kopf, und das fühlt sich natürlich an. Lillemor kümmert sich, ohne sich zu kümmern. Sie lässt die Impulse und das Verhalten zu, wenn ich nur die Aufgabe erfülle und nicht aufgebe. Keine Kommentare oder Zurechtweisungen und keine Herdenmentalität. Lillemor respektiert mich, und da habe ich schließlich keine andere Wahl, als auch sie zu respektieren. Wir begegnen uns. Und wir werden uns wieder begegnen. Wenn sie nur in der Aufnahmekommission meiner zukünftigen Universität sitzen könnte.

Als wir die Schulküche gegen fünf Uhr verlassen, ist der Schulhof dunkel und leer, nur hinten im Westflügel leuchtet es aus ein paar Fenstern, wo der Abendkurs im Fliegenfischen gerade begonnen hat. Ich darf mit Lillemor in ihrem Fiat 127 fahren. Man sieht das Auto kaum, sondern nur sie und vier

Räder, und ich neben ihr mit der Schultasche und einer Schüssel Pfannkuchen. Lillemor fährt den Fiat mit Fingerspitzengefühl, die Pfannkuchen fühlen sich sicher. Ein paar hundert Meter vor unserem Haus hält sie an. Ich versuche, die Autotür mit der einen Hand zu öffnen, merke aber, dass es besser ist, sich gegen die Tür zu lehnen, dann wird sie schon von selbst aufgehen. Das tut sie auch, allerdings schneller als erwartet. Ich falle aus dem Auto, schaffe es aber, die Pfannkuchenschüssel zu balancieren. Lillemor fährt weiter. Ein paar hundert Meter später höre ich sie hupen, aber das ist sicher nicht mit Absicht. Der Fiat ist so klein und Lillemor so groß, dass sie beim Abbiegen oft mit dem Ellenbogen versehentlich an die Hupe kommt. Oft hört man Lillemor im Dorf mit ihrem kleinen 127er herumtuten.

Stolz stelle ich die Pfannkuchen auf den Küchentisch, schlage mit der Faust auf die Tischplatte – *Zucken im Bauch und yes Sir.*

Die kleine Schwester geht zur Pfannkuchenschüssel, sagt: »Warum hast du am Tor gar nicht *so* gemacht?«

Anton

Anton unterrichtet Mathematik und englische Grammatik. Er springt auch in Geschichte und Werken ein. Die ganze Zeit lutscht er Halspastillen mit Lakritzgeschmack. Es lässt die Pastille im Mund herumrollen, zwischen die Zähne, vor und zurück, versteckt sie unter der Zunge, bis sie schmilzt und Lakritzspucke wird. Dann vergehen ein paar Minuten, und dann hat er wieder eine Pastille im Mund. Aber ich habe ihn noch nie eine Pastille in den Mund stecken sehen. Es ist, als würde er das heimlich machen oder als wäre es ein Teil einer heimlichen Bewegung mit der Hand. Aber ich habe ihn auch noch nie ohne eine Pastille im Mund gesehen. Ihn Halspastillen lutschen zu sehen ist ein ebenso bekanntes Bild wie der Rektor, der am Fenster steht und über den Lachsfluss schaut. Das gehört zum Gesamtbild, wie es in *Gesellschaftskunde 2* steht. Anton hingegen hat niemals Probleme mit dem Hals, er ist nur selten erkältet, niemals krank und ist immer in der Schule. Seine Frau ist klein und kregel, sie betreibt die Rot-Kreuz-Stelle des Dorfes, aber ich habe sie noch nie gemeinsam Halspastillen lutschen sehen. Anton sieht so dermaßen entspannt natürlich aus, ein Gene Hackman ohne Zigaretten, ein Gene Hackman ohne Zigaretten mit Halspastillen. Anton geht nicht mit Papa zum Lachsangeln, aber sie sind im selben Schachclub.

Anton fährt einen Opel Kadett, ein blaues Coupé 1700 Super. Angeblich ist es das schnellste Auto im Dorf, aber Anton hat trotzdem den Ruf, der Schnarchsack schlechthin in Sachen Straßenverkehr zu sein. Er fährt immer mit einem Fenster halb offen, das ganze Jahr über. Ich habe mich oft gefragt, warum. Wenn es im Dorf einen Stau gibt, dann sind entweder die Holzlaster oder Anton schuld. Man sieht ihn da, das Fenster halb heruntergekurbelt, zurückgelehnt, eine Halspastille im Mund rollend. Anton kann beleidigt sein oder beleidigt wirken, weil er nicht versucht, lustig zu sein. Angeblich hat er seit zehn Jahren nicht öffentlich gelacht, aber das ist vielleicht auch nur ein Gerücht. Er versucht einfach nicht, an seinem Alter zu drehen, so zu tun, als wäre er jünger als er ist, wie Fräulein Gemeinschaft und der Troubadourpolitiker, die Jeansjacken tragen, obwohl sie schon sechzig sind und bereits ihren dritten Bandscheibenvorfall hinter sich haben. Anton ist direkt und geradeheraus, sagt nicht viel, und wären da nicht diese Halspastillen, dann würde er in dieselbe Gruppe von Lehrern gehören wie der Chemielehrer und Natur-Olle, die ernsten Jackett-Träger. Aber Anton hat etwas anderes an sich. Wenn er mit mir redet, dann schaut er mir direkt in die Augen. Und das ist ungewöhnlich.

Ich empfinde ein ungeheures Verlangen, Dinge anzufassen, sie zu berühren. Dann werde ich ruhig, der Stresspegel sinkt, die Impulse verschwinden. Und es geschieht, wenn ich es am wenigsten erwarte, und vor allem, wenn ich die Dinge nicht anfassen sollte. Die Langeweile muss befriedigt werden, sonst kocht sie über. Die Langeweile entsteht aus Unruhe, Wiederholung, Routine. Das Zucken im Bauch bekämpft die Langeweile durch Aktion. Die Aktion ist gleichbedeutend mit dem zuckenden Bedürfnis, Geldbeutel und Leder anzufassen. Also zuckt es ... und ich nehme den Geldbeutel und befühle ihn, und dann werde ich ruhig. Der Inhalt des Geldbeutels ist mir wirklich völlig egal, Geld ist mir gleichgültig. Es sind Gefühl + Geruch + Material, die mich reizen.

Es ist nur menschlich, wütend zu werden, wenn einer einem den Geldbeutel wegnimmt. Alle glauben, ich hätte vor, den Geldbeutel zu stehlen, ich würde bewusst lachen und sie lächerlich machen, und das alles vorsätzlich. Aber ich finde es überhaupt nicht lustig, sondern einfach nur schrecklich notwendig, während die Lehrer es alle furchtbar unnötig finden. Ein Zusammenstoß ist unvermeidlich. Das Gerücht verbreitet sich, aber es bleibt auf dem Schulhof und gelangt nie bis zu meiner Mutter und meinem Vater, die mehr damit beschäftigt sind, Hilfe zu suchen, als das Mysterium der taktilen Stimulierungsbedürfnisse ihres Sohnes zu lösen.

Wir haben Werken. Anton beugt sich herunter, um zu zeigen, wie ich die Feile benutzen soll. Sein Geldbeutel leuchtet mir entgegen wie Apollo 3. Er ist schwarz und zerschlissen und wohlriechend. *Zucken im Bauch*, und der Geldbeutel ist nun in meiner Hand.

Und was macht Anton? Gar nichts. Er bleibt stehen, sieht mich an, den Geldbeutel, dann mich und macht immer noch nichts. Ich denke: Sollte er nicht meinen linken Arm packen und mit mir die achtundneunzig Stufen zum wohlriechendsten und schönsten Backpflaumensofa der Schule raufgehen, wo ich einem weiteren zweiminütigen Mitmenschlichkeitsmonolog lauschen darf? Sollte, müsste er das nicht tun? Aber er tut es nicht. Er steht nur still da und sieht mir in die Augen. Mein Gehirn bekommt überhaupt nicht, was es erwartet. Es stellt sich eine etwas anstrengende Stille ein, als wäre ich jetzt dran zu handeln, etwas Unerwartetes zu tun, alle zu schockieren, *jetzt mach schon*. Ich kriege so einen Blick, der immer mehr dem eines schüchternen Labradors gleicht, und Anton sieht mir weiterhin direkt in die Augen, ernst und beleidigt, bestimmt und direkt. Dann durchbricht ein gurgelnd hartes Geräusch die anstrengende Stille – das ist Anton, der die Halspastille loslässt, die er in den vergangenen Minuten wohl unter der Zunge verstreckt hatte. Nun rollt sie weiter im Mund herum, beruhigend und provozierend zugleich.

Anton tut etwas, was noch niemand zuvor gemacht hat – und zwar gar nichts. Und damit nicht genug, er macht einfach weiter damit. Denn plötzlich sagt er, beleidigt, direkt, ernst und völlig unerwartet:

»Leg den Geldbeutel auf den Fußboden und zähle wie Wayne Gretzky von vierzig auf null runter. Während du zählst, gehe ich ins Lager und hole zwei Bretter.«

Er geht ins Lager.

Ich schaffe es nicht wirklich, zu denken oder zu analysieren, was er macht. Schon die Selbstverständlichkeit in seinem Verhalten macht, dass ich mit weit offenem Mund und Untertassenaugen den Geldbeutel vor mich auf den Fußboden lege und anfange, wie Wayne Gretzky von vierzig auf null runterzuzählen:

»Forty, thirtynine, thirtyeight ... twentytwo, twentyone, twenty, nineteen, eighteen ...«

Anton kommt wieder in den Raum. Jetzt hat er zwei etwa einen Meter lange Bretter dabei. Er gibt mir das eine Brett und sagt:

»Die Bretter sind die Schläger, der Geldbeutel der Puck. Hier hast du deinen Schläger, dieser hier gehört mir. Jetzt bist du Wayne Gretzky und ich der Torwart der Nationalmannschaft. Jeder kriegt fünf Schuss. Wer das Match gewinnt, der darf entscheiden, was wir in den zwanzig Minuten nach dem Match machen.«

Er zieht die hohen schwarzen Holzschuhe aus, stellt sie im Abstand von einem Meter auf und sagt:

»Die Holzschuhe sie die Torpfosten. Wer fängt an? Du? Gut.«

Im Moment bin ich eigentlich zu sehr verwirrt, um einen Siegerkopf zu haben. Aber ich sehe seine Augen und die Halspastille, die zwischen den Zähnen wandert, und seine ziemlich fadenscheinigen Strümpfe, und da ist es, als würden mir Wayne Gretzky und Anton oder der Lakritzgeruch den Mut verleihen, wirklich etwas zu schaffen, das Match zu gewinnen, die Strafstöße zu verwandeln, die Schule und das Dorf und die ganze Welt zu besiegen. Was ich natürlich für selbstverständlich halte.

Zucken im Bauch, Geräusch, yes Sir.

Anton stellt sich mitten zwischen die Holzschuhe, zeigt auf den Geldbeutelpuck, starrt mir geradewegs in die Augen, sagt:

»Los geht's.«

Und es geht los, und ich will gerade den ersten Schuss abfeuern, als Anton flüstert:

»Und jetzt der erste Schuss von Wayne Gretzky ... yes ... eins zu null für Gretzky ... und jetzt ist der Torwart an der Reihe.«

Anton geht zum Geldbeutel, ich zum Tor. Anton beugt sich herab, legt den Geldbeutel zurecht, richtet sich auf, streckt sich, geht in Position und zielt. Seine Augen werden feuchter, das Gesicht röter, der Körper wütender, als würde er die kollektive Rache des ganzen Lehrerzimmers und aller Möwen repräsentieren. *Jetzt werde ich es dir mal zeigen, Junge.* Ich habe meinen Sportkommentar schon aufgegeben. Seine Körperhaltung und sein Auftreten erschrecken mich, ich kann nicht mal »Gretzky« sagen, da landet er schon seinen ersten Schuss, steinhart und gut platziert und bestimmt.

1 : 1.

Anton jubelt nicht mal. Vorsichtig geht er an mir vorbei, stellt sich schweigend zwischen die Holzschuhe. »Du bist an der Reihe, Gretzky«, sagt er leise, jetzt rollt die Halspastille wieder zwischen Zähnen und Zunge. Ich bin ein wenig nervös, 1 : 1. Am besten versetze ich ihm jetzt mal richtig eins. Ich ziele, bin aber doch nicht richtig konzentriert, sein 1 : 1 macht mich ein wenig nachdenklich, aber ich reiße mich zusammen und knalle drauf.

2 : 1.

»Gretzkys zweites Tor ist steinhart, der Torwart kann nicht mal auf zwei zählen. Gretzky, yes Sir.«

Ich bin obenauf, als hätte ich schon das Match gewonnen.

Anton zielt, führt exakt dasselbe Schussritual aus wie zuvor, versteckt die Halspastille unter der Zunge.

»Nun der Torwart mit seinem zweiten Schuss. Jeder kann sehen, wie nervös er ist ...«

Er schießt steinhart.

2 : 2.

Ich schaffe es nicht einmal zu reagieren. Steinhart, mitten zwischen den Beinen hindurch, *zum Teufel ...*

Ich bin gar nicht mehr so selbstsicher, das merke ich. Dann vergesse ich auch noch, das Match selbst zu kommentieren. Und ich merke, dass es in meinem linken Fuß zieht. Das muss Antons Schuss gewesen sein, der am Fuß abgeprallt und dann ins Tor ist. Anton hat steinhart geschossen, der Geldbeutel ist voller Münzen, der Geldbeutelpuck hat die Innenseite meines linken Fußes getroffen, und das tut weh, so dass ...

»Ich warte«, sagte Anton.

Ich schieße. Und daneben.

2 : 2.

Anton grinst nicht, kein Hohn, er kommentiert nicht. Er geht an mir vorbei und führt exakt dasselbe Ritual durch wie zuvor, von der Halspastille scheint nur noch der Geruch übrig zu sein. Er zielt, starrt mich an, feuchte Augen, wütender Körper, rotes Gesicht. Ich vergesse, mich auf den Geldbeutelpuck zu konzentrieren, der linke Fuß zieht ...

2 : 3.

Wieder – hart, mitten rein, konsequent und bestimmt.

Es zuckt im Bauch, die Nervosität übernimmt das Ruder, drängt die Tics beiseite, die Konzentration, schickt Wayne Gretzky weg. Ich schieße wie ein verdammter Amateur. Und wieder daneben, *Salamischeiße* ...

Die Zeit zwischen den Schüssen wird immer kürzer, die Schüsse schlechter, ich schwitze, der Kopf tut weh, im Fuß zieht es. Ich fühle mich wie ein Verlierer, aber Anton scheint das immer noch nicht zu scheren. Nicht einmal als er mich mit seinem 2 : 5-Schuss killt, jubelt er. Stattdessen zieht er die Holzschuhe an, langsam und methodisch, geht zu mir, reicht mir die Hand. Wir bedanken uns beim anderen für das Match. Dann holt er einen Kamm aus der Gesäßtasche, kämmt sich das dicke, graublaue, wellige Haar nach hinten, wie Gene Hackman in *The Pretender* Minuten, bevor er den Kommunisten umbringt.

Ich stehe immer noch am selben Platz, mitten zwischen dem, was einmal Torpfosten und Holzschuhe waren. Ich fühle mich wie ein Verlierer, ich schwitze, der Kopf tut mir weh, die Verwirrung ist so groß, dass ich eigentlich wegrennen und mich irgendwo verstecken muss. Aber ich bleibe.

Er legt mir die Hand auf die Schulter. Dann führt er mich aus dem Werkraum zum Schulhof. Da gehen wir eine Weile rum. Niemand sagt etwas. Außer uns ist niemand draußen. Ich habe nicht das Gefühl, etwas sagen zu müssen, will nichts sagen, habe absolut nichts zu sagen. Anton legt jetzt seine Hand schwer auf meine Schulter. Wir bleiben stehen, er sieht mich ernst an und sagt leise, aber klar und deutlich:

»Es ist nicht leicht. Das ist es nicht. Das soll es auch nicht sein. Es ist nicht gut, wenn es zu leicht geht. Es ist nicht leicht für dich. Jetzt gerade ist es nicht leicht. Aber du sagst ja, Junge. Du sagst ja. Die meisten sagen nein, aber du sagst immer ja. Ja führt nach vorn, nein führt rückwärts. Versprich mir, dass du immer weiter ja sagst, und dann wirst du später im Leben doppelt so viel dafür zurückbekommen. Das verspreche ich dir. Komm ... darauf gebe ich dir meine Hand.«

Ich nehme automatisch seine Hand, und er fährt fort:

»Komm ... nimm eine Halspastille.«

Ich nehme automatisch eine Halspastille, und er fährt fort:

»Es können nicht alle Ölingenieure oder Walfänger oder Piloten oder Bauern werden. Du hast etwas anderes in dir, Junge. Und du musst mit dem weitermachen, was du kannst. Du hast ein Herz, und du hast eine Begabung. So einfach ist das. Ich verspreche es dir.«

Langes Schweigen. Seine Hand liegt immer noch auf meiner Schulter. Es zuckt in meinem Bauch, ein klein wenig, nicht zu viel. Und er redet weiter:

»Zieh weg von hier, schau dir anderes an, es gibt unglaublich viele Sachen zu sehen auf der Welt, so viel, zu dem man ja sagen kann. Denn das musst du immer weiter machen. Aber werken musst du nicht, denn das kannst du nicht. Du sollst das weiter machen, was du kannst.«

Nach ein paar Minuten Schweigen sagt er:

»Ich habe das Match gewonnen, und du weißt ja, was der erste Preis ist, oder?«

»Was denn?«

»Darauf haben wir uns doch geeinigt: Wer das Match gewinnt, der bestimmt, was wir in den zwanzig Minuten nach dem Match machen.«

»Schon ...«

»Ich habe gewonnen, also bestimme ich, und ich bestimme, dass du mit mir ins Klassenzimmer kommst und ich dir zwanzig Minuten Englischunterricht gebe.«

»Englisch?«

»Englisch ist deine Zukunft.«

»Doch nicht Englisch.«

»Ich habe gewonnen. Und zwar mit 5 : 2.«

»Ich will nicht.«

»Na klar ... und was glaubst du, hätte Wayne Gretzky gemacht?«

Pause.

»Okay, Englisch.«

Wir gehen in eines der kleineren Klassenzimmer links vom Werkraum. Anton holt einen Stuhl auf Rollen, auf den ich mich setzen soll. Er selbst setzt sich auf den kleinen Tisch, der dort steht. Er sitzt genau wie ein Hockeycoach, das eine Bein auf der Bande, das andere frei schwingend, und er saugt an einer Halspastille. Aus einem der Schränke holt er ein Schachbrett und zieht die Schachuhr auf.

»Zwanzig Minuten ab ... jetzt.«

Anton liest den ersten Abschnitt in einem Buch. Ich soll versuchen, das, was er gelesen hat, mündlich wiederzugeben, auf Englisch. Er liest, ich wiederhole. Anton liest längere und längere Abschnitte, ich wiederhole und wiederhole. Die Worte kommen ganz natürlich, die Erinnerung wird wach, das Referat fliegt vorwärts, das Gehirn bewegt sich in die richtige Richtung, *yes Sir*. Ich spüre, dass ich etwas lerne. Ich weiß nicht was, sondern nur, dass etwas in den Kopf kommt und dass es nicht gefährlich oder belastend oder anstrengend oder verschwitzt ist. Ich verlasse das kleine Klassenzimmer und schüttelte Antons Hand, der die Treppe zum Lehrerzimmer hinauf verschwindet. Eine Weile bleibe ich noch stehen, vielleicht eine Minute. Vielleicht zehn. *Was ist geschehen?*

Wir haben ein paarmal in der Woche Werken. Das bedeutet eine Stunde zusätzlichen Englischunterricht. Erst spielen wir Geldbeutelhockey, dann haben wir Englisch, ganz gleich, wer das Match gewonnen hat. Aber jetzt gewinne ich plötzlich wie von selbst. Wir lesen Zeitungen und Bücher und wechseln ab mit reinem Grammatikunterricht direkt aus dem Englischbuch. Ich merke, wie ich besser werde, ich spüre es wirklich im Körper. Es fühlt sich so verdammt schön an, zu wachsen. Diese Art von heimlichem Unterricht gibt mir Anton auch in Mathematik. Nicht so oft, vielleicht einmal in der Woche, vielleicht dreimal im Monat, je nachdem.

Mit Anton im Zimmer

Reißzwecken auf Stühlen – das kennen die meisten. Entweder ist man derjenige, der den Reißzwecken platziert, oder man ist der, der sich daraufsetzt. Und es ist immer lustig, wenn sich jemand draufsetzt, vor allem, wenn ein Lehrer in die Falle geht. Viele von uns in der Klasse versuchen das, und ich auch. Aber nicht so oft und so elegant wie die anderen. Ich ziehe es vor, den Reißzwecken auf dem Stuhl zu platzieren, wenn der Lehrer zusieht.

Der Lehrer bittet jemanden, freiwillig an die Tafel zu kommen. Ich gehe. Ich fange an zu zeichnen und mache das, wozu der Lehrer mich auffordert. Wenn der Lehrer dann vom Stuhl aufsteht und zum Fenster geht, hole ich einen Reißzwecken aus der Tasche und lege ihn auf den Stuhl. Bevor ich an meinen Platz zurückgehe, sage ich lächelnd zu dem Lehrer, der inzwischen den Reißzwecken entdeckt hat, »setzen Sie sich doch«.

Zwei von drei Lehrern sind dann ein wenig verärgert, auch irritiert, und auf Dauer werden sie wütend. Nach einer Reihe von Reißzwecken warten die achtundneunzig Stufen zum Backpflaumensofa.

Anton wird nicht wütend. Er begegnet dem schrägen Verhalten meinerseits mit einer schrägen Handlung seinerseits. Ich lege mitten im Unterricht einen blauen Reißzwecken auf Antons Stuhl.

»Setzen Sie sich«, sage ich frech.

Und was macht Anton? Klar, er setzt sich. Er setzt sich auf den Reißzwecken und fährt mit dem Unterricht fort.

Ich kann mich nicht erinnern, wie ich in dem Moment aussehe oder was ich denke. Die ganze Klasse sitzt mit offenen Mündern da. Ich gehe verwirrt in meine Bank zurück, und Anton bleibt sitzen. Und er sitzt. Und er unterrichtet, als wäre nichts geschehen, als wäre der Reißzwecken Luft und ich ein Furz im Atlantik. Und es ist noch nicht vorbei. Gegen Ende der Unterrichtsstunde steht er langsam auf. Der Reißzwecken sitzt immer noch fest in den Hosenboden gebohrt. Anton nimmt den Stift langsam und methodisch raus. Er legt ihn auf die Handfläche, sieht ihn sich an, betrachtet ihn, dann legt er den Reißzwecken wieder auf den Stuhl. Als er das getan hat, sieht er mich an und sagt mit größter Selbstverständlichkeit:

»Jetzt bist du dran ...«

»Was ...?«

»Setz dich ...«

»Nein ...«

Plötzlich erhebt er die Stimme:

»Jetzt setzt du dich, so wie ich es getan habe. Ich habe eine halbe Stunde lang auf dem Reißzwecken gesessen, da kannst du wohl die verbleibende Viertelstunde darauf sitzen. Ein bisschen Gerechtigkeit muss schon sein.«

»Nein, ich ...«

»Setz dich.«

»Ich kann nicht ...«

»Du kannst, und du willst, und du wirst es tun.«

»Nein, ich ...«

»Ach was ... und was würde Wayne Gretzky machen?«

Pause.

»Okay, gut ...«

Ich setze mich vorsichtig auf den Stuhl, ganz auf die Kante. Anton sagt:

»Richtig drauf. Setzt dich richtig auf den Stuhl, so wie ich es getan habe. Ein bisschen Gerechtigkeit muss schon sein.«

Ich setze mich mitten auf den Stuhl. Nach einer Sekunde ungefähr spüre ich den Schmerz, wie sich der Reißzwecken durch die Hose arbeitet und in den Hintern, *verdammte Scheiße, elender Hinternpiekser.*

»Bleib sitzen«, sagt Anton.

Ich bleibe sitzen, der Schmerz treibt mir die Tränen in die Augen.

Und Anton unterrichtet weiter, und er muss nie wieder auf einem Reißzwecken sitzen.

Mir ist langweilig, und die innere Unruhe und Energie beginnen wieder mal zu arbeiten. Und ich kann einfach nichts an dem ändern, was geschieht.

Wörter, die eigentlich nichts bedeuten, Wörter die einfach kommen, die auftauchen und mit der Zunge als Quirl herausblubbern. Eine Zeitlang mache ich unkontrollierte Geräusche, und das ist schön. So schön. Es geht mir gut, wunderbar, nachdem ich die Energie aus mir raus habe und der Körper von monotonen Lauten befreit ist, *muuuuuuh* wie eine Kuh oder *uuuuuuuuu* wie ein Wolf oder *brrrrr* wie eine Jetturbine.

Die meisten sagen nichts. Vielleicht, weil es nicht so oft geschieht, vielleicht weil sie es für einen Witz halten, eine Methode des Klassenclowns, Aufmerksamkeit zu erringen.

Die Geräusche schlagen wie der Blitz ein. Langweilig = Zucken im Bauch = innere Energie = es geschieht einfach = *muuuuh*. Es fängt oft mit einem leisen *mmm …* an und geht dann in ein stärkeres und längeres *muuuuuuh* über.

Natürlich wird die Umgebung verärgert, wiederum eine menschliche, aber nicht sehr erfolgreiche Methode mir zu begegnen. Manchmal oder meistens eigentlich kriege ich zu hören:

»Schluss jetzt, es reicht, das ist nicht witzig, noch ein Mal, und du gehst rauf zum …«

Anton sitzt vor der Tafel und schreibt etwas hinter seiner Tasche, die auf dem Katheder steht. Ich sitze und denke nach, sehe aus dem Fenster, träume. Aber die Phantasie trägt mich nicht fort, es wird nichts daraus, bringt nichts, sie stirbt ab. Ich sehe mich in der Klasse um, alle sitzen vorgebeugt, ich sehe Oskars Hintern, die perfekten Haare von Jomar, Lenars Bleistift, dieselben Gerüche und Farben und Eindrücke wie immer – *Zucken im Bauch + ein leises mmm, das in ein lauteres muuuuuuuh mündet.*

Plötzlich hören wir wie aus dem Nichts hinter der schwarzen Ledertasche, wie Anton, ohne hochzusehen und ohne sich zu erheben, ein langes und kräftiges und lautes *bääääääh* ausstößt.

Absolute Stille in der Klasse. Wieder kriege ich eine Kugel an die Stirn, eine Kugel, die die Impulsstränge abschneidet, die Lust, die Langeweile, die Langsamkeit.

Hat er *bäääää, bäääää* gesagt, wie ein Schaf?

Ist es möglich, dass ein Lehrer so verrückt ist und mir, anstelle mit »Schluss jetzt, das ist nicht witzig«, mit einem *bäääää* antwortet?

Meine Tics kriegen eine runtergehauen, sie verstummen, und ich beginne allmählich, mich der physischen Arbeit zu widmen. Natürlich bin ich zu schockiert, um die Aufgabe verstehen oder bewältigen zu können, aber ich versuche es zumindest – wunderbar schockiert und total verwirrt. Anton sieht nicht hinter der Tasche auf, nicht ein einziges Mal. Er schreibt weiter, als wäre nichts geschehen.

Natürlich wird es zwischendurch noch einzelne *muuuuuuhs* geben. Aber die Angst vor einem weiteren unerwarteten *bäääää* macht mich nervös und treibt mich um. Die Angst vor dem Unerwarteten siegt über mein eigenes Bedürfnis, die Laute aus dem Körper auszuleeren. Die Geräusche verschwinden nicht sofort, aber sie werden weniger, sie schrumpfen und werden gedämpft. Ich fühle mich nicht mehr so aufmüpfig und tough. Und mir ist nicht langweilig. Nicht mit Anton im Zimmer.

Das Selbstverständliche

Die Noten verändern sich, ich lerne etwas, ich kann etwas werden. Was Richtiges.
Anton will keinen Dank für meine guten Noten, und Geld will er auch nicht. Er lehnt überhaupt die meisten Sachen ab und begnügt sich mit einer Tüte Halspastillen und einer Partie Schach. Selbst wenn er Schach spielt, gurgelt er Halspastillen, was Papa verärgert. Papa findet, das Gurgeln würde seine Konzentration auf das Spiel beeinträchtigen, er behauptet, das sei die Hauptursache dafür, dass er zwei Donnerstage hintereinander verloren hat.
Das unerwartete Verhalten von Anton überrumpelt mein Verhalten. Ein *bäääh* lässt das Gehirn auf Tischtennisballgröße schrumpfen. Ein Match Geldbeutelhockey lässt mich im Werkraum platt auf dem Bauch landen. Nach einer Weile brauche ich die Geldbeutel nicht länger als Lockmittel, Antons physische Gegenwart bewirkt, dass ich sofort ins Klassenzimmer gehe, ganz gleich, welches Fach und zu welcher Tageszeit. Die Tics scheinen sich zu verstecken, oder sie wagen während Antons Unterrichtsstunden gar nicht erst aufzutauchen – sie wissen ja schließlich, was dann alles passieren kann.

Ich weiß nicht, was in meinem Gehirn in diesen Situationen geschehen ist.
Antons Art, mich lange anzusehen, den Blick nicht abzuwenden, die Stimme an der richtigen Stelle zu erheben und sie gleich danach wieder zu senken, die Halspastillen, der Lakritzgeruch.
Lillemors direkte Art, ihr warmes Lachen, die Art sich zu bewegen, das Rezept, das ihr egal war, der Fiat, der Plastikeimer.

Beide hatten etwas Unberechenbares an sich. Sie öffneten sich unerwartet, sie gaben mir neue Energie und einen Tritt in den Hintern. Sie respektierten mich. Der Respekt sitzt im Bauch, nicht im Kopf. Sie haben sich auch nie in eine Diskussion begeben, und sie haben nie gesagt, so ist es, und so wird es immer bleiben. Sie haben einfach überrascht. Sie waren so selbstverständlich, und sie haben nie gezögert.

Antons Selbstverständliches:

»Versprich mir, dass du immer weiter ja sagst, und dann wirst du später im Leben doppelt so viel dafür zurückbekommen. Das verspreche ich dir. Komm … darauf gebe ich dir meine Hand.«

Lillemors Selbstverständliches:

»Du hast angefangen«, und gleich darauf hatte ich einen Plastikeimer auf dem Kopf.

Denn im Grunde ging es nur um eine Sache: Du kannst etwas, Junge.

Was haben sie selbst gedacht? Ich habe es nie fragen können.

Heute gibt es sie nicht mehr.

Das tut ein wenig weh, aber vor allem tat es gut.

Ich würde ihnen so gern eine große und lange Riesenumarmung geben, als Dank für die Hilfe, und ihnen ins Ohr flüstern, was die Wahrheit ist: *Ja, ich habe doppelt so viel zurückbekommen.*

Lillemor saß in einem elektrischen Rollstuhl im Altersheim im Dorf. Das ist jetzt fünfzehn Jahre her. Damals sah ich sie zum letzten Mal. Sie war so klein und schlief die meiste Zeit. Aber es war trotzdem Lillemor. Sie wusste nicht, wer ich war, aber das machte nichts. Anton habe ich vor vielleicht zehn Jahren kurz im Laden gesehen, im Weihnachtsstress.

Zu Antons Beerdigung habe ich Blumen geschickt. Danke für die Hilfe, habe ich geschrieben. Aber er hat nicht geantwortet. Wohl auch besser so.

Er hatte mir ja bereits einmal geantwortet.

Ich kann nicht warten

(1984, Frühling) Ich habe es eilig. Nach der Oberstufe und dem Gymnasium kann mich nichts aufhalten – ich muss weg, brauche Luft, muss mich aufmachen. Die Noten sind so schlecht, wie es gerade noch geht. Ich bin durch die Oberstufe gehinkt, das Gymnasium war mir egal, und ich kriegte ein »Nicht bestanden« als Belohnung. Aber das ist mir egal, ich muss weg, neue Luft atmen. Ich habe es eilig.

Auf dem Abschlussfoto von der Schule bin ich nicht mit drauf.

Der Bus fuhr am Tag, bevor das Foto gemacht wurde.

Und der Bus fährt nur dreimal die Woche.

Teil 2

Same shit, new wrapping

(1984, Sommer) Same shit, new wrapping, gibt Arild in den Sisters of Mercy als offiziellen Grund dafür an, dass sie sich entschließen, die Band ein drittes Mal aufzugeben.

Wenn ich Zwänge und Tics ebenso leicht ablegen könnte, dann würden die kommenden zehn Jahre nicht so verdammt mies werden. Die Art der Tics und der Gedanken verändert sich nicht, sie tauchen nur ständig in neuer Verpackung auf.

Same shit, new wrapping.

In diesem Sommer fahre ich sofort nach Oslo. Mein großer Bruder hat mir einen Sommerjob an seiner staatlichen Arbeitsstelle angeboten. Ich trage Briefe aus, fahre die Hauspost herum und fühle mich ziemlich gut. Mein großer Bruder wird zu einer Auszeit in meinem Leben, zu einer Unterbrechung der Routine und der Langsamkeit. Er ist Städter, bewegt sich ganz natürlich in den Straßen, und er ist ein gutes Stück älter als ich, fühlt sich aber trotzdem wie ein Bruder an. Der große Bruder ist cool. Er isst Toastbrot mit Erdbeermarmelade und fährt Auto, als wäre er bei jedem Abschnitt von *Bergerac* dabei gewesen. Er hat lachende Freunde, die im Schärengarten Rotwein trinken und Hühnchen grillen und absolut abgefahren cool Frisbee spielen. Er bringt mir auch das Frisbeewerfen bei. Und er bringt mir wirklich bei, Frisbee zu mögen – es beruhigt mich, wie ein Besessener hinter dieser Plastikscheibe herzurennen. Das Hirn ruht sich aus, der Körper arbeitet, wunderbar. Mein großer Bruder nimmt mich auch auf Fußballturniere mit, wie ich sie bisher nur im Fernsehen gesehen habe. Und da sitze ich dann mit zehntausend anderen auf der Tribüne. Zehntausend – das sind dreimal so viele Leute, wie es zu Hause im Dorf gibt. Und ich kenne keinen Einzigen davon.

Während des Sommerjobs wohne ich die ganze Zeit bei meinem Bruder, und es läuft größtenteils gut. Doch nach ein paar Monaten merke ich, wie sich Routine und Langeweile einstellen, das macht mich wuselig, und dann kommen die Zwänge und Tics. Und dann muss ich mitten im August die Arbeit abbrechen, weil ich einberufen werde.

Nato und ich

Ich sollte eigentlich ein ärztliches Attest bekommen, das mich für untauglich erklärt, Waffen zu tragen, und noch untauglicher dafür, hoch oben im nördlichsten Norden isoliert zu sein, mit der Barentssee als Nachbar und Tics und Zwängen als Zimmergenossen. Aber ich bin überzeugt davon, dass der Militärdienst mir helfen und die Extraportion Distanz verschaffen wird, die ich benötige. Außerdem ist niemand da, der mir ein Attest ausstellen würde, denn der Herr Psychotherapeut behauptet, ich sei in der Pubertät, während Doktor Brezel sagt, ich hätte eine paranoide Persönlichkeitsstörung. Ich werde zur Armee geschickt, was mein Selbstvertrauen auch nicht unbedingt stärkt. Ich habe keine Noten, kein Examen, aber mein Körper ist umso gesünder. Kein Hirn + guter Körper = perfekter Soldat.

In den ersten Monaten geht es mir ganz akzeptabel. Das Neue, eine andere Umgebung und ein schweinekaltes Klima tun mir gut. Aber dann sind sie wieder da – die Routinen und die Langeweile, Hand in Hand, Wange an Wange. Der Druck von Tics und Zwängen wächst, es ist schwer, den Körper aus dem Bett zu wälzen und die Finger am Abzug der AK 4 zu halten. Und ich überlebe, ich schaffe es, die Zwänge einigermaßen auf Abstand zu halten, weil ich es schaffe, schlaue und elegante Bewegungen und Entschuldigungen zu erfinden, die mir alle abnehmen. Ich lasse das zwanghafte Verhalten zu einem Teil meiner Persönlichkeit werden. Es ist egal, ob meine Konzentration abwesend ist, wenn nur der Körper anwesend ist. Der Körper ist es, der die Arbeit erledigt, und das zählt. Meinem Intellekt habe ich es nicht zu verdanken, dass ich das Maul voll Schnee habe und meine Zehen kalt wie tiefgefrorene Cocktailwürstchen sind. Es kommt darauf an, durchzuhalten, die Kälte zu ertragen und zwanzig Kilometer in nassen Klamotten zu marschieren. Die Grundphilosophie der ganzen Truppe kann für 1984 in einem Wort zusammengefasst werden: Erkältung.

Einen Krieg wird es sowieso nicht geben, die Sorge hat sich gelegt.

Ich ticse viel, aber alle scheinen mir meine Ablenkmanöver voll und ganz abzukaufen. Der ein oder andere beobachtet mich heimlich, manche flüstern, einige lächeln, aber die meisten glauben, dass ich wirklich etwas fallen lasse, wirklich nach etwas suche, wirklich über etwas stolpere. Ich stampfe mit den Füßen im Schnee, rufe, *brrrr*, klatsche in die Hände, es zuckt im Bauch. Vielleicht macht das die Gegenwart der anderen Soldaten, dass ich nicht zu lange in Tics oder Zwang verharre. Die Vorstellung, dass jemand mitten in einem Ritual auftauchen könnte, ist ausreichend furchtbar, dass ich mich beeile oder ganz auf die Ausübung verzichte. Die ständige Gegenwart der anderen bewahrt mich davor, mich zu isolieren.

Mit meinem neu gewonnenen gymnasialen Verhalten werde ich, ob ich es will oder nicht, zum Provokateur. Ich ticse und zwangshandele zu viel draußen im Feld, ich schieße zufällig am falschen Ort oder verhöhne das »Bereit zum Schuss« des Leutnants mit meinem eigenen »ready for take-off«, was achtmal am Tag zu hören er nicht sonderlich witzig findet. So werde ich zum gewöhnlichen Flak-Assistenten herabgesetzt, was furchtbar langweilig ist, was wiederum dazu führt, dass ich anfange zu singen, wenn es doch still sein muss, und im Schweigen verharre, wenn ich einen Inspektionsbericht abgeben soll, was eine erneute Degradierung zur Folge hat. Ich lande im Karzer, nur weil ich mich in ein ziemlich unchristliches Mädchen von den Lutheranern im Nachbardorf verliebe, das zufällig einen christlichen Cousin hat, der Offizier ist, der zufällig zu Hause ist, als das Mädchen mich zufällig unerlaubt zu Besuch hat, eine *verbotene Mission*. Ich muss mich dem Truppenoberst erklären. Ich sage es so, wie es war, dass ich nämlich beim Zahnarzt war und zufällig am Zimmer des Mädchens, fünfzig Kilometer östlich, vorbeikam. Degradierung. Ich habe ein loses Mundwerk, drücke mich direkt aus, habe keine Angst – natürlich macht mich das in der Gruppe der Soldaten populär und zu einem etwas schrägen Typen, den die meisten respektieren. Ich setze mich für die Schwachen ein, betrachte mich selbst als einen Amateur-Jesus und predige im Speisesaal über den Sinn des Lebens und vor allem des Unterleibs. Meine Ideen und Ausfälle machen mich bei den anderen beliebt, aber beim Oberst geradezu verhasst, so dass er mich innerhalb einer Woche von Schwuli bis Scharlatan alles nennt, und das vor demselben Publikum, nämlich dreihundert zum Appell versammelten Soldaten.

»63 Sandstrak, drei Tage Nachmittagsstrafe für unpassendes Benehmen gegenüber dem Oberstleutnant.«

Zucken im Bauch, kleines Geräusch.

»Fetter Arsch, Leutnant Marsch«, sage ich kindisch laut, ohne es laut sagen zu wollen. Kollektiver Lachanfall, und der Leutnant gleicht einer Cocktailtomate. Ich habe Rückhalt, man mag mich, und ich merke, dass ich jeden jederzeit angehen kann.

Ich werde auf die niedrigste Stelle degradiert, die man in der Truppe haben kann: Interner Journalist. Ein unfreiwilliger Geniestreich. Jetzt bekomme ich die Chance, mit Radio und Tontechnik zu arbeiten. Das Thema beginnt mich zu interessieren, und ich will es auch nach dem Militärdienst weiter verfolgen. Ich habe eine seriöse Alternative zu erstem Harpunier und Ölingenieur gefunden, die sich als ganz natürlicher Weg aufzutun scheint. Ich befrage Oberste und Soldaten und Küchenpersonal über Fischauflauf und Maschinengewehre, über den Sinn des Waffelteigs und die Geheimnisse der Nato.

Abends und nachts verstecke ich mich – und zwangshandele und ticse heimlich.

Aber ich besiege mich selbst, indem ich tagsüber unterwegs bin.

Ich bin nah dran, unehrenhaft entlassen zu werden, aus Gründen der Disziplin, was man aber nicht macht, denn da ist ja *die Gefahr eines möglichen Krieges*. Allerdings kommt der Krieg nie, und im Herbst 1985 verlasse ich die Truppe.

Ich kann es kaum glauben, aber das war eines der besten Jahre meines Lebens.

Aber jetzt bin ich frei, richtig frei. Das obligatorische Leben ist vorüber.

Jetzt bleibt nur noch das wirkliche Leben. Auf mich selbst gestellt.

Auf mich selbst gestellt

(1985, Herbst) Ich wohne zur Untermiete in einem größeren Reihenhaus in einem älteren, etwas schickeren Teil von Oslo. Die Häuser erinnern ein wenig an alte englische Reihenhäuser, die Dame, die mir das Zimmer vermietet, erinnert an ältere englische Damen. Alles ist so klein, so winzig klein, als würde man in einem Puppenhaus wohnen, mit einer niedlichen Puppendame in der Etage darüber. Die Dame ist nett, weißhaarig, bewegt sich gebeugt, spricht einen etwas schickeren Hauptstadtdialekt. Ich bezahle fünfhundert im Monat. Dafür bekomme ich ein großes Fenster, Gardinen, ein Bettsofa aus den Sechzigerjahren, einen Spiegel, Auslegeware, ein Buchregal mit dem Neuen Testament drin, eine Kommode, kaltes Wasser, eine Toilette, keine Dusche. Das Zimmer, das ich miete, hat ungefähr achtzehn Quadratmeter. Die Wände sind mit einem undefinierbaren Muster tapeziert, rosa Rosen auf braunweißem Grund. Ich glaube, ich mag das Zimmer. Schließlich ist es meine erste Wohnung, das erste Mal, dass ich etwas Eigenes habe. Ich habe eine eigene Kochplatte, und die gibt mir Ideen, ich merke, dass ich mit der Kochplatte spielen möchte – improvisieren, feine Gerichte zubereiten, Wasser kochen, Kaffee machen, Frauen zum Tee einladen, einen Tee ihrer Wahl. Die Kochplatte hat mich achtundneunzig Kronen gekostet, ich habe sie ganz hinten im Einkaufszentrum gefunden, in der Abteilung, wo feine Leute ihre feinen Sachen kaufen, so zum Beispiel eine einzelne Kochplatte von Electrolux.

Ich habe eine große Pappkiste mit Kleidern dabei. Es heißt, Kleider würden sich in Pappe am besten halten. In der Kiste ist alles, was ich brauche – zusätzliche Unterhosen, Pullover, Hosen, Jacken, Hemden. Ich habe sogar die ziemlich elegante

Ledertasche meines Vaters ausleihen dürfen. Natürlich ist es falsches Leder, aber für das ungeübte Auge sieht sie echt aus. In diese Tasche habe ich all das andere getan, was ich noch brauche – Strümpfe, Schuhe, den langen Eisenbahnermantel meines Großvaters, Stifte und Papier. Ein paar Bücher habe ich auch dabei: Arthur Omre, »Peer Gynt«, Tennessee Williams, und dazu einen ganzen Stapel Musikzeitschriften und Exemplare des *Underground Fanzine*, die ich am Hauptbahnhof gekauft habe. Und ich habe sogar das Lehrbuch »Tontechnik Grundkurs 1 und 2« dabei. Ich bin für die Nationale Tontechnikerausbildung eingeschrieben. Sie dauert drei Jahre, doch schon nach einem halben Jahr kann man wählen, ob man sich auf Musikproduktion oder Radioproduktion spezialisieren will. Ich habe schon beschlossen, dass ich Radioproduktion wählen werde, denn da gibt es sowohl Jobs als auch Geld. In der Musiksparte gibt es vor allem Geld, aber keine Jobs. Das spricht zwar niemand laut aus, aber alle wissen doch, dass in der Musiktontechnik die Kunst des Raubkopierens wichtiger ist als echtes Können. Meine Erfahrungen aus der Radioproduktion bei der Armee und ein Anschreiben, in dem ich meine Motivation darlege, haben mir zu dem Ausbildungsplatz verholfen. Wir sollten auch unsere Zeugnisse beilegen, was ich vorgezogen habe zu vergessen. Ich schrieb, »Zeugnisse können bei Interesse nachgesandt werden«, darum wurde aber nie gebeten. In drei Wochen beginnt die Ausbildung, die übrigens abends stattfindet. Tagsüber werde ich mir eine Arbeit suchen, um mir ein Auskommen zu verschaffen und meine Ausbildung selbst zu bezahlen. Meine Eltern haben sich bereit erklärt, alles zu finanzieren, zumindest im ersten halben Jahr, bis ich Fuß gefasst habe, und damit ich mir keine Geldsorgen machen muss, was leicht Zwangsgedanken auslösen kann. Aber ich will selbst Geld verdienen. Arbeiten. *Yes Sir*. Meine Eltern stehen meiner Berufswahl verhalten positiv gegenüber, natürlich hoffen sie, dass die neue Umgebung und die neuen Menschen mich beruhigen, meine Konzentration festigen und mein Selbstvertrauen stärken werden. Ich hoffe das auch. Ich denke oft, dass ich das hoffe. Also hoffe ich es.

Ich mache die Ledertasche auf und suche darin herum. Versuche, die richtigen Dinge zu finden, leere den ganzen Inhalt auf den Fußboden. Etwas erstaunt entdecke ich eine kleine durchsichtige Plastiktüte mit massenhaft Tabletten drin. Runde weiße Tabletten. Die scheinen ziemlich alt zu sein, der Name und das aufgedruckte Symbol auf den Tabletten sind fast verschwunden, es ist, als hätten sie im Wasser gelegen oder wären durch Feuchtigkeit kaputt gegangen. Ich denke mir, dass es Papas Tabletten sind. Er leidet unter Bluthochdruck, das hier können blutdrucksenkende Medikamente sein. Ich rufe zu Hause an und berichte von meinem Fund, und man sagt mir, ich solle die Tüte mit nach Hause bringen. Die Tabletten enthielten ziemlich starke Sachen, Narkotika. Man werde sie auf jeden Fall wegwerfen beziehungsweise der örtlichen Apotheke zurückgeben. Ich verspreche, sie so schnell wie möglich mit nach Hause zu bringen, was ich natürlich vergesse. Und diese »Narkotika« werden mehr als zwei Jahre lang sicher verwahrt in der Ledertasche liegen.

Die Gedanken kommen, die Tics gehen. An manchen Tagen übernehmen die Tics, noch ehe die Gedanken gegangen sind. Verglichen mit den Gedanken in meinem Kopf bin ich der reinste Amateurdichter. Sie tun sich immer noch vor allem als professionelle Glückstöter hervor. Sie tauchen auf, nicht intensiv, aber dauerhaft, ein wenig abhängig von Laune oder Stress oder allgemeiner Unruhe. Manche Rituale haben sich so tief in den Kopf gebohrt, dass sie inzwischen anfangen, ein beschwerlicher und natürlicher Teil meines Verhaltens zu werden. Ich will nicht einsehen, dass es mir nicht so wahnsinnig gut geht und dass die Verrücktheit im Kopf eine Krankheit sein kann. Ich fühle mich nicht krank, nur verwirrt, ich gehe einfach herum und verbringe zu viel Zeit mit schlechten Angewohnheiten. Lebe stattdessen das Leben, mache etwas anderes, arbeite, lerne, arbeite mit dem Körper. Schwitze Gedanken, Tics und Rituale aus dir heraus, dann lässt sich das Leben leichter aushalten, das wirst du schon merken. *Yes Sir.* Außerdem werden Gedanken und Rituale schon bald mein Gehirn verlassen und woanders einziehen, vielleicht haben sie es ja verdammt langweilig da oben, es gibt so viele andere Hirne, die man terrorisieren kann und die garantiert einen größeren Kick bringen als meines. Ich entscheide mich ganz einfach für den Gedanken, dass eines Tages alles verschwinden wird.

Ich suche mir Jobs, bei denen das Gehirn abgeschaltet werden kann, und da ich keine Ausbildung habe, habe ich auch gar keine andere Wahl. Es gibt jede Menge hirnloser Jobs. Ich kann einfach zu einem Arbeitgeber gehen und fragen, ob er einen Job hat, und er wird einen haben. Das Land befindet sich in einer brutalen Hochkonjunktur, die Krone wird immer stärker, und es gibt Jobs wie Sand am Meer. Vor allem diese hirnlosen Jobs. Weil die Radioausbildung abends stattfindet, ist es wichtig, tagsüber einen hirnlosen und möglichst harmlosen Job zu haben. Also rufe ich die Jobzentrale an, werde an die Lager- und Botenabteilung, auch Lügner- und Buddha-Abteilung genannt, weitergeleitet.

Ich kriege augenblicklich einen Job. In einer Bäckerei.

Meine Hauptaufgabe ist es zu sortieren. Das bedeutet, ich bin dafür verantwortlich, dass die Brötchen von den Ofenkarren zu den Abschlusskarren, vier Meter weiter rechts, verfrachtet werden. Ich soll also frische Rosenbrötchen, Zimtschnecken und Rosinenbrötchen von einer Karre zur anderen tragen. Rosenbrötchen auf einem Blech, Zimtschnecken auf einem anderen, Rosinenbrötchen auf einem dritten. Die Einstellungsvoraussetzungen liegen also auf der Hand, der Angestellte muss den Unterschied zwischen einem Rosenbrötchen, einer Zimtschnecke und einem Rosinenbrötchen erkennen können.

»Hast du die Logik der Arbeit jetzt verstanden?«, fragt Johansen, ein fünfundfünfzig Jahre alter Mann, der sicher seit hundertfünfundzwanzig Jahren in der Bäckerei arbeitet. Er weiß alles, sagt man. Sie behaupten sogar, dass er auf zehn Meter Entfernung ein Rosenbrötchen von einem Rosinenbrötchen am Geruch unterscheiden kann.

Johansen hält ein Rosenbrötchen vor dem ganzen Personal hoch. Er sieht mich an und fragt ernst und bestimmt:
»Und was haben wir hier?«
Ich antworte:
»Ein Rosenbrötchen.«
»Genau«, kommentiert Johansen ein wenig enttäuscht, ehe er versucht, den nächsten neuen Angestellten zu testen.
»Und was haben wir hier?« Sekunden später: »Genau, eine Zimtschnecke.«
Abgesehen vom Grundprinzip, nämlich die verschiedenen Brötchensorten visuell unterscheiden zu können, gehört es auch zum Arbeitsprozess, jede Brötchensorte vor sich zu platzieren, und zwar auf zehn Blechen, die wiederum in einen anderen Karren einsortiert werden sollen. Auf jedem Blech sollen sechsunddreißig Brötchen liegen. Mein Job besteht also, kurz gesagt, darin, den Unterschied zwischen den Brötchen zu erkennen und dann sechsunddreißig Brötchen auf zehn Bleche zu verteilen, die sich dann in einem anderen Karren ausruhen können. Diese Arbeit muss ausgeführt werden, solange die Brötchen frisch sind, jeden Tag zwischen 5.00 Uhr und 12.00 Uhr. Meine offizielle Berufsbezeichnung ist Sorter/Praktikant. Aber ich kann Arbeit bekommen, solange ich will, lebenslänglich, wenn ich es wünsche. Ich bin zufrieden, das ist für den Moment ein perfekter Job – leicht verdientes Geld, angenehme Arbeitszeit, und ich habe noch Zeit für die Radioausbildung am Abend. Das fühlt sich gut an, einfach, schlichtweg bequem.

Nach der Arbeit gehe ich nach Hause und versuche, mich auf dem Bettsofa auszuruhen. Aber die Gedanken wollen nicht ruhen. Der Körper sehnt sich immer nach Ruhe, aber die Gedanken scheinen diese Vorstellung zu hassen. Also bekomme ich keine Ruhe. Stattdessen trinke ich eine Tasse Kaffee und wärme die Tomatensuppe auf, die aufzuessen ich gestern vergessen habe. Die Electroluxplatte macht einen Superjob. Nach Tomatensuppe und Kaffee nehme ich die Straßenbahn ins Zentrum, steige an der Haltestelle Grönland aus und spaziere zu einem gelben Gebäude hinauf, auf dessen Klingelschild Nationale Tontechnikerschule steht. Endlich. Endlich werde ich etwas sein. Meine Identität ist nicht nur darauf gegründet, den Unterschied zwischen Rosenbrötchen und Rosinenbrötchen zu erkennen. Oder Zimtschnecken.

Wie man über eine Türschwelle geht

Ich fange an Probleme damit zu haben, über Türschwellen zu gehen, mich auf Stühle zu setzen und über wichtige Striche zu treten. Das Gefühl schleicht sich ein, und ich kann nicht erklären, warum. Wenn ich die Türschwellen nicht auf die richtige Weise überschreite, dann können Dinge geschehen. Dinge, die mein Leben, meine Persönlichkeit und die Menschen beeinträchtigen, die mir nahestehen. Teile des Türrituals begleiten mich schon seit vielen Jahren. Zum Beispiel die Zahl neun. Eine gute Zahl. Wenn es etwas Gutes gibt, gibt es aber gleichzeitig auch etwas Böses. Sechs ist eine böse Zahl. Erklärung:

Wenn die Neun ein Mensch ist, und man stellt den Menschen auf den Kopf, dann läuft das Blut ins Gehirn, das Gehirn wird von einer Blutansammlung zerstört und man stirbt. Eine auf den Kopf gestellte Neun wird zu einer Sechs. Die Zahl neun ist gut, sechs ist böse. Also kann ich die Zahl sechs nicht sagen oder schreiben.

Und wie zähle ich dann bis neun?

Eins, zwei, drei, vier, fünf, sechs, sieben, acht, neun? Nein. Denn dann ist ja die sechs dabei.

Die richtige Antwort lautet: eins, zwei, drei, vier, fünf + eins, zwei, drei, vier = neun.

Dasselbe Resultat, aber ein anderer Weg zur Zahl neun.

Auch die Farbe rot ist schon seit langem dabei. Erklärung: rot = Süden = Wärme = erzeugt Schweiß = erzeugt Bakterien = erzeugt Krankheiten = erzeugt Tod = böse Farbe.

Rote Farbe ist eine tote Farbe ist eine böse Farbe.

Blau hingegen ist eine gute Farbe: blau = Norden = Kälte = kein Schweiß = keine Bakterien = keine Krankheit = niemand stirbt = gute Farbe.

Über eine Türschwelle gehen:
Vier, fünf oder neun Meter von der Tür entfernt stehenbleiben. Hoch sehen, den Türrahmen betrachten.

Nach einem blauen Punkt suchen (blau = gute Farbe).

Gibt es keinen sichtbaren blauen Punkt, dann denke ich mir einen aus, so dass es also immer einen blauen Punkt gibt.

Dann bleibe ich zum Beispiel fünf Meter von der Tür entfernt stehen, schaue auf einen blauen Punkt, hebe das linke Bein (auf der linken Seite des alten Handwaschbeckens saß der Kaltwasserhahn = Kälte = blau = gute Farbe).

Ich bleibe also fünf Meter von der Tür entfernt stehen, schaue auf einen blauen Punkt, hebe das linke Bein im Winkel von fünfundvierzig Grad (fünfundvierzig = vier + fünf = neun = gute Zahl).

Ich bleibe also fünf Meter von der Tür entfernt stehen, schaue auf einen blauen Punkt, hebe das Bein im Winkel von fünfundvierzig Grad und fange an, auf die Tür zuzugehen. Während ich gehe, zähle ich: eins, zwei, drei, vier, fünf, und wenn ich die Türschwelle überschreite, hebe ich das Bein, sage plus (+) und fahre mit eins, zwei, drei, vier fort. Klar soweit?

Aber hat es sich richtig angefühlt? Wann fühlt es sich richtig an? Wenn es falsch wird. Was war falsch? Zweifel. Habe ich wirklich »plus« gesagt, als das linke Bein über die Türschwelle ging, hat der Fuß nicht zufällig die Türschwelle passiert, ehe ich »plus« gesagt habe, oder war es ein wenig danach?

Zweifel. Unruhe. Die Angst steigt in mir hoch. Zurück. Zurück, du Wahnsinniger. Noch mal. Wiederholen. Wieder symmetrisch zurück. Für jeden missglückten Versuch bestrafe ich mich selbst, indem ich neun Meter zulege. Auf diese Weise komme ich, je öfter ich scheitere, immer weiter von der Tür weg. An einem schlechten Tag kann ich einen Kilometer von der Türschwelle entfernt landen, die ich überschreiten möchte. An einem guten Tag sind es maximal neun Meter.

Das Türritual taucht bei der Arbeit, in der Schule, zu Hause im Zimmer auf, aber es nimmt nicht zu viel Raum oder Zeit ein. Vielleicht muss ich es einmal im Monat durchführen, vielleicht viermal, und manchmal fünfmal am Tag. Aber ich glaube, es unter Kontrolle zu haben.

Die Tontechnikerschule und ich

Die Ausbildung findet an drei Abenden in der Woche statt. Wir sind zu zwölft, elf aus der Hauptstadt und ich. Wir sitzen wie in einem Klassenzimmer – Bankreihen und Stühle, immer zu zweit, Tafel und Kreide und ein übergewichtiger Chefproduzent als Lehrer.

Es ist ziemlich viel Theorie. Lichtdioden, Ampere, Volt, Umrechnungen – überhaupt nicht, was ich erwartet habe. Ich will Regler hochschieben, Geräusche hervorbringen, Radioprogramme machen, Wichtigkeiten in ein Mikrofon sprechen.

Ich komme im Unterricht nicht mit. Die Konzentration schwankt hin und her, vor und zurück. Meine Sinne fangen an, auf Hochtouren zu arbeiten, ich habe das Gefühl, wieder vierzehn zu sein. Im Klassenzimmer riecht es nach muffiger Feuchtigkeit, die Hauptstadtstimmen schneiden mir ins Gehör, z wird x, y wird Messer, Blut wird rot, rot wird Gehirnflüssigkeit. Ich fange wieder an, in meinem eigenen Gedankenbrei herumzuschwimmen. Die Routinen schleichen sich an, und Tics und Rituale rauben mir immer mehr die Konzentration auf den Unterricht. Nach nur wenigen Wochen merke ich, dass die Zwänge mein Verhalten zu bestimmen beginnen. Es fällt mir schwer, mich richtig auf den Stuhl zu setzen, normal über die Türschwelle zu gehen, den Stift richtig zu halten, das x richtig zu schreiben, das y richtig, das z auf richtige Weise wegzuradieren. Ich schaffe es nicht, die Aufgaben rechtzeitig zu erledigen, ebenso wenig, wie ich schriftliche Arbeiten im Klassenzimmer rechtzeitig abschließen oder beginnen kann, und dann ist da der verdammte muffige Geruch, *zum Teufel* ...

Das einfache und unkomplizierte Verhältnis der anderen zu mathematischen Rechnungen und ihr selbstsicheres Auftreten geben mir noch mehr das Gefühl, unterlegen zu sein. Meine Rituale erschweren das Leichte und erleichtern das Schwere. Ich habe sogar mit den praktischen Übungen Schwierigkeiten, die doch im Grunde genommen Kindergartenniveau haben, worauf der Chefproduzent auch oft genug hinweist. Der Chefproduzent bewegt sich kaum, sitzt am Schreibtisch, murmelt, schreibt, indem er langsam den Körper verdreht. Das Einzige, was ihn visuell von einem Walross unterscheidet, sind die Zähne. Und wenn er den Körper erhebt, um in die Teeküche zu gehen, kann ich nicht umhin, dieses Loch in der Hose zu bemerken, genau an der Stelle, wo die linke Pohälfte in die rechte übergeht, wie ein Kreisel im Verkehr. Außer mir scheint niemand das Kreiselloch im Hosenboden des Chefproduzenten bemerkt zu haben. Aber es ist doch unmöglich, es nicht zu bemerken, aber niemand wagt etwas zu sagen, weil der Chefproduzent für die Ausbildung der Musikproduzenten verantwortlich ist, es gilt also, als Erster in seinen Arsch zu kriechen. Aber niemand sagt etwas, wenn ich ticse und das Kreiselloch am Kaffeeautomaten kommentiere. Man wirft mir nur Blicke zu, Tontechnikerblicke – Augen zusammengekniffen und Münder geschlossen.

Das Loch in der Hose des Chefproduzenten produziert ein noch größeres Loch in meinem Gedankensystem, das jetzt Abend für Abend, Woche um Woche in Gang gebracht wird. Das Loch in der Hose ...

... das zum Anus führt, in den er seine Finger steckt, mit denen er mir dann zur Begrüßung die Hand gibt, mit denen er dann die anderen in der Klasse begrüßt, die gern ihre Finger in seine Hosenlöcher stecken, die ihre Finger weiter in seinen Anus schieben, der voller Scheiße ist und Ansteckung und Bakterien und Blut und rot und Tod ...

Also vermeide ich Körperkontakt mit den anderen in der Klasse, vor allem mit denen, die am meisten mit dem Oberwalross reden. Ich versuche, Blickkontakt mit ihm zu vermeiden und möglichst nicht dieselbe Luft einzuatmen, die er ausatmet. Ich fasse möglichst nicht an den Kaffeeautomaten, die Türklinke, den Wasserhahn, die Toilette, den Plattenspieler, ich vermeide alles, was er angefasst haben könnte, anfasst und anfassen wird, vermeide alles, was das Oberwalross mit seinem Hinternscheiß und seinem Handschweiß, den er um sich verbreitet, verseucht haben könnte.

Zeitweilig tröstet mich meine Ticsverbalität. Ich kann die Leute – die Tontechniker – dazu bringen, während des Unterrichts ein klein wenig zu lächeln, und das ist verdammt noch mal nicht leicht. Aber in drei von fünf Fällen gelingt es mir, was zunächst einmal meinen Status verbessert: »Er ist schnell und wendig, ein typischer Radiofritze.« Pointen zu bringen wird für mich eine weitere Art, mir eine Auszeit im Kampf gegen die Rituale zu verschaffen. Ich weiß, dass mein Verhalten natürlich ist – ich kann einfach nicht verhindern, dass mein Mundwerk schneller ist als die Vernunft –, aber es geschieht immer öfter, dass ich den Witz als eine Methode benutze, zu fliehen, was die anderen in der Klasse langsam merken. Ich stehe neben dem Kaffeeautomaten und blubbere los, denke wissenschaftlich darüber nach, warum alle Musikproduzenten heftig übergewichtig sind, aber trotzdem in engen Hosen rumlaufen. Als wollten sie ihre Fettleibigkeit noch hervorheben, als ob wir anderen sie nicht schon längst bemerkt hätten. »Warum?«, frage ich, »warum?«

Aber die Reaktionen sind minimal. Sie lachen nicht mehr spontan, schauen mich ein wenig schief an und reden stattdessen weiter miteinander. Die Einzige, die antwortet, ist eine etwas kleinere Walrossdame mit ausgeprägtem Hauptstadtdialekt.

»Dann bist du also der magere Stecknadelkopf von einem Radioproduzenten aus dem Norden?«

Ich glaube nicht, dass es wirklich als Frage gemeint war.

Schon nach ein paar Wochen haben sich in der Klasse zwei Fraktionen gebildet. Eine Fettfraktion und eine Magerfraktion.

Die Musiktechniker gegen die Radiotechniker. Wir sind nur drei, die aufs Radio setzen wollen, drei magere Typen, die zusammenhalten. Wenn wir nach der Schule in eine Kneipe gehen, dann sind es immer wir drei Radiotypen, die lachend und herumblödelnd an der Bar landen, während sich der Rest der Mannschaft in die Sofaecke setzt, wo sie den *tam-tam*-Trommelsound auf der letzten Platte von Toto auseinandernehmen und sich bald einig sind, dass er das Klangbild total vergewaltigt.

Für mich läuft es nur gut, wenn man jemanden braucht, der während des Studiounterrichts in ein Mikrofon sprechen kann. Da löst sich alles. Ich rede drauflos, meist eine Fortentwicklung meiner Übergewichtstheorie, der Unterschied zwischen Gerippe und Fettsack, warum der Sänger von Toto fett ist, während sein Kollege bei New Order bohnenstangenmager ist – das ist so das Niveau, auf dem sich die Monologe abspielen. Aber ich rede drauflos, und hin und wieder ernte ich Lacher. Selbst das Oberwalross lächelt widerwillig und sagt: »Solltest du nicht dein Mundwerk benutzen statt deiner Hände?«

Je größere Verbalwellen aus mir herausschwappen, desto ruhiger fühle ich mich hinterher. Als würde die Freiheit in einem zehnminütigen hemmungslosen Verbaltic dieselbe Wirkung auf den Körper haben wie eine doppelte Dosis Valium. So gesehen hat das Oberwalross vielleicht Recht – vielleicht sollte ich mich dem Wort widmen statt der Technik, der Ruhe und nicht dem Chaos. Nach diesem Rat begreife ich, dass nicht ich es bin, der das Oberwalross nicht mag, sondern die Zwangsgedanken.

Der Lügner – und Buddhajob

Langsam macht sich in mir ein Gefühl des Scheiterns breit. Ich hatte angenommen, dass die Kombination aus Studien und Arbeit mich von Zwang und Ritualen und Tics befreien würde. Aber jetzt scheint mich alles wieder eingeholt zu haben. Ich gerate immer wieder in Phasen der Schwermut, bin enttäuscht darüber, dass es mir so gar nicht besser geht. Das hier ist nur eine neue Version der alten Misere, die jetzt wieder einmal mein Gehirn und mein neues Leben besetzt.

Der Job in der Bäckerei funktioniert ein wenig besser als die Schule, doch nach ein paar Wochen geschieht dort Seltsames.

Ich setze vierunddreißig Brötchen auf das Blech anstatt sechsunddreißig. Sechs ist einfach keine gute Zahl. Niemand hinterfragt meine kleine Improvisation, und ich komme davon. Anfangs habe ich vorgehabt, neununddreißig Brötchen auf dem Blech zu platzieren, aber das wäre sehr schnell bemerkt worden, da das Blech für sechsunddreißig konstruiert ist. Vierunddreißig liegt näher an sechsunddreißig als neununddreißig. Und die Zahl Vier steht mit auf der Liste der guten Zahlen.

Wir sind drei Sortierer in der Bäckerei: ein Kuhbauer von der Westküste, der Städter werden will, ein älterer Mann, der zuvor in der Sortierzentrale der Bäckerei gearbeitet hat, und ich. Ich bekomme einen ganz guten Kontakt zu dem Kuhbauern. Er möchte nach der Scheidung ein neues Leben anfangen, sucht Kontakt und ist offen und nicht so ein faschistischer Sortierfreak wie der andere Typ. Aber die Gesprächsthemen gehen uns schnell aus, und dann kommt wieder die Langeweile. Langweilig = Tics = Zucken im Bauch, Geräusch.

Ich fange an, mit den Brötchen zu spielen, verwechsle Rosenbrötchen mit Zimtschnecken, Zimtschnecken mit Rosinenbrötchen, Rosinenbrötchen mit Rosenbrötchen. Ich rieche an ihnen, probiere sie, spucke aus, esse auf, ersetze vierunddreißig Zimtschnecken durch neunundvierzig Rosinenbrötchen, mische Brötchen und Farben auf den Blechen, singe und jodle – *Zucken im Bauch, Geräusch*. Vielleicht drehe ich vor dem Tontechnikerzwang am Abend noch ein paar Runden, vielleicht weiß ich auch nicht, ob ich ein paar Runden drehe, aufmunternd ist das auf jeden Fall, ganz gleich, aus welchem Grund ich es tue. Das Beste an dem Brötchenjob, abgesehen vom Geld, ist die erste Stunde des Arbeitstages. Ich stempele ein, öffne die Tür, ziehe den weißen Kittel, die Handschuhe und die Mütze an – und dann genieße ich den Zimtgeruch. Der Geruch ist angenehm, schön, er beruhigt mich und lässt mich eine Stunde lang ziemlich effektiv arbeiten, ehe sich Routine und Einförmigkeit wieder aufdrängen. Die Stunde, bevor ich nach Hause gehen kann, ist am schlimmsten, da dominieren die Tics. Ich halte mir eine Zimtschnecke vor die Nase und atme den wunderbaren Geruch ein, als würde es sich um Lachgas in Zimtform handeln – *Zucken im Bauch, Geräusch*.

Johansen betritt den Raum. Er ist von seinen Herbstferien zurück. Mir wird gesagt, ich solle nach dem Mittag in sein Büro kommen.

Nach dem Mittag. Das Büro von Johansen.

Johansen sitzt hinter einem sehr kleinen Schreibtisch. Mitten auf dem Tisch steht eine elektrische Schreibmaschine. Leere, weiße Bögen Papier liegen sauber nebeneinander, nicht in einem Stapel, sondern nebeneinander. Ansonsten gibt es einen Stiftekasten, ein Telefon, die Fachzeitschrift *Der Konditor* und Plastikkörbchen für ein- und ausgehende Post. Das Eingangskörbchen ist leer, das Ausgangskörbchen prallvoll. An der Wand hängen fünf verschiedene Zeugnisse. Ich weiß nicht, was sie bezeugen, aber mindestens eines davon ist ein Diplom für treue Dienste. Johansen selbst sitzt in dem weißen Kittel da, das Haar zurückgekämmt, mit einer dicken Lesebrille auf einer extrem kleinen Nase. Die minimale Nase lässt sein Gesicht wie ein Rosinenbrötchen aussehen, nur ohne Rosinen.

»Setz dich«, sagt er in einem Ton, als hätte ich in der Verlängerung eines Weltmeisterspiels ein Eigentor geschossen.

Ich setze mich auf ein braunes Sofa mit dazugehörigem runden Tisch. Auf dem Tisch liegt ein weiteres Exemplar des *Konditor*. Johansen lehnt sich vor, er nimmt die Lesebrille ab, und jetzt frage ich mich, ob er überhaupt eine Nase hat.

»Also«, sagt er, als sei er auf irgendetwas stolz, »wie du wahrscheinlich gerüchteweise gehört hast, war ich in Urlaub.«

»Doch«, antworte ich. Aber wo ist deine Nase geblieben?, denke ich.

»Und Urlaub bedeutet ja, dass man sich entspannt. Sich ausruht.«

»Doch ...«

»Aber jetzt genug von meinem Privatleben. Also ... ich habe während des größten Teils meines berufstätigen Lebens in dieser Bäckerei gearbeitet. Ich habe ganz unten angefangen, in der Sortierung, und ich habe mich hochgearbeitet. Nach sieben Jahren durfte ich probehalber die Arbeit verrichten, die du jetzt machst ... oder besser gesagt, hättest machen sollen. Es ist mir bewusst, dass die Zeiten sich ändern, aber Disziplin ist zeitlos. Also, ehe ich in den Urlaub fuhr, da habe ich das Gerücht gehört, und ich will hier keine Namen nennen, dass du angeblich vierunddreißig Zimtschnecken auf das Blech drei getan hast, und nicht sechsunddreißig, wie ich es dir sehr gründlich während der Einarbeitung, die du von mir erhalten hast, gezeigt habe. Möchtest du zu diesem Gerücht etwas bemerken?«

»Nein ... da muss ich mich verzählt haben ...«

»Ich glaube nicht immer einfach den Gerüchten, sondern ich vertraue auf meine eigene Intuition. Und da war etwas mit dir, was ... was nicht stimmte. Also bat ich den Lagerchef, mir den Schrank mit den Karren aufzuschließen. Er hat ihn aufgeschlossen, und ich habe gezählt, Blech für Blech. Und was habe ich festgestellt? Nun ... auf neun von zehn Blechen habe ich vierunddreißig Zimtschnecken gefunden, und nicht sechsunddreißig. Auf dem zehnten Blech lagen neununddreißig. Aha, dachte ich. Vielleicht hat der Junge meine Einarbeitungshinweise falsch verstanden, aber ich habe doch, und das können die anderen aus der Einarbeitungsphase bestätigen, deutlich gesagt, dass auf jedem Blech sechsunddreißig Zimtschnecken liegen müssen, nicht vierunddreißig oder neununddreißig ... also ... hast du dich verhört, oder habe ich mich unklar ausgedrückt?«

»Ich glaube ...«

»Hier in der Konditorei glauben wir nicht, hier handeln wir nach unserem eigenen Verstand. Also bin ich in den Urlaub gefahren und dachte mir, dass du falsch gehört, falsch gezählt oder ganz einfach meine Einarbeitungshinweise falsch verstanden hast. Aber gestern früh, als du um 9.25 Uhr deine Frühstückspause gemacht hast, da habe ich die Bleche durchgezählt, um zu sehen, ob immer noch vierunddreißig und nicht sechsunddreißig Zimtschnecken auf dem Blech liegen. Und was stelle ich fest? Ja, du hast inzwischen sogar neunundvierzig Zimtschnecken auf jedes Blech gelegt. Ich kann mich ganz ehrlich nicht erinnern, dass sich jemand je so verantwortungslos und rücksichtslos gegenüber seinen Kollegen verhalten hätte, ja, nicht einmal die dummen Finnen vom Versand benehmen sich so. Kurz gesagt, dein Verhalten kann nicht toleriert werden. Wir können dich nicht hier behalten. Es tut mir leid, aber so ist es nun mal in dieser Branche. Wir müssen auf diejenigen setzen, an die wir glauben. Und wir sind zu der Überzeugung gelangt, dass wir nicht an dich glauben. Du wirst deinen Arbeitsplatz verlassen ... jetzt sofort.«

»Jetzt?«

»Jetzt sofort. Hast du noch Fragen?«

Zucken im Bauch, Geräusch.

»Nashornarsch ...«

»Was hast du gesagt?«, fragt Johansen.

»Ich habe gesagt ... darf ich die Rabattkarte behalten?«

Darf ich nicht. Aus Sicherheitsgründen.

Ich merke nicht, dass ich dem Zusammenbruch nahe bin. Was mich betrifft, ist immer noch der Buddha- und Lügnerjob das Entscheidende. Am nächsten Tag auf dem Weg zur Schule schaffe ich es, bei einem anderen Job anzurufen, und ich schaffe es auch, den zu kriegen: Lagerassistent in der größten Marzipanfabrik des Landes. Arbeitsbeginn am nächsten Montag.

Am nächsten Montag. Die Marzipanfabrik.
Meine Aufgabe ist es, Marzipanteig zu stemmen. Es geht um in Plastik eingeschlagene zehn Kilo schwere Marzipanbrote, die von Lager 1 in Lager 4 gebracht werden müssen. Der Transport geschieht mit Hilfe von Gabelstaplern, und ich bin einer von denen, die die Ladefläche des Gabelstaplers mit Marzipanteigbroten beladen müssen. Es spielt keine große Rolle, wie viele Marzipanlaibe ich auf die Ladefläche lege, denn der Gabelstapler kann eintausend Kilo wuchten, und so viel Marzipan gibt es sowieso nicht in Lager 1. Ich arbeite mit unbehandelten Teigen, nicht mit fertig behandeltem Marzipan.
Der Gabelstaplerfahrer Bahmad zeigt mir alles in circa zwanzig Minuten. Er ist klein und behände, und er fährt den schicksten Gabelstapler, den mit Radio drin.
Es piept in der Lautsprecheranlage, das grüne Licht leuchtet, und das heißt, es ist Marzipan auf dem Weg. Ich arbeite allein, aber wir sind vier, die sich den Tag teilen. Ich nehme die Morgenschicht, von sechs bis zwölf. Das Marzipan rutscht heran, drängt sich an der Gummitür vorbei, die sich für jeden Teig geschmeidig und geräuschlos automatisch öffnet. Wenn zehn Stück Teig rausgekommen sind, dann halte ich das Fließband an und beginne mit dem Umladen des Marzipans vom Fließband auf den Gabelstapler. Wenn die zehn Teige ordentlich nebeneinander auf dem Gabelstapler liegen, dann drücke ich einen riesigen grünen Knopf, auf dem »GO« steht. Und wenn ich auf GO drücke, dann piept es wieder, die Lampe leuchtet grün, und zehn neue Marzipanteige sind unterwegs. Und immer so weiter. Das Einzige, was die Routine stört, ist eine obligatorische, drei-

ßigminütige Pause. Da gehe ich in den Lagerspeisesaal, kaufe mir einen Kaffee und eine Schnecke, eine Zimtschnecke. Ich begegne bei der Arbeit nicht vielen anderen, meist bin ich in dem großen Lager allein. Die Gabelstaplerfahrer begrüße ich, wenn sie kommen und den Anhänger an den Stapler kuppeln. Aber sie scheinen völlig in ihrer eigenen Welt zu sein, ständig den Lärmschutz auf den Ohren. Ich rede ziemlich oft mit Dieter, einem Fünfunddreißigjährigen, der vor ein paar Jahren mit Interrail durch Europa gereist ist. Im Zug zwischen Hamburg und Köln hat er eine norwegische Frau kennen gelernt, und jetzt ist er Vater eines Sohnes, und der Gabelstapler ist eine Methode, den Sohn zu versorgen, und die Mutter auch, die er im Grunde genommen überhaupt nicht mag. »Über diesen einen Fick habe ich schon ziemlich viel nachgedacht«, sagt er jeden zweiten Tag.

Er will Schauspieler werden, findet die staatliche Theaterhochschule aber zu schwul, und deshalb ist sie nichts für ihn. Stattdessen wartet er darauf, dass jemand sein Talent entdeckt. Er hat sich auch schon überlegt, wie das auf einem Marzipangabelstapler vor sich gehen soll: Er wird arbeiten, bis er genug Geld hat, um seinen eigenen Straßentheatermonolog von Dario Fo zu inszenieren, inspiriert von eigenen Erlebnissen. Die eigenen Erlebnisse könnten visuelle Anteile haben, so wie zum Beispiel die Erlebnisse auf der Zugreise zwischen Hamburg und Köln, auf der er die Mutter seines Sohnes kennen gelernt hat, also, die Mutter, die er nicht sonderlich mag. Ich sage, dass es doch nicht so viel kosten kann, einen Straßentheatermonolog zu inszenieren, und jedes Mal antwortet er: »Die Effekte, weißt du, es sind die Effekte, die kosten.« Den Marzipangabelstapler fährt er jetzt seit fünfzehn Jahren. »Nächsten Sommer«, sagt er, »nächsten Sommer wird die Premiere stattfinden. Natürlich nur, wenn es nicht regnet.«

Ich lade weiterhin Marzipan um, und ich versuche, in der Schule mitzukommen. Mit einem Finger halte ich mich noch fest, der Rest des Körpers ist drauf und dran, in die tontechnische Idiotengrube zu fallen. Aber ich hänge noch da, die Tage ziehen vorüber, und die Laune wackelt zusammen mit den Tausenden von Marzipanteigen hin und her, die jeden Tag auf mich zugerollt kommen. An manchen Tagen habe ich das Gefühl, es würde nonstop piepen, auch wenn ich schlafe oder im Tonstudio sitze oder Straßenbahn fahre oder Essen einkaufe oder die Zeitung lese. An manchen Tagen piept es überhaupt nicht, vor allem an den Tagen, an denen mich die Zwänge und die Rituale beherrschen. Da vermisse ich das Piepen fast. Meine spontanen Seiten geraten immer mehr in den Würgegriff der Routine. Die Gedanken schleichen sich in den Körper und in die Arbeit ein, machen mich in der Schule immer unkonzentrierter. Das Gefühl ist wieder aufgetaucht, das inzwischen so bekannte Gefühl der Machtlosigkeit, das Gefühl, dass etwas nicht stimmt. Alltag + Routine + Langeweile = Rituale. Die Langeweile übernimmt die Herrschaft, die eingeübten Routinen werden von den Ritualen zerstört, denen der Marzipanprozess vollkommen egal ist. Ich bin gezwungen, viel umständlicher zu arbeiten als noch vor einer Woche. Die Gewandtheit weicht einer Eckigkeit, und ich gerate ins Hintertreffen – die Marzipanteige häufen sich, die Gummitür ruft, die Gabelstaplerfahrer hupen. Ich merke schnell, dass ich ein paar Dreißigminutenpausen in der Woche auslassen muss, um die Zeit reinzuarbeiten, die für die Rituale draufgeht. Noch ein paar Tage später lasse ich die Pause ganz weg, um nicht wegen mangelnder Effektivität rausgeschmissen zu werden. Ich arbeite jetzt nonstop von sechs bis zwölf. Wenn Dieter mit dem Gabelstapler vorbeikommt und mit seinem Theatergerede anfängt, muss ich die Ohren zuklappen und die Muskeln anstrengen – je schneller ich seinen Stapler belade, desto schneller verschwindet er wieder. Dann führe ich die Zwangshandlungen und Rituale aus, die notwendig sind, mit großen Gesten und zwanghaften Bewegungen, mitten im Raum:

Ich hebe das linke Bein in einem Winkel von fünfundvierzig Grad, suche nach einem blauen Punkt an der Wand, zähle eins, zwei, drei, vier, fünf + eins, zwei, drei, vier = neun. Dann hebe ich den nächsten Marzipanteig an, und den nächsten. Ich zähle einmal, noch einmal, hebe das linke Bein im Winkel von fünfundvierzig Grad, kleines Geräusch, Applaus.

Wenn ich ein Ritual in Rekordzeit ausgeführt habe, dann belohne ich mich damit, dass ich einen der verformten Marzipanteige auspacke. Ich nehme ein Stückchen Marzipan, rieche daran – *Zucken im Bauch, Geräusch, Applaus*. Schön. Der Geruch beruhigt mich, schärft die Konzentration. Rein zufällig entdecke ich, dass das Marzipan dieselbe Wirkung auf mich hat wie der Zimt. Eine entscheidende Entdeckung, denn der Geruch und der Geschmack beeinflussen mein Gehirn, besänftigen den Zwang und die Tics und machen mich wieder arbeitsfähig. In sechs Stunden muss ich mindestens dreimal am Marzipan riechen und davon probieren. Ich schmuggele sogar Marzipan aus der Fabrik und nehme es abends mit in die Schule. Wenn ich ein Zucken im Körper verspüre oder merke, dass die Zwangsgedanken kommen, dann stecke ich die Hand in die Tasche und ziehe ein Marzipanstück heraus, an dem ich schnüffele und es dann langsam aufesse, vier Bisse, viermal. Das Marzipan funktioniert sowohl als Lebensretter wie auch als Dessert.

Ich merke, dass Johansen, einer der Typen vom Büro, immer öfter am Lager 1 vorbeikommt. Er sieht mich an, tut aber so, als würde er die Gummitür anschauen. Nach einer Minute ungefähr fährt er mit seiner Inspektionsrunde fort, ohne ein einziges Wort gesagt zu haben. Ein paar Tage später werde ich angewiesen, nach dem Essen in das Büro von Inspektionschef Johansen zu kommen.

Nach dem Essen. Das Büro von Johansen.

Das Büro liegt im vierten Stock, im Herzen der Fabrik. An der Tür steht. Inspektionschef Johansen, Sektor 1.

Johansen telefoniert. Er sitzt auf dem Schreibtisch und winkt mich ganz forsch herein, so wie Gene Hackman in *The Pretender* den Kommunisten reinwinkt. Johansen ist klein und ziemlich dünn. Das Erstaunliche ist nur, dass sein Kopf so unglaublich viel größer wirkt als der Hals. Als wäre es nicht sein Kopf, sondern als hätte man den Originalkopf gegen eine Riesenmelone ausgetauscht. Außerdem hat er auf der neuen Melone ziemlich wenig Haare, aber das scheint ihm egal zu sein, dabei ist er nur ein paar Jahre älter als ich. Er erinnert mich an einen Nachrichtensprecher, ich weiß aber nicht, an welchen. Die Kopfgröße fasziniert mich so sehr, dass ich vergesse darüber nachzudenken, warum ich eigentlich hier bin, im Büro des Inspektionschefs. Einem ganz gewöhnlichen Produktionsinspektionschefbüro. Schreibtisch, elektrische rote Schreibmaschine, Diplom an der Wand, Fernseher mit dazugehörigem Videogerät. Auf dem Fußboden steht ein hellgrüner Plastikkaktus, direkt am Fenster. Das soll sicher ein Witz sein, eine Art Witzgeschenk, vielleicht von einem Polterabend oder einem Weihnachtsfest oder einem Fußballturnier, also, auf jeden Fall ein Witz.

Als er fertig geredet hat, geht er zum Videogerät und schaltet es ein. Fernseher und Video gehen gleichzeitig an. Er sieht aus dem Fenster, scheint aber weiter mit mir zu reden:

»Wir alle, die wir hier arbeiten, haben unsere Hobbys und Interessen in der Freizeit.«

»Schon …«

»Das wissen wir.«

»Was wissen Sie?«

»Wir wissen, was du magst. Und was du in deiner Freizeit machst, spielt wie gesagt keine Rolle, aber an einem Arbeitsplatz wie diesem, einem Arbeitsplatz, der viel von einem fordert, können wir nicht zulassen, dass die Angestellten ihren Hobbys nachgehen anstatt zu arbeiten. Oder?«

»Ganz meine Meinung.«

»Somit ist also dein offensichtliches Interesse für Theater und Tanz vollkommen in Ordnung, wenn du es nur zu Hause betreibst.«

»Tanz …?«

»Nenne es, wie du willst, Tai Chi, Yoga, Tanz, was auch immer, aber mach es nicht hier bei der Arbeit.«

»Ich weiß nicht genau, was Sie meinen.«

»Ich fände es besser, wenn du es zugeben würdest, anstatt hier den Unschuldigen zu spielen.«

»Ich spiele nicht.«

»Ehrlich gesagt, haben wir weder Zeit noch Platz für Angestellte, die während der Arbeitszeit tanzen, stehlen und außerdem noch den Unschuldigen spielen …«

»Tanzen?«

»Dies ist eine Fabrik, deren Ruf, ein solidarischer Arbeitgeber zu sein, nicht vom unpassenden Verhalten eines Praktikanten beschmutzt werden darf. Wie ich gehört habe, bist du außerdem auch nicht in der Gewerkschaft, auch wenn das für uns, die mit dem hier ihr Brot verdienen, etwas verletzend ist. Wie ich gehört habe, hast du auch nicht die Mitgliedschaft in der Gewerkschaft beantragt. Außerdem habe ich dich mit Dieter reden sehen, dem wirklichen Theateraffen dieser Fabrik, aber er ist zumindest in der Gewerkschaft.«

»Wovon zum Teufel reden Sie?«

»Wovon zum Teufel rede ich?«

Johansen schaltet den Videorecorder ein, und ein paar Sekunden später verstehe ich, wovon er redet. Ich begreife sofort, dass er eine Sequenz von einer Überwachungskamera zeigt – aus Lager 1. Ganz unten im Bild ist diese Uhr und die Zeitangabe. Ich kann sehen, dass es von voriger Woche ist, vom Mittwoch. Und es zuckt in meinem Körper, ich schwitze und empfinde ein Unbehagen, das ich nicht richtig erklären kann. Denn etwas Vergleichbares habe ich noch nie gesehen. Die Überwachungskamera lügt nicht: Sie zeigt Bilder, wenn auch etwas verschwommen, von mir, wie ich meine Zwangshandlungen und Rituale durchführe. Wie ich das linke Bein im Winkel von fünfundvierzig Grad hebe, konzentriert auf den Türrahmen schaue, eins, zwei, drei, vier, fünf zähle + eins, zwei, drei, vier, langsame, schräge Schritte zur Tür mache, zur Ladefläche des

Staplers, das Paket hinüberhebe, immer vier Pakete pro Mal. Dasselbe Ritual wiederholte ich viermal. Wenn das Ritual vorbei ist, wenn ich es geschafft habe, stoße ich einen unfreiwilligen Laut aus – *Zucken im Bauch, Geräusch*. Die Handlung wird damit abgeschlossen, dass ich ein Marzipanpaket aufmache und das Marzipan an Nase und Mund drücke, als würde ich den Teig inhalieren. Neue Tics – *Zucken im Bauch, Geräusch*.

Ich zittere innerlich, als ich das sehe, ich schwitze, will weglaufen. So habe ich mich noch nie gesehen. Ich fühle mich erniedrigt und entlarvt, verspüre Wut und Ohnmacht darüber, dass die nicht verstehen, was ich da eigentlich mache. Und gleichzeitig bin ich auch über ihr Verhalten erleichtert – ich muss mich nicht erklären, muss nicht zum Verrückten abgestempelt werden, muss nicht herumeiern.

Da ist es besser, ein Interesse für den Tanz einzugestehen, als zu erklären, dass es mir, als dieses Video gedreht wurde, nicht sonderlich gut ging.

Johansen schaltet das Band ab:

»Das Marzipan, das du gegessen hast, ziehen wir dir von deinem Lohn ab. Aber du kannst heute aufhören, wenn du willst. Dein letzter Arbeitstag wird am Freitag sein. Noch Fragen?«

Der Ärger wächst, es zuckt im Bauch, die Tics kommen, kommen in Form eines raschen Murmelns hoch:

»Melonenarsch ...«

»Was hast du gesagt?«, fragt Johansen.

»Ich habe gesagt ... darf ich das Videoband behalten?«

Darf ich nicht. Aus Sicherheitsgründen.

Alles ist gut, das Leben ist schön

(1986) Mama und Papa schicken weiterhin Geld und Listen mit den Namen von Psychologen, mit denen ich ihrer Meinung nach Kontakt aufnehmen sollte. Sie kämpfen immer noch in meiner Sache, suchen in Zeitungen und in Büchern, sind im Gespräch mit Kojak und verschiedenen Lachsanglerkollegen, die jemanden kennen könnten, der jemanden kennt, der dem Sohn helfen kann.

Ich sage, dass ich die Psychologen auf der Liste aufsuchen werde, wenn es mir schlechter gehen sollte. Mama und Papa wollen mir sogar Geld für Essen geben, aber ich will kein Geld annehmen, ich will selbst zurechtkommen, ich lebe nach dem Selfmademan-Prinzip und sage nein zu den Zuschüssen meiner Eltern. Da werden sie wütend und versuchen, mich davon zu überzeugen, dass das ein Teil ihrer Rolle als Eltern sei.

Ich rufe ziemlich oft zu Hause an, erzähle, dass alles gut ist, das Leben ist schön und das Durcheinander im Kopf ist fast weg, und ich merke, wie ich das beinahe selbst glaube. Sie machen sich Sorgen um meinen Körper. An Weihnachten hätte ich so mager ausgesehen. Ich erkläre es damit, dass ich in der Schule und beim Radio viel arbeite. »Seht meinen Körper als ein Zeichen der Freiheit, ich tue wirklich das, wofür ich brenne«, sage ich, was ich auch selbst glaube.

Mein großer Bruder lädt mich manchmal bei sich zu Hause zum Essen ein. Ich esse gut, berichte von meinem neu gefundenen Alltag und von meinem Leben. Mein großer Bruder wird bald zum zweiten Mal Vater werden, und er scheint voll und ganz mit den Vorbereitungen beschäftigt, und so kann ich den Fragen zu meiner Gesundheit sehr leicht ausweichen. Er hat schließlich anderes im Kopf. Ich versuche, sobald das Thema auftaucht, es wegzuimprovisieren.

»Meine Gesundheit? Wie steht es denn mit deiner Gesundheit, wirst wieder Vater, du scheinst wirklich fit zu sein.«

Ben

Ben sitzt in der Schule rechts von mir. Mit Ben kann ich gut reden. Ihm scheint alles leichtzufallen – er ist schlagfertig, beliebt, sieht gut aus, kann gut reden, wagt es, die Dinge zu hinterfragen. Uns ist gemeinsam, dass wir beide recht dünn, Synthie-Typen und Radiotechniker sind. Und so haben wir gute Gespräche. Eines Abends kamen wir zufällig beide mit exakt dem gleichen Hemd zur Schule. Gelb mit schwarzen Karos, vor allem aber: alle Knöpfe zu. »Alle Knöpfe zu«, ist der Code dafür, dass man ein organischer Synthie ist. Ben und ich sind definitiv organisch und ganz klar Synthies, zwei einsame organische Synthies unter zehn bleichfetten organischen Musiktechnikern. Also fangen wir an, über Hemden zu reden, über geschlossene Knöpfe, über Synthies, die wir sterben lassen möchten (Limahl), Synthies, bei denen wir gern dabei wären (Midge Ure), Hardrocker, die wir gern mobben würden (das Chefwalross) und weibliche Chefsynthies, mit denen wir gern mal essen gehen würden (Annabel Lamb und Alison Moyet). Ben ist die Sorte Mensch, bei der man nicht nach Gesprächsthemen suchen muss. Das Wort Schweigen existiert nicht in unserer Beziehung, im Gegenteil – Wortspiele und Verbalausfälle sprudeln nur so aus uns raus. Und ich mag das. Ich habe noch nie jemanden mit der verbalen Kapazität von Ben getroffen. Er hat immer was zu erzählen, und er ist witzig und vor allem direkt. Ich schaue zu ihm auf, und der Egoist in mir wird zu einem egoistischen Statisten reduziert. Aber ich mag das, und ich bin gern mit Ben zusammen. Wir gehen in bestimmte Musikkneipen in der Weststadt, schräge Stadtteile, synthige Stadtteile. Ben ist ein echter Hauptstädter – er kennt Locations, von denen kein anderer weiß, dass sie überhaupt existieren, er benimmt sich immer elegant, fährt seinen Stil, seine Worte, seine Pointen, ganz gleich, wem er begegnet. Er hat es leicht mit den Frauen, und die Frauen mit ihm. Und er mag mich. Wahrscheinlich gefallen ihm meine etwas verwirrten Pointen, die in acht von zehn Fällen wahrscheinlich reine Tics sind, aber keiner von uns weiß das immer so genau. Aber er beschneidet mich nicht, sondern ermuntert mich stattdessen, noch mehr zu geben. Ihm scheint egal, was ich sage, am wichtigsten ist ihm die Person, dieses Schräge, das er zwar nicht richtig einordnen kann, aber darauf verschwendet er auch gar keine Energie. Außerdem hat er es immer eilig, was perfekt zu mir passt.

Ben arbeitet zusätzlich als Tontechniker bei Radio Nova, dem lokalen Radiosender. Ich hänge mit ihm da rum, quatsche mit den anderen, serviere ihnen meine Ticformulierungen – und kriege einen Job in einer Art Musikredaktion. Nach nur einer Woche kriegen wir eine eigene Radioshow, *Das Frühstücksradio*, drei Tage die Woche. *Das Frühstücksradio* ist eine Art Radiomanifest, das von Respekt und Glauben getragen ist und denen »da draußen mit allen Knöpfen zu und Midge Ure als Gottvater« huldigt.

Wir lesen Zitate aus Zeitungen, spielen Platten, erfinden eigene Theorien, bringen improvisierte Vignetten, gefakete Interviews, Dichtung und Wahrheit. Und es funktioniert, wir kriegen gute Rückmeldungen und treue Hörer – vielleicht sind es vier, vielleicht vierundvierzig, vielleicht auch vierhundert. Die Anzahl Hörer interessiert uns nicht, wir wollen lieber produzieren und improvisieren. Wir erlernen das Handwerk Radioproduktion, machen alles selbst, schaffen etwas Eigenes und werden schon bald von der Redakteurin Karin, die wir alle attraktiv finden, gelobt. Sie ist so erwachsen, so sanft, so intellektuell, so schwarz gekleidet – und hat kaum einen Knopf zu. Sie erinnert an eine nordische Kate Bush, die große Schwester vom besten Kumpel, in die sich alle zufällig mal verlieben. Aber wir kriegen sie nie, und das hatten wir natürlich auch nicht geglaubt. Ben hat Frauen am Laufen, ich nicht. Stattdessen schwanke ich zwischen Hoffnung und Zwang, wagen oder nicht wagen. Im Sender habe ich ständig mit Frauen zu tun, komme aber nicht so weit, wie Ben es von sich behauptet. Aber ich merke, wie ich auflebe, ich kann in ein Mikrofon reden und improvisieren, ich werde gemocht und bin in gewissem Maße auch gefragt. Vielleicht bin ich dabei, etwas Neues an mir selbst zu entdecken, etwas, worauf ich stolz sein kann, eine heimliche Lust, einfach nur reden zu können und für null Kronen die Stunde eine Menge erfundenen Kram zu blubbern. Ich bin lieber arm und hoffnungsfroh als ein reicher Buddha- und Lagerarbeiter. Die Zwänge scheinen sich im Hintergrund zu halten, als sei zwischen den Ritualen und den Tics und den Zwängen eine Art Waffenruhe eingekehrt. Ben respektiert mich, ich weiß nicht warum, aber ich spüre es, und das reicht in gewisser Weise.

Er holt mich früh am Morgen ab, dann fahren wir zum Sender, bereiten uns eine Viertelstunde lang vor und fangen um sieben Uhr an. Danach fahren wir in die Stadt, trinken Tee, essen Mittag, plaudern drauflos, analysieren das *Frühstücksradio* des Tages. Dann verschwindet Ben zu seinem bezahlten Job. Ich spaziere durch die Stadt und sehe mich um, höre Platten an, gehe wieder ins Synthie-Café und denke mir neue Sachen für die Sendung am nächsten Tag aus.

Ich stöbere in Secondhand-Boutiquen herum, kaufe billige synthige Hemden und schwarze Armeehosen. Zu Weihnachten wünsche ich mir Geld, und auch wenn meine Familie findet, dass das eine öde Wahl ist, so wähle ich doch das Öde, aber auf lange Sicht Sinnvolle – das Weihnachtsgeld verwende ich auf neue synthige schwarzweiße Lederschuhe mit glänzenden Metallspangen an den Seiten – Direktimport aus London. Natürlich ziehe ich Haargel, Schuhe und Kleider einem Mittagessen vor. Müsli und Dickmilch dienen ausgezeichnet zur Rund-um-die-Uhr-Ernährung. Der Eisenbahnermantel meines Großvaters ist bei meinen Radiofreunden und Ben ein großer Erfolg. Ein langer schwarzer, schwerer, uniformähnlicher Mantel mit zwei Reihen Goldknöpfen. In schwarzweißen Lederschuhen,

Armeehosen, schwarzen Secondhand-Hemden, mit zurückgekämmtem kurzem Haar und in Großvaters Eisenbahnermantel fühle ich mich attraktiv und elegant und meinen Synthie-Idealen treu. Mein Selbstvertrauen wächst, und auf dem Nachhauseweg gehe ich in eines der größten Plattengeschäfte der Stadt und präsentiere mich als einen sehr erfahrenen Plattenverkäufer, eine Radiobegabung und einen organischen Musikliebhaber. Ich werfe ein paar Pointen ab, erzähle Anekdoten von Human League und ihrer Heimatstadt Sheffield, Human League, die gerade in diesem Moment aus den Lautsprechern im Laden tönen. Ich kriege sofort einen Job.

Kleinkarierte Routinemonster

Der Chef des Plattengeschäfts heißt Johansen. Johansen ist ein softer Fünfundfünfzigjähriger mit Jeansjacke und weißem lockigem Haar, vorn weniger als hinten, was ein sicheres Zeichen dafür ist, dass er auf einen Pferdeschwanz spart. Er liebt Alan Parsons Projekt und Barclay James Harvest und verabscheut Fleetwood Mac, die nennt er Dünnschiss. Er erwidert kein Lachen, aber er begreift, dass ich meine Musikanekdoten drauf habe, dass ich reden und lachen kann, und so ist mein Platz hinter dem Infotresen. Und der Infotresen ist, wie der Name schon sagt, ein Tresen, hinter dem man steht und informiert. Über Künstler, alte und neue Platten, Remixes, Cover, Radioeinspielungen, Singles, Doppel-LPs. Meine Abteilung wird Pop und Rock. Kurz bestand die Gefahr, dass ich an der Kasse oder in der Einkaufsabteilung landen könnte. Das wäre vernichtend gewesen. An der Kasse zu sitzen bedeutet, dass man Geld anfassen muss ...

... das andere in der Hand hatten, das andere berührt haben, das verseucht ist, an dem Bakterien kleben, die anstecken, die mich anstecken, der ich nie wieder ich selbst sein werde ...

Die Einkaufsabteilung kümmert sich um die exakte Anzahl Plattenbestellungen, rechnet die exakte Anzahl verkaufter Exemplare gegen die exakte Anzahl eingekaufter. Das Exakte ist mein Feind, löst Probleme aus, eine potentielle Zwangszone – *viermal zählen, den Hörer neunmal abnehmen, die Türschwellen bei eins, zwei, drei, vier, fünf + eins, zwei, drei, vier überschreiten ...*

Deshalb passt der Infotresen perfekt zu mir. Ich kann den Körper hinter dem Tresen parken, sitzen oder stehen, mich an die Wand lehnen oder auf einem Bein stehen – das alles ist völlig egal, solange ich nur informiere und nett bin. Von elf bis vier arbeite ich im Laden. Und ich finde, ich mache einen guten Job. Ich verbreite Fröhlichkeit, beantworte musikalisch herausfordernde Fragen und rede gern mit den Kunden. Das hält mich bei Laune, ich kann die Rituale und die Zwänge begrenzen, die immer noch stichelnd und kochend, ticsend und zwingend irgendwo im Kopf herumlungern und darauf warten, wieder herauskommen zu können. »Schau an, mein kleiner Dummkopf, du hast wohl gedacht, du wärst uns los, was?«

Langsam wird mir klar, dass aus der Sicht des Verkäufers die Musikbranche der Autobranche nicht unähnlich ist. Wenn man den Namen des Herstellers der Radaufhängung nicht kennt, dann denkt man sich einen aus. Der Kunde hat sowieso keine Ahnung und möchte vor allem nicht dumm wirken, weshalb er nur selten nachfragen wird – und der Verkäufer siegt. Ich verkaufe ein klein wenig besser Platten, als ich Zimtschnecken und Marzipan sortiere. Johansen selbst lobt mich, und ich habe das Gefühl, als würde meine neu gefundene positive Energie in die richtige Richtung fließen.

Nach einer Woche aber kommen die Zwänge doch wieder auf Besuch. Ich fange an, mich weniger im Laden zu bewegen, und stehe meist hinter oder neben dem Infotresen, um nicht zwischen verschiedenen Türen und Strichen auf dem Fußboden hängen zu bleiben. Vor einer Woche noch bin ich mit dem Kunden mitgegangen, jetzt zeige ich – »da hinten, neben Meat Loaf« –, und der Kunde kann die Platte selbst holen. Wenn er sie doch nicht findet, dann muss ich zehn Meter + über zwei Türschwellen gehen, um ihm zu helfen. Manchmal tue ich so, als würde ich die Rufe der Kunden nicht hören, aber wenn Johansen im Laden ist, dann habe ich keine andere Wahl. Es kann auch passieren, dass er mir zuruft:

»Hol mal die neueste Platte von Alan Parsons Projekt.«
»Satan«, murmele ich.
»Was?«, fragt Johansen.

»Satan ... wie Fish schon sagte.«

»Fish?«

»Fish, der Sänger von Marillion.«

»Was ist mit ihm?«

»Er sagt immer Satan, lesen Sie nur mal die Texte auf seiner neuesten Platte«, erfinde ich.

»Ach so ...«

Der Kunde und Johansen sind dann von meiner Detailkenntnis beeindruckt, und ich komme wieder mal davon.

Es geht mir gut, und ich merke, dass ich trotz allem die Gedankenhölle in meinem Kopf auf diese Weise ganz gut im Griff habe. Klar, ich muss sieben, acht Mal während der Arbeitszeit verschwinden, gehe auf die Behindertentoilette und zwangshandele mich ab. Doch das ist nichts im Vergleich damit, wie es auf der Tontechnikerschule läuft.

Die Gegenwart des Chefproduzenten lässt mich augenblicklich die Konzentration verlieren. Das Loch in der Hose und die Ansteckungsgefahr und die möglichen Bakterien stören mich jetzt noch mehr als sonst, und eigentlich ist es sinnlos, die Schule überhaupt noch zu besuchen. Ich ritualisiere heimlich, und es scheint auch keiner etwas zu bemerken. Nicht einmal Ben. Und er ist der eigentliche Grund, dass ich an den Abenden noch auftauche. Er gibt mir etwas Positives, und das Positive wird mitten in all dem Ritualisieren und Zwangshandeln lebenswichtig für mich. Aber das beeinträchtigt die Psyche und vor allem den Körper. Ich bin angespannt, bewege mich steif, es fällt mir schwer, den Gesprächen zu folgen – die Müdigkeit verhindert die Konzentration, die Konzentration erzeugt Müdigkeit. Ich erwäge, mit der Schule aufzuhören. Bestimmt werde ich auch ohne die Tontechnikerausbildung in der Radiobranche klarkommen.

Der Job im Plattenladen macht mehr Spaß und kommt mir lebendiger vor als das abgeschlossene und feuchte, mit rotem Samt ausgekleidete Plattenstudio. Eines Tages sehe ich Dieter aus der Marzipanfabrik. Er steht in der Rockmusikabteilung und blättert und umarmt mich fast, aber nur fast, als ich mich von hinten anschleiche und frage, ob der Herr Schauspieler Hilfe benötigt. Er erzählt, dass der Job so ist wie immer, seit ich gekündigt worden bin, hat sich nichts verändert, und er denkt oft an diesen einen Fick damals in Deutschland. Er sucht nach einem Soundtrack für seine Dario-Fo-Geschichte und denkt darüber nach, *La Traviata* zu kaufen. Morgen wird er wiederkommen, und dann mit Geld, sagt er. Es ist das letzte Mal, dass ich Dieter sehe.

Ich nehme dieselbe Straßenbahn, gehe durch dieselben Straßen, sitze in denselben Cafés. Die Routine siegt über den Impuls, die Zwänge verfolgen mich.

Die Tics tauchen nicht so oft auf wie sonst, ich weiß nicht warum, vielleicht sind sie einfach zu müde und müssen sich ausruhen. Die Zwänge aber bedrängen mich immer mehr, jetzt sogar schon im Plattenladen. Ich versuche, sie wegzuschieben, indem ich ständig nach neuen Wegen suche, mich zu stimulieren, nach neuen Herausforderungen, um die Routine zu durchbrechen, das Vorhersagbare zu zerschlagen. Ich fange an, wie ein etwas verärgerter Geschmackspolizist aufzutreten, diskutiere mit den Kunden, komme mit Tipps, alternativen Tipps, einzigartigen Tipps, Synthie-Tipps. Ich erscheine mehr wie ein Musikprediger als wie ein Musikverkäufer. Ich will, dass die Kunden zu meinem Musikgeschmack konvertieren, und es wird immer mehr zu einem Sport für mich, möglichst viele auf meine Seite zu kriegen.

Kunde:

»Haben Sie die neueste Platte von Chicago?«

Chicago, dieser Scheiß, denke ich. »Ach so, Chicago«, sage ich.

»Haben Sie die?«

»Wie alt sind Sie?«

»Was?«, fragt der Kunde.

»Sie sehen viel zu jung aus, um Chicago zu mögen.«

»Finden Sie?«

»Ich finde es nicht, ich weiß es.«

»Sie wissen was?«

»Dass Sie zu jung sind, um nicht mal etwas anderes als Chicago auszuprobieren.«

»Ich mag Chicago.«

»Klar. Aber Sie sollten sich lieber mal fragen: Wer mag nicht Chicago? Chicago ist wie ein Kombi, der ist bei den meisten Gelegenheiten praktisch, aber geht man abends noch mal vor die Tür, um ihn anzuschauen?«

»Ich kann nicht ganz folgen.«

»Genau. Das können Sie nicht, aber eigentlich doch. Verstehen Sie?«

»Nicht wirklich.«

»Sehen Sie? Sie verstehen das, was Sie verstehen wollen, das, was Sie schon verstanden haben werden, ehe Sie es ausprobiert haben.«

»Was?«

»Sie wissen, dass Sie die Neueste von Chicago mögen werden, denn Sie haben schon darüber gelesen und die Werbung gesehen. Aber werden Sie sie auflegen, bevor Sie abends ins Bett gehen?«

»Vielleicht ...«

»Ja, vielleicht am ersten Abend. Aber dann. Am zweiten? Nein. Sie tun sie in den Walkman, wenn Sie nicht nachdenken oder sich anstrengen müssen. Und was habe ich gesagt?«

»Was Sie gesagt haben ...?«

»Was Sie gerade tun?«

»Was ich tue ...?«

»Dass Sie zu jung sind, um nicht mal was Neues auszuprobieren ...«

»Was ... was denn?«, fragt der Kunde, der angebissen hat.

»Zum Beispiel Ultravox. Die ihre Platten übrigens im selben Studio einspielen wie Chicago (gelogen), nämlich in London (wahr), und die denselben Tontechniker haben (gelogen), der, ob Sie's glauben oder nicht, mit der Pianistin von Chicago verheiratet ist (wahr).«

»Wirklich?«

»Und Sie sind zu jung, um die Tomatenroutine zu fahren.«

»Tomaten ...?«

»Kaufen Sie die Sammel-LP mit unter anderem Ultravox und Cabaret Voltaire und Visage, und dann kriegen Sie eine Chicago-Single gratis. Aber das bleibt unter uns ...«

»Na ja ...«

»Gut. Sehen Sie.«

»Was sehe ich?«

»Dass Chicago Dosenkost ist, während Sie jetzt frische Ware kriegen, und dass Sie zu jung sind, um sich jetzt schon von der Volvo-Kombi-Routine einschneien zu lassen.«

»Na ja ...«

»Sehen Sie.«

»Was ...?«

»Neunundneunzig Kronen.«

»Und die Chicago-Single gratis.«

»Na klar.«

»Danke«, sagt der Kunde zufrieden.

»Ich danke«, erwidere ich.

Die meisten schlucken mein Manöver, freuen sich über die Komplimente und kaufen Synthiemusik und kriegen eine Single gratis dazu. Ich selbst finde, dass ich der Synthiebranche einen ungeheuren Dienst erweise, aber vor allem ist das verbale Argumentieren die beste Waffe, um die Zwänge zumindest mal für eine Weile fernzuhalten.

Ich bleibe unten im Lager vor einer Türschwelle hängen. Nach einer Stunde kommt Johansen selbst, um nach mir zu suchen. Ich halte mein linkes Bein in einem Winkel von fünfundvierzig Grad und schaue auf einen blauen Punkt. Die Tür hinter mir öffnet sich, ich schaffe es gerade noch, mich zur Seite zu werfen und hinter einem Hocker mit leeren Kassetten zu verstecken.

Ich bleibe liegen. Nur eine Minute, denke ich. Wenn ich eine Minute ausruhen darf, dann schaffe ich es, das Türschwellenritual ganz auszuführen, wieder in den Laden zu rennen und es Johansen zu erzählen, ehe er zum Mittagessen geht. Zu erzählen, wie es ist, dass meine Familie gerade angerufen hat, dass ein älterer, enger Verwandter gestorben ist, ja, dass ich erst mal hier unten im Lager fertig heulen musste, die Kunden sollten nicht mit meiner Trauer behelligt werden …

Johansen kauft mir die Schluchzgeschichte ab. Er kauft sie nicht direkt, sondern zum Schlussverkaufspreis, als würde er denken, »warum sollte er eine solche Geschichte erfinden?«.

X, z, y = scharfe Buchstaben = Messer = machen Löcher = Blut = Ansteckung = rot.

Ich sollte keine Plattenumschläge in die Hand nehmen, deren Künstler oder Gruppe mit einem x, z oder y beginnt oder die einen solchen Buchstaben im Namen haben. Ich sollte auch keine Plattenumschläge in die Hand nehmen, die rote Tendenzen aufweisen. Ich vermeide mit Kunden zu sprechen, die nach Künstlern wie XTC, Paul Young, Chicago, ZZ Top und Iron Maiden (zu viel Rot auf dem Umschlag) suchen. Ich meine schon voraussehen zu können, welche Kunden auf der Jagd nach ausgerechnet diesen Künstlern sind, also vermeide ich Blickkontakt, und dann bitten sie jemand anders um Hilfe. Wenn ich den Infotresen verlasse, dann nur, um weiblichen Kunden zu helfen. Nicht um zu baggern oder zu flirten oder Eindruck zu schinden, sondern weil sie ganz einfach gut riechen und nur selten Musik mit x, z oder y im Namen mögen. Die Gespräche, das Lächeln, die Gerüche und die Stimmen reichen, um mich bei meiner Arbeit zufrieden zu machen. Das beruhigt mich, und es geht mir besser.

Die Frau in Weiß

Eine große und vor allem extrem weißhaarige Frau kommt in den Laden. Sie fängt sofort an, die Country- und Western-Platten durchzublättern. Sie scheint nicht nach einem besonderen Künstler zu suchen, sondern blättert nur, um etwas mitzunehmen oder einen Künstler zu finden, den sie schon vergessen hatte. Fünf Minuten später hat sie die Country- und Westernabteilung verlassen, um sich elegant weiter in Richtung Pop und Rock zu blättern. Meine Abteilung. Ich weiß nicht recht warum, aber ich folge ihr mit dem Blick. Vielleicht sind es die schlohweißen Haare, die meine Aufmerksamkeit fesseln, aber vielleicht stört mich auch dieses ziellose Blättern, als hätte sie nichts anderes zu tun. Aber sie ärgert mich nicht, sondern fängt nur meinen Blick. Sie ist auch nicht übertrieben schön oder sinnlich, mindestens fünfzehn Jahre älter als ich und gehört zu Johansens Pferdeschwanzgeneration.

Ich gehe zu ihr und frage, ob sie Hilfe braucht.

Sie dreht sich zu mir um. Ihre Augen sind blau, das Gesicht hat Sommersprossen und wirkt ein klein wenig verlebt, aber vielleicht hat sie auch nur schlecht geschlafen. Sie sieht mich lange an. Ich wiederhole meine Frage, aber sie antwortet nicht.

»Können Sie mir helfen?«, fragt sie schließlich.
»Dafür werde ich bezahlt.«
»Wirklich?«
»Was?«
»Werden Sie wirklich dafür bezahlt, mir zu helfen?«
»Kommt drauf an.«
»Worauf?«
»Wobei Sie Hilfe brauchen.«

Da lächelt sie, aber ohne die Zähne zu zeigen.

»Ich weiß, was ich brauche, und ich weiß, dass Sie mir helfen können. Also, was glauben Sie, fehlt mir?«

»Sie brauchen wahrscheinlich eine Portion Supertramp und vielleicht einen Willie Nelson, etwas Shirley Bassey würde auch nicht schaden. Aber vor allem brauchen Sie eine frisch reingekommene Sammel-LP mit englischer Synthiemusik.«

Ich ticse ein *Yes Sir, I can boogie* raus.

Dann zeige ich ihr die verschiedenen Möglichkeiten. Sie scheint keine davon zu kennen, ist aber neugierig.

»Die Beste von Supertramp heißt *Crime of the Century*. Wenn Sie die kaufen, kriegen Sie eine Single gratis, die neueste von Soft Cells.«

»Warum sollte ich *Crime of the Century* nehmen?«

Zucken im Bauch, Geräusch. »Weil *Crime of the Century* nicht nur eine Platte ist, sondern eine ganze eigene Musikwelt. Sie werden erstaunt sein. Ich verspreche Ihnen, dass Sie diesen Monat nichts anderes werden hören können.«

Plötzlich legt sie ihren Zeigefinger sehr vorsichtig auf meinen kleinen Finger.

»Ich vertraue Ihnen«, sagt sie.

Ich lächele sie an und bin ganz sicher, dass sie nach Mandarinen duftet.

»Danke«, sagt sie und verlässt den Laden.

Als ich mich umdrehe, steht Johansen bereit, um neu reingekommene Musikzeitschriften zu sortieren – *Beat, New Musical Express, Schlager*. Er sieht mich an, doch ehe er noch etwas sagen kann, kommt die Frau wieder in den Laden. Sie sieht mich an, als wäre sie reingelegt worden, und sie atmet schwer:

»Können Sie ... können Sie, indem Sie die Plattensammlung eines Menschen ansehen, etwas über die Persönlichkeit dieses Menschen sagen?«

Lächerlich, denke ich. »Spannend«, sage ich.

»Würden Sie das tun?«

»Was denn?«

»Meine Plattensammlung anschauen und mir sagen, was Sie sehen? Gehört das auch zu Ihrem Job?«

»Schon«, sage ich, »das müsste ich können.«

»Hier ist meine Adresse ...«

Sie gibt mir eine Visitenkarte. Keinen Namen oder Titel, und auch keine Telefonnummer, nur die Straße in schwarzen und gelben Buchstaben: Smestad Allé 4.

Noch ehe ich sie fragen kann, ob das vielleicht ein Scherz ist, ist sie wieder weg. Aber sie hat nicht gelacht, das hat sie nicht. Aber ich lächele, das tue ich. Und Johansen sortiert weiter die Musikzeitschriften.

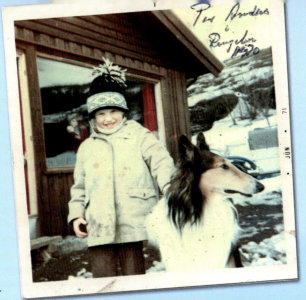

1 Bevor ich Herrn Tourette begegnete.

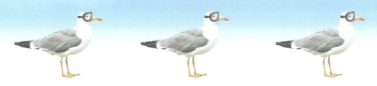

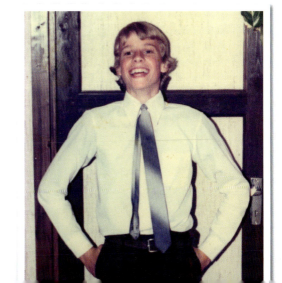

2 This is your Captain speaking.

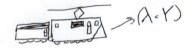

3 X ist ein gefährlicher Buchstabe – ein halbes X ist ungefährlich.

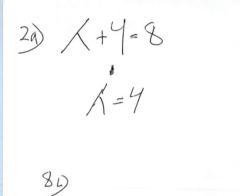

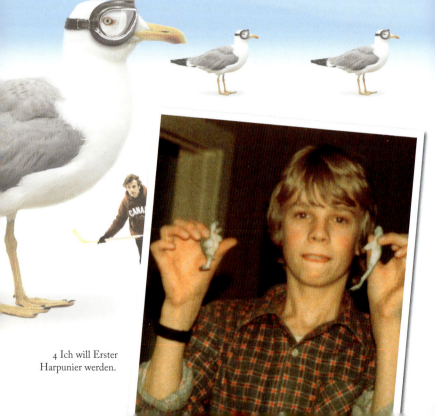

4 Ich will Erster Harpunier werden.

5 Als Synthie in Oslo.

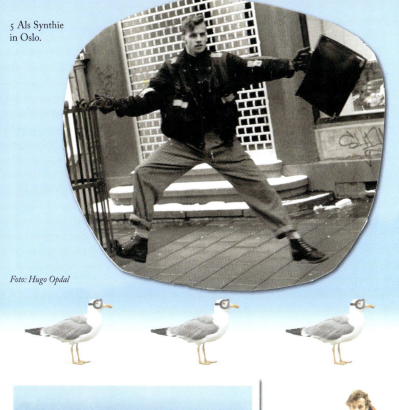

Foto: Hugo Opdal

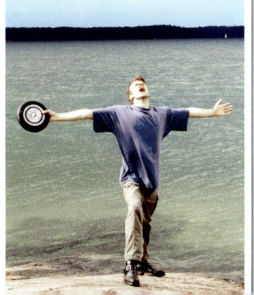

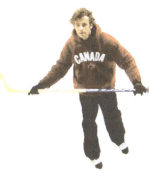

6 Frisbee zu werfen wirkt beruhigend auf mich.

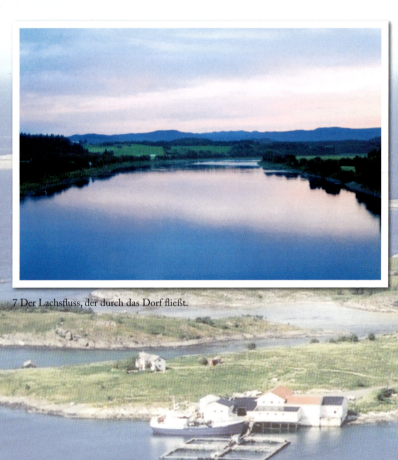

7 Der Lachsfluss, der durch das Dorf fließt.

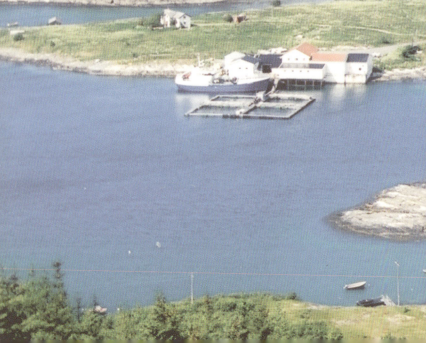

Foto: Lina von Seth

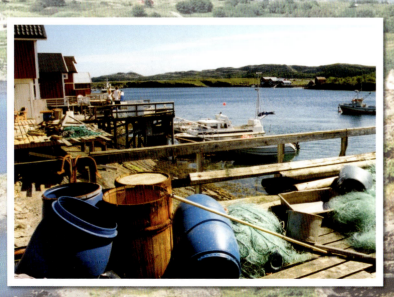

8 Mein Paradies Mosjøen.

9 »Kaufen Sie eine Platte von Ultravox, dann kriegen Sie eine Single von Chicago gratis dazu.«

Foto: Hugo Opdal

10 Odin und ich.

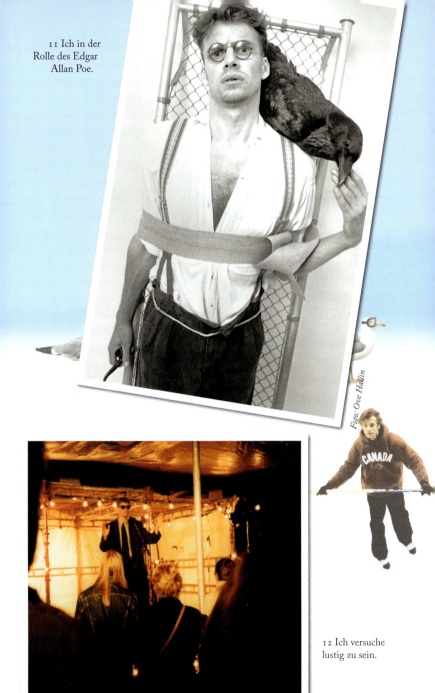

11 Ich in der Rolle des Edgar Allan Poe.

Foto: Ove Hallin

12 Ich versuche lustig zu sein.

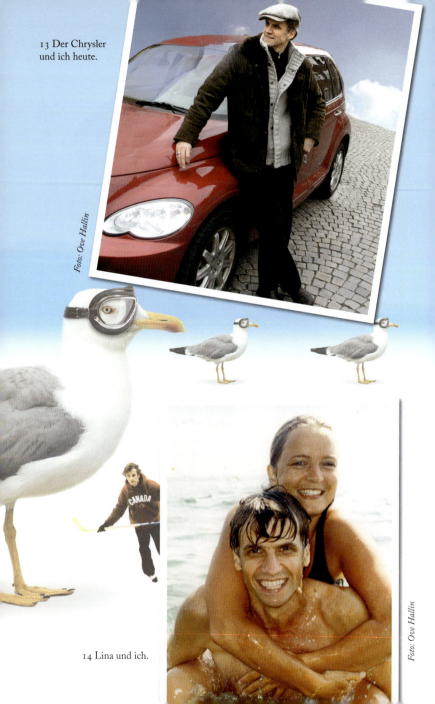

13 Der Chrysler und ich heute.

Foto: Ove Hallin

14 Lina und ich.

Foto: Ove Hallin

Man darf nie zu viel Zeit haben

Die Ankunft der Frau in Weiß wird zu einem neuen Input, der die Zwänge für den Rest des Arbeitstages ein paar Meter auf Abstand hält. Es wird ein guter Tag. Nach der Arbeit rufe ich Ben an, und wir beschließen, die Sendung für den nächsten Morgen schon mal zu planen. Das ist sehr ungewöhnlich, dass ganze zehn Stunden vor der Sendung der Plan schon steht. Und das kann nur in einer Katastrophe enden. Was es auch tut. Weder Ben noch ich sind sonderlich kreativ, wenn es um detaillierte Planung geht. Während der Sendung geht alles schief. Wir fühlen uns steif und träge, langweilig und vorhersagbar, machen Amateurradio für bereits Erweckte. Aber wir lernen eine Lektion fürs Leben: Man darf nie zu viel Zeit haben. Dasselbe trifft auch auf meinen eigenen Alltag zu. Zu viel Zeit schafft Raum für Nachdenken, was schnell in Zwangsgedanken übergeht, die sich nur zu leicht in Zwänge verwandeln, die noch leichter in Ritualen enden.

Am Mittwoch der darauffolgenden Woche stehe ich wie immer am Infotresen und versuche, den Kunden zu helfen. Unter anderem, indem ich einen jungen Mann mit Schlips davon zu überzeugen versuche, dass *Lament* von Ultravox zuzüglich einer Single von Soft Cell ihm im Büro mehr Respekt verschaffen wird als das jüngste, schmalztriefende Opus von Chris de Burgh. Ich kann nicht richtig verstehen, was er antwortet, sondern sehe ihn nur nicken und mit der neuesten Scheibe von Ultravox unter dem Arm zur Kasse gehen. Nur wenige Meter von mir entfernt, auf der Straße vor dem Schaufenster, entdecke ich sie. Die Frau in Weiß steht auf der Straße und sieht mich geradeheraus an. Sie sieht ernst aus, als sei sie wütend, als müsse sie sich gerade noch zwischen Pistole und

Messer entscheiden. Sie bleibt minutenlang unbeweglich, wie auf dem Asphalt festgefroren, stehen. Ich weiß, dass sie mich ansieht, und sie weiß, dass ich sie entdeckt habe. Ich rechne damit, dass sie in den Laden kommt, aber als ich mich umdrehe, ist sie weg. Sie ist einfach verschwunden. Ich gehe zum Fenster, sehe hinaus auf die Straße, in den Laden, in den Nachbarladen, in den Eingang zum Einkaufszentrum, aber sie ist weg. Ich beginne zu zweifeln. Habe ich sie gesehen, oder war das eine Phantasie, ein Tagtraum, habe ich die Grenze überschritten, ist der Wahnsinn ein Teil von mir geworden, und ich ein Teil von ihm? Ich frage meinen Kollegen in der Jazz-Abteilung, einen herrlichen Freak mit Robin-Hood-Frisur und Baumwollweste, ob er eine Frau gesehen hat ... eine Frau in Weiß. Er meint, sie gesehen zu haben, aber das hilft mir nicht weiter. Ich bezweifele, dass sie wirklich hier war. Der Gedanke verfolgt mich den ganzen Tag lang, was mir natürlich in gewisser Weise gefällt, denn der Gedanke an sie schiebt die Gedanken an Rituale und Zwänge weg – eine willkommene Auszeit.

Am nächsten Tag bin ich wieder in meinem schrägen Verhalten gefangen, die Auszeit ist vorüber.

Ich arbeite immer mehr im Zeitlupentempo. Das Umständliche hat das Effektive schon lange knockout geschlagen, und mir gehen langsam die Ausreden aus, ein Todesfall jeden zweiten Monat, das ist schon an der Grenze. Ich merke, dass selbst Johansen seine Haltung mir gegenüber verändert hat. Seine kleinen Understatement-Witze sind verschwunden, er trinkt nicht mehr mit mir Kaffee und redet kaum mehr über Fleetwood Mac, und die wenigen Male, dass wir Kontakt haben, redet er zu mir, nicht mit mir. Ich habe im Plattenladen länger gearbeitet als an irgendeinem anderen Ort, ich mache meinen Job und erfahre außerdem eine Zufriedenheit der Kunden, so dass mir scheint, ich könnte den Job behalten, solange ich will.

Ein Kunde in einem viel zu engen Dressman-Anzug mit rotem Schlips betritt den Laden. Sein Gesicht gleicht einer Tomate mit weißen Zähnen. Er riecht stark nach Aftershave, und sein Auftreten macht deutlich, dass er seit circa einhundertzehn Jahren nicht mehr freiwillig gelacht hat. Der Kunde spricht einen in eine undefinierbare Hähnchenstimme eingebackenen Hauptstadtdialekt. Er geht mir augenblicklich auf die Nerven. Dann bittet er mich, die neueste Platte von Roberto Primus zu holen. Ich zeige darauf, sie steht fünf Meter links von ihm. Aber er will, dass ich sie hole und als Geschenk einpacke. Ich bitte ihn, sie zu holen, denn sie steht ja nur fünf Meter (und eine Türschwelle) hinter ihm. Aber er weigert sich. Ich will mich nicht noch einer Stunde Ritualarbeit aussetzen, schließlich ist in zehn Minuten Mittagspause, und deshalb bitte ich ihn noch einmal, die Platte selbst zu holen, denn »sie steht doch da«. Aber der Kunde gibt nicht nach, er behauptet, es wäre mein Job, sie zu holen, ich würde dafür bezahlt und er hätte keine Zeit für so was. Das provoziert mich, *zum Teufel* ... Ich gehe in die Abteilung Familienunterhaltung, fünf Meter weiter links, hole die Platte – und bleibe vor der Türschwelle stecken. Mitten im Ritual, als ich eins, zwei, drei, vier, fünf + eins, zwei, drei, vier zählen und auf einen blauen Punkt schauen muss, kommt der Kunde und reißt mir die Platte aus der Hand. »Idiot«, murmelt er. Er unterbricht das Ritual, was mindestens vier Wiederholungen zur Folge hat und gleichzeitig ein doppeltes Chaos im Kopf produziert, woraufhin die Tics auftauchen und mit den Zwängen Pingpong spielen, was nur in einer ticsig unkontrollierten Wortkaskade gegen den Kunden enden kann.

Zucken im Bauch, Geräusch.

»Du verdammter Halbjesus, wie zum Teufel kannst du nur diesen Pubertätsschmalz mögen, schieb die Platte in die Schleifmaschine und schütte Dickmilch drauf, dann hast du dein Lieblingsfrühstück.«

»Kann ich hier mal den Chef sprechen?«, ruft der Kunde.

Johansen kommt, rotes Gesicht, offener Mund, verwirrter Blick.

Und in diesem Moment komme ich los, schaffe es, nach dem

achtzehnten Versuch, die Türschwelle zu überqueren – *Zucken im Bauch, Geräusch*. Ich gehe schnell zu dem Kunden, lege ihm die Hand auf die Schulter und sage:

»Äh ... Spaß beiseite.«

Aber weder Johansen noch der Kunde, der schon den Laden verlassen hat, kaufen mir den Witz ab. Johansen bittet mich, nach der Mittagspause in sein Büro zu kommen.

Eine Stunde später. Nach der Mittagspause.

Das Büro von Johansen.

Ein Lederstuhl, ein Schreibtisch, Bestellformulare, Ordner, Platten, zwei Telefone, ein Faxgerät. Stifte und Filzer liegen ordentlich in einer Kiste, die an Oskars Vesperdose zu Hause im Dorf erinnert. An der Wand hinter ihm hängen drei verschiedene Plakate, zwei von Fleetwood Mac, eins von Debbie Harry. Johansen streicht sich mit der Hand über die Haare im Nacken. Er schreibt etwas auf und redet gleichzeitig mit mir:

»Es fehlen uns massenhaft Singles ...«

»Singles?«

»Es fehlen uns mindestens zwanzig Singles, für die wir kein Geld eingenommen haben. Alle Soft-Cell-Singles sind weg, und dann die meisten von Ultravox und die Sammeledition mit Synthie-Pop.«

»Wie gut.«

»Gut?«

»Wie gut, dass die Kunden sich langsam einen guten Musikgeschmack zulegen.«

»Es ist überhaupt nicht gut, wenn die Kunden nicht kaufen dürfen, was sie haben wollen. Es hat jemand angerufen und gesagt, du hättest ihn gezwungen, eine Sammel-LP mit Synthie-Pop zu kaufen statt der neuesten Platte von Chicago, die er eigentlich haben wollte. Und dann hätte er zum Dank eine Single von Chicago gratis bekommen.«

»Ich habe Platten für genauso viel Geld verkauft, wie wir mit den verdammten Chicago-Platten eingenommen hätten.«

»Aber es geht nicht um Geld.«

»Nicht?«

»Nicht immer. Wir können es uns nicht leisten, Kunden zu verlieren, nur weil dir ihr Musikgeschmack nicht gefällt.«

»Nicht? Dann muss ich mir eine andere Taktik ausdenken.«

»Nein, das musst du nicht.«

»Wie gut.«

»Gut?«

»Wie gut, dass ich mir keine andere Taktik ausdenken muss.«

»Du musst auch nicht mehr herkommen.«

Lange Pause.

Johansen fährt fort:

»Noch Fragen?«

Zucken im Bauch.

Ich murmele:

»Wenn du dann mal einen richtigen Pferdeschwanz hast, dann komme ich nachts an dein Bett und schneide dir den mit den Zähnen ab.«

»Was hast du gesagt?«, fragt Johansen.

»Ich habe gesagt ... darf ich die Karte für die Personalkantine behalten?«

Darf ich nicht. Aus Sicherheitsgründen.

Psychotherapeut Nummer 5

Ich lebe von Brot und Sirup, esse zweimal in der Woche warm. Warmes Essen, das sind Pizzastücke und Würstchen, und jeden Samstag Rippchen. Ich kaufe ein paar Kilo gegrillter Rippchen, die ich dann den ganzen Monat lang abnage, und ich stelle fest, dass sie kalt mindestens ebenso gut schmecken wie warm. Ich trinke Kaffee, manchmal Tee, aber hauptsächlich Saft. Keine Ahnung, warum ich so große Mengen Saft trinke, aber vielleicht ist es einfach so, dass ich eine Boeing 747 bin und der Saft mein Treibstoff. Diese Erklärung gefällt mir selbst am besten. Ich lebe unfreiwillig geizig, geize, ohne mir dessen bewusst zu sein. Jeden Tag kaufe ich dieselbe Sorte Essen, Monat für Monat, denn das scheint mir ein wenig Gedankenruhe zu verschaffen.

Mein ganzes Vermögen trage ich am Körper – die Hemden, das Haargel, die Lederschuhe und zehn zusammengerollte Hunderter, die ordentlich und einladend in der linken Innentasche des Mantels liegen, in der ohne Loch. Ein blauer Schnürsenkel hält das Geldscheinbündel zusammen. Ich habe keinen Geldbeutel und kein Bankkonto, warum sollte ich auch. Ich habe keinen Job mehr und brauche Geld. Meine Eltern schicken Geld, das ich für die Therapie verwenden soll. Sie versuchen, mich anzurufen, und wählen die Nummer der alten Dame, bei der ich wohne, aber ich bin nur selten zu Hause. Die Dame hinterlässt mehrmals in der Woche kleine gelbe Post-it-Zettel an meiner Tür – dein Vater hat um 15.00 Uhr angerufen, deine Mutter hat um 16.00 Uhr angerufen, dein Bruder, deine kleine Schwester, deine große Schwester. Ich habe kein eigenes Telefon, deshalb rufe ich aus der Telefonzelle, die ein Stück die Straße hinunter steht, an. Ich versuche, einmal die Woche anzurufen, doch wenn es mir schlechter geht, werden es schnell einmal vierzehn Tage, manchmal ein Monat. Ich rufe immer nur für zwei Einkronenstücke an, was bedeutet, dass ich nicht länger als höchstens drei Minuten reden kann, was perfekt passt. »Ich habe nur zwei Einkronenstücke, alles ist in Ordnung, ich melde mich später, am Montag gehe ich zu einem Psychologen, die Schule ist interessant, der Job im Plattenladen ist super, tschüss dann.« Ich habe keine Zeit, in die Tiefe zu gehen, und ich versuche, so gut es geht, nicht ins Detail zu gehen. Ich besuche Psychologen, mache Termine aus und gehe hin, aber es dauert immer nur wenige Minuten, bis ich merke, dass die Person nichts versteht oder mir nicht helfen kann. Eigentlich suche ich die Psychologen nur auf, weil ich ein schlechtes Gewissen habe, und wegen Mama und Papa.

Psychologische Beratungsstelle, Oslo.
Der Psychotherapeut fragt:
»So, Sie haben also ein Problem mit Türschwellen?«
»Ja ...«
»Und wie sieht das aus?«
»Ich komme nicht durch die Tür, bin gezwungen, Sachen zu machen.«
»Sachen?«
»Das Bein heben, auf einen blauen Punkt schauen, gute Gedanken denken ...«
»Was ist ein guter Gedanke?«
»Blauer Punkt ...«
»Blauer Punkt?«
»Ja ...«
»Aber was ist ein guter Gedanke?«
»Ein blauer Punkt ...«
»Aber das ist kein Gedanke, das ist eine konkrete Sache.«
»Nein, das ist ein Gedanke.«
»Der Gedanke ist also der blaue Punkt?«
»Nein, ein blauer Punkt ist der Gedanke, den ich denken muss.«

»Sie müssen also daran denken, dass Sie ›ein blauer Punkt‹ sagen?«

»Wenn ich eine Türschwelle überqueren soll, dann muss ich einen blauen Punkt über dem Türrahmen sehen.«

»Aber Sie haben doch gesagt, dass Sie den Gedanken ›ein blauer Punkt‹ denken müssen?«

»Ich habe gesagt, dass ich einen blauen Punkt über dem Türrahmen sehen muss, um den bösen Gedanken zu vermeiden.«

»Weil es den blauen Punkt über dem Türrahmen gibt?«

»Es muss ihn dort geben.«

»Aber da gibt es doch keine blauen Punkte. Das wissen Sie doch …«

»Nein … das weiß ich nicht.«

»Aber das wissen Sie doch …«

Ich sehe den Psychotherapeuten an. Er sieht mich an, dann auf die Uhr, die strategisch günstig auf dem Tisch hinter meiner linken Schulter platziert ist. Die Zeit ist um.

»Gut«, sagt der Psychologe. »Ich finde, dass Sie heute sehr fleißig waren.«

»Finden Sie?«

»Ich finde, dass Sie heute superfleißig waren. Und Sie … vergessen Sie das jetzt mal mit den blauen Punkten. Und wenn wir uns das nächste Mal sehen, dann machen wir mit der Pubertät weiter … die dürfen wir nicht auslassen. Bis zum nächsten Mal. Sie können die fünfhundert Kronen an der Rezeption bezahlen, ehe Sie gehen«, sagt der Psychotherapeut und tätschelt mir die Schulter.

Ich komme nicht aus seiner Tür heraus. Es fängt schon damit an, dass der blaue Punkt schwer zu finden ist. Aber nach zehn Minuten finde ich ihn.

Alle wollen verstehen, aber keiner kann es. Die Psychologen wollen das Beste, denken positiv, sind nett und machen mir Komplimente. Aber sie sehen mich nicht, und ich sehe sie wahrscheinlich auch nicht. Wir geraten in eine Art unsichtbare Therapiesituation, und eigentlich hat niemand Schuld daran.

Das ist wohl kein Unwille, sondern eher Unwissenheit und alte Traditionen. Diese verdammten, erstickenden Traditionen. Ich höre auf, die Psychologen aufzusuchen. Ist sowieso egal. Sie bringen nichts, ich bringe nichts, und außerdem bin ich zu hungrig, um es mir leisten zu können, noch lange von mir selbst und meinen blauen Punkten zu reden.

Die Rituale ziehen ein

Ich entscheide mich immer öfter dafür, während ich auf den nächsten Job warte, das Psychologengeld für Saft und kalte Rippchen auszugeben. Jobs gibt es jede Menge, und die meisten kann ich ein paar Wochen lang behalten. Dann höre ich auf. Ich höre auf. Anstatt rausgeschmissen zu werden, schmeiße ich mich selbst raus. Das ist weniger erniedrigend und mindestens ebenso wirkungsvoll. Inzwischen spüre ich es im Körper, wenn die Zwänge sich den monotonen Arbeitsaufgaben in den Weg stellen wollen, und ich weiß, dann ist es an der Zeit aufzuhören. Ich gehe also aus eigener Initiative, was ganz und gar nicht dasselbe ist, wie aufzugeben. Zwei Wochen sklavisches Schuften gibt immer noch ziemlich gutes Geld, ziemlich gutes Geld, um mindestens zwei Monate davon zu leben.

Ich kriege einen Job als Post- und Botenjunge in einem kleineren Anwaltsbüro, aber da gibt es zu viele Türschwellen und zu viele Menschen, die viel zu viele Briefe mit viel zu vielen x, z und y darauf verschicken, so dass ich es dort nur eine Woche aushalte. Dann schleppe ich unten im Hafen Zement- und Mehlsäcke, zwei Schichten täglich. Die Säcke müssen von Containern zu Eisenbahnwaggons geschleppt werden. Es vergehen nicht mehr als drei Tage, bis ich einsehe, dass dies im Prinzip derselbe Job ist wie in der Bäckerei, man muss nur Zimtschnecken durch Zementsäcke ersetzen und fünfzig Kilo und einen schmerzenden Rücken dazutun, dann hat man dieselbe Monotonie, denselben Johansen mit demselben Büro. Eine knappe Woche schleppe ich Zementsäcke, bis die Zwänge und Rituale mich einholen und die Arbeit wieder zur reinsten Hölle machen. Und ich tische wieder dieselbe Geschichte auf: »Ich muss leider nach Hause fahren, meine Freundin ist schwanger geworden ... na, Sie verstehen schon.« Und alle verstehen. Es scheint bei meiner verbalen Kündigung auch niemand traurig zu sein. Niemand sinkt auf die Knie und bittet mich, zu bleiben. Alle Buddha- und Lügnerjobs sind gleich – zu viele Gefahren der Ansteckung, zu viele Menschen, Atemgerüche, Finger, Lagerräume, pedantische Arbeitgeber.

Ich habe auch keine Chance, meine Studien an der Nationalen Tontechnikerschule fortzusetzen. Ich komme nicht mehr rechtzeitig durch die Türen und bin zudem in allen Fächern, außer in verbaler Mikrofontechnik, nicht ausreichend. Ben und ich sehen uns jetzt nur noch im Funk. Ich schaffe es nicht mehr, ihn in den Cafés zu treffen. Also erzähle ich, dass ich Überstunden mache, Platten aufnehme oder an Ideen für neue Radioshows schreiben würde. Ich wage nicht zu erzählen, dass der Weg zum Café das Problem ist – die Türschwellen, die Türklinken, die Bürgersteigkanten, die Wiederholungen. Was vor zwei Monaten noch eine halbe Stunde dauerte, nimmt jetzt zwei Stunden in Anspruch. Ich rufe Ben an und erkläre meinen Entschluss, die Schule zu verlassen, damit, dass ich alle Energie darauf verwenden will, Radiosprecher zu werden. Er ist meiner Meinung, findet, dass ich ja sowieso nicht die Wahnsinnsbegeisterung für Tontechnik gezeigt hätte, zumindest nicht dieselbe Begeisterung wie die Walrossgruppe. Wir lachen. Ich kann lachen. Ich kann zumindest lachen, ohne vorher ritualisieren zu müssen. Schön. In dieser Zeit verliebt sich Ben in eine Bankangestellte, was die Sache für mich einfacher macht. Ich muss nicht lügen und Ausreden erfinden, um mich nicht mit ihm in Cafés oder nach der Arbeit auf ein Bier treffen zu müssen. Ben ist in vieler Hinsicht mein letzter sozialer Kontakt, ihn zu verlieren würde mich noch mehr von der Umwelt isolieren, vor allem, da ich jetzt weder eine Arbeit noch die Schule habe.

Wenn ich in der Stadt unterwegs bin, versuche ich, die Zwangsrituale und Tics so weit wie möglich dadurch zu unterdrücken, dass ich herumalbere und improvisiere. Ich weiß es nicht sicher, aber die meisten scheinen mir meine Ausflüchte abzukaufen, zumindest stellt niemand sie in Frage. Zu Hause gibt es kein unfreiwilliges Publikum, nur das Bett, den Tisch, die Kochplatte, den Fernseher und die kleine Dame in der Wohnung über mir. Sie grüßt mich immer freundlich, aber es ist, als hätte sie einen Verdacht, als würde sie hinter mir herspionieren, wenn ich nach Hause komme oder weggehe. Sie muss ja gesehen haben, wie ich das Bein strecke, den linken Fuß hebe, zähle, alles vier x vier x vier Mal wiederhole, und das nur wenige Meter von ihrer eigenen Tür entfernt. Aber sie sagt nichts. Meist ist sie kurz angebunden, spricht vom Wetter, von der Skiweltmeisterschaft und dem Mord an Olof Palme, der immer noch nicht aufgeklärt ist. In meinem Zimmer fühle ich die Rituale stärker und drängender als in der Stadt. Zu Hause entkomme ich nicht, niemand sieht mich, ich kann so lange und so viel und so ausgefeilt ritualisieren, zwangshandeln und ticsen, wie ich will. Alles kreist darum, wie ich die Rituale ausführe, wie sie aussehen, wie effektiv sie sind, wie glaubwürdig ... und wenn sie nicht hundertprozentig glaubwürdig sind, dann müssen sie vier Mal wiederholt werden ... und wenn ich es nach vier Mal nicht schaffe, dann müssen sie vier x vier Mal wiederholt werden ... und wenn ich es nach sechzehn Mal nicht schaffe ... und immer so weiter. Zu Hause habe ich Zeit, niemand schaut zu, niemand kümmert sich darum – der Fernseher läuft, der Junge wird wohl fernsehen, wie es alle um diese Zeit tun. Ich beschließe, die Gardinen zuzuziehen, um mich ungestört den Zwangsgedanken und Ritualen widmen zu können, so kann niemand von der Straße hereinschauen oder mich vom Nachbarhaus ausspionieren. Und ich muss keine spontanen Besuche von meinen Geschwistern erwarten. So schaffe ich es, mich zu verstecken, ehe sie mich sehen. Sie dürfen mich so nicht sehen, denn dann werden sie mich garantiert aus dem Zimmer schleifen und in den ersten Zug nach Hause setzen.

An manchen Tagen geht es mir viel besser. Vor allem dienstags und mittwochs. Es geht mir besser, wenn ich etwas am Laufen habe – eine Radioidee, eine Jobidee, eine Idee, wie ich gesünder werden könnte. Wenn ich herumschlendere und weiter an diesen eher losen Ideen schmiede, dann können Stunden ohne einen einzigen Tic oder Zwangsgedanken vergehen. Aber ich merke, dass diese friedlichen Stunden immer seltener werden, sie entgleiten mir irgendwie, und ich weiß nicht, wie ich sie wieder herbeilocken könnte.

Sowie ich nach Hause komme, verstärken sich die Zwänge und das Bedürfnis zu ritualisieren, als würden die Gedanken dort unter dem Sofa liegen und nur darauf warten, zuschlagen zu können. Was noch vor wenigen Monaten ein Raum der Erholung war, ist jetzt ein Raum der Qualen.

Es kommt vor, dass ich ein Ritual um vier Uhr nachmittags beginne und es nicht vor neun Uhr abends abschließe. Dann habe ich fünf Stunden lang vor der Toilettentür gestanden und auf den perfekten Moment gewartet, um die Türschwelle zu überqueren, den Klodeckel hochzuklappen, den Pieseler aus dem Hosenladen zu holen (Hosenladen = Türschwelle), zu pinkeln (eins, zwei, drei, vier, fünf, Pause + eins, zwei, drei, vier + vier Wiederholungen). Ihn zurückstopfen (Hosenladen = Türschwelle), den Klodeckel runterklappen, Zehen aus den Schuhen. Ich setze mich hin, lege mich auf die Seite, mache den Fernseher an, führe die Kaffeekanne über den Strich zur Kochplatte, schalte die Kochplatte ein – alle diese Alltagstätigkeiten beanspruchen zunehmend mehr Zeit, erschöpfen den Körper immer mehr und ruinieren den größten Teil des Schlafs. Ich muss zählen, sehe Farben, wiederhole, hebe Körperteile im Winkel von fünfundvierzig Grad, zähle wieder, hebe wieder, wieder blaue Farbe, und wieder und wieder und wieder und wieder und wieder und wieder + vier x vier x vier x vier Mal. Die meisten Abende gehen für Zwangshandlungen und Rituale drauf. Ich wage kaum, aufs Klo zu gehen aus Angst, dann dort drinnen vier Stunden lang festzusitzen. Auch mit dem Waschen habe ich Probleme – jeder Finger muss vier x vier Mal gewaschen werden, dasselbe Ritual gilt für Nägel und Augenbrauen und Nase. Weil ich im Erdgeschoss wohne, merkt die alte Dame nicht, dass das Wasser manchmal stundenlang ununterbrochen läuft. Zumindest sagt sie nichts. Hingegen kann es passieren, dass sie – mitten in der Ritualhölle – an meine Tür klopft und mir ein Stück von ihrem Pflaumenkuchen anbietet, den sie gebacken hat. Da kann es passieren, dass ich im Badezimmer stehe, vollständig still, den Pieseler draußen, das Bein im Winkel von fünfundvierzig Grad, den Arm im symmetrischen Winkel. Ich sehe den blauen Punkt x vier x vier x vier, und die alte Dame klopft weiter an die Tür: »Hallo, sind Sie da?« Das macht mir noch mehr Stress, also beschließe ich, mehrmals in der Woche denselben Zettel an die Türklinke zu kleben: »Schlafe, muss morgen früh im Funk arbeiten.« Das funktioniert, funktioniert immer. Nach ein paar Monaten hört sie auch auf zu klopfen, ich muss nicht mal mehr einen Zettel aufhängen, sondern kann in Ruhe vor mich hin ritualisieren. Ich arbeite Rituale ab, von denen ich das Gefühl habe, sie draußen in der Stadt nicht richtig beendet zu haben – reines Gehirn, unnötige Zwangsgedanken wegwaschen, das eine oder andere ausgestoßene Wort hervorticsen oder eine Schmerzbewegung machen, wie ich es nenne. Der Schmerz ist wie ein sicherer Rettungsanker geworden. Er hindert mich, zu weit zu gehen, und regelt, was die Gedanken selbst nicht mehr zu regeln imstande sind. Wenn es zu sehr weh tut, dann muss ich aufhören, den Finger ins linke Auge zu drücken oder die Eckzähne kaputt zu knirschen oder die Haut von den Fingern abzureißen oder den Kopf an die Wand zu donnern oder den rechten Zeigefinger in den Adamsapfel zu bohren. Der Schmerz macht, dass es mir gut geht, gerade so, als hätte ich etwas Schweres überlebt und neue Kraft, neue Hoffnung bekommen. Der Schmerz ist identisch mit meiner Persönlichkeit – tut es weh, dann lebe ich. Wenn ich den Zeigefinger ins Auge drücke, dann tut das furchtbar weh, aber ich kann es einfach nicht bleiben lassen, es zuckt im Bauch, es geschieht einfach wieder und wieder und wieder, und ich weine und stöhne und weine und stöhne.

Und dann Friede. Der Schmerz ist aus dem Körper, die Ruhe erobert die Gedanken. So schön. Hinterher lehne ich mich auf dem Sofa zurück und genieße ein paar kalte Rippchen und etwas lauwarmen Pulverkaffee. Ich habe gesiegt. Oder bin zumindest nicht ertrunken.

Wenn ich nur eine Haushaltshilfe hätte

Es kann früher oder später Herbst sein. Es ist viel kälter geworden. Ich verliere langsam das Zeitgefühl, bekomme nicht mehr richtig mit, wenn eine Jahreszeit in eine andere übergeht, wenn aus Morgen Vormittag wird oder aus Nachmittag Abend.

Wenn ich spazieren gehe, kann ich mich erholen, da geschieht etwas mit den Gedanken. Je mehr der Körper in Bewegung ist, desto weniger aufdringlich werden die Rituale. Also fange ich an herumzulaufen, jeden Tag, mehrere Male am Tag. Ich gehe gegen zehn Uhr morgens los und komme nicht vor elf, zwölf Uhr am Abend nach Hause. Es gibt eine fest Vormittagsrunde – von zu Hause über Ullevål Hageby über Blindern über Majorstuen zur Konditorei Hansen am Hegdehaugsväg. Da lese ich die Zeitung, trinke Kaffee und esse eine Zimtschnecke. Ein paar Stunden später gehe ich ziellos in der Stadt herum, gucke Schaufenster an, sitze auf Bänken, sehe mir Straßenbahnen an, Flughafenbusse, Autos. Ich versuche möglichst nicht in Läden zu gehen. Da werde ich mit höchster Wahrscheinlichkeit vor irgendeiner Türschwelle hängen bleiben, was mindestens eine Stunde Ritualarbeit zur Folge haben wird. Der ziellose Zustand hält mich am Laufen, als würde es mir besser gehen, wenn ich gar nichts mache, keine Risiken eingehe, nicht arbeite, nicht lerne, nicht denke, nur herumlaufe. Natürlich muss ich manchmal Risiken eingehen, vor allem, wenn es regnet oder zu kalt ist. Dann gehe ich in einen Plattenladen und höre mir stundenlang irgendeine noch nicht entdeckte Synthie-Scheibe an, bis man mir den klassischen Jetzt-musst-du-verdammt-noch-mal-kaufen-oder-verschwinden-Blick zuwirft. Den Blick, den ich vor wenigen Monaten noch selbst austeilte. Auf dem Weg aus Cafés oder Konditoreien heraus muss ich auch Türschwellen überschreiten, aber das ist die Mühe wert – nach einer Stunde Ritualarbeit schmeckt ein Kaffee einfach wunderbar. Wenn ich endlich durch die Tür komme, nachdem ich eine knappe Stunde lang versucht habe, den Ritualjob zu verbergen, dann gehe ich geradewegs zum Tresen, lächele, sage: »Sie ist nicht wie verabredet gekommen, aber eine Stunde, das ist zu viel, eine Tasse schwarzen Kaffee bitte.« Die Frau gibt mir den Kaffee und lächelt verunsichert. Nachmittags gehe ich immer in dasselbe Café – *Fräulein Olsen* am Bogstadsväg. Da sitze ich mehrere Stunden, da kann ich zwischen den Anfällen ein wenig ausruhen, da wirft mir keiner diesen Jetzt-musst-du-aber-mal-langsam-abhauen-Blick zu. Das kann daran liegen, dass meine Kleidung immer noch ganz passabel wirkt. Schwarzer Uniformmantel, gelbschwarzes Hemd (alle Knöpfe zu), schwarzweiße Synthie-Schuhe. Die Haare eine fette, hochstehende Tolle, im Nacken extrem kurz. Mein Äußeres kann immer noch als recht gepflegt durchgehen, oder zumindest als recht gewählt. Aber ich glaube, ich fange an zu stinken. Der Schweiß dringt durch den schwarzen Uniformmantel und wird immer spürbarer. Im Moment finde ich es wichtiger zu schlafen, als mich unter den Armen zu waschen. Im Café lese ich Zeitungen, zeichne Flugzeuge auf Servietten, plane Radiosendungen, denke mir Projekte aus, recherchiere Projekte, träume von zukünftigen Jobs, träume davon – in einem Monat, wenn es mir besser geht –, vielleicht zu wagen, eine Frau nach Hause einzuladen, zu Waffeln oder Pfannkuchen oder Weißwein. Rotwein mag ich nicht, habe ihn zwar noch nie probiert, aber die rote Farbe erinnert mich an Blut, das erinnert an Ansteckung, die erinnert an Tod. Außerdem trinkt man als Synthie nicht gerne Rotwein, das würde gar nicht gut aussehen – diese Rotwein saufenden Intellektuellen sind unsere schlimmsten Feinde.

Nach ein paar Stunden im Café habe ich genug Kraft gesammelt, um mich wieder auf die Straße hinaus zu ritualisieren. Die Türschwellen auf dem Weg hinaus zu überqueren ist leichter, als auf dem Weg hinein. Wenn man einen Ort verlässt, dann hat die Herausforderung ja bereits stattgefunden, aber wenn man ankommt, dann muss ihr erst noch begegnet werden.

Dann reise ich weiter. Ich fahre mit der U-Bahn in die Vororte, nach Westen oder nach Osten, um dann nach Hause zurückzulaufen. Es kommt auch vor, dass ich zur Endhaltestelle laufe und die U-Bahn nach Hause nehme. Ich habe keine Fahrkarte, fahre schwarz. Ich habe auch keinen Ausweis dabei, so dass ich, wenn ich in eine Kontrolle komme, einfach einen falschen Namen und eine falsche Adresse angebe und dabei meinen Nordlandsdialekt auflege, und da neun von zehn Kontrolleuren eingewanderte Pakistani sind, verstehen sie überhaupt nichts von dem, was ich sage, geben auf und notieren meine falschen Angaben.

Oft spaziere ich durch die allerschicksten Wohngegenden – Holmenkollen, Åsen, Smestad, Borgen. Große, schöne und schlossige Häuser. Holzhäuser. Dicke Autos, schöne Gärten, Weißwein und französisches Essen, gegrillte Rippchen und frittierte Hähnchenflügel. Ich kann in die Häuser hineinschauen, aber die Leute können mich nicht sehen. Oft sitzen da Menschen und lesen in einem Buch oder einer Zeitung, sehen fern oder nehmen eine späte Mahlzeit ein. Oft bleibe ich vor einem dieser schicken Holzhäuser auf einem Stein sitzen, hauptsächlich, um meine Beine ein wenig auszuruhen. Und ich fange an zu denken, zu träumen. Das fühlt sich gut an. Die Gedanken beruhigen sich, die guten Gedanken halten die schlechten unter Kontrolle, und ich sehe einen schmalen Streifen Licht in der Zukunft – vielleicht werde ich selbst eines Tages in einem Haus wohnen, vielleicht werde ich selbst eines Tages Auto fahren, vielleicht werde ich selbst eines Tages Weißwein trinken, vielleicht lese ich selbst eines Tages in einem Buch. Außerdem mag ich die Stille in diesen Gegenden. Keine scharfen und unbehaglichen Geräusche, meist sanfte, gedämpfte, freundliche Töne. Manchmal sehe ich Paare, die einen Abendspaziergang unternehmen. Die Frauen tragen immer Pelz, die Männer helle Hemden und blaue Mäntel. Als wäre das eine Uniform. Das ist fast ein wenig komisch. Aber eigentlich mehr unbehaglich als komisch.

Wenn ich nach Hause komme, ist es bereits Nacht. Um zwei Uhr nachts schlafe ich ein. Ich schlafe leicht ein, der Schmerz in den Beinen ist das reinste Schlafmittel. Schwerer fällt mir, aus dem Bett aufzustehen. Ich liege faul herum, warte, höre dem Radio zu, das die ganze Zeit lang eingeschaltet war. Eigentlich wäre es schön, einfach hier zu liegen und Radio zu hören, den ganzen Tag, die ganze Woche, den restlichen Monat lang. Ich will nicht aufstehen und zwei Stunden lang ritualisieren müssen, ehe ich meinen Morgenkaffee bekomme. Wenn ich nur eine Haushaltshilfe hätte. Wenn ich eine Haushaltshilfe hätte, wäre alles so viel einfacher. Oder wenn ich wieder nach Hause ziehen würde, nach Hause ins Dorf, zum Haus und der Familie und dem schönen Wetter. Zu Hause gibt es wenigstens Flugzeuge, um die Gedanken anzuregen. Aber seit ich hierhergezogen bin, habe ich keine einzige Boeing 747 gesehen. Ich meine, die Hauptstadt könnte doch verdammt noch mal zwischen den Anfällen eine Boeing erübrigen. *Zucken im Bauch, Geräusch.* »Lächerliche Amateurhauptstadt.« Genau. Alles wäre so viel einfacher, wenn ich nur eine Haushaltshilfe hätte. Sie – denn das ist immer eine Sie – könnte mich sogar vor dem Frühstück verführen, so wie Gene Hackman in dem Film *The Pretender*. Aber ich würde ihn wahrscheinlich gar nicht in sie reinkriegen, ohne vorher zu ritualisieren – ihre Möse wäre sicher nur eine von vielen Türschwellen. Ich empfinde Ekel. Vor mir selbst. Sehe die Szene vor mir – *Zucken im Bauch.* »Lächerlicher Amateurschlappschwanz.« Genau. Alles wäre so viel leichter, wenn ich eine Haushaltshilfe hätte. Oder wenn ich in einem Krankenhaus liegen dürfte. Aber dafür müsste ich ja krank sein, richtig krank. Aber ich bin ja nicht krank, aber auch nicht richtig gesund, aber krank kann ich auch nicht sein – ich habe abends, wenn ich nach Hause komme, schließlich immer noch Lust auf Rippchen und Orangensaft. Das wäre bei einem kranken Menschen niemals der Fall. Also morgen. Morgen werde ich mich sicher gesünder fühlen als heute. Morgen. Also, jetzt häng mal nicht rum und jammere, du abgerissener Oberidiot, steh auf, kämpfe, laufe weiter. Denk an die Fischerboote bei Gegenwind und die Boeing im Seitenwind, also, kämpf dich durch, du nöliger, verdammter Bubi.

Wenn ich zweieinhalb Stunden später meinen Morgenkaffee trinke, fällt mir auf, dass es jetzt bald zwei Tage her ist, seit jemand mit mir gesprochen hat. Das war die Bedienung in Fräulein Olsens Café, die mich gefragt hat, ob sie mir Kaffee nachschenken solle.

Die Wanderungen werden zu einer Art Pflicht, ein Vollzeitjob, eine notwendige Medikation gegen die bösen Gedanken. Aber selbst die Wanderungen können sich leicht in Routinen verwandeln, die sich jederzeit in regelmäßige Muster und damit in Zwangsgedanken verwandeln können. Ich fange an, die Häuser, die Straßen, die Zebrastreifen, die Bürgersteige, die Bänke wiederzuerkennen. Also versuche ich, so gut ich kann zu improvisieren, neue Wege zu finden, neue Abkürzungen und Umwege. Und das funktioniert unerwartet gut. An manchen Tagen, meist am Wochenende, nehme ich die U-Bahn in völlig neue Stadtteile. Nach Osten. Im Osten gibt es hauptsächlich Lagerhäuser, Fabrikgelände und leere Parkplätze. Außerdem sind die Entfernungen zwischen den U-Bahn-Stationen länger. Ich setze mich in verschiedene Fabrikeingänge, sehe zum Himmel hinauf, sehe aber nur Wolken, keine Flugzeuge, nur eklige Dreckwolken, die über die Skyline der Stadt gleiten. Also marschiere ich weiter. Laufe, bis der Körper schweißnass ist, bis die schlimmsten Gedanken verschwinden, bis die Beine nicht mehr können. Dann mache ich eine weitere Pause – eine halbe Stunde vielleicht, oder eine ganze –, ehe ich meinen Marsch fortsetze. Ich merke, dass die Zwänge gegen acht Uhr abends am intensivsten sind, da darf ich nicht pausieren oder ausruhen, da heißt es, nonstop bis elf Uhr weiterzulaufen, bis sich die Gedanken ein wenig beruhigen.

Die Tics und die Impulse sind nicht mehr so aufdringlich wie zuvor. Das hängt wahrscheinlich damit zusammen, dass ich nicht mehr, wie noch wenige Monate vorher, mit Menschen zusammentreffe. Mit jedem Tag isoliere ich mich mehr, aber die Isolation geschieht freiwillig als eine Methode, den Alltag zu bewältigen. Ich will nicht begafft werden, will nicht mit dem Wort »Freak« auf die Stirn tätowiert durch die Straßen gehen.

In meinem Briefkasten finde ich eine Ansichtskarte mit dem Bild eines Zigarette rauchenden Bryan Ferry. Es ist eine dieser modernen Gratiskarten, die in trendigen Cafés auf dem Tisch liegen. Ben hat versucht, mich zu erreichen.
»Verdammt, wo bist du, Chefsynthie? Habe nach dir gesucht, aber wahrscheinlich hast du Fräulein Aufgeknöpft in der Synthiemetropole Sheffield kennengelernt. Habe für den Rest des Jahres ein Praktikum beim Riksradio an der Westküste gekriegt. Ruf mich an. Ben.«
Es fühlt sich gut an, wenn Ben an die Westküste zieht. Seine Gesellschaft fehlt mir, aber in der letzten Zeit habe ich aufgehört, seine Anrufe zu erwidern. Ich habe mich sogar von den Stadtteilen ferngehalten, die wir früher als unsere Synthie-Viertel betrachteten. Meine Clownrituale beschämen mich, und in Bens Gegenwart würde ich mich nur so klein, so abgedreht, so gescheitert fühlen. Doch, es ist eine Erleichterung, dass er jetzt nach Westen gefahren ist. Dann muss ich kein schlechtes Gewissen mehr haben, weil ich mich nicht bei ihm melde und weil ich vorgebe, jemand anders zu sein, als ich bin. Jetzt bin ich allein, habe niemanden mehr, den ich anrufen kann, um einen Tee oder ein Bier mit ihm zu trinken. Und das fühlt sich gut an. Allein fühlt sich gut an.

Samstagabends versuche ich, zu Hause zu bleiben. Das liegt im Blut – Samstag ist der gemütliche Abend. Und ich versuche, ihn so gemütlich wie möglich zu gestalten. Indem ich mich passiv verhalte, vermeide ich, mich Situationen auszusetzen, in denen ich gezwungen wäre zu ritualisieren. Ich gehe nicht aufs Klo, schalte den Fernseher nicht ein oder aus, wechsele die Kleidung nicht und wasche mich nicht. Die meiste Zeit liege ich im Eisenbahnermantel auf dem Sofa und nage an einem kalten und saftigen Rippchen, das ich dann mit einem Glas Orangensaft herunterspüle. Ich höre Radio, denke nach und philosophiere. *Am Montag wird alles besser, viel besser, besser als vorigen Montag, am Montag.*

Ins Champagnerglas pinkeln

Ich nehme die U-Bahn nach Smestad hinaus und beginne meine übliche Sonntagsrunde, entscheide mich dann aber überraschenderweise dafür, den Sorgnsväg zu überqueren und weiter in Richtung Blindern-West zu wandern. Dann gehe ich weiter nach Gaustad, in den Borgenväg, und lande in einer der besseren Gegenden der Stadt, den »Vorsicht, bissiger Hund«-Gegenden der wohlhabenden Oberschicht. Schöne Holzhäuser, teure und langweilige deutsche Autos, gelbe Lichter in den Gärten, das ganze Programm. In einer Gasse muss ich mich auf etwas setzen, was an eine grüne Bushaltestellenbank erinnert. Der linke Fuß fühlt sich nass an, entweder kommt es vom Regen, oder die Blase, die ich mir vor einem Monat geholt habe, blutet. In der Schuhsohle ist ein Loch. Ich dichte es mit einem Schokoladenpapier, das ich in meiner Mantelsasche finde, von der Innenseite her ab. Eine Weile bleibe ich sitzen. Die Bank fühlt sich gut an, ungewöhnlich gut dafür, dass es eine öffentliche Bank ist. Nur etwa hundert Meter die Gasse hinauf ist irgendein Platz. Smestad Torg steht auf dem Schild an der Bushaltestelle. Ein Laden, eine kleine Bäckerei, eine unglaublich kleine Sparkasse.

Ich sehe mich weiter um und massiere derweil meine Zehen. Nach meiner ununterbrochenen Wanderung fühlen sie sich steif und nass an. Und. Dann. Aus dem Nichts. *Zucken im Bauch, Geräusch.* Ich stehe auf, ohne daran zu denken, dass ich aufstehen werde. Lese das Schild ein drittes Mal. Es ist weiß mit schwarzen Buchstaben. Genau. Genau wie die Visitenkarte. Smestad Allé 12. *Zucken im Bauch, Geräusch.* Smestad Allé. Wie lang ist die wohl? Wie lang könnte sie sein? Ob sie hier wohnt? Die Frau? Die Frau in Weiß, aus dem Plattenladen? Ich hole die Visitenkarte raus, die seit vielen Monaten in der Manteltasche schlummert. Ich lese sie, einige Male. Doch, es stimmt. Sie wohnt hier. Und sie hat mich doch zu sich eingeladen. Sie hat mich eingeladen, ihre Plattensammlung durchzusehen und ihre Persönlichkeit zu lesen und ihr Sachen zu sagen. Und das ist erst ein paar Monate her. Ob sie sich an mich erinnert? Ich erinnere mich an sie – das weiße Haar, die weiße Haut, die übertrieben roten Lippen, eine Albinoausführung von Joan Collins. *Zucken im Bauch.*

Ein paar Minuten später stehe ich vor einem großen, heruntergekommenen Schloss, einer dunklen Holzvilla. Smestad Allé 4. Kleine gelbe Lämpchen beleuchten den Eingang, als wäre es der Eingang zu einem Restaurant oder Lokal der vornehmeren Sorte. Das Haus ist dunkel, abgesehen von der ersten Etage und einem kleinen roten Licht, dass einen großen Raum oben in der dritten Etage schwach erleuchtet. Ich betrete den Garten. In Dunkelheit und Nieselregen können sie mich sowieso nicht sehen. Der Fernseher ist eingeschaltet, aber man sieht nur das Teletextangebot. Ich stelle mich vor das größte Fenster. Man hört die Geräusche vom Fernseher, aber das Wohnzimmer ist leer. Ich lehne mich an einen Apfelbaum, warte, warte länger, versuche sie vor mir zu sehen und mich an ihre Art zu erinnern. Es vergehen mindestens zehn Minuten, ehe sie ins Wohnzimmer kommt. Jetzt trägt sie das weiße Haar in einem Pferdeschwanz und geht in einer Art Overall herum und sieht aus wie Joan Collins in *Denver Clan*. Über dem Overall trägt sie einen langen Seidenmantel oder Morgenrock, ich kann es nicht genau sehen. Sie bleibt stehen und schaut flüchtig auf den Bildschirm, ehe sie in ein anderes Zimmer geht. Nach weiteren fünf Minuten kommt sie zurück, jetzt ein Brot in der einen Hand und ein Glas Saft in der anderen. Sie setzt sich in einen Sessel, verdammt, mit dem Rücken zu mir. Ich kann nur den weißen Pferdeschwanz sehen, der sich über die Rückenlehne geschlängelt hat und mich wie eine aggressive Albinoschlange ansieht. Nach vielleicht zwanzig Minuten wird mir klar, dass sie wohl allein zu Hause ist. Sie scheint auf niemanden zu warten, und sie spricht auch mit niemandem. *Zucken im Bauch.*

Ich drücke die Nase des Löwenkopfs ein, die Klingel. Es scheint nicht zu klingeln, also wiederhole ich das Nasendrücken. Drinnen im Haus sind Schritte zu hören. Ich kann sehen, wie sie stehen bleibt und herauszufinden versucht, wer es sein könnte, ehe sie sich entschließt, die Tür zu öffnen.

»Ah so ...«, sagt sie, als sie meiner ansichtig wird. Sie scheint nicht im Geringsten überrascht, sondern wirkt, als hätten wir einen Termin und sie wäre ein wenig verärgert, weil ich erst jetzt komme.

»Komm rein«, sagt sie und macht die Tür hinter mir zu, so dass ich reingehen muss, ehe ich fertig ritualisiert habe. Ich schaffe es nicht, nachzudenken oder zu argumentieren.

Ich mache das einzig Richtige – öffne die Tür und trete schnell neun Zentimeter zurück. Eins, zwei, drei, vier, fünf + eins, zwei, drei, vier Zentimeter von der Tür weg, blauen Fleck anschauen, linkes Bein im Winkel von fünfundvierzig Grad anheben, eins, zwei, drei, vier, fünf, über die Türschwelle + eins, zwei, drei, vier.

Ich lande gleich beim ersten Versuch sicher in der Diele. Kann mich nicht daran erinnern, wann ich das letzte Mal eine Türschwelle im ersten Versuch überquert habe. Ich empfinde große Erleichterung – *Zucken im Bauch, Geräusch.*

Die Frau in Weiß, die Vibeke irgendwas heißt, steht neben einem riesigen Spiegel und sieht mich an. Ich wage nicht, Schuhe oder Mantel auszuziehen, denn ich habe Angst, sie nicht wieder anziehen zu können.

»Wohnzimmer«, sagt sie und fügt ein »Bitteschön« hinzu.

Wir gehen durch einen langen Flur. An den Wänden hängen unverständliche Bilder und schwarzweiße Skizzen. Im Wohnzimmer stehen einige kleinere Skulpturen herum, wie in einem Museum oder einer Kunsthalle, einer modernen Kunsthalle für moderne Menschen. Doch es handelt sich ganz eindeutig um ihr Zuhause, da sind der Fernseher und Möbel und Bücherregale, und auf dem Fußboden sind kleine Spielsachen verstreut. Das Wohnzimmer riecht nach Kiefer, Kiefer oder frische Asche. Ich stelle mich mitten vor das große Fenster und sehe mich schnell im Raum um. Mein Blick bleibt am Couchtisch hängen und an einer langen gelben Maispfeife, die in einem Aschenbecher ruht. Der Aschenbecher stellt einen Glaslöwen dar, der mit gespreizten Beinen auf dem Rücken liegt, und er ist offensichtlich so konstruiert, dass man seine Zigarette im Geschlechtsteil des Löwen ausdrücken soll. Genau zwischen den Beinen des Löwen liegt das Mundstück der Maispfeife. Plötzlich verspüre ich ein unangenehmes Zucken im Bauch. Habe ich wirklich auf einen blauen Punkt über dem Türrahmen geschaut, als ich die Türschwelle überquert habe? Zweifel = Wiederholung. Und um auf der sicheren Seite zu sein – Türschwellenritual JETZT wiederholen. Als ich das Wohnzimmer verlasse, lächele ich der Frau in Weiß zu und entschuldige mich. »Ich will nur Bescheid sagen, dass das Taxi nicht wartet ...«

Eins, zwei, drei, vier, fünf + eins, zwei, drei, vier Zentimeter von der Eingangstür, auf blauen Punkt schauen, linkes Bein im Winkel von fünfundvierzig Grad, eins, zwei, drei, vier, fünf, über die Türschwelle + eins, zwei, drei, vier. Ich schaffe es beim dritten Versuch. Schön, wunderbar, einmal ein wenig voranzukommen. Als ich ins Wohnzimmer komme, steht Vibeke an einen Pfeiler gelehnt, einen Pfeiler, der das Wohnzimmer in zwei gleichgroße Teile teilt, und an den Pfeiler hat sie etwas gehängt, was afrikanische Speere und magische Tiermasken sein müssen. Sie sieht mich an, ernst, abschätzend, als würde sie mein Äußeres, meine Art rezensieren. Genehmigt, nicht genehmigt, normal, unnormal? Sie hat das Glas mit dem rot gefärbten Saft in der Hand, mit der anderen rückt sie die Frisur zurecht.

»Ich dachte, du würdest früher kommen«, sagt sie.

»Viel ... viel zu tun bei der Arbeit«, lüge ich.

»Lüg nicht. Du hast vor ein paar Monaten aufgehört. Ich habe mich nach dir erkundigt.«

»Ach so? Genau. Jetzt arbeite ich beim ... beim Radio.«

»Aber du bist ja trotzdem gekommen. Ich wusste, dass du kommen würdest. Sollen wir anfangen?«

»Anfangen?«

»Ich würd gern sofort anfangen, doch, wir fangen an.«

Ich schaffe es nicht, darüber nachzudenken, was sie gern würde, außer dass sie offensichtlich anfangen will. Ihre Art ist unvorhersagbar und überzeugend. Und mir gefällt das. Sie führt mich weiter, ich schaffe es nicht, nachzudenken, schaffe es nicht, zu ritualisieren, und ich kriege ein paar Minuten Auszeit von der Gedankenhölle.

Wir gehen eine lange und breite, aber extrem gewundene alte Treppe hinauf. Drei Stockwerke später öffnet Vibeke die Tür zu einem großen Zimmer mit schwacher Beleuchtung, weißem Holzfußboden, kleinen Lampen an der Decke und einer riesigen, matratzenähnlichen Sache mitten im Zimmer. Auch die Wände sind weiß. Hier und da hängen im Zimmer an den Wänden und unter der Decke afrikanische oder indische oder chinesische Tiermasken. Mitten im Raum steht eine Staffelei.

»Ich ziehe mich eben um«, sagt sie und verlässt den Raum.

Ich bleibe einfach stehen, schaffe es nicht, nachzudenken oder zu analysieren, stehe einfach da. Vielleicht eine Minute, vielleicht drei, vielleicht acht. Als Vibeke zurückkommt, trägt sie einen weißen Morgenrock.

»Die erste Tür rechts ist das Badezimmer«, sagt sie. Aber ich bleibe stehen, denke oder denke nicht, ich weiß nicht, was ich tue, ich bleibe auf jeden Fall mal stehen. Sie öffnet etwas, was wie ein großer Schrank aussieht, ein begehbarer Schrank, wie der, in dem Gene Hackman sich in *The Pretender* versteckt. Sie geht in den Schrank und scheint nach etwas zu suchen, wiederholt derweil noch einmal, dass das Badezimmer die erste Tür rechts ist, und fügt hinzu:

»Aber du darfst dich auch gern hier drinnen ausziehen …«

Ich bleibe stehen, die Füße am Boden angewachsen. Ich wage nicht, zwei Türschwellen ins Badezimmer zu überqueren, um dann womöglich da drin festzusitzen. Sie würde mich für einen Verrückten halten und bestenfalls die Polizei rufen oder mich rausschmeißen.

Jetzt im Moment habe ich eine Pause von den Routinen und den Wanderungen. Diese Pause brauche ich, und ich möchte sie gern ausdehnen. Ich habe eigentlich nichts zu sagen, die Frau in Weiß fragt nicht, sie stellt auch nichts in Frage, sondern lenkt einfach. Und mir gefällt das. Vielleicht gefällt es mir, gesteuert zu werden, aber vor allem habe ich meinen Frieden, ich darf mich jetzt wie ein normaler Mann verhalten, ein normaler Mensch. Ich schlendere langsam zur Matratze, setze mich darauf, beginne mich auszuziehen, und ich bleibe nicht stecken.

Ich erinnere mich nicht, wann ich mich das letzte Mal selbst nackt gesehen habe. Ich erinnere mich nicht, geduscht zu haben, seit ich in die Hauptstadt gezogen bin. Sicher weiß ich, dass ich in den vergangenen zwei Monaten nicht nackt unter fließendem Wasser gestanden habe, aber ich habe mich gewaschen, unter den Armen und auch im Gesicht und die Haare, aber die letzten zwei Wochen nicht, aber ich wasche mich immer noch, ja, das tue ich. Und ich habe Weihnachten zu Hause im Dorf geduscht, aber da habe ich nicht über meinen eigenen Körper nachgedacht, so wie jetzt, wie die Frau in Weiß es bald tun wird. Ich betrachte meine blasse Haut, meine vernarbten Arme und die behaarten Beine. Und ich rieche nach Schweiß. Ich rieche wirklich richtig nach Schweiß. Aber ich schäme mich nicht. Ich verlasse mich darauf, dass die Frau in Weiß etwas mit mir vorhat, und wenn eine Frau, die mindestens fünfzehn Jahre älter ist als ich, mich auf ihrer dicken Matratze in ihrem schlossigen Haus nackt sehen will, dann muss das bedeuten, dass sie meinem Körper eine gute Zensur gibt, eine Zensur, wie ich sie seit ziemlich vielen Jahren nicht bekommen habe.

Ich habe immer noch meine Unterhose an. Ich habe ein wenig Angst, dass die Rückstände des Stuhlgangs sich in meiner blauen Unterhose eintätowiert haben, aber ich kann nicht viel nachdenken, die Frau in Weiß unterbricht meinen Gedankengang:

»So, jetzt will ich dich mal ansehen ...«

Sie nimmt hinter der Staffelei Platz, auf die sie jetzt einen großen Zeichenblock gestellt hat. In den Taschen des Morgenrocks hat sie Filzstifte und Bleistifte. Nun kommt sie langsam auf mich zu. Sie setzt sich neben mich auf die Matratze. Sie betrachtet meinen Körper, während sie ihre Haare richtet, dann holt sie aus der Manteltasche, aus der Stifte herausschauen, eine weitere gelbe, schmale Maispfeife. Sie ist schon mit Gras gefüllt. Sie steht auf, geht zum Fenster, zündet die Pfeife an und zieht wieder und wieder daran. Dann fährt sie fort, mich zu betrachten. Vielleicht sollte ich mich gestresst fühlen, aber ich habe seit langem nicht so viel Ruhe verspürt. Ich bin mehr stolz als ruhig, mehr siegesgewiss als geschlagen. Die Gedanken kommen nicht heran, die Rituale scheinen mich zu beobachten, mich, die Matratze, sie und die Pfeife.

»Einen Zug? Willst du einen Zug?«

Ich weiß nicht, ob ich etwas sage, wahrscheinlich schüttele ich nur den Kopf.

Sie nimmt selbst ein paar tiefe Züge, und dann kommt sie wieder zu mir. Sie betrachtet mich von der Seite, scheint extrem konzentriert, offenbar hat sie schon entschieden, was sie haben will. Während sie mein Gesicht betrachtet, sagt sie:

»Das Erste, was mir aufgefallen ist, war deine Art, dich zu bewegen, deine Zuckungen, die Form des Gesichts, der dunkle Blick ... warum zuckst du auf diese Weise, hebst das Bein ... du siehst nicht so aus, als wärst du von hier ... deine Nase, die ist klassisch ... mir wäre es lieber, wenn du gar keine Kleider anhättest.«

Ich verharre in derselben unsicheren Stellung auf der Matratzenkante. Ich weiß nicht, ob ich jetzt die Unterhose ausziehen soll oder nicht, ob ich sie bitten soll, die Schnauze zu halten oder nicht, ob ich lachen soll oder nicht. Ich weiß es nicht, aber ich will, dass sie das mit dem Nacktsein doch noch einmal wiederholen soll. Sie bittet mich nicht, mich zu bewegen, sie scheint mehr an die Skizze als an mich zu denken. Ab und zu wirft sie mir einen Blick zu, korrigiert oder kommentiert aber nichts. Sie arbeitet schweigend. Ein Bleistift fällt ihr auf die Erde, und als sie sich danach bückt, sehe ich, dass sie unter dem Morgenrock nackt ist. Aber sie macht gar kein Aufhebens davon, und sie verliert den Bleistift auch nicht absichtlich. Aber sie scheint zu kapieren, dass ich kapiert habe.

Sie macht eine Pause und zündet die Pfeife auf exakt dieselbe Weise an wie vorher.

»Willst du einen Drink? Cognac, Wein ... roten?«

»Southern Comfort«, sage ich, ohne zu denken, dass ich das sagen werde.

Zum ersten Mal an diesem Abend lächelt sie.

»Gut ... na also ... bleib sitzen ...«

Ich denke, dass sie nun meinen Southern Comfort holen wird, aber sie zündet noch mal die Pfeife an.

»Nimm einen Zug. Komm ...«

Ich stehe reflexmäßig auf, sage ebenso reflexmäßig: »Was?«

»Einen Zug ... du bist doch kein Kind mehr, was?«

Ich gehe zu ihr, versuche die Arme ungezwungen hängen zu lassen, ich will schließlich nicht, dass sie meinen Körper auch als kindlich ansieht. Ich nehme einen Zug, aber das ist, als würde man altes Amalgam inhalieren. Es fällt mir schwer, einen Genuss darin zu erkennen, und am liebsten würde ich den Scheiß ausspucken.

»Setz dich«, sagt sie, wieder in diesem Kommandoton.

Diese entschiedene Art gefällt mir. Sie verwirrt mich, die Verwirrung gefällt mir noch besser als sie, aber ich akzeptiere doch ihren Ton. Noch eine weitere halbe Stunde bleibe ich in derselben Stellung sitzen.

Sie legt Filzstifte, Bleistifte, Radiergummi beiseite, legt alles auf die Staffelei. Ganz plötzlich, als sie auf mich zugeht, zieht sie den Morgenrock aus. Sie legt ihn auf die Matratze und setzt sich dann hin. Sie sieht mich an, meine Nase, meinen Mund, die Augen, und dann sagt sie, selbstsicher und bestimmt:

»Jetzt will ich dich ganz nackt sehen …«

Sie beugt sich über mich und zieht mir langsam die Unterhose aus. Der eintätowierte Stuhlgang unten im Herz der Unterhose scheint ihr egal zu sein. Ich weiß eigentlich nicht, was ich selbst denke. Ich bin noch nie zuvor in einer solchen Situation gewesen, und deshalb kann ich nicht wissen, was oder wie ich denken soll. Ich überlasse alles ihr. Sie steht auf, sitzt halb auf der Matratze. »Sieh mich an«, sagt sie. Ich sehe sie an. Und dann beginnt sie, sich selbst zu streicheln. Immer weiter. Und immer weiter. Und ich sehe zu. Aber plötzlich tätschelt sie meine Wange mit einer Hand und ruft: »Sieh mich an …« Und ich sehe und sehe und sie streichelt und streichelt. Ich sehe an meinem eigenen Körper herunter, und sehe etwas hängen und schaukeln, etwas, was nicht in eine stehende Position gekommen ist, und ich schäme mich und fühle mich klein wie ein Kind, wie etwas komplett Superidiotenhaftes auf zweieinhalb Beinen, verdammter Tannenzapfen … sie lässt sich nach hinten fallen, bleibt auf dem Rücken liegen und sieht zur Deckenlampe hoch. Ich sehe sie an. Sie sieht mich nicht, sieht zur Decke hoch, aber ich sehe sie an und sehe ihre Waden und Unterarme und Brüste und ihren Hals. Sie ist älter, so viel älter, denke ich. Ich will weglaufen, habe aber Angst, auch noch nackt vor den Türschwellen stecken zu bleiben. Stattdessen denke ich an Waldorfsalat und Ahornsirup und überlebe den Rest der Nacht ohne Toilettenbesuch.

Es muss mitten in der Nacht sein, als ich merke, wie mich jemand zu wecken versucht. Die Frau sitzt neben mir auf der Matratze. »Du musst jetzt mal gehen«, sagt sie.

Als ich aufstehe, fühlt es sich wie ein Zucken im Bauch an, ein Tic ist fast auf dem Weg. Dann bin ich vollkommen überrascht – ich habe Hose und Hemd und Strümpfe und Unterhose an. Ich gehe ins Badezimmer, betrachte mich im Spiegel, befühle die Kleider, wasche mir das Gesicht mit kaltem Wasser. Doch. Die Kleider sitzen am Leib. Vielleicht habe ich sie heute Nacht angezogen. Vielleicht im Schlaf. Vielleicht hat sie es getan. Mitten in der Verwirrung darüber, dass die Kleider mir wirklich am Leib sitzen, verspüre ich eine ungeheure Erleichterung und Freude – ich muss mir die Kleider nicht anziehen, muss nicht mehrere Stunden lang ritualisieren und zwangshandeln.

Sie begleitet mich zur Haustür.

»Wir sehen uns«, sagt sie.

»Tun wir das?«

»Du hast doch versprochen, meine Plattensammlung zu analysieren.«

Ich komme im zweiten Versuch aus dem Haus, sie scheint nichts zu merken. Dann ruft sie mich noch einmal zurück:

»Hier ... das habe ich fast vergessen. Fünfhundert Kronen für die Arbeit als Modell. Wir sehen uns, nächsten Sonntag, dieselbe Zeit. Und zieh dir um Himmels willen mal etwas Frisches an. Du verpestest ja unser Haus.«

Ich sehe sie nie wieder. Doch. Ein paar Monate später sehe ich ein Bild von ihr in der Zeitung. Offensichtlich ist sie eine sehr erfolgreiche Künstlerin, und sie hat im Künstlerhaus eine Vernissage. Eine Gruppe von Künstlern macht eine gemeinsame Ausstellung zum Thema »Globale Offenheit«. Mir wird schlecht, als ich begreife, dass mein Körper und meine Tics vermutlich auch ein Teil der Offenheit dieser Künstler sind. Ich habe vor, zur Vernissage zu gehen und in die Champagnergläser zu pinkeln, sehe aber schnell ein, dass ich auf dem Weg dorthin viel zu viele Türschwellen würde überschreiten müssen, ich würde sowieso nur steckenbleiben. Also beschließe ich, stattdessen die Champagnerkünstler zu hassen, und das gelingt mir auch mit einigem Erfolg.

Such dir ein Leben, du fauler Sack

Ich verlasse das Haus der Frau und marschiere nach Hause, wie immer in meinem eigenen Tempo, meinem eigenen Rhythmus, einem Rhythmus, der es mir an einem frühen Morgen wie diesem recht gut gehen lässt. Ein paar Kilometer später grüße ich einen Zeitungsausträger. Der scheint auch zufrieden, er grüßt fröhlich zurück, als könnte er kaum glauben, dass ein einsamer Spaziergänger freiwillig um fünf Uhr morgens einen einsamen Zeitungsausträger grüßt. Zeitungen austragen, das scheint eine friedliche Arbeit zu sein. Man arbeitet selbständig, braucht keinen menschlichen Kontakt zu haben und vermeidet Melonenköpfe und Marzipanhirne. Abgesehen vom Geld sind die Vorteile zahlreich: erträgliche Arbeitszeiten, freie Nachmittage und eine kostenlose Zeitung. Ich wandere aufgeräumt und fröhlich weiter und vergesse fast, dass ich zwei Kreuzungen überschritten habe, ohne viermal zurückzugehen – an einem Morgen wie diesem genügt zweimal.

Um drei Uhr am folgenden Tag habe ich einen Job, und zwar als Zeitungsausträger. Ich fange um halb vier Uhr morgens an und muss spätestens um neun Uhr fertig sein. Da ich sowieso nicht sonderlich gut schlafe, kann ich ebenso gut aufstehen und arbeiten gehen. An den ersten beiden Tagen werde ich eingelernt. Ein hochgewachsener Literaturstudent um die dreißig mit schütterem Haar zeigt mir, wie man es nicht macht. Wie man es macht, wissen schließlich alle.

Mein wichtigstes Arbeitsmittel ist ein sehr dicker Plastikordner mit den Adressen drin und ein sehr schwerer Zeitungskarren mit leeren Plastiktaschen drin. Um Viertel nach drei kommt ein weißer Mitsubishi mit Vierradantrieb und bringt die Zeitungen aus der Druckerei. Die Zeitungsbündel sind in Plastik eingepackt, also beginnen wir den Arbeitstag damit, das Plastik wegzuschneiden, die richtige Anzahl Zeitungen herauszuholen und sie in Bündeln in den Zeitungswagen zu legen. Ich entscheide mich dafür, mit dem Karren zu laufen, die anderen machen ihn am Fahrrad fest.

Der Literaturstudent zeigt mir, wer wo wohnt, und nennt mir dazu noch den VIP-Faktor, den Tanten- und den Onkelfaktor, den Lesbenfaktor und den WG-Faktor. Der Literaturstudent scheint sie alle zu kennen.

»Das hier ist eine verdammte Hundegegend«, warnt er. »Aber Hundekacke an den Füßen ist immer noch besser als Katzenpisse in der Nase«, sagt er, während er mir zeigt, wie man die Zeitung zusammenfaltet, damit sie gleich beim ersten Versuch perfekt in den Briefkastenschlitz gleitet. »Wenn du das lernst, kommst du früher nach Hause, als du denkst. Falte von Anfang an richtig, und du sparst mindestens dreißig Sekunden bei jeder Zeitung. Das macht bei hundert Zeitungen dreitausend Sekunden, was auf einer Runde fünfzig Minuten macht, also musst du für denselben Lohn fünfzig Minuten weniger arbeiten. Also, lerne bloß, die Zeitung richtig zusammenzufalten.«

Meine Runde geht durch ein schickes, sehr kleines, britisch anmutendes Wohngebiet mit roten Häusern, Ziegeldächern, Mäuerchen und kleinen, niedlichen Gärten. Das Viertel liegt nur ein paar hundert Meter von meiner eigenen Wohnung entfernt.

»Die Runde kann so kurz wie möglich sein«, schärft mir der Literaturstudent ein, »aber nicht länger als dreieinhalb Stunden, um sieben Uhr müssen alle ihre Zeitung haben. Sonst kommt Mengele selbst.«

»Mengele?«

»Eigentlich heißt er Johansen. Der bringt jeden Soldaten dazu, sich in die Hosen zu scheißen, indem er ihn nur ansieht. Er fährt diesen Mitsubishi mit Vierradantrieb. Und er bleibt nie, steigt niemals aus dem Auto. Er verschwindet einfach ... ja, genau wie Mengele. Aber ... rate mal, wer den Rekord hält.«

»Den Rekord?«

»Die schnellste Runde ...«

»Du vielleicht ...?«

»Eine Stunde und fünf Minuten. Dazu noch im Februar mit Schnee und Chaos. Sie sagen, das sei die schnellste Runde, die jemals einer in diesem Viertel hingelegt hat. Angeblich hat es in den Siebzigerjahren mal einen gegeben, der eine knappe Stunde gebraucht hat. Aber da hatte man ja auch nur halb so viele Abonnenten. Außerdem soll gerade dieser Zeitungsausträger ein Profisportler gewesen sein, der bekannteste Orientierungsläufer des Landes. Es heißt, er habe schon nach zwei Tagen alles auswendig gekonnt. Ich habe fünf Tage gebraucht«, sagt der Student.

Ich brauche achtzehn Tage.

Ich gehe früh schlafen, was bedeutet, dass ich in der ersten Woche kaum ins Bett gehe. Drei Stunden Schlaf reichen mir. Und ich ziehe auch nicht alle Kleider aus, ehe ich mich hinlege, so spare ich mindestens drei Stunden, und es erleichtert die Morgenrituale.

Ein paarmal unterhalte ich mich mit den anderen Zeitungsausträgern, aber wir sehen uns kaum, weil sie sowohl schneller als auch effektiver arbeiten als ich. Wenn ich zur Abholstelle komme, dann haben sie schon mit ihrer Runde begonnen. Ansonsten rede ich nicht mit vielen, denn ich rede ja überhaupt mit nur wenigen Leuten. Ich rede mehr an jemanden hin, als dass ich mit jemandem rede. Die erste Woche läuft recht gut. Ich komme rechtzeitig an und schaffe es, die Zeitungen innerhalb des Zeitrahmens auszuliefern, nur hier und da mit einer halben Stunde Verspätung. Ich schiebe es auf das Wetter, auf die Radaufhängung des Karrens, verschlossene Eingänge und kaputte Briefkästen. Und ich komme erst mal davon. Aber natürlich ist es mir unmöglich, die Arbeit als Zeitungsausträger zu bewältigen.

Normalerweise stehe ich gegen zwei Uhr nachts auf und beginne meine Runde um drei oder halb vier. Jetzt, da die Rituale wieder anfangen, die Gedanken zu besetzen, wage ich nicht, mehr als höchstens eine Stunde zu schlafen. Sonst laufe ich Gefahr, zu spät zu kommen, gefeuert zu werden, das Geld zu verlieren, wieder von vorn anfangen zu müssen. Also verlasse ich mein Zimmer schon gegen zwei Uhr. Dann wandere ich durch die Straßen, versuche, mir die Runde ins Gedächtnis zu rufen, ehe ich zur Haltestelle gehe, wo die Zeitungsbündel angeliefert werden. Ich bin der Einzige dort. Die meisten kennen ihre Runde so gut, dass sie ihre Zeitungen erst gegen fünf Uhr abholen, um dann in knapp einer Stunde die Arbeit durchzuziehen. Meine ist die kürzeste, und dennoch brauche ich am längsten von allen. Diese unendlich verdammten Türschwellen, Bürgersteigkanten, beschissenen bazilligen Türklinken, diese beschissenen Zeitungen rein durch beschissene Briefkastenschlitze, die beschissene Menschenhände mindestens fünfzigmal täglich angefasst haben. Dann muss ich checken, ob ich auch wirklich Herrn P. das *Morgonbladet* reingelegt habe, und nicht den *Aftenposten*, und hat Frau A. auch den *Aftenposten* bekommen und nicht das *Morgonbladet*, oder war es Frau O., die zwei *Morgonbladet* kriegt, anstelle eines *Aftenposten*, und wie war das noch mit Familie K., kriegen die beide Zeitungen oder nur den *Aftenposten*, denn das *Morgonbladet* kriegen die doch nicht, oder, oder war es Familie L., die den *Aftenposten* nicht kriegt und, oder, oder, oder? Sicherheitshalber teile ich an den Stellen, wo ich unsicher bin, sowohl das *Morgonbladet* als auch den *Aftenposten* aus, was wiederum dazu führt, dass es am Ende, wenn noch ein Gebäude und zwanzig Abonnenten übrig sind, keine Zeitungen mehr gibt. Dann versuche ich, ein paar hundert Meter zurückzulaufen und die Zeitungen wieder rauszufischen, die ich möglicherweise falsch ausgeteilt habe. Dank meiner langen und schmalen Hände schaffe ich es, fünf *Morgonbladet* rauszuangeln. Aber ich schneide mir ins Handgelenk, es blutet, die Briefkastenschlitze sind scharf. Ich erkenne, dass dies wohl nicht die richtige Taktik ist, also gehe ich noch einen Kilometer zurück, bis ich in dem Villagarten lande, wo die Zeitungen in Kästen getan werden, was im Vergleich zu den messerscharfen Briefschlitzen das reinste Kinderspiel ist. Ich komme mit einem Ergebnis von minus zehn Zeitungen ins Ziel. Es werden also zehn Abonnenten die Zentrale anrufen und sich beklagen, was ja nicht so schlimm ist, wenn man die Schwierigkeiten bedenkt, die ich hatte. Ich denke nicht viel darüber nach, sondern mehr, dass ich ziemlich stolz und zufrieden bin, weil ich tatsächlich fünf *Morgonbladet* aus zehn Zentimeter schmalen Briefkastenschlitzen gefischt habe. Das macht mir Hoffnung für den Fall, dass ich mich, wenn die Zeitungsausträgerkarriere einmal ein Ende nimmt, als Einbrecher verdingen muss.

Manche Türschwellen brauchen mehr Zeit als andere. Ich weiß nicht warum. Aber vor allem die Schwellen in Gebäude 3 Hageby 4, einer Vorschule und einer Schwimmhalle, benötigen unendlich viel Zeit. Hingegen ist es viel leichter, geradezu locker, die Türschwelle zur Bäckerei und zum Wohnkomplex 4 zu überqueren. Ich weiß nicht, woher das kommt, und ich schaffe es auch nicht, darüber zu spekulieren, denn ich habe genug damit zu tun, meine Runde in akzeptabler Zeit abzuschließen, was in meiner Welt mindestens eine Stunde nach der sogenannten normalen Zeit bedeutet.

Ich begreife, dass sich die Abonnenten beklagt haben müssen. Aber ich bin unmöglich zu erreichen, bin selten zu Hause und habe kein Telefon, also sind die erwarteten Beschwerden ausgeblieben oder haben mich auf jeden Fall nicht ereilt. Also arbeitete ich weiter, teile Zeitungen aus, mache Spaziergänge, schlafe ein Stündchen hier, ein Stündchen da. Die Müdigkeit schlägt mich in regelmäßigen Abständen knockout. Ich schlafe sogar beim Austeilen der Zeitungen ein und muss mich manchmal an einen Pfeiler oder eine Treppe lehnen, um nicht umzufallen.

Meine Karriere als Zeitungsausträger währt zweiundzwanzig Tage.

An diesem Montag habe ich Probleme. Die Türen und Türschwellen und Türklinken scheinen kein Ende zu nehmen. Überall sehe ich Rituale, Zwangsgedanken hinter jeder Ecke. Ich trete in dieselbe Hundekacke, stecke an derselben Tür und derselben Schwelle fest wie gestern, vorgestern und vorige Woche. Da beschließe ich, die Hundekacke einzusammeln und sie ihrer ursprünglichen Quelle zuzuführen – Frau O. in der Hagebygata 4. Sie hat ein Bild von ihrem geliebten Boxer am Briefkasten, man muss also kein Sherlock Holmes sein, um die Besitzerin des kackwütigen Tieres ausfindig zu machen. Ich halte mir die Nase zu und rolle die Hundescheiße mit den Schuhspitzen ins *Morgonbladet* ein. Dann schreite ich mit federnden Schritten zur Hagebygata 4, und als ich um die letzte Ecke komme, nur wenige Meter vom Bombenziel entfernt, da taucht er plötzlich auf – der gefürchtete weiße Mitsubishi mit Vierradantrieb. Er fährt wie ein Verrückter auf mich zu, bremst, so dass mir der Staub direkt ins Gesicht bläst und mein Gesicht, meinen Körper und die Zeitung mit der Hundescheiße drin bedeckt. Das Fenster auf der Fahrerseite gleitet herab. Johansen, Mengele selbst, spuckt sein altes Kaugummi aus und sagt:

»Verdammte Scheiße, du stinkst vielleicht. Hast du schon von der allerneuesten Erfindung gehört?«

»Was?«

»Duschen heißt die«, grinst er, wird aber gleich wieder ernst:

»Du bist zwei Stunden zu spät, mein Lieber, und das ist nicht das erste Mal ... Ja, verdammt, ich will gar nicht wissen, das wievielte Mal das ist. Das funktioniert einfach nicht mit dir. Herr K. hat angerufen und in den Hörer gebrüllt, dass er in der letzten Woche jeden Tag zwei *Aftenposten* bekommen hat, und das, obwohl er allein lebt und das *Morgonbladet* abonniert hat. Ich will dich hier nicht mehr haben, du passt nicht rein, das hier ist kein Ferienjob, hau ab nach Hause und geh duschen und such dir ein Leben, du fauler Sack. Du kriegst diesen Monat noch deinen Lohn, aber komm um Gottes willen nicht mehr her, ich finde locker bis morgen jemand anders, that's it.«

Johansen lässt das Fenster wieder hochgleiten. Und er will gerade weiterfahren, da lasse ich den Zeitungskarren fallen, klopfe ans Fahrerfenster, und er ist blöd genug, es wieder runterzulassen.

»Was haben Sie gesagt?«, frage ich.

»Geh nach Hause und dusche, du ...«

Ich falte das *Morgonbladet* auseinander und drücke ihm die ganze Hundescheiße direkt ins Gesicht. Und ich halte die Zeitung auf dem Gesicht, und ich drehe und presse sie noch ein paar Zentimeter weiter in seine Visage. Mengele ist zu schockiert, um sich aus dem Griff zu befreien, und ich bin zu eifrig, um damit aufzuhören. Er schreit und tritt, ich lache und ticse – *Zucken im Bauch, Geräusch.*

»Schon von der allerneuesten Erfindung gehört, Shitface?«

Mengele wird von Panik erfasst, fängt beinahe an zu heulen, er wird mich töten und mich anzeigen und mich erschießen, und das alles gleichzeitig. Ich lasse die Zeitung los und tue so, als würde ich auf Schlittschuhen davonlaufen. Er packt das Lenkrad, springt aus dem Auto und hat sicher vor, mich zu erschlagen, doch dann fällt er hin, und das Letzte, was ich höre, ist in weiter Ferne seine fiebrige Stimme:

»Ich weiß, wer du bist, wo du wohnst, ich werde dich nicht vergessen, keiner macht mich lächerlich, niemand ...«

Ich gehe sofort nach Hause und lege mich hin. Ich schlafe acht Stunden, mit Kleidern und Schuhen an. Das *Morgonbladet* nehme ich als Kissen. Es riecht besser als die meisten Kissen, die ich in den vergangenen Monaten ausprobiert habe.

Machen die Quälgeister denn niemals Ferien?

Große schwarze Regenwolken aus Süden gleiten sanft und schön und fein auf mich zu, und ich erkenne die Gefahr erst, als sie über meinem Kopf stehen. Sie wissen, dass sie mich in nur wenigen Sekunden zu einem muffigen, durchnässten Geschirrhandtuch machen können, ihren verdammten Regen über mich ausgießen können, wann immer sie wollen, ich werde ihnen doch nicht entkommen. Die Rituale haben mich im Würgegriff, aber sie scheinen doch mit dem letzten und tödlichen Zupacken noch warten zu wollen, warten, bis die perfekte Gelegenheit da ist, vielleicht, wenn es mir gerade am besten geht.

Ich stinke nach Schweiß, meine Strümpfe sind am Ende, das Loch im Mantel wächst und wächst. Das Loch in der Schuhsohle dichte ich wirkungsvoll mit Stückchen von schwarzen Plastiksäcken ab, so dass man es von außen fast nicht sieht, wenn man nicht bewusst danach sucht. Ich habe keinen Arbeitgeber mehr, der mich kontrolliert, der meine Kleider kommentiert oder sich darum schert, wie repräsentativ ich aussehe, also gibt es an der Kleiderfront nichts Neues.

Wäre ich ein Zauberer, dann könnte ich mich vielleicht aus dem Würgegriff zaubern und mir schwupp einen neuen Job suchen. Aber das ist jetzt durch. Ich begreife, dass ich nun weiterhin von Rippchen und Saft leben und mit dem zu erwartenden Zeitungsausträgerlohn zurechtkommen muss. Außerdem warte ich auf Urlaubsgeld vom Plattenladen und der Bäckerei, von der Marzipanfabrik und dem Anwaltsbüro und dem Hafen. Geld sollte also eigentlich kein Problem sein, zumindest nicht in diesem Monat.

Die Rituale besetzen meinen gesamten Alltag. Ich schaffe es nicht, mich gegen ihre aufdringliche Art zur Wehr zu setzen.

Ihre Treue ist auf perverse Weise abstoßend. Sie sind überall dabei, ganz gleich, welche Tageszeit es ist – machen die Quälgeister denn niemals Ferien?

Schon seit langem lebe ich in einer Art Stellungskrieg. Wird es mir je besser gehen, oder sieht so das Leben aus, das ich leben muss? Wenn ich wüsste, dass es immer so aussehen wird, dann ginge es mir vielleicht besser. Dann würde ich so weiterleben, bis ich eines Tages nicht mehr kann, und dann würde ich einfach einschlafen. So könnte ich das Leben ehrlicher beenden und müsste nicht wie jetzt rumlaufen und mir einbilden, dass eines Tages alles anders sein wird. Aber ich glaube trotzdem hartnäckig an das Unglaubliche. Ich mache weiter die Umschläge mit dem Psychologengeld auf, ich mache Termine mit Psychologen aus, überlege es mir aber anders, wenn ich merke, dass die Praxis im vierten Stock liegt, was bedeutet, dass ich mindestens achtzehn Türschwellen und fünfzehn Türklinken überwinden muss. Also ist es mir egal, und ich weiß ja auch schon, was die Psychologen mir antworten werden. Hier eine Antwort, die ich bereits von fünf verschiedenen Psychologen in fünf verschiedenen Praxen erhalten habe:

»Lebe das Leben, such dir ein Mädchen, es wird schon vorübergehen. Hab keine Angst vor deiner Phantasie, wir warten einfach mal ab.«

Alle wollen mir nur das Beste, aber jetzt ist es genug, das merke ich. Ich greife zum Telefon und rufe zu Hause an. Ich erzähle, dass ich mich jetzt so weit gesund fühlen würde, dass ich kein Geld für eine Therapie mehr benötige. Meine Eltern sagen, dass sie mich verstehen, und schicken aber trotzdem weiterhin das Psychologengeld – ein Zeichen dafür, dass sie mehr verstehen als ich.

Ich weiß nicht, wie ich den Zwangsgedanken und Ritualen begegnen oder sie meistern soll. Es ist, als wäre meine stärkste Waffe die Verteidigung und nicht der Angriff. Früher konnte ich sie fernhalten, indem ich mich dazu nötigte, intensiv zu leben –

Ben, der Rundfunk, der Job, die Cafés, die Synthiemusik. Jetzt fehlt das alles.

Stattdessen tauchen weitere Rituale auf, oder neue Varianten von alten. Ausgedehnte Versionen, verlängerte, doppelte Varianten in kürzeren Zeitabständen. Es wird mir im Großen und Ganzen alles, was ich machen will, unmöglich gemacht. Den Alltag überlebe ich, indem ich mich defensiv verhalte, mit der Verteidigung als bester Waffe. Stillsitzen, wandern, wandern, stillsitzen. Wenn ich zufällig mal ein paar Sekunden zu lange ausruhe, dann kann es passieren, dass die Rituale übernehmen und mich mit stundenlangen Wiederholungen quälen. Ich muss die ganze Zeit auf der Hut sein, mich wachsam verhalten, keinen Fingerbreit abweichen, ständig auf der Hut sein. Meine Verteidigungsmethoden werden ausgedehnt, nehmen neue Formen an. Ich schaffe es, schneller zu sein als die Rituale, indem ich die offenkundigen Fallen vermeide: Türschwellen, Klinken, Menschen, Geräusche, Gerüche, Kleiderwechsel, Waschen.

Indem ich die Schuhe nicht ausziehe, vermeide ich zwei Stunden des Ritualisierens.

Also behalte ich die Kleider an, schlafe in ihnen, benutze den Mantel als Decke – und vermeide so sieben Stunden Ritualisieren. Ich verlasse das Zimmer nur einmal am Tag, nämlich wenn ich zum Wandern hinausgehe. Einmal am Tag gehe ich in die Toilette, um den Plastikeimer mit Wasser und Seife zu füllen. Auf dem Weg dorthin muss ich zwei Türschwellen passieren + zwei Türschwellen auf dem Rückweg = drei Stunden Ritualisieren. Aber ich muss das Wasser austauschen.

Es ist unmöglich, auf die Toilette zu gehen:
Zwei Türschwellen müssen überquert werden. Tür schließen, Tür abschließen. Klobrille mit dem Ellenbogen oder der Plastiktüte hochklappen, womöglich hatte der Vormieter eine unbekannte Krankheit. Ich ziehe den Reißverschluss runter, vier x vier Mal. Den Pieseler aus dem Hosenladen holen = Türschwelle. Pieseler über die Kloschüssel = Türschwelle. Pinkeln = eins,

zwei, drei, vier, fünf, den Urin zurückhalten, eins, zwei, drei, vier, weiter pinkeln.

Wenn ich kacken muss, kommt eine zusätzliche Stunde Ritual dazu.
Das Papier zum Hintern führen, vier x fünf Mal abwischen + mögliche Wiederholung. Mindestens ein, zwei, drei, vier, fünf + ein, zwei, drei, vier Blatt Toilettenpapier verwenden, was in Wirklichkeit ein, zwei, drei, vier, fünf + ein, zwei, drei, vier x neun Blatt Toilettenpapier bedeutet, was in einer anderen Wirklichkeit verstopfte Abflussrohre verursachen kann.

Dann dauert es Stunden, sich nach dem Toilettenbesuch die Hände zu waschen:
Ich muss jeden Finger, jeden Nagel, jedes Fingergelenk ein, zwei, drei, vier, fünf + ein, zwei, drei, vier Mal waschen. Mindestens. Zehn Finger, zehn Nägel, zehn Fingergelenke. Ich höre auf, mich zu waschen. Wasche stattdessen nur einen Finger ein, zwei, drei, vier, fünf + ein, zwei, drei, vier x neun Mal, und das neun Mal am Tag.

Ich verlege mich immer mehr darauf, nur die Zeigefinger zu waschen, denn das ist der Körperteil, den ich am meisten benutze. Ich schere mich nicht darum, die anderen Finger auch zu waschen, die sind den Zeigefingern doch nur im Weg. Die Zeigefinger benutze ich, wenn ich esse, auf die Toilette gehe, Türen öffne, Briefe aufschlitze, Schuhe binde, das Radio ein- und ausschalte. Der Toilettenbesuch nimmt so viel Zeit in Anspruch, dass ich mich auch hier für die Verteidigung als beste Waffe entscheide. Ich gehe nicht mehr auf die Toilette und erspare mir so drei Stunden Rituale. Ich wasche die Zeigefinger im Kaffeewasser oder im Plastikeimer. Ich pinkele und kacke in Plastiktüten, die ich an die Türklinke hänge – und erspare mir so vier Stunden Ritualisieren. Die Plastiktüten werfe ich später weg, wenn ich rausgehe und loswandere.

In den ersten Tagen ist es ein wenig anstrengend mit dem ständigen Geruch nach Kacke und dem durchdringenden Uringestank in dem kleinen Zimmer. Aber ich gewöhne mich daran. Der Uringestank hört nach ein paar Stunden Lüften auf. Ich lasse die Tüten zwei, manchmal drei Tage lang hängen und nehme sie mit raus, um sie wegzuwerfen, wenn mir nach Wandern ist. Aber ich reduziere auch die Wanderungen. Es dauert zu lange, aus der Wohnung zu kommen, und viel zu lange, wieder hineinzukommen. Ich bin auch zu müde, um zu wandern, und so halte ich mich immer mehr im Haus auf. Inzwischen können fünf Tage vergehen, ohne dass ich das Haus verlasse, fünf Tage, bis ich die Plastiktüten wegwerfen kann. In der Wohnung versuche ich Bücher, Zeitungen und Musikzeitschriften zu lesen, aber ich schaffe es nicht, mich auf das zu konzentrieren, was ich lese – sobald die Buchstaben x, z, y oder e auftauchen, muss ich zurück an den Anfang und neu mit dem Text beginnen. Also sitze ich die meiste Zeit bei zugezogenen Gardinen auf einem Stuhl neben der Kochplatte und höre Radio. Ich sitze strategisch richtig auf dem Stuhl, und zwar so, dass alle meine Körperteile sich innerhalb unterschiedlicher Striche im Zimmer befinden. Von dem Stuhl aus kann ich das erreichen, was ich brauche, ohne aufstehen zu müssen, ohne Linien oder Türschwellen überschreiten zu müssen, ohne Rituale ausüben zu müssen. Vom Stuhl aus kann ich das Radio, das Sofa, die Tür, die Bücher und die Plastiktüten an der Türklinke erreichen. Zumindest einige Stunden lang sitze ich in derselben Stellung. Gegen halb acht versuche ich, mich ein wenig hinzulegen und ein paar Stunden mit den Kleidern am Leib zu schlafen, ehe ich wieder aufstehen und mich vergewissern muss, dass ich wirklich die Tür geschlossen habe, die Plastiktüten zugeknotet, die Kochplatten ausgeschaltet, die Lampe auf der Toilette ausgemacht, beide Zeigefinger gewaschen, vier x neun x vier Mal. Ich lege mich vorsichtig mit meiner linken Körperhälfte auf die linke Seite des Sofas – links = Norden = Kälte = keine Bakterien = Gesundheit.

Ich versuche zu schlafen, aber das dauert seine Zeit, denn ich muss die Augenlider ein, zwei, drei, vier, fünf + ein, zwei, drei, vier Mal schließen. Neun Mal für jedes Auge. Und dann wage ich nicht, sie wieder zu öffnen, denn dann muss ich das Augenritual weitere vier Mal wiederholen.

Ich schlafe nicht gut. Vielleicht drei Stunden, vielleicht zwei, in einer guten Nacht sind es vier Stunden. Das Letzte, was ich denke, ehe ich mich hinlege, ist, dass es mir morgen vielleicht besser geht und dass nächste Woche alles wahrscheinlich verschwindet, und in einem Jahr, in einem Jahr gehe ich vielleicht Hand in Hand mit einer Frau und rieche an ihren Himbeerhaaren. In einem Jahr. Vielleicht. Ich schließe die Augen, lege die Hände unter die linke Wange, ziehe den Mantel über mich, lege Beine und Schuhe in einem Winkel von fünfundvierzig Grad zum Bauch und atme aus. Ich versuche, nicht so viel zu denken. Es ist nicht gut, wenn man zu viel denkt. Ich mag Gedanken überhaupt nicht.

Ich wandere ein paar Kilometer, dann setze ich mich auf eine Bank, auf einen Container oder in der Nähe des Hauptbahnhofs vor ein Lagerhaus. Da sitze ich manchmal mehrere Stunden, hauptsächlich, um den Körper vor der nächsten Wanderstrecke auszuruhen. Ich weiß nicht, was ich denke, weiß nur, dass ich versuche, möglichst nicht zu viele Gedanken auf einmal frei zu lassen. Aber inzwischen ist es nicht mehr so leicht, zwischen den gesunden und den kranken Gedanken zu unterscheiden, was vor nur wenigen Monaten noch ein unnormales Verhalten war, hat sich jetzt zu einer natürlichen Alltagsroutine entwickelt. Etwas, was getan werden muss, was zwingend notwendig ist, und da gibt es keinen Millimeter Raum für Diskussionen. Ich gehe weiter, und der Körper scheint es auszuhalten, seine Kondition ist erstaunlich gut, sonst würde ich diese Marathonwanderungen mehrere Male in der Woche auch gar nicht schaffen. Ich merke, dass ich immer weniger Hunger habe, je mehr ich wandere. Ich esse kaum noch, aber der Körper scheint auch damit kein Problem zu haben. Ich verspüre kein Verlangen mehr nach Essen, ich will nur gehen, weitergehen, nicht denken und essen und andere Handlungen ausführen müssen, die doch nur wieder in neuen Ritualen enden werden.

Für meine Wanderungen brauche ich immer mehr Zeit. Ich verlasse das Zimmer gegen neun Uhr morgens und komme nicht vor zwölf Uhr nachts nach Hause. An manchen Tagen kann ich mich nicht erinnern, wohin ich gegangen bin, an anderen bin ich nur gelaufen und gelaufen, bis ich aus reiner Erschöpfung in eine U-Bahn gesprungen bin, die mich zum Hauptbahnhof gebracht hat, von wo ich dann wieder zu Fuß nach Hause gelaufen bin. Um die Blicke der Nachbarn zu vermeiden, komme ich so spät wie möglich nach Hause, wenn alle schon schlafen gegangen sind. Meist gehe ich noch eine Testrunde, um zu sehen, ob alle Lichter aus sind. Die meisten gehen so gegen elf Uhr ins Bett, aber um auf der sicheren Seite zu sein, komme ich nie vor zwölf Uhr nach Hause. Wenn ich mit dem Ritualisieren um zwölf Uhr nachts beginne, dann schlafe ich an einem guten Abend so gegen vier Uhr morgens ein. Um acht Uhr wache ich auf. Dann entscheide ich, ob ich zu Hause auf dem Stuhl bleibe oder bis Mitternacht weiter auf neue Wanderungen gehe. Nach vierzehn Stunden des Wanderns schmerzen die Beine und die aufgescheuerten Stellen sind tiefer und röter geworden. Am Tag danach bleibe ich zu Hause, um die Beine auszuruhen, die Wunden zu versorgen und hier und da ein paar Stunden zu schlafen. Aber zu Hause verspüre ich mehr Stress als draußen auf den Wanderungen. Und der Toilettenbesuch fühlt sich in der freien Natur angenehmer an als mit einer Plastiktüte vom Supermarkt.

1987 auf ein A4-Blatt geschrieben:

»Eine Boeing 747 ist im Begriff, in wenigen Sekunden das Gate zu verlassen. Die Piloten bitten um die Starterlaubnis vom Tower, der verantwortliche Mechaniker kontrolliert zum letzten Mal die linke Turbine, eine Rolls-Royce-Engine 4. Sie hat dieselbe Betriebstemperatur wie die rechte Engine 4. Er geht zum Rollfeld-Taxi, das den Jumbojet vom Gate wegschiebt. Er hält den Daumen hoch, die Piloten halten die Daumen hoch, der Tower sagt ›ready‹ in die Kopfhörer, und der Jumbojet rollt langsam rückwärts. Doch plötzlich bleibt das Zugfahrzeug stehen. Es fährt wieder zurück, niemand versteht es, nicht einmal die Piloten. Der Jumbojet wird zurück zum Gate gezogen, als hätte er es sich anders überlegt, als hätte er das Gefühl, zum Teufel, ich schaffe es nicht, noch einmal zu diesem verdammten Erdteil zu fliegen, ich will ausruhen, am Gate ausruhen, lass die Mechaniker und die Piloten und die Stewardessen und die Putztruppe ruhig über mich fluchen, das ist so viel besser als immer zu fliegen.«

Das kann doch jedem Tier mal passieren

Ich gehe zu Hause gegen neun Uhr los, streune ziellos eine halbe, vielleicht eine ganze Stunde in meiner eigenen Gegend herum. Dann fällt mir ein, dass ich ins Zimmer zurück muss, meinen Walkman holen, meinen treuen Freund und besten Wanderkameraden. In der Zeit, in der ich wandere, Musik zu hören ist wie Medizin, zumindest auf den ersten Kilometern. Aber ich habe nun also meinen Walkman vergessen und muss noch mal nach Hause. Als ich es mit nur vier Versuchen ins Haus schaffe, sehe ich die alte Dame auf den Knien liegen, den oberen Teil ihres kleinen Körpers in meinem Zimmer. Es stinkt, ziemlich stark, alter Urin. Die Dame dreht sich um, sieht mich an und sagt etwas bedauernd:

»Ich hätte nicht gedacht, dass das passieren kann. Das ist noch nie passiert, sie hat sich immer gut benommen und ist in die Kiste gegangen, wenn sie musste.«

Sie versetzt der Katze einen Schlag in die Seite: »Raus mit dir, pfui, schäm dich.«

Vor ihr liegt eine Einkaufstüte. Eine leere Einkaufstüte. Ich habe vergessen, die Tüte mit meinem zwei Tage alten Urin auszuleeren, ehe ich heute Morgen ging, und ich habe sogar vergessen, die Tür zuzuschließen und das Fenster zuzumachen. Die Katze hat sich ins Zimmer geschlichen, ist zufällig mit der einen Pfote in die Pinkeltüte getreten, aus der sich der Urin entleert hat und in die britisch anmutende Auslegware gelaufen ist, die jetzt das ganze Haus verpestet. Die alte Dame ist sicher, dass es sich um Katzenpisse handelt.

»Man riecht es ja sogar oben bei mir. Ja, wahrscheinlich läuft es durch auf den Boden.«

Sie lässt sich auf alle viere nieder, wischt weiter auf und verspricht, dass alles weg sein wird, bis ich nach Hause komme, denn ich werde doch heute Nacht wahrscheinlich auch arbeiten, oder?«

»Doch«, antworte ich. Und entschuldige mich, dass ich in der letzten Zeit vergessen habe, die Zettel aufzuhängen, ich hatte so viel bei der Arbeit zu tun.

»Entschuldigen Sie bitte«, sagt die alte Dame, als sie den Feudel auswringt, so dass mein Urin in ihrem Wischeimer landet.

»Das macht doch nichts«, sage ich.

»Wenn wir auch das Tierische noch kontrollieren könnten, dann würden wir ziemlich viel Charme einbüßen«, erwidert sie lächelnd.

»Da bin ich ganz Ihrer Meinung«, antworte ich.

»Wenn nur alle das so nehmen würden wie Sie«, seufzt sie.

»Das kann doch jedem Tier mal passieren«, sage ich.

Ich weiß nicht, was im Kopf passiert

Ich weiß nicht, was im Kopf passiert. Alles nimmt nur zu. Habe mehr und mehr den Eindruck, die Kontrolle zu verlieren, kein Gefühl und keine Nähe mehr. Vielleicht ist es die Stadt oder die Luft oder die Geräusche, vielleicht auch das Wetter. Das Eingesperrtsein ist so offensichtlich, ein Zuckerwattenebel breitet sich aus, dringt durch Nase und Mund ein und klebt sich im Gehirn wie ein verdammtes Fliegenpapier fest. Ich halte mich jetzt die meiste Zeit im Haus auf, kann mich kaum mehr rühren, ohne ritualisieren zu müssen. Den Zeigefinger zu bewegen erfordert ein Ritual, das Essen runterzuschlucken, die Augen zu schließen, aufzustehen, mich zu setzen, die Kochplatte ein- und auszuschalten, den Fernseher, das Radio, die Deckenlampe. Ich verlasse das Zimmer oft mehrere Tage nicht, was bedeutet, dass ich jetzt für jeden Toilettenbesuch Tüten benutze. Im Zimmer hängen bis zu fünf Tüten mit unterschiedlichem Inhalt. Aber man muss nur das Fenster aufmachen und Luft reinlassen, dann geht es schon wieder. Außerdem finde ich, dass der Geruch von Rippchen über den Gestank aus den Tüten siegt. Der Gestank stört mich nicht länger, vor einem Monat noch war er viel aufdringlicher. Also bleibe ich sitzen. Die beste Waffe ist nicht mehr die Defensive, sondern totales Abwarten. Aber ich weiß gar nicht, worauf ich warte. Vielleicht auf eine magische Gedankenfigur, die jeden Moment in mein Blut springen kann und mit dem Strom zum Gehirn fließen, ihr Lager in der Ecke aufschlagen wird, an der Kreuzung zwischen Guten Gedanken und Bösen Gedanken, die bösen abfangen und dann Löcher in sie schneiden, das Blut in einen Eimer fließen zu lassen, der dann in das beste Abflusssystem der Welt geleert werden wird. Weg. Für immer. Ich weiß nicht, vielleicht warte ich darauf, dass jemand ins Zimmer kommt und mich wegträgt, mich auf einer Bahre festzurrt und in ein Krankenhaus einschließt. Vielleicht wäre das ja besser als in einem nach Urin stinkenden Zimmer in einem kranken Gehirn eingeschlossen zu sein. Aber ich bleibe auf dem Stuhl sitzen und denke weiterhin, dass morgen, morgen alles sicher besser gehen wird, morgen geht das Leben weiter, übermorgen wird das gesunde Leben weitergehen. Aber am nächsten Morgen sitze ich wieder da. Inzwischen schlafe ich auch im Sitzen. Ich erspare mir eine Stunde Ritualisieren, indem ich mich nicht auf das Sofa lege. Stattdessen lehne ich mich auf dem Stuhl zurück und stelle die Beine auf einem Bündel Zeitungen ab, so dass sie automatisch im Winkel von fünfundvierzig Grad liegen. Ich stelle fest, dass ich auf dem Stuhl genauso gut schlafe wie auf dem Sofa – der Mantel wärmt mindestens ebenso gut, und ich bekomme eine Stunde mehr Schlaf.

Vom Moment des Aufwachens an wasche ich mich eigentlich den ganzen Tag. Ich benutze den Eimer als Waschbecken, vier Tage altes Wasser zur Erfrischung. Aber ich fühle mich sauber, und darum dreht sich schließlich alles – das Gefühl, sauber zu sein. Und mein Körper fühlt sich sauber an, aber die Gedanken dreckig.

Ich bin kein Penner. Ein Penner muss schließlich draußen pennen, um sich Penner zu nennen. Und ich bin auch kein Obdachloser – schließlich habe ich ein Obdach, und lose bin ich ganz und gar nicht. Was bin ich dann? Im Augenblick bewege ich mich in einem weiteren Timeout-Zustand. Das Zimmer befindet sich in Oslo, das Zuhause im Norden, und ich befinde mich im Kranken. Die Zwänge besetzen mein Verhalten, der Alltag im Zimmer ist nicht mehr auszuhalten, ich kann nur noch dasitzen und darauf warten, dass das Kranke verschwindet, ich werde vergammeln, ein Teil des Stuhls werden. Ich nehme das Kranke in meine eigenen Hände: Jetzt werde ich ausprobieren, nicht länger im Zimmer zu schlafen. Und wenn ich morgen aufwache und mich gesünder fühle, dann habe ich meine Medizin gefunden. Und je öfter ich nicht im Zimmer schlafe, desto gesünder werde ich. Nach einem halben Jahr werde ich sechsmal gesünder sein als heute, in einem Jahr zwölfmal gesünder. Die Methode ist perfekt.

Ich lege die wichtigsten Dinge in die Ledertasche meines Vaters und verlasse stolz das Zimmer – ich tue etwas, ich sitze nicht nur auf einem Stuhl und verrotte. Und ich klebe noch einen Zettel an die Tür: »Gleich zurück.« Als ich das Zimmer verlasse, bin ich voller Energie, ganz scharf darauf, zu kämpfen – die Gedankenhölle soll nur sehen, mit wem sie es hier zu tun hat. Ich gebe nicht auf, ich hebe mich auf.

Der Chrysler und ich

Eine alte Fabrik auf Tåsen im nordwestlichen Teil von Oslo. Das Gebäude kann jeden Augenblick einstürzen, aber es ist wirklich anders und auf gewisse Weise anziehend. Es liegt direkt gegenüber einer U-Bahn-Station. Der Name der Fabrik endet auf »und Sohn«, der Rest ist weg. Wahrscheinlich haben sie mit Handelswaren zu tun gehabt, Mehl und Weizen. Die Fabrik lässt mich aus irgendeinem Grund an die Dreißigerjahre denken. Es ist erst ungefähr einen Monat her, seit ich das letzte Mal hier war. Da habe ich im Hauptgebäude gesessen, habe mich auf einer alten Rampe ausgeruht und die Plastiktüten in den Schuhen zurechtgezupft. Damals habe ich in der alten Garage, auf der Rückseite des Fabrikgebäudes, dieses phantastisch schöne Auto entdeckt – einen richtigen Chrysler 300C. Aus den Fünfzigerjahren. Die Fenster sind heil, der Lack ebenso, der Himmel ist ein wenig mitgenommen, drinnen riecht es schimmelig, hier und da ragt eine durchgesessene Feder heraus, aber ansonsten scheint das Auto noch in seinem Originalzustand zu sein. Das Einzige, was das Bild stört, sind die Räder, oder besser gesagt, ihr Fehlen. Das Auto steht auf dem Zementboden, es hat keine Räder, keine Felgen, keine Reifen, es steht einfach direkt auf dem Zementboden, als hätte jemand es aufgegeben. Aber vielleicht gehört es auch jemandem, der einfach keine Zeit hat, sich darum zu kümmern. Ganz gleich, welche Version ich wähle, so weiß ich doch, dass der Besitzer kaum mitten in der Nacht auftauchen und daran herumbasteln wird, um es zu restaurieren. Also kann ich im Auto diese erste Testnacht außerhalb des Zimmers sicher schlafen. Ich öffne eine Vordertür, die hinteren Türen sind verschlossen oder festgerostet, und lege die Plastiktüte mit Knäckebrot und Saft und Rippchen auf den Beifahrersitz.

Ich schaue über den Türrahmen, suche nach einem blauen Punkt, hebe das linke Bein im Winkel von fünfundvierzig Grad, schaue auf den blauen Punkt, zähle eins, zwei, drei, vier, fünf + eins, zwei, drei, vier – und hüpfe ins Auto. Dann klettere ich über die Armlehne und falle direkt in den riesigen Rücksitz hinein. Ich bleibe sitzen oder liegen – mein Körper scheint sich noch nicht richtig entschieden zu haben, in welcher Position er sich befindet. Dann lehne ich mich auf die Seite und sinke noch tiefer in den Sitz ein. Ich denke daran, dass ich mit dem ersten Versuch durch die Autotür gekommen bin. Mit dem ersten Versuch. Der Zwang hat eins in die Fresse gekriegt, ich habe gewonnen. Vielleicht ist das Auto von magischem Glück beseelt. Bin ich schon mit einer Dosis guten magischen Glücks infiziert worden? Ich lehne mich zurück, lege den Kopf an die eine Tür, streichle mit den Fingern über das Sitzleder, schön – *Zucken im Bauch*. Ich rutsche noch weiter in den Rücksitz hinein, noch tiefer in dieses so schöne und weiche und sichere Bett, der beste Schlafplatz, den ich seit meinem Umzug nach Oslo gehabt habe. Und ich verspüre Ruhe, Frieden, ein Gefühl, das ich seit Monaten nicht gehabt habe. Und ich schlafe ein.

Ich schlafe mindestens sechs Stunden, gefühlte sechs Stunden. Als ich aufwache, weiß ich erst nicht, wo ich bin und was ich hier auf dem Rücksitz eines großen Amischlittens mache. Die Verwirrung verwirrt die Reaktion und ich schlafe wieder ein. Nach einer Stunde, gefühlt eine Stunde, wache ich in einem etwas bewussteren Zustand auf. Ich stelle sofort die Verbindung zum Fabrikgebäude her, zum nördlichen Teil der Stadt, den Wanderungen, der alten Dame, der Katze, dem Zimmer. Genau. Ich fühle mich besser. Geht es mir besser? Wo sind die Zwänge und Rituale und Tics? Wo seid ihr? Jetzt kommt schon. Kommt, kommt schon … lange Stille. Ich bewege mich nicht, ich liege einfach da und warte auf die Nachricht – bin ich gesund oder immer noch gestört? Ich warte. Warte. Kommt schon, ihr verdammten Teufel, kommt. Und sie kommen. Sie kommen, als ich mich aufrichten und den Körper strecken will, um die Plastiktüten mit Rippchen und Saft vom Vordersitz zu holen. Da kommen die Türschwellenrituale, der Zählzwang, das Murmeln, alles kommt zurück. Aber es fühlt sich nicht mehr so aufdringlich an, nicht mehr so direkt, es kommt nicht mit der üblichen perversen Exaktheit. Schon gestern Abend, ehe ich einschlief, da habe ich gemerkt, dass der Schlaf zu mir kam – nicht ich habe den Schlaf gesucht. Und ich bin ohne größere Anstrengung eingeschlafen, als wären Rituale und Zwänge nicht da. Also habe ich die Medizin gefunden. Das ist doch selbstverständlich, so selbstverständlich und offensichtlich, dass meine Theorie stimmt – je öfter ich im Auto schlafe, desto besser wird es mir gehen. Wenn ich mich schon jetzt, nach einer Nacht im Auto, besser fühle als gestern, wie viel gesünder werde ich mich dann nach zwei Nächten, nach achtundzwanzig Nächten, nach drei Monaten, nach sieben Monaten fühlen? In sieben Monaten werde ich so gesund sein, wie ich sein will.

Ich habe verdammt noch mal die Medizin gefunden.

Während meiner Karriere als Zeitungsausträger habe ich zehn Paar Handschuhe aus Lederimitat geklaut. Ich habe entdeckt, dass Handschuhe einfach genial sind – sie schützen vor Kälte, haben Stil, aber vor allem halten sie die Bazillen beträchtlich auf Abstand. Ich kann Türklinken und Wasserhähne anfassen, Schränke und Schlüssel, Stifte und Geld, ohne den Ellenbogen benutzen zu müssen oder die Dinge mit dem Pulloverärmel abzuwischen, ehe ich sie anfasse. Die Handschuhe schützen vor den meisten Sachen, der Zwang wird gedämpft, das Waschen wird nur so ein Drüberspritzen – und ich erspare mir drei Stunden Ritualisieren.

Weil die Finger die meiste Zeit in den Handschuhen verbringen, fühlen sie sich ein wenig klebrig und trocken an. Aber das ist in Ordnung, lieber klebrige Finger als eklige Zwangsgedanken.

Ich verstecke meine Sachen unter der Rampe in der Fabrikhalle, über die Ledertasche lege ich einen großen Mauerstein. Dann begebe ich mich wieder auf eine lange Nachmittagswanderung. Ich nehme die U-Bahn und fahre schwarz einige Stationen nach Süden. Die zentralen Teile von Oslo versuche ich zu vermeiden, da ist das Risiko größer, alte Bekannte zu treffen. Vielleicht schäme ich mich, oder ich habe auch zu hohe Gedanken von mir selbst, ich weiß es nicht. Aber vor einigen Wochen saß zufällig ein Tontechnikerstudent neben mir in der U-Bahn. Als ich grüßte, sah er weg, als würde er mich nicht kennen. Ich weiß, dass ich vielleicht nicht mehr ganz so frisch aussehe wie noch in den ersten Monaten an der Nationalen Tontechnikerschule, aber ich finde, dass er mich trotzdem zumindest mit einem kollegialen Nicken hätte bedenken können.

Nun wandere ich im Stadtteil Majorstuen herum, gucke Schaufenster an, lese vergessene Zeitungen, hole ein Rippchen heraus und nage mich bis durch den Knochen. Ich finde, dass der Knochen selbst am besten schmeckt, und vor allem der weiche Teil des Knochens kommt mir viel saftiger und fleischiger vor als der Rest. Natürlich mute ich mir nicht zu, in einen Laden zu gehen, denn das würde sechs Stunden Ritualisieren beinhalten, und das würde mich völlig runterziehen. Ich genieße dieses Herumschlendern nicht, aber ich empfinde es doch als entspannend. Vor einem Reisebüro bleibe ich stehen. Sie haben dort ziemlich günstige Reisen in verschiedene Erdteile. Unter anderem nach Toronto in Kanada. Fünfzehntausend Kronen, inklusive drei Nächte im Hotel. So eine Flugreise würde mich augenblicklich gesund machen – Kälte, blaue Fluglinie, dreißigtausend Fuß hoch in der Luft, keine Türschwellen oder Waschbecken. Aber der Preis. Das kann ich mir nicht leisten. Vielleicht später einmal. In sieben Monaten, wenn ich so gesund geworden bin, wie ich sein will, dann sollte ich mir das Geld für solch eine Reise leihen. Todsicher werde ich wieder der Buddha- und Lügnergang beitreten und ein paar Monate schuften, und das wird mir gewisse ökonomische Möglichkeiten verschaffen, und dann kann ich mir etwas leisten, etwas richtig Gutes. Canadian ribs with blue cheese sind sicherlich eine Delikatesse, wenn man etwas für Rippchen übrig hat. Ich betrachte die Frau, die im Reisebüro sitzt, sie trägt ein Headset und spricht mit jemandem, als würde sie in einem Cockpit sitzen, in einer Boeing 747 auf dem Weg nach Kanada, nach Toronto. Bestimmt riecht sie gut, ich würde gern neben ihr liegen, an ihren Haaren riechen, ihren Hals küssen, die Knie, die Brüste, das Haar und wieder den Hals. Sie könnte auch gern das Headset aufbehalten, das stört mich kein bisschen. Plötzlich winkt sie mir zu, aber sie scheint mich nicht zu sich zu winken, sondern sie winkt mich weg. Was habe ich denn jetzt falsch gemacht? Ich habe ja wohl ein Recht auf Schaufenstershopping und auch auf Schaufensterficken, dagegen gibt es ja wohl kein Gesetz. Eine ihrer Kolleginnen sieht mich an, sie schütteln die Köpfe, als wäre ich irgendein Verrückter. Idioten, denke ich und fahre mit dem linken Zeigefinger über die Scheibe, ehe ich gehe.

An einem Einkaufszentrum bleibe ich vor einem großen Spiegel stehen. Es ist lange her, seit ich mich das letzte Mal im Spiegel gesehen habe. Meinen Körper habe ich eine ganze Weile nicht angeschaut, nicht, seit ich zusammen mit dieser Champagnerkünstlerin nackt auf der Matratze saß. Ich habe mich verändert. Mein Haar ist schulterlang, der Bart etwas dichter, die Augen schwarz, der Mantel fängt an zu zerfallen, ich bin ziemlich mager, ich rieche, glaube aber nicht, dass ich stinke, das glaube ich absolut nicht. Die Leute starren mich an, aber vielleicht gefällt ihnen ja auch meine klassische Nase, oder sie finden meine Synthie-Klamotten spannend, dieser Kleidungsstil ist in dieser Amateurhauptstadt immer noch recht selten. Die Blicke sind kurz, und wenn ich ihnen begegne, dann sieht man schnell weg, als fühlte man sich von mir angezogen. Vielleicht sollte ich reingehen und die Frau mit dem Headset fragen, ob sie ... ob sie zum Beispiel meine klassische Nase zeichnen möchte. Das würde sie sicher zu weitergehenden Gedanken anregen. Und ihre Kollegin auch. Ja, ich sitze gern nackt Modell, aber jetzt bin ich es, der die Bedingungen stellt – die Sitzung sollte auf dem Rücksitz meines Chrysler

300C stattfinden. Aber vielleicht mag sie Chrysler nicht. Vielleicht würde sie mich für einen Psychofall halten, die Security rufen, und die würden mich mit Gewalt wegbringen, meine klassische Nase würde beschädigt, und was bleibt mir dann? Außer dem Chrysler?

Ich setze mich auf eine Bank, versuche die Gedanken zu sammeln, die guten Gedanken und das positive Denken – morgen, wenn ich noch eine Nacht im Auto geschlafen habe, wird es mir noch besser gehen. Also beschließe ich, noch eine Nacht dort zu schlafen und noch eine. Das kann nur gut sein. Gut – *Zucken im Bauch, kleines Geräusch.*

Es wird langsam dunkel, die Leute eilen von ihrer Arbeit nach Hause, Busse, Straßenbahnen und Taxis fahren herum, es ist ein ewiges Hupen und Jaulen, das im Kopf weh tut, wie ein Zementmischer ohne Zement immer weiter mahlt. Ich würde so gern in eine Buchhandlung oder einen Plattenladen gehen, um ein klein wenig Stille zu haben. Aber ich wage es nicht wegen des Risikos, an den Türschwellen hängen zu bleiben. Ich hasse mich selbst, wenn ich auf diese Weise festsitze. Dieses verdammte Fliegenklebepapier setzt sich wieder im Gehirn fest, und ich kriege Panik, dem Körper geht es schlecht, und am allerliebsten würde ich in ein akutes Koma fallen. Da kann ich ebenso gut zur Fabrik zurückgehen und mich im Auto ausruhen. Ich gehe ohne Unterbrechung zwei Stunden lang, nehme Abkürzungen über Wiesen, fahre eine Station schwarz und lande gegen sieben Uhr auf dem Rücksitz. Es ist niemand da gewesen. Die Autotür steht in derselben Position, Knäckebrot, Saftpaket und Rippchen liegen noch in der Ledertasche unter der Rampe.

Ich verspüre ein gewisses Unbehagen im Bauch, bestimmt von der langen Wanderung. Vielleicht bin ich auch hungrig, das spüre ich nicht, sondern es ist mehr der Magen, der mich daran erinnert, wenn er hungrig ist. Mit dem Geruch ist es genauso – ich stinke, aber spüre den Gestank nicht. Ich nehme ein

Paket Saft mit und gehe ein paar Meter, fünfzig vielleicht oder hundert, in den Wald hinein. Ich nehme einen großen Schluck von der Flüssigkeit, beuge den Kopf vor und zurück, knie mich unter eine Tanne – und kotze. Wie schön – *Zucken im Bauch, Geräusch*. Ich schaue nach Klümpchen oder Essensresten in dem Teig unter mir, finde aber nichts, nur Suppe. Und die gelbgrüne Flüssigkeit breitet sich unter mir aus und gleicht einer Übersichtskarte von Australien.

Ich esse fünf Stück Knäckebrot mit Butter. Das hilft erstaunlich gut. Zehn Minuten später fühle ich mich wie ein neuer Mensch, zumindest ein satter Mensch.

Beim dritten Versuch schaffe ich es in den Chrysler, noch ein Erfolg. Ich springe direkt auf den Rücksitz. Der lehmige Regen ist in Schuhe und Strümpfe gedrungen. Ich gehe nicht das Risiko ein, die Schuhe auszuziehen, jetzt kurz vor dem Schlafen will ich nicht in einem Ritual festsitzen, also ziehe ich die Strümpfe aus dem größten Loch in der Sohle. Ich wringe Wasser und Schweiß aus dem Strumpf und hänge ihn zum Trocknen auf das Lenkrad. Ich ziehe die Schuhe aus, behalte aber die Ferse drin, auf diese Weise habe ich die Schuhe nur fast ausgezogen und erspare mir das komplizierte Schuhritual morgen früh. In der Rückenlehne des Fahrersitzes ist ein großes Loch, in dem eine gute Polsterung sitzt, sicher schon seit den Fünfzigerjahren. Ich stecke Schuhe und Füße in das Loch, und das wärmt gut, gibt eine stabile und effektive Wärme, die meinen ganzen Körper zu umarmen scheint. Allen Schwierigkeiten zum Trotz schlafe ich nach ein paar Stunden ein.

Am nächsten Tag habe ich Probleme, aus dem Auto zu kommen, doch nach einer Stunde gelingt es mir recht elegant. Ich setze mich auf die Motorhaube und nehme mein Frühstück ein – Knäckebrot mit Butter und etwas Saft. Das Handschuhfach wird meine Speisekammer. Dort bewahre ich Knäcke, Saft, Rippchen und eine Serviette auf.

Die Schuhe fallen langsam auseinander, die Löcher fressen die eine Sohle auf, was bedeutet, dass die Unterseite des Fußes bald direkten Kontakt zum Asphalt haben wird. Die einzige Methode, mich gegen den Regen zu schützen, ist, eine doppelte Lage Plastiktüten über den Schuh zu ziehen. So wird der Fuß nicht feucht, aber vor allem hindern die Tüten die Ansteckung, über Asphalt und Regen in Schuh und Fuß zu kriechen.

Auf der Rückseite der Fabrik stehen drei grüne Container voll mit altem Müll. Ich suche nach einem Tablett oder einer Servierschüssel, das wäre im Auto praktisch. Stattdessen finde ich eine Krücke. Eine glänzende, metallfarbene Krücke. *Zucken im Bauch*. Die Krücke kann ich als Stütze benutzen. Ich habe den einen Fuß und den Schuh in Plastiktüten und benutze die Krücke beim Gehen als Stütze. So erspare ich mir die Blicke, werde nicht verurteilt, jetzt sehen alle, dass ich einen verletzten Fuß habe und an Krücken gehen muss. Vielleicht ernte ich sogar Sympathie, habe die Möglichkeit, neue Menschen kennenzulernen. Ich ziehe die Plastiktüte über den einen Fuß und probiere die Krücke aus. Ich gehe über nassen Asphalt, durch kleine Pfützen, stecke den Fuß in eine Regentonne – perfekt, kein Tropfen dringt durch die Plastiktüte. Ich übe auch ein wenig, mit der Krücke umzugehen – zu hinken, zu gehen, mich zu setzen. Sie fühlt sich fast ein wenig wie mein alter Bauer-Schläger an, der Hockeyschläger, der dem Leben einen Sinn gab.

Ich hinke auf den Straßen herum, führe immer noch meine Rituale aus. Doch die Krücke gibt mir eine neue Möglichkeit, mir selbst zu begegnen, als würde ich mir jetzt erlauben, mich verletzlich zu zeigen, ohne mich schämen oder resignieren zu müssen. Ich werde immer noch angestarrt, aber es begegnen mir keine herablassenden Blicke oder verurteilenden Kommentare mehr. Die Krücke hilft, und in gewisser Weise bedeutet sie eine Veränderung, eine defensive Offensive – und noch scheinen die Rituale keine Gegenoffensive gefunden zu haben.

Ich verliere das Zeitgefühl, habe eigentlich keine Ahnung, welche Woche ist oder wie lange ich schon in Oslo, dem Zimmer oder dem Chrysler wohne. Ein Tag, zehn, zehn Monate, zwei Jahre?

Ich liege auf dem Rücksitz und denke darüber nach, was ich an einem Tag wie diesem tun werde. Durch welche Straßen werde ich vorwärtshinken, in welche Cafés werde ich mich wagen, sollte ich ein neues Paket Knäckebrot kaufen oder ein halbes Kilo Rippchen, Orangensaft oder Ananassaft, heute oder morgen oder am nächsten Samstag zu Hause anrufen? Ich liege gemütlich auf dem Rücksitz und denke, liege so gemütlich, dass ich an manchen Tagen, vor allem an Samstagen und Sonntagen, wieder einschlafe. Das ist schön. Da kann ich gegen zwei Uhr nachmittags aufwachen und feststellen, dass es die Mühe nicht wert ist, sich auf die Wanderung zu begeben, und dass ich ebenso gut für den Rest des Tages auf dem Rücksitz bleiben kann. Ich habe ein Radio, das leistet mir Gesellschaft, vor allem der Sport und die Nachrichten. Samstag und Sonntag sind schließlich Sporttage, da kann man gut auf dem Rücksitz liegen bleiben und halb wach und halb schlafend einfach nur zuhören. Ich hebe die Beine und kreise mit den Gelenken, wenn ich mich steif fühle, lasse das Blut durch den Körper zirkulieren, tue so, als säße ich im bequemsten Business-Class-Sitz der Welt auf dem Weg über den Atlantik, vor mir fünfzehn Stunden Flug. Samstag und Sonntag sind inzwischen meine ruhigen Tage, das halte ich ganz so wie der Rest der Gesellschaft. Doch genau wie für alle anderen Menschen ist es auch für mich wichtig, dass ich an den anderen Wochentagen wie geplant aufstehe und frühstücke, um dann die Wanderung des Tages zu beginnen. Das ist Routine geworden. Eine Routine, die ich selbst geschaffen habe, eine gute und wichtige Routine. Ein Zeichen dafür, dass ich am Leben bin, dass ich ein Leben lebe, ein geregeltes Leben, wie alle andern auch.

Mit dem stärksten Senf, den du hast

Wenn ich akut hungrig bin, kaufe ich Würstchen. Für eine Wurst mit gerösteten Zwiebeln und Senf bezahle ich zwölf Kronen. Zweimal die Woche verspüre ich akuten Hunger, also esse ich zweimal in der Woche Wurst, achtmal im Monat. Das sind monatliche Kosten von sechsundneunzig Kronen. Die Würstchenbude gefällt mir, sie scheint ungefährlich, erinnert an die sauberen Autos und das saubere Handwerkzeug der Dreißigerjahre. Drinnen steht ein Typ, der in Handschuhen und weißem Kittel und mit einem freundlichen Onkel-Blau-Lächeln die Würstchen serviert. Der Würstchen-Mann steht mit seiner Bude direkt am Rande des Stadtzentrums. Und es ist eine richtige Würstchenbude, nicht so ein ehemaliger Wohnwagen mit in doppelte Gefriertüten eingepackten, toten Würstchen. Die Würstchenbude vom Würstchen-Mann steht fest zementiert auf dem Asphalt, und das schon seit mindestens vierzig Jahren. Ich kann mit eigenen Augen sehen, wie die Würstchen im Topf herumschwimmen, wie sie darum streiten, wer am besten, am größten und am schönsten ist, wie sie sich darum schlagen, zuerst ausgewählt zu werden, sich aneinander vorbei drängeln, alle wohl wissend, dass der Sieger in dem Brötchen landet, das Onkel Blau in seiner linken Hand bereithält. Der Würstchen-Mann selbst ähnelt Winston Churchill, wenn man mal zehn Kilo abzieht. Er ist in Oslo geboren und aufgewachsen, hat einen lockeren Tonfall und macht sich nicht allzu viele Sorgen – das wird schon wieder, sollst mal sehn, das wird schon wieder werden. Winston redet mit den Kunden, während er die Würstchen wie brennende Kegel, die in der Luft herumschwirren, bearbeitet. Ein Gourmetjongleur, der außerdem noch über alles reden kann, von Orkanstärke bis Inkontinenz, und der es immer schafft, das Gespräch in genau dem Augenblick zu beenden, in dem er das Würstchen dem Kunden mit immer demselben Kommentar in die Hand gibt: »Zwölf Reichstaler, danke.« Ich schaue ihm gern zu, betrachte seine Haltung, seine Selbstverständlichkeit, seine Würstchentechnik und seine Worttechnik. Er hat etwas von der selbstverständlichen Haltung von Papa, wenn er Pfannkuchen serviert und gleichzeitig über das Lachsangeln redet, so als könne man beim Pfannkuchenbacken über gar nichts anderes reden.

An zwei Abenden die Woche stehe ich beim Würstchen-Mann. Immer so gegen halb sieben:

»Ich hätte gern ein Würstchen mit gerösteten Zwiebeln und Senf im Brötchen …«

»Welcher Senf?«

»Der stärkste, den du hast.«

»Der stärkste, den ich habe, Mister. Bitte schön, zwölf Reichstaler, danke.«

Ich mag es, dass Winston mich Mister nennt, als wäre ich jemand, ein sehr wichtiger, auserwählter Kunde.

Ich lehne mich an den Tresen und genieße die wurstige Leckerei.

Ich fange von links an von dem Würstchen abzubeißen, dann drehe ich es um und arbeite mich von rechts heran. Dann beende ich das Festmahl, indem ich das Brötchen separat esse, als wäre es ein Nachtisch. Eine halbe Stunde ungefähr bleibe ich stehen, fünfundvierzig Minuten, vielleicht eine Stunde oder zwei. Ich lese eine vergessene Zeitung, ganz gleich welche, es fühlt sich gut an, etwas zu haben, an dem man sich festhalten kann, etwas anderes als die Servietten und den Tresen, der trotz allem verseucht sein kann, man denke nur an all die Finger und Hände, die den Tresen im Laufe der Jahre berührt haben.

Zwei Wochen später tauche ich dreimal wöchentlich auf. Immer so gegen halb sieben. Winston erkennt mich, grüßt mit einem Nicken.

»Ein Würstchen mit …«

»Ein Würstchen mit gerösteten Zwiebeln und Senf im Brötchen. Welcher Senf?«

»Der stärkste, den du hast.«

»Der stärkste, den ich habe, Mister. Bitteschön, zwölf Reichstaler, danke.«

Vier Tage später.

Ich gehe zum Tresen, aber diesmal ist er schneller:

»Ein Würstchen mit gerösteten Zwiebeln und Senf im Brötchen, und der stärkste Senf, den ich habe.«

»Genau.«

»Genau, Mister. Bitte schön, zwölf Reichstaler, danke.«

Eine Woche später:

»Hallo, Mister.«

»Hallo, Sir.«

Drei Minuten später bekomme ich mein Würstchen im Brötchen mit gerösteten Zwiebeln und dem stärksten Senf, den er hat. *Yes Sir*. Ich nenne Winston gern einfach Sir. Er scheint auch nichts dagegen zu haben.

Die Würstchenbude ist mein neues Ausflugsziel geworden. Das einzige Ziel, das ich am Tag habe. Ich spüre, dass die Rituale in der Nähe des Würstchen-Manns weniger aggressiv sind. Vielleicht kann dies meine neue Timeout-Zone werden. Ich gehe jeden Tag hin, und wir unterhalten uns über alles Mögliche. Meist geht es um Autos und Lachsangeln. Winstons inzwischen verstorbene Frau stammt aus demselben Landstrich wie ich. Sie war das Meer und die Berge gewohnt, die Möwen und das Wetter. Er bereut ein wenig, dass er nicht dorthin gezogen ist, sagt er. Da oben hatte das meiste doch einen Sinn. Wenn Winston fragt, wie ich nur freiwillig vom Schönen ins Hässliche ziehen konnte, dann lüge ich und versuche ein Lächeln:

»Du weißt schon, die Liebe.«

»Ich weiß«, antwortet er ernst, ehe er mit einem Lächeln hinzufügt:

»Das hab ich befürchtet.«

Er fragt, was ich gemacht habe, wie ich mir das Bein verletzt habe, und ich antworte so, wie es ist:

»Bei der Arbeit.«

Da lächelt er, wenn auch nur sehr gedämpft. Zwischendurch, oft während er das nächste Würstchen vorbereitet, sieht er mir ins Gesicht, kommentiert einen Fleck, gibt mir kleine Tipps, wo es Kleider im Schlussverkauf gibt, wo er seine Schuhe kauft, fragt, ob ich nicht weniger Würstchen und dafür viel mehr von allem anderen essen sollte. Ich erzähle, dass ich Rippchen mag. Da fragt er, ob ich sie langsam im Ofen aufwärme oder ob ich sie grille. Ich antworte, dass ich sie grille und dann kalt esse.

»Aha«, sagt er und fragt, warum ich sie nicht warm esse.

»Der Job«, antworte ich.

»Hab ich befürchtet«, erwidert er und gibt mir ein Würstchen im Brötchen mit gerösteten Zwiebeln und dem stärksten Senf, den er hat.

»Ich lade dich ein«, sagt er. »Ich lade dich ein, wenn du versprichst, nach Hause zu ziehen. Zieh nach Hause«, fährt er fort, während er das nächste Gratiswürstchen fertig macht.

»Du solltest nicht hier wohnen. Mach dich auf nach Hause, Mister.«

Eines Tages gibt Winston mir eine Eintrittskarte zu einem Hockeymatch der Oberliga. Der Betrieb, der seinen Würstchenhalter herstellt, sponsert Vålerengen Hockey, und so kommt er an kostenlose Eintrittskarten.

Ich gehe vier Stunden vor Beginn des Spiels hin. Ich will der Erste sein, der die Türschwelle zum Haupteingang passiert. Ich will nicht steckenbleiben, nicht beim ersten Oberligaspiel meines Lebens. Nach ein paar Stunden des Versuchens schaffe ich es rein, und ich bin zufrieden, ein geglückter Anfang eines glücklichen Abends. Als ich mein Sponsorenticket vorzeige, sieht mich der Kartentyp sehr erstaunt an. Er betrachtet meine Kleidung, mein langes Haar und nimmt meinen durchdringenden Gestank wahr. »Und von wem hast du das gekriegt?«, lächelt er ohne den Mund zu öffnen. »Von der Regierung«, antworte ich und er nickt mich mit saurer Miene durch. Zum Glück komme ich im dritten Versuch durch das Tor zur Eishalle.

Das Spiel ist phantastisch. Nicht die Liga – nichts kann sich mit Wayne Gretzky und Börje Salming in Toronto vergleichen –, sondern die Atmosphäre, die Geräusche, die Stimmen, die Musik, die Schläger auf dem Eis, *klapp, klapp, klapp*, die Zeitsignale, der Applaus, der Geruch von Rauch, Popcorn und Würstchen. Ich kriege einen Platz direkt oberhalb der Blueline. Die Zeit plätschert dahin und ich mit ihr. Ich kann mich nicht erinnern, wann es mir das letzte Mal so gut ging.

Später bekomme ich noch mehr Eintrittskarten zu Spielen. Ich freue mich auf die Spiele, es ist völlig egal, welche Mannschaft gewinnt, schon dort zu sein ist ein Sieg – für mich.

Ich wache davon auf, dass mein Körper juckt. Auf den Armen, unter der einen Brust, auf der Innenseite der Oberschenkel, wie doppelte Mückenstiche. Ich hebe mein gelbschwarzes Synthie-Hemd hoch und betrachte Bauch und Arme und Brust. Braune Flecke, größer als Muttermale, kleiner als Leopardenflecken. Ich weiß nicht, was das ist. Ich glaube nicht, dass es gefährlich ist, also warte ich. Warte mal ab.

An einigen Tagen in der Woche gehe ich zu dem Zimmer zurück, das ich gemietet habe. Manchmal übernachte ich dort, andere Male tue ich so, als würde ich Sachen holen oder bringen. Es stinkt immer noch nach Urin im Zimmer, und ich glaube nicht, dass die alte Dame seit der Geschichte mit der Katze noch einmal drin war. Wahrscheinlich schämt sie sich immer noch für die Unart des Tieres. Niemand hat angerufen, niemand hat versucht, mich zu erreichen. Das hatte ich auch nicht erwartet. Ich will die Post haben, der Brief mit dem Psychologengeld liegt da und wartet, dazu auch diverse Urlaubsgelder von diversen Arbeitgebern sowie Reklame für tontechnische Aufnahmegeräte, *jetzt zum Preis von nur 23.000 Kronen exkl. Steuern*. Ich brauche Geld für Wurst und Saft, Rippchen und ein Paket Knäckebrot. Also nehme ich die Urlaubsschecks mit und den Brief von Mama und Papa. Ich würde mich schämen, wenn ich das Psychologengeld für Wurst anstatt für Psychologen ausgeben würde, deshalb verstecke ich das Geld im Auspuff des Chryslers und warte darauf, dass der richtige Psychologe auftaucht.

Ich rede ziemlich viel mit mir selbst. Ich gewöhne mich an meine eigene Stimme, und andere Stimmen verwirren mich. Winston ist der Einzige, mit dem ich rede, und er ist der Einzige, der mit mir redet. Inzwischen kriege ich so gut wie jede zweite Wurst umsonst, deshalb kann es nicht sein, dass er des Geldes wegen mit mir redet. Ich merke, dass ich unfreiwillige, aber schöne Tics rauslasse – ich blubbere drauflos, hierhin und dorthin, vor und zurück. Die Menschen in der Wurstschlange glotzen mich an, ich glotze zurück, einige lächeln, ich lächele zurück. Ich schere mich nicht mehr so viel darum, schließlich kann ich es doch nicht ändern. Ich lasse die Energie heraus, merke, dass ich mich nicht die ganze Zeit unter Kontrolle haben kann, aber mindestens einmal täglich fühle ich mich wie ein Idiot, ein Freak mit einer Wurst im Maul.

Alternativ elektrisch

Also esse ich meine Würstchen und plaudere und ticse mit Winston, während er die Würstchen für die immer länger werdende Schlange zubereitet. Um die Mittagszeit ist die Schlange immer ziemlich lang, und dann gegen halb zehn noch mal, wenn die Kinos zumachen.

Ein ziemlich kleiner Mann mit schwarzen Lederschuhen und einem etwas verlebten Gesicht stellt sich neben mich. Ich schätze, dass er so um die vierzig ist, und er färbt seine Haare mindestens einmal im Jahr. Er stellt sich direkt neben mich an den Tresen. Es ist lange nicht passiert, dass sich jemand freiwillig neben mich stellt und eine Wurst isst. Diesem Mann scheint mein Gestank egal zu sein, vielleicht hat er den Geruchssinn verloren. Wir fangen an, über dies und das zu reden, und vor allem über das: Synthiemusik. Er behauptet, vor einigen Monaten im Plattenladen gewesen zu sein, um die Neueste von Toto als Geschenk für seine Freundin zu kaufen. Er wusste, was er haben wollte, hatte aber nicht damit gerechnet, den Laden mit einer Sammel-LP mit Synthie-Pop zu verlassen. Er behauptet, ich hätte ihn überredet und es sei mein Verdienst, dass seine Freundin angefangen habe, Synthie-Pop zu mögen, was wiederum gut für ihre Beziehung gewesen sei. Ich erinnere mich kein bisschen an die Geschichte, nicke aber: »Ja, jetzt, wo du es sagst.«

Er arbeitet als Redakteur bei Radio O, einem studentenanarchistischen Lokalsender. Er kennt auch meinen Hintergrund von Radio Nova über einen in der Redaktion, der einen kennt, der mit einem bekannt war, der dieselbe Tontechnikerausbildung gemacht hat wie ich. Aber er weiß nicht, wie ich heiße, also antworte ich – *Zucken im Bauch* – »Kristinus Bergmann.«

Ich kann nicht erklären, warum ich einen neuen Namen erfinde, warum ich mich ausgerechnet Kristinus Bergmann nenne. Zwar hatte ich den Ehrgeiz, den Roman *Kristinus Bergmann* von Arthur Omre zu lesen, ehe ich anfing, in der Bäckerei zu arbeiten, und ehe die Zwänge mein Leben übernahmen. Ich habe nur ein paar Seiten gelesen, aber seither hat sich der Name eingeprägt. Ich mag ihn einfach, deshalb muss es Kristinus Bergmann sein, so einfach ist das.

»Ob ich mir vorstellen könnte, als freier Mitarbeiter in der Nachtredaktion zu arbeiten?«, wiederhole ich.

»Nur, wenn du es dir vorstellen kannst.«

»Doch ... das kann ich mir vorstellen.«

Am nächsten Tag brauche ich ungefähr zweieinhalb Stunden, die Türschwelle zu den Redaktionsräumen von Radio O zu überqueren. Endlich drin, bleibe ich stehen. Obwohl sie dreimal ihr »Setz dich doch« wiederholen, ziehe ich es vor, das Bewerbungsgespräch im Stehen zu absolvieren. Die Gefahr, dass ich für einige Stunden auf dem Stuhl ritualfixiert sein könnte, ist groß. Aber sie hinterfragen meine Entscheidung nicht, sie hinterfragen überhaupt keinen meiner physischen Tics, sie scheinen überhaupt nichts zu hinterfragen, sondern fragen nur:

»Hast du Rundfunkerfahrung?«

»Ja.«

»Hast du Musikerfahrung?«

»Doch.«

»Hast du Lebenserfahrung?«

»Tja.«

»Hast du Studiotechnikerfahrung?«

»Durchaus.«

»Hast du Anarchistenerfahrung?«

»Jeden Sonntag.«

»Hast du einen festen Job?«

»Kann jederzeit kündigen.«

»Hast du eine Wohnung?«

»Kann jederzeit umziehen.«
»Hast du Zeit?«
»Kommt auf die Prioritäten an.«
»Hast du ein Auto?«
»Einen Chrysler 300C.«
»Einen Ami ...?«
»Ja, aber ...«
»Kannst du für siebzehn Kronen die Stunde schwarz arbeiten?«
»Geld spielt keine Rolle.«
»Willst du den Job?«
»Wenn der Job mich will.«

Alle lachen, ich auch und zähle gleichzeitig schnell und im Stillen und effektiv: eins, zwei, drei, vier, fünf + eins, zwei, drei, vier.

Der Job ist mein.

Meine Aufgaben:

Zwei Stunden lang, von eins bis drei in der Nacht, allein dasitzen und *aggressiven Synthie-Rock für alternative Menschen* spielen. Das Programm heißt *Alternativ Elektrisch*. Dank meiner früheren Erfahrungen mit Tontechnik und Rundfunkarbeit zusammen mit Ben beherrsche ich das Studio ohne größere Probleme. Das heißt, dass ich ins Mikrofon sprechen und die Technik gleichzeitig bedienen kann. Das betrachtet die Redaktion als einen großen Vorteil, denn so arbeite ich für zwei, werde für einen bezahlt, und somit hat der Sender Geld für seine Demonstrationen jeden Freitagnachmittag übrig. Anfangs denke ich überhaupt nicht daran, aber nach einigen Tagen wird mir plötzlich klar, dass niemand meinen Gestank, meine Kleidung, meine Verbaltics kommentiert, als wäre es ihnen egal, oder vielleicht sehen sie mich nicht oder schaffen es nicht, mich zu sehen. Keiner von ihnen redet mit mir, sondern sie sprechen nur zu mir. Sie halten mich nie auf und fragen nach meinem Leben, auch dann nicht, wenn ich versuche, sie aufzuhalten und nach ihren Leben zu fragen. Wenn ich in die Kantine komme, dann fühle ich mich fast unsichtbar. Sie lächeln nur selten, lachen nie, sind oft sehr ernst, als würde hinter dem Heizungskeller schon die schwarze Hölle warten. Mein unfreiwilliger Stil unterscheidet sich nicht sonderlich vom freiwilligen Stil der übrigen Beschäftigten – schwarze Kleidung, leicht fettige Haare, Bart, Schuhe ohne Sohlen, schwarze Ringe unter den Augen. Aber nur ich habe den linken Fuß in Plastiktüten eingewickelt und springe an einer Krücke herum. Und die anderen riechen ziemlich gut, alle scheinen sich regelmäßig zu waschen, mindestens fünfmal die Woche, würde ich meinen.

Zu meiner großen Freude entdecke ich ein kleines Zimmer vor dem Heizungskeller. Die Tür kriege ich leicht auf, und im Zimmer befinden sich alte Möbel und Zeitungen, es scheint eine Abstellkammer für Büromöbel zu sein. Hier ist es warm und still, und es gibt keinen Strom. Das einzige Geräusch, das man hört, ist der kleine monotone Ventilator vom Heizungsraum. Aber der stört mich nicht. Das Geräusch irritiert nicht, sondern heilt – wenn ich mich an die Wand lehne, schließe ich die Augen und versetze mich in die Kabine einer Boeing 747. Das Geräusch der Motoren, die arbeiten und brummen, betäubt mich, und ich schlafe ein, schlafe gemütlich, gemütlicher als seit langem, seit der ersten Nacht im Chrysler habe ich nicht eine solche innere Ruhe empfunden. Das Gefühl des Wohlbehagens ist so schön und entspannend, dass der Zwang ein paar Stunden Auszeit nimmt. Nun beschließe ich, zwischen der Abstellkammer, dem Chrysler und dem Zimmer, das ich miete, zu wechseln.

Nach nur wenigen Tagen nehmen die Zwänge wieder zu. An einem guten Tag dauert es um die vier Stunden, die zwei Kilometer vom Studio zurück zum Chrysler zu bewältigen. Wenn ich abends zum Studio komme, um mit *Alternativ Elektrisch* zu beginnen, treffe ich immer zufällig den Redakteur, also den Vierzigjährigen mit weißen gefärbten Haaren, der dann gerade sein Abendprogramm *Alternativ Politisch* beendet hat. Er spielt keine Musik, redet hauptsächlich, plaudert über dies und das. Der Redakteur lacht selten, ist sehr seriös, minimale Distanz zu sich selbst, bedenkt mich manchmal mit etwas verschwommener Kritik. »Quetsch doch etwas mehr Alternatives in die Moderationen, okay?«

Der Redakteur sitzt dann noch eine halbe Stunde da, trinkt Wasser und zündet sich einen Joint an, und am Schluss sagt er immer »go for it«. Dann nimmt er die U-Bahn nach Hause. Die nächste Gruppe Menschen taucht erst wieder gegen sechs Uhr morgens auf, ich habe also den Sender und die Nacht für mich allein. Die halbe Stunde vor meiner Sendung gehört politischen Kampfgesängen, die nonstop von vorproduzierten Bändern abgespult werden. Dann rede ich und spiele zwei Stunden lang Platten, ehe das vorproduzierte Band mit politischen Kampfgesängen bis sechs Uhr weiterläuft. Dann taucht die Frühstücksmannschaft auf und macht das Flaggschiff des Senders: *Alternatives Gefrühstückt*. Dieses Frühstück geht bis um zwölf, woraufhin *Die MittagsAlternative* übernimmt. Und immer so weiter. Ich muss also ungefähr eine halbe Stunde, ehe meine eigene Sendung anfängt, vor Ort sein. Das ist das Einzige, worauf ich mich konzentrieren muss, mal abgesehen davon, dass ich dafür sorgen muss, dass *Alternativ Elektrisch* auch wirklich über den Äther geht. Nach der Sendung suche ich meine Sachen zusammen, bringe die Platten ins Archiv, zwangshandele mich durch zwei Zimmer, die zur Küche führen. Ich öffne die Kühlschranktür. Alle haben ihre Essensboxen markiert und Namen daraufgeklebt. Ich mache alle Boxen auf und nehme das an Essen mit, was ich in der kommenden Stunde zu brauchen meine. Ich finde Sardinen, Birnen, Rosinen, Nüsse, Leberpastete und ein paar Pakete Kräcker. Dann mache ich die Essensboxen wieder zu und stelle sie in den Kühlschrank zurück, exakt auf denselben Platz, auf dem ich sie gefunden habe. Ich nehme ein Stück Papier und schreibe mit schwarzem Filzstift:

»Wer hat meine Sardinen geklaut? Gruß Kristinus. Alt. Elektr.Progr.Ltg.«

So werden sie mich wenigstens nicht verdächtigen.

Dann verlasse ich die Redaktionsräume und begebe mich in die Abstellkammer. Die Tür zu dem Raum ist aus irgendeinem Grund immer verschlossen. Aber ich kriege sie mit meinem gelben Bic-Stift auf. Der Bic-Stift ist mein selbstgebastelter Universalschlüssel. Er hat mir geholfen, sowohl in den Chrysler als auch in die Fabrik zu kommen, und jetzt auch in meinen neuen, warmen Unterschlupf. Ich lege mich auf den Fußboden, nehme ein Bündel Zeitungen als Unterlage und Kissen und fange an, meine luxuriöse Nachtstulle zu verzehren. Ich genieße, ja, ich glaube wirklich, dass ich es genieße. Nach einer halben Stunde ist es fünf Uhr, und ich schlafe gemütlich zu dem Geräusch der vier Rolls-Royce-Ventilatorturbinen vom Heizungsraum ein. Schön – *Zucken im Bauch*.

In den ersten Nächten funktioniert *Alternativ Elektrisch* ziemlich gut. Ich parke den Körper für zwei Stunden auf demselben Stuhl, vermeide viel Bewegung und spiele oft denselben Künstler mehrmals. Auf diese Weise muss ich nicht aufstehen und neue Platten holen, Türschwellen überqueren und mich unnötigen Ritualen aussetzen. Nach der Sendung krieche ich in meine Kammer zurück. Ich schlafe tagsüber, sitze an der Tür zu den Räumen des Senders und höre zu, gehe herum, schlafe noch etwas, um dann – wenn ich höre, dass es in der Redaktion still ist – ungefähr eine halbe Stunde vor der Sendung ins Studio zu gehen. Ich bitte darum, meinen Lohn in einem Umschlag zu bekommen, den man in mein Fach in der Redaktion legen soll. So muss ich keine Adresse oder Telefonnummer angeben.

In ein Mikrofon zu sprechen birgt die Gefahr neuer Rituale, Wiederholungen und extremer Handlungen – ich muss die Buchstaben x, y und z wiederholen, muss sie aus Sicherheitsgründen viermal wiederholen, sonst kann eine Katastrophe eintreffen, die meine Familie, meine Persönlichkeit, die Zukunft treffen kann. Ich vermeide es, Künstler oder Bands mit x, z oder y im Namen zu lesen. In der Woche darauf vermeide ich auch, deren Musik zu spielen. Einige Tage darauf vermeide ich jede

Form von Mikrofongerede und lasse stattdessen die Künstler durch ihre Musik sprechen. Das ist ohnehin das Alternative – die elektrische Musik, nicht meine elektrische Zunge. Um nicht gekündigt zu werden, achte ich darauf, meine neue Taktik schon zu Beginn des Programms zu erläutern: »Derzeit ist es ja populär, eine Menge Scheiß zu labern, aber ich lasse stattdessen die Texte der Songs für sich selbst sprechen, und damit werden meine eigenen Worte überflüssig.«

Und die Leitung des Senders scheint meine neue Ausflucht zu kaufen, jedenfalls beschwert sich niemand, und es wird auch nicht kommentiert. Niemand sagt etwas über die Weise, in der ich *Alternativ Elektrisch* mache. Wenn ich doch einmal jemanden im Flur treffe, sieht derjenige zur Seite, in seine Papiere, zur Decke hoch oder auf meine fettigen Haare. Niemand sagt etwas, keiner gibt einen Kommentar ab, ich habe zumeist das Gefühl, völlig unbedeutend zu sein, wie ein richtiger Mister Nobody.

An den Wochenenden begebe ich mich in die westlichen Stadtteile zu dem Zimmer, das ich immer noch von der alten Dame miete. Ich hole die Post, tue so, als würde ich putzen, tue so, als würde ich von einer längeren Reise nach Hause kommen. Dann wandere ich nach Norden zur Fabrik. Ich ruhe mich im Chrysler aus, höre Radio, esse das Knäckebrot aus dem Handschuhfach, wandere herum, ziellos. Ich denke darüber nach, dass ich mehrere Tage, vielleicht auch Wochen am Stück mit niemandem gesprochen habe. Nicht mit meiner Familie, nicht mit den Kollegen beim Sender, nicht einmal mit Winston in der Würstchenbude. Aber das macht nicht viel, das Letzte, was ich gerade brauche, ist Aufmerksamkeit, und es ist auch das Letzte, was ich jetzt gerade jemandem schenken will.

Es fängt wieder an zu jucken. Es juckt unter den Armen, an der Seite, in den Kniebeugen. Entweder bin ich manisch, oder ich bin von irgendetwas gestochen worden oder habe mir etwas eingefangen. Die einzige Möglichkeit, das Jucken loszuwerden, ist, weiterzuwandern. Als ich zur Würstchenbude komme, steht Winston da wie immer. Als wäre es gestern gewesen. Aber er fragt diesmal doch etwas mehr, er fragt so viel, dass es an der Grenze zum Ärgerlichen ist, doch, er fragt ärgerlich viel:

»Du warst ja eine Weile nicht hier.«
»Nein.«
»Wo warst du?«
»Ich war weg, weißt du.«
»Ne, weiß ich nicht.«
»Auf Reisen.«
»Wohin?«
»Nach Norden.«
»Nach Hause?«
»Nein, Nordwesten.«
»Nordwesten?«
»Die Arbeit, weißt du.«
»Welche Arbeit?«
»Rundfunkproduzent. Reise im Land herum …«
»Sicher nicht leicht mit so einem Fuß.«
»Fuß?«
»Dein verletzter Fuß.«
»Nein … ist nicht leicht.«
»Wann kommt der Gips ab?«
»Bald.«
»Wie bald?«
»Ziemlich bald.«
»Nächste Woche?«
»Bald.«
»Zieh nach Hause, Junge. Sei so gut. Das hier ist nichts, womit …«

Er versucht mich dahin zu bringen, als würde er wissen, als würde er mich auf die Probe stellen. Sein Gerede davon, dass ich nach Hause ziehen muss, greift bei mir nicht. Ich lebe doch ganz gut, so wie ich lebe, und ich esse mich so einigermaßen satt an Sardinen und Rosinen und Knäcke und Rippchen, so dass ich seine Würstchen im Brötchen mit gerösteten Zwiebeln und starkem Senf eigentlich nicht brauche. Eigentlich nicht. Ich beschließe, nicht mehr zu ihm zu gehen, er kommt ohne mich klar und ich ohne ihn.

Ich bleibe vor einem Spiegel in der Redaktion stehen. Finde das Loch im Hemd, und ich fange an, nach den Flecken zu suchen, die nachts immer ziemlich heftig jucken. Es sind nicht mehr geworden, sie sind nicht größer und auch nicht hässlicher. Außerdem scheinen sie nur nachts zu jucken, nicht tagsüber, was meine Laune etwas hebt. Vielleicht sind sie ja dabei zu verschwinden. Ich hoffe, dass sie möglichst bald verschwinden, aber ich weiß nicht so recht, was bald bedeutet – eine Woche, drei Tage, drei Monate? Ich sollte in eine Apotheke gehen und eine Salbe gegen die Leopardenflecken, oder was es nun ist, kaufen. Aber die Apotheke muss warten. Es würde viel zu lange dauern, die Türschwellen zu überqueren, all die Menschen um mich herum würden mir Stress machen, die Geräusche und die Farben, die Angestellten würden mich ausfragen, meine Existenz, mein Leben in Frage stellen.

Ich betrachte weiter meinen Körper im Spiegel. Die Haare sind lang und dick, wie die von Bob Dylan oder wie die von einem Verrückten. Ich glaube, ich lächele, ich lächele, weil ich weiß, dass ich kein Verrückter bin, und auch nicht Bob Dylan. Ja, rein theoretisch betrachtet habe ich doch mehr mit Bob gemeinsam als mit dem Verrückten. Ich habe einen Job, feste Arbeitszeiten, habe Lohn, Essen, bin frei und trage schwarze Kleidung. Ich kämme die Haare mit Wasser nach hinten, glänzend und stylish, und ich finde, dass ich entspannt aussehe. Ich wage es immer noch nicht zu duschen. Ich wasche mich mit einem Geschirrtuch am ganzen Körper, und ich schmiere Arme und Beine und Hintern und Gesicht mit einer alten Niveacreme ein, die ich in der Ledertasche gefunden habe.

Bald werden meine Schuhe neue Plastiktüten brauchen, meine Fingernägel sind so lang wie die einer Frau, die Finger sind schmutzig und etwas staubig, abgesehen von den beiden Zeigefingern, die so viel weißer und sauberer sind als die anderen Finger. Ich sehe, dass ich über der linken Augenbraue eine Wunde habe. Das kann von dem Augentic kommen, der mich im letzten halben Jahr verfolgt – den Zeigefinger ins Auge drücken, bis alles weiß wird und es so einen Lichtstrahl im Kopf gibt. Das ist ein schöner Tic. Vor ein paar Tagen muss ich versehentlich neben das Auge gefasst haben. Ich erinnere mich noch an das Zucken im Bauch und das Geräusch, dann fuhr der Zeigefinger zum Auge hoch, und dabei muss ich mich vertan haben oder irgendwie in Gedanken gewesen sein, denn der Finger ist abgerutscht, hat das Auge verfehlt und stattdessen die Augenbraue getroffen, die dabei vom Nagel des Zeigefingers aufgerissen wurde. Ich habe geblutet, daran erinnere ich mich, habe es aber nicht geschafft, das Blut abzuwischen, weil ich nur ein paar Sekunden später ritualisieren musste. Aber jetzt habe ich Zeit, ein Pflaster draufzukleben. Ich setze es ganz elegant schief auf die Stirn.

Vielleicht rieche ich nach Schweiß, aber ich glaube nicht, dass der Geruch erstickend ist. Ich selbst merke nichts, es ist, als wäre der Gestank verschwunden. Die Haare riechen ein wenig, aber das ist ja auch kein Wunder, denn die Nase sitzt ja näher an den Haaren als an den Achseln, und deshalb ist es natürlich leichter, die Gerüche wie eine Parabolantenne aufzufangen, die sich in derselben Region ausbreiten. Ich glaube, meine Haare riechen nach öliger Butter oder nach butterigem Bratfett. Aber darüber denke ich nicht nach, also stört es mich nicht, es ist nichts Akutes, Haarewaschen gehört nicht zu den Dingen, die derzeit bei mir Priorität haben, außerdem ist es gar nicht so lange her, seit ich die Haare gewaschen habe. Ich weiß nicht mehr wann, aber wer weiß das schon so genau? Außerdem würde eine Haarwäsche unglaublich viel Zeit benötigen, das reinste Weihnachtsgeschenk für die Zwänge und die Rituale, also lasse ich es bleiben, es gibt Wichtigeres zu tun.

Die folgenden Wochen – wenn es nun Wochen sind, können auch Tage sein – versetzen mich in der Zeit ein wenig zurück. Der Alltag verkehrt sich, die Hoffnungslosigkeit kehrt mit doppeltem Tempo zurück. Ich schaffe es, mich achtundzwanzig Meter weit ins Studio zu begeben. Dann lege ich eine Platte auf, die ich bis zum Ende liegen lasse. Das dauert zirka fünfunddreißig Minuten. Zwanzig Minuten dauert es, zurückzugehen und zwei Türschwellen zu überqueren, um eine neue Platte zu holen. Ich schaffe es gerade wieder zurück ans Pult, um kurz Folgendes ins Mikrofon zu sprechen: »Wie gesagt, meine Worte sind völlig überflüssig, liebe Leute, hört euch den ganzen Text an.« Dann lege ich die neue Platte auf. Während der Zeit, in der sie läuft, erledige ich meine Zwangshandlungen, neue Platte, Zwangshandlungen fertig machen, neue Platte. Und immer so weiter. Der Job verdirbt mir immer mehr die Laune, Zwänge und Rituale haben einmal mehr meinen Alltag fest im Griff. Ich bin wieder zum Statisten degradiert. Zurück auf Los.

Mal probieren?

Freitag, Nacht.
Auf dem Deckel des einen Plattenspielers liegt eine weiße Serviette. »Mal probieren?«, steht auf dem gelben Post-it-Zettel auf der Serviette, und der ist für mich. Ich mache die Serviette auf, ganz vorsichtig, denn ich weiß ja nicht, was drin ist, es kann alles Mögliche sein – ein billiger Scherz, eine lebensgefährliche Briefbombe, eine Erklärung dafür, warum ich immer noch keinen Lohn bekommen habe. In der Serviette liegt ein kleines Stück Papier. Ich falte es auseinander und drei runde Tabletten fallen auf den Deckel des Plattenspielers. Das Papierstückchen selbst scheint eine Art Gebrauchsanleitung zu sein. Ich lese:

»Zum Probieren fürs Synthie-Genie. Lege 1 Stck. Odin auf 1 Esslöffel. Wärme die Tablette an, bis sie wie Hagebuttensuppe aussieht. Schütte die Suppe in eine Dose Zitronen-Fanta mit Kohlensäure, schüttle sie und trinke den Inhalt im Verlauf einer halben Stunde. Nimm dazu einen Strohhalm. Einmal saugen alle fünf Minuten. Einen entspannten Einstieg. Grüße die Götter von mir.
Gruß, Harald Blaubart«

Ich weiß, dass Odin der Name eines Gottes aus der nordischen Mythologie ist, Harald Blaubart klingt nordisch, aber ich kann ihn historisch nicht richtig einordnen, hier in der Neuzeit scheint er aber ganz in der Nähe zu sein. Ich erinnere mich, dass man in Synthiekreisen gern Wikingernamen benutzt, Puderzucker und Hagebuttensuppe übrigens auch, als Decknamen für anderes weißes Pulver. Die Odintabletten sehen aus wie die Tabletten von Papa, die immer noch im Seitenfach der Ledertasche liegen. Sie sind fast identisch, also können sie nicht so sehr gefährlich sein, zumindest werden sie mich nicht umbringen. Im Gegenteil. Sie können mir helfen, dass es mir besser geht. Helfen, Zwangsgedanken und Rituale für einige Minuten zu vergessen. Wie das wohl wäre – Minuten ohne Zwänge? Ist das überhaupt möglich? An einer Odintablette werde ich nicht gleich sterben, und meine Gedanken können nicht schlimmer werden, als sie es sowieso schon sind. Also machen Odin und ich sofort ein Treffen aus, ein Treffen sollte reichen, eine Art One-Night-Stand mit Strohhalm.

Um eins lege ich mit *Alternativ Elektrisch* los und kündige das Nachtprogramm an. Zum Anfang spiele ich die deutschen Tangerine Dream und beschließe, die Platte durchlaufen zu lassen, die ganze Seite wird mindestens fünfundzwanzig Minuten in Anspruch nehmen. Also habe ich maximal fünfundzwanzig Minuten, um in die Küche zu gehen (erste Türschwelle), die Kühlschranktür zu öffnen (zweite Türschwelle), einen Zitronensprudel und einen Strohhalm zu holen, und mich dann wieder ins Studio zu begeben (dritte Türschwelle).

Ich lege die Tangerine-Dream-Platte auf und zwangshandele mich aus dem Studio. Dreiundzwanzig Minuten und drei Türschwellen später sitze ich im Studio und sage an, dass ich jetzt die komplette Seite zwei der neuesten Kraftwerk-LP spielen werde. Jetzt habe ich genug Zeit, um Odin zu probieren.

Ich denke nicht viel darüber nach, was die Odintablette wohl sein könnte, die Neugier regiert über die Vernunft, in manchen Situationen funktioniert das ausgezeichnet, in anderen weniger gut. Ich probiere. Und folge ganz genau den Anweisungen. Während ich das Odin-Zeug auf dem Esslöffel anwärme, überlege ich, wie die Konsequenzen wohl aussehen könnten. Ich kann nicht daran sterben, niemand will mir ans Leben, niemand hasst mich so sehr. Damit jemand einen töten möchte, muss man ihn provoziert haben, um jemanden zu provozieren, muss man ihm begegnet sein, und um sich zu begegnen, muss man

Kontakt mit anderen Menschen haben. Ich habe seit ein paar Wochen keinen Kontakt zu anderen Menschen gehabt, und seit dem Redakteur in der Würstchenschlange hat auch niemand zu mir Kontakt aufgenommen. Es gibt niemanden da draußen, der mir ans Leben will, und niemanden, dem ich das Leben nehmen will, also schütte ich die Odinsuppe vorsichtig in die Dose Zitronensprudel und schüttele den Zitronensprudel eine Minute oder zwei, schüttele ihn ein, zwei, drei, vier fünf + ein, zwei, drei, vier Mal + drei Wiederholungen. Einen Zug jede fünfte Minute, schreibt Harald Blaubart. Ich kann nicht einmal saugen, ich muss viermal saugen. Also lautet meine Version vier Züge alle fünf Minuten. Kann nicht schaden, das ist, als würde man neun Eier in einen Pfannkuchenteig tun, der auf vier Eier berechnet ist.

Odin und ich

Ich sauge – vier langsame Züge. Odin schmeckt nicht nach Hagebuttensuppe, auch nicht nach Puderzucker oder Vanillezucker oder Rohrzucker. Odin schmeckt irgendwie nach Öl. Gezuckertes Motorenöl. Ziemlich gut, aber doch nichts, was einen abhängig macht. Aha. Das war das. Nichts passiert, der Kopf ist noch dran, die Gedanken auch. Drei Minuten vergehen. Nichts passiert. Es scheint auch weiter nichts zu passieren, also nehme ich vier weitere Züge. Vier Minuten. Die Zunge fühlt sich hart an. Hart und gefühllos. Der Geschmackssinn scheint sich davonzumachen. Ich stehe auf. Die Leopardenflecken jucken nicht mehr. Zunge jetzt steinhart. Ich gehe im Raum herum, beiße mir auf die Zunge, setze mich wieder hin. Es fühlt sich an, als sei die Zunge aus dem Kiefer gerissen und würde jetzt auf dem Plattenteller liegen und sich drehen und drehen und drehen. Ich habe keine Zunge mehr. Der Deckel, der Deckel des Plattenspielers klappt sich über meinen Kopf, drückt sich über die Ohren, die Wangen, nur der Mund bewegt sich. Deckel für die Ohren, für die Augen, für die Nase, nur der Mund bewegt sich. Ich höre schlechter, kann nicht mehr so gut riechen, nur der Mund bewegt sich. Ich rede, höre aber nicht, was ich sage, versteh nicht, wovon ich da rede. Rede ich? Ich mache die Augen auf, reiße sie auf, kneife sie zusammen, ziehe Grimassen. Auf den Ohren sitzt immer noch der Deckel vom Plattenspieler, und ich höre immer noch fast gar nichts. Die Nase scheint auch ihren Dienst quittiert zu haben, ich verspüre nur noch den Geruch von Motoröl mit Zucker.

Alles verschwindet, ich verschwinde, weißer Nebel schwebt an den Augen vorbei. Ich habe keine Kontrolle, will aufstehen, aber der Körper hält mich auf dem Stuhl. Ich will rufen oder schreien oder weinen, aber die Zunge ist immer noch weg und die Ohren hören mich nicht und die Nase riecht nichts. Und ich genieße es.

So still und so schön. Ich denke nicht, dass ich da verweilen will, ich denke gar nichts. Ich spüre nur ohne zu denken, fühle, dass ich hier drin bleiben will. Bis Odin mich rausschmeißt.

Ich erwache davon, dass die Zunge wieder in den Mund gehüpft ist. Ohren und Augen fühlen sich immer noch abwesend an, aber es ist doch schön, dass sie nach wie vor dabei sind. Ich höre nicht viel, sehe nicht viel, aber fühle mich derart entspannt, so ruhig, so verdammt normal. Neben mir liegt der Zettel und zwei von den Odintabletten. Jetzt erinnere ich mich. Mein Radiowecker zeigt 07.30. Der Odineffekt scheint sich immer noch zu halten. Der Kopf fühlt sich anders an, leichter, als würde es im Gehirn jucken. Ich gehe in die Stadt. Das ist alles völlig absurd – die meisten Türschwellen überquere ich im zweiten Versuch, vergesse in Läden und in der U-Bahn die Rituale auszuführen und vergesse sogar, mich hinterher selbst dafür zu bestrafen. Alles um mich herum wird so leicht und so sanft und so behaglich. Ich höre keine fiesen Geräusche, sehe keine Farben, es riecht nicht unangenehm um mich herum. Ich spüre die Tics, aber als würde es sich um eine banale Erkältung handeln, registriere ich sie nicht. Ich wage, wieder in die Synthie-Cafés zu gehen und bestelle Kaffee und beginne sogar ein Gespräch. Ich beginne Gespräche, die höchstens fünf Minuten währen, dann vergesse ich, worüber wir eigentlich reden. Sanft, schön, harmlos. Ich erwäge, mir die Haare zu schneiden, sogar das Phänomen Duschen ziehe ich in Betracht. Neue Kleider? Denkbar. Den Mantel behalte ich, aber das gelb-schwarze Synthie-Hemd und die Anzugshosen und die tätowierten Unterhosen sollte ich bald mal ablegen. Aber ich warte lieber noch, noch ein paar Wochen.

Als Odin meinen Körper verlässt, holen mich Zwänge und Rituale schnell wieder in die Wirklichkeit zurück. Ich schlage mir mit der Hand vor die Stirn und trete mit dem Fuß an die Wand, um mich zu bestrafen und zu erinnern *meine Güte, was bist du nur für ein verdammter Idiot, der sein Gehirn von Chemikalien lenken lässt.*

Ich gehe davon aus, dass Harald Blaubart, die Person, von der ich die Probe bekommen habe, bald Kontakt mit mir aufnehmen wird. Ich habe den Redakteur in Verdacht, aber die wenigen Male, dass ich ihm begegne, scheint er mehr mit Songlisten und Abspielrechten beschäftigt als mit Servietten und Zetteln. Ich vergleiche auch seine Unterschrift im Redaktionsbuch mit der Unterschrift unter dem Rezept, aber das kann nicht dieselbe Person sein. Also habe ich keine Ahnung, wer es ist, und ich glaube immer mehr, dass Harald Blaubart niemals existiert hat, dass er ganz einfach ein Produkt meines Willens ist, ein Mythos, eine Phantasie.

Spätestens Montag

Als ich gegen Mitternacht ins Studio komme, liegt eine neue Serviette auf dem Plattenspielerdeckel. Ich falte die Serviette auf, diesmal ist sie doppelt so dick, fünfmal so schwer, und mindestens fünfzig kleine Odintabletten fallen raus und in meine Hand. Ich kann keine Anweisung, keine kryptische Nachricht, keinen Zettel und keinen Gruß von Harald Blaubart finden. Nicht einmal *Zum Probieren* steht da. Bestimmt weiß Harald Blaubart, dass ich die Odintabletten bereits probiert habe, er weiß, dass ich weiß, wie der Hase läuft. Aber ich finde es doch irgendwie nett, dass er mir die Odintabletten gibt, ohne mit mir gesprochen zu haben, er grüßt mich nicht und stellt sich nicht vor, und nicht einmal Geld möchte er für das, was doch ziemlich wertvolle kleine Pillen sein müssen. Ich habe keine Ahnung, wer er ist.

Ich habe Odin nur einmal ausprobiert. Mir bringt es Ruhe und nicht die manische Unruhe, die die meisten damit erreichen möchten. Also ist Odin die reinste Erholung. Trotzdem nehme ich die Tabletten nicht, nicht jetzt. Ich habe Angst, dass sie mein Gehirn, meine Gedanken und Tics verseuchen, und dass sie mich verrückt machen. Aber es ist gut, sie zu haben, vielleicht können sie mich einmal retten, wenn ich ganz plötzlich Ruhe und Frieden brauche. Also lege ich die dicke Serviette mit den Odintabletten in die Ledertasche, dicht neben Papas Tabletten. Eigentlich unmöglich zu unterscheiden, was das Herzmittel und was das Hirnmittel ist. Alle sind weiß und rund und tragen keinen Stempel.

Dreiundzwanzig Stunden später, dasselbe Studio.
Auf dem Plattenspielerdeckel liegt eine neue Serviette, doch

diesmal finde ich keine neuen Odintabletten, sondern nur einen neuen Zettel:

»Wie besprochen: Die erste Probe ist gratis, dann 2 Päckchen à 2.000,- = 4.000,-
Leg das Geld in einem Umschlag in das Fach von Harald Blaubart in der Redaktion. Spätestens Montag.
Gruß, Harald Blaubart«

Ich gehe sogleich in die Redaktionsräume und habe innerhalb einer Minute das Fach von Harald Blaubart gefunden. »Harald Blaubart, freier Mitarbeiter« steht dort. Ich begreife nicht, wie mir das vorher entgangen sein konnte, das Fach ist nur wenige Meter von meinem entfernt. Langsam kommt es mir so vor, als sei mein Gehirn vom Odin-Zeug bereits geschädigt – habe ich das Fach wirklich übersehen, oder ist es neu, war es gestern schon da, vorgestern, vor einer Woche, erlaubt er sich einen Scherz mit mir, erlaubt sich der Sender einen Scherz mit mir?
Zucken im Bauch.
Harald Blaubart ist keine Phantasiegestalt, kein Mythos oder Gerücht – es gibt ihn. Aber viertausend Kronen bis Montag, das muss ein Scherz sein, ich nehme es einfach nicht ernst und beschließe, mich um den Quatsch nicht zu kümmern. Ich habe das ganze Lager mit Odintabletten in der Ledertasche hinter dem Chrysler versteckt, aber drei Tabletten habe ich zufällig in der Tasche. Also rolle ich die Tabletten in die Serviette und lege sie in das Fach von Harald Blaubart in der Redaktion. Dazu schreibe ich: »Danke für die Probe.« Und ich beschließe, nie wieder irgendwelche Odintabletten oder Rezepte vom freien Mitarbeiter Blaubart anzunehmen. Den Scherz hat er zu weit getrieben. Denn es muss ja ein Scherz sein, ein practical joke, der immer mehr practical und immer weniger joke geworden ist. Viertausend Kronen für sechzig Odintabletten. Ich weiß ja nicht, was da drin ist, es ist ein Aufputschmittel, das ist mir schon klar. Aber der Scherz, dieser kindisch schlechte

Erpresserbrief, Harald Blaubart und Odin, nein, ich zieh mich da raus, ich komme ohne das klar, mir reicht, was ich habe, ich brauche keinen practical joke. Das mit dem Geld und der Frist ist mir egal.

In dieser Nacht schlafe ich nicht so gut. Ich habe das Gefühl, vom Flur und vom Studio her Geräusche zu hören, ein Rascheln, als würde jemand versuchen, in die Räume zu kommen. Ich schlafe vielleicht drei Stunden. Dann gehe ich in die Stadt, wandere herum, sehe Schaufenster an, gehe Kaffee trinken und schenke mir zehnmal nach. Ich kaufe mir einmal in der Woche gegrillte Rippchen, die ich in den Kühlschrank im Funk lege, und an denen ich jeden Tag nage, um den Hunger in Schach zu halten. Das ist alles, was ich brauche: Rippchen, Knäckebrot und Saft. Diese Diät praktiziere ich jetzt schon seit mehreren Wochen, vielleicht auch Monaten, aber der Körper scheint nicht zu protestieren, also muss es ihm recht gut gehen.

Ich liege bequem in der Abstellkammer und warte darauf, dass die anderen den Sender für diesen Tag verlassen. Ich höre Radio und sehe mir die Bilder in einer alten Zeitung an. Die Zwänge, ebenso wie die Tics, setzen stoßweise ein und drängen sich auf.

Die Zeitungsseite muss ich ein, zwei, drei, vier, fünf + ein, zwei, drei, vier Mal umwenden, den Körper neunmal herumdrehen, das Radio achtzehnmal + ein, zwei, drei, vier, fünf + ein, zwei, drei, vier Mal ein und ausschalten.

Ich bin traurig. Das Gefühl taucht einfach ohne Vorwarnung auf. Ich schaffe es, nicht zu weinen, ich will nicht weinen, ich kann nicht weinen, denn ich wäre gezwungen, mindestens ein, zwei, drei, vier, fünf + ein, zwei, drei, vier x neun Mal die Tränen abzuwischen, die Haut unter den Augen wird kaputtgerieben werden, und das wird unentwegt brennen. Es lohnt sich also nicht. Weinen ist etwas, was ich mir gerade nicht leisten kann.

Außerdem hilft es ja nichts, sich selbst zu bemitleiden, es gibt nichts, worüber ich heulen könnte – ich hungere nicht, ich habe einen Job, ich habe eine Familie, ein Dach über dem Kopf, *also heul nicht, du Freakhirn.*

Gegen halb eins bewege ich mich ins Studio. Ohne Odin im Körper dauert es zweieinhalb Stunden, mit Odin im Körper – zwanzig Minuten. Und wieder liegt eine Serviette auf dem Plattenspielerdeckel. Ich öffne sie und erkenne, dass es exakt dieselbe Serviette ist wie gestern, mit demselben geheimnisvollen Gruß von Harald Blaubart. Ich heiße die Hörer willkommen und kündige *Oxygène* von Jean-Michel Jarre an, das zu durchleiden fast vierzig Minuten in Anspruch nimmt. In dieser Zeit begebe ich mich in die Redaktion und lege die Serviette in das Fach vom freien Mitarbeiter Harald Blaubart zurück. Ich mache mir nicht die Mühe, die Retoure zu kommentieren. Das sollte er jetzt von selbst begreifen.

In meinem eigenen Fach liegt der Lohn für drei Wochen Arbeit. Zweihundertfünfzig Kronen in einem Umschlag. Das Geld wird für Essen und Kaffee, zwei Dosen Zitronensprudel und eine Zeitung draufgehen. Ich möchte so gern wissen, was in der Welt passiert.

Und ich kehre nie wieder zurück

Jetzt sind zwei Tage vergangen, seit die sogenannte Frist für die Bezahlung der Odinpillen verstrichen ist, doch es hat mich niemand mit einem Messer oder einer Pistole bedroht, und ich habe auch keine weiteren geheimnisvollen Nachrichten auf dem Plattenspielerdeckel gefunden. Die letzten beiden Tage habe ich mich entschieden, im Chrysler auszuruhen, nicht im Zimmer oder im Funk. Das fühlte sich sicherer und persönlicher an, als wäre es meine eigene Wohnung, mein Privatbereich.

Es ist Mittwoch, und ich wandere zu dem Zimmer, das ich miete. Ich muss die Post holen, das Psychologengeld, die Miete bezahlen, mich zeigen – all das, was ich schon voriges Wochenende hätte tun sollen.

Ich begegne der alten Dame am Briefkasten, zehn Meter vom Eingang entfernt. Sie lächelt vorsichtig, sieht wie immer auf meine Kleider, und noch ehe ich über meine jüngste Reise lügen kann, sagt sie:

»Ich hoffe, das war in Ordnung, ja, sie schienen so nett zu sein ...«

Ich begreife absolut nicht, wovon sie redet.

»Wie bitte?«

»Ihre Kollegen, die waren doch so nett, deshalb habe ich ihnen erlaubt, das Geschenk direkt in Ihr Zimmer zu legen. Leider riecht es immer noch nach Urin von dem Besuch der Katze. Ja, ich bitte um Entschuldigung ...«

»Was?« ist das Einzige, was ich herausbringe. »Wer?« ist das Einzige, was ich denke.

»Sie wirkten so nett, ich habe sie auch hinterher zum Kaffee eingeladen, sie haben angenommen, und dann haben sie so nette Dinge von Ihnen erzählt.«

Die alte Dame geht vor mir ins Haus. Ich tue so, als müsste ich mir die Schuhe binden, ehe ich mich bereit mache, mich über die erste Türschwelle zu ritualisieren. Ich schaue über den Türrahmen – blauer Punkt, linkes Bein im Winkel von fünfundvierzig Grad, blauen Punkt ansehen, gehen, eins, zwei, drei, vier, fünf + eins, zwei, drei, vier ...

Ich unterbreche mich selbst. Ich merke, dass die alte Dame ihre übliche Position im zweiten Stock hinter der Gardine eingenommen hat. Ich beuge mich wieder herab, tue noch einmal so, als müsste ich etwas an den Schuhen machen. Nach einer Viertelstunde komme ich durch die Tür, gute Arbeit, schön.

Als ich den Schlüssel im Schloss herumdrehen will, ist bereits aufgeschlossen. *Sie* hat sie gesagt, *sie*. Ich mache die Tür auf, vorsichtig ... Das Schlafsofa ist umgeworfen, die Matratze aufgeschnitten, Bücher und Mülleimer und Saftpakete und Kochplatte liegen auf dem Fußboden. Der Fernseher und die Gardinen scheinen sie nicht interessiert zu haben, die durften am Leben bleiben. Der Uringestank hat sie nicht daran gehindert, mindestens zehn Minuten ihrer Zeit in dem Zimmer zu verbringen, wahrscheinlich haben die Idioten die Katzenpisseerklärung der alten Dame geglaubt. Sie haben sich auch nicht um die schimmelig-grünen Rippchen geschert, die wegzuwerfen ich vergessen habe und die in einer Tüte zwischen zwei leeren Urintüten hängen. Mitten auf dem Fußboden liegt das Geschenk. Es ist in Weihnachtspapier eingepackt. Meine Finger bewegen sich hoch und runter, ich zittere, ein wahnsinnsheftiges Unbehagen drängt sich in den Körper. Das Geschenk kann alles Mögliche enthalten. Ich werfe es fest gegen die Wand und suche Schutz hinter dem umgeworfenen Schlafsofa. Nichts passiert. Ich mache das Geschenk auf, schrittweise, vorsichtig. Ein Schuhkarton, Ecco-Damenschuhe. Ich hebe den Deckel ab, und ganz unten im Karton, unter dem dünnen weißen Papier, liegt die Überraschung – die Serviette. Ich falte sie auf. Alles gleich. Dieselben Worte, dieselbe Frist, dieselbe Unterschrift. Ich verstehe. Sie meinen es ernst, und ich bin übel dran. Ich begreife, Botschaft angekommen. *Zucken im Bauch, Geräusch.*

Ich denke nicht nach, sondern handele – putze, drehe das Schlafsofa um, sammele die Saftpakete auf einem Haufen, die Zeitungen auf einem anderen. Ich spüre, dass ich hier weg muss, sie können überall sein, wo auch immer, hinter der Ecke stehen, in einem Auto sitzen, im Sender warten, in meinem Unterschlupf. Ich klopfe an die Wohnungstür der alten Dame. Sie macht sofort auf, als hätte sie darauf gewartet, dass ich komme. Ich sehe ihr an, dass sie keine Ahnung davon hat, wie es unten in dem Zimmer aussieht, also frage ich sie:

»Haben meine Freunde gesagt, wie sie heißen?«
»Nein ... die wollten Sie nur überraschen.«
»Wann war das?«
»Montagabend.«
»Ich würde mich gern bei ihnen bedanken, sie haben also keine Telefonnummer oder Adresse hinterlassen?«
»Nein, sie sagten, Sie wüssten schon, wer sie seien.«

Ich gehe wieder ins Zimmer hinunter und schreibe der alten Dame ein paar kurze Zeilen. Zum Glück finde ich eine Ansichtskarte mit einem Nordland-Motiv drauf. Ich schließe mit:

»Es war eine Ehre, bei Ihnen wohnen zu dürfen. Jetzt geht das Leben weiter, ich wünsche Ihnen alles Gute. /P.
PS: Ich bezahle die doppelte Miete, wegen des kurzfristigen Auszugs.«

Ich lege den Brief mit dem Geld auf die Fußmatte vor meinem Zimmer. Die Odinserviette stecke ich in die Manteltasche, in der kein Loch ist, die Kochplatte in die Ledertasche, und dann verlasse ich das Zimmer.
Und ich kehre nie wieder zurück.

Ich fange an, mir Szenarien auszudenken – was ich tun werde, was ich nicht tun werde. Vor allem frage ich mich, wie sie an meine Adresse kommen konnten. Seit ich als Zeitungsausträger gearbeitet habe, habe ich niemandem meine Adresse gegeben. Beim Funk habe ich bewusst vermieden, darauf zu antworten, wo ich wohne, mein Lohn wurde in einem Umschlag in mein Fach gelegt, und ich hatte schließlich behauptet, ich würde Kristinus Bergmann heißen. Und ich bin auch nicht mit der Adresse im Volksregister verzeichnet. Können sie meine Eltern angerufen haben? Wohl kaum. Oder?

Mama ist dran. Ich frage dies und das, sie fragt zurück, »doch, klar«, antworte ich, »alles läuft gut, hab grad viel zu tun. Nein«, fahre ich fort, »hab es noch nicht geschafft, meinen Bruder zu besuchen, ist grad so viel los, oje, nur noch eine Krone, sag mal, es hat nicht zufällig jemand angerufen und nach mir gefragt? Ne? Auch gut. Könnt ihr mich nächste Woche anrufen, hallo …?«

Nach dem Gespräch komme ich mir vor wie ein Idiot. Ein Feigling.

Mama und Papa, eines Tages werde ich euch glücklich machen, ich werde die Wahrheit erzählen, und eines Tages werde ich so gesund sein, dass wir alle zu Hause im Garten über einem frisch gebrauten Kaffee und einer duftenden Marzipantorte lachen und weinen können.

Ich komme mir vor wie ein Idiot, wenn auch ein klügerer Idiot. Verwirrt, aber doch ein wenig klüger. Sie haben also nicht zu Hause angerufen, haben meine Adresse nicht auf diese Weise herausbekommen.

Dann gibt es nur noch eine Alternative, und das ist die schlimmste – sie verfolgen mich.

Sie verfolgen mich, sind Zeugen meines Alltags, beobachten mein Verhalten. Mir wird schlecht, ich will mir den Finger in den Hals stecken, aber ich kann das nicht und weiß nicht, wie man es macht.

Ich gehe schneller, laufe fast, schließlich können sie in dem Auto da hinten sitzen, oder in dem Ford mit den getönten

Scheiben, oder in dem Taxi, das an der roten Ampel wartet. Ich gehe weite Umwege, nehme die erstbeste U-Bahn, steige an der Endstation aus, wandere zurück, nehme einen weiteren Zug zur selben Endstation, wandere eine Station zurück und noch eine, nehme die U-Bahn in die entgegengesetzte Richtung bis zur östlichen Endstation der Linie, wandere von dort ins Zentrum, da nehme ich eine neue Bahn, die mich wieder nach Norden bringt. Ich verstecke mich in der Fabrik, sitze zwei Stunden lang still und horche auf Geräusche und Autos, während ich jeden Passanten beobachte, der aus dem U-Bahn-Schacht raufkommt.

Ich schlafe halb auf dem Rücksitz, halb hinter dem Lenkrad ein.

Die Lösung

Ich muss den Job beim Sender aufgeben und werde so drei- bis vierhundert Kronen im Monat verlieren. Ich bin aus dem Zimmer ausgezogen, das ich gemietet hatte, und verliere so Heizung und Elektrizität. Bald wird es draußen kalt werden, die Kälte wird mich möglicherweise krank machen, vielleicht todkrank, vielleicht werde ich auf dem Rücksitz eines alten Chryslers sterben. Ich sollte zu meinen Eltern nach Hause fahren und ihnen erzählen, wie es mir wirklich geht. Aber vielleicht wissen sie es ja auch schon, wenigstens ungefähr. Ich schäme mich dafür, dass sie einen Sohn haben müssen, der gejagt und verwirrt, ängstlich und nervös durch die Straßen irrt. Vielleicht sollte ich die U-Bahn nehmen und zu meinem Bruder fahren, an seine Tür klopfen, auf die Knie sinken und sagen, Lieber, Guter, lass mich eine Woche oder fünf hier wohnen, ich spüle auch das Geschirr. Ich weiß, dass ich sofort reinkommen dürfte, schließlich hat er mir vor einem Jahr angeboten, dass ich bei ihm wohnen kann, übergangsweise, bis das Kind auf der Welt ist. Aber ich weiß nicht recht. Ich bin zwanzig Jahre alt und sollte alleine klarkommen können, ohne von Mama und Papa und dem großen Bruder abhängig zu sein. Nein, ein gewisses Maß an Selbstachtung habe ich doch noch. Immerhin bin ich nicht wie diese Gruppe unten am Bahnhof, diese Drogen konsumierenden Penner. Gott sei Dank spiele ich in einer anderen Liga. Aber vielleicht sollte ich doch eine psychiatrische Klinik aufsuchen, erzählen, zeigen, erklären, was ich denke. Nur kann ich die Gedanken nicht in Worte fassen. Das ist ja schließlich auch deren Job, aber ich habe es schon so oft versucht, und da gab es niemanden, der mir helfen konnte, irgendetwas in Worte zu fassen. Das Einzige, was die immer mit Überzeugung gesagt haben, war:

»Pubertät, Tendenzen, Zwangsneurotiker, das geht vorüber, lebe dein Leben, Junge, mach dir keine Sorgen, wir warten mal ab.«

In einer psychiatrischen Klinik würden sie nur dasselbe sagen, und für die wäre ich doch nur Kleinkram – die würden meine Rituale mit dem Typen vergleichen, der meinte, sich in Hitlers Halbschwester verliebt zu haben, oder mit der Frau mit dem Ei auf dem Kopf, die meinte, sie sei eine Möwe. Nein. In einer psychiatrischen Klinik würde es mir nur schlechter gehen, ich würde mich verrückt fühlen und von dem Wahnsinn im Nachbarbett wahnsinnig werden. Nein. Es muss so gehen. Ich werde schon überleben. Ich muss mich nur mal ausruhen, schlafen, lange schlafen, ein halbes Jahr schlafen, dann wird sich das meiste von selbst lösen.

Mit dem Körperlichen habe ich nie große Probleme gehabt. Ich bin nie krank, habe mir noch kein Bein gebrochen und keinen Zeh verstaucht, und nicht einmal Erkältungen scheinen sich an mir festbeißen zu können. Aber das dauerhafte Gefühl, verfolgt zu werden, wird mich sicher verwirrt, nervös und krank machen. Frieren kann ich aushalten, aber nicht, verfolgt zu werden. Ich weiß, dass ich mich niemals werde entspannen können, wenn Blaubart und seine Mannschaft ständig in der Nähe sind. Wenn ich die viertausend Kronen nicht bezahle, muss ich die Stadt verlassen. Wenn ich bezahle, dann werden sie mir nur weiter ihre Odinpillen anbieten, oder sie werden mich weiter bedrohen und versuchen, Geld aus mir rauszupressen.

Und wie ich so auf dem Rücksitz des Chrysler sitze, wird mir klar, was ich tun muss, um meinen Alltag zu verändern. Ich denke den Gedanken nicht einmal richtig fertig, ich liege mit den Beinen auf dem Lenkrad und nage an meinen Rippchen, als der Gedanke in den Körper geflogen kommt – *Zucken im Bauch* –, vielleicht durch die Erschöpfung oder die Aussichtslosigkeit. Gerechtigkeit. Das denke ich. Gerechtigkeit, Gerechtigkeit ausüben. Vergiss alle anderen Ideen, jetzt ist es definitiv, ich werde mich als die wahre Gerechtigkeit betätigen oder auf jeden Fall allen Arten blauer Bärte einen gehörigen Schrecken einjagen. Ich begreife ganz einfach, dass ich nicht mehr viel zu verlieren habe. Das Leben, ja, natürlich, aber welches Leben denn? Ganz gleich, wie weit unten ich war, wie schmutzig und von Zwängen gedrückt ich war, habe ich doch nie erwogen, meinem Leben ein Ende zu setzen. Hingegen denke ich immer darüber nach, ein neues Leben anzufangen. Ein besseres Leben? Vielleicht. Ich weiß, dass Zwänge und Rituale mich immer verfolgen werden, ich also gezwungen bin, diesen Teil des neuen Lebens als gegeben zu akzeptieren. Was kann dann neu sein? Ich kann umziehen. Umziehen. Ich werde sowieso nicht weiter hier in Oslo wohnen. Die Stadt erstickt mich, ich werde hier niemals ein glückliches Leben haben können, und ich werde auch nicht entspannen, lassen und neu anfangen können, solange Blaubart mich jagt. Ich werde umziehen, es wird mir klar, dass das hier der Anfang des neuen Lebens ist. Der Umzug. Aber erst die Lösung. Beim Feind einzubrechen ist sehr viel moralischer, als vom Feind gesponserte Drogen zu nehmen. Das würde sich wie ein schöner letzter Gruß anfühlen, eine Erinnerung an meine Existenz.

Zucken im Bauch, Geräusch – Lachen und gute Nacht, Blaubart.

Im Auto finde ich einen kleinen rostigen Hammer und einen dünnen, aber doch harten Nagel. Genau, was ich brauche.

Ich lege Hammer und Nagel zusammen mit meinem Radiowecker, einem Liter Saft und einem halb gegessenen Rippchen in Papas Ledertasche. Die Odinserviette tue ich in die Manteltasche ohne Loch. Ich nehme die Krücke aus dem Kofferraum und laufe zur nächsten Telefonzelle. Ich habe Glück, der Anrufbeantworter ist eingeschaltet. Auf die Frage »Hallo, hier ist Radio O, worum geht es?« antworte ich mit »Hallo, hier ist Kristinus, ich kann heute nicht arbeiten, bin wegen des Fußes ein paar Tage krankgeschrieben, aber morgen Nacht werde ich *Alternativ Elektrisch* wie immer machen ... danke und tschüss«.

Schnell wandere ich durch den Nordteil der Stadt, wandere und ritualisiere ungefähr eine Stunde, bis ich ein paar hundert Meter vor dem Eingang zum Sender stehe. Ich verstecke mich auf einem Spielplatz hinter einer kleinen Hütte, mit perfektem Blick auf den Eingang. Von hier aus kann ich sehen, wer kommt und wer geht. Nach ein paar Stunden des Spionierens zeigt es sich jedoch, dass niemand kommt und nur zwei gehen. Es sind Nina und Karin, die den Sender um Mitternacht verlassen, nachdem sie ihr Programm *AbendAlternativ* beendet haben. Um diese Zeit hält sich auch immer der Redakteur, den ich im Verdacht habe, Blaubart selbst zu sein, in den Redaktionsräumen auf. Aber ich sehe ihn nicht. Ich warte eine weitere Stunde, nichts passiert. Gegen ein Uhr verschaffe ich mir Zugang zum Sender. Es geht erstaunlich leicht – fünfundvierzig Minuten später bin ich in den Redaktionsräumen. Vielleicht sollte ich mir eine halbe Odin reinziehen, um nicht zu lange vor der Tür zum Büro steckenzubleiben. Aber ich habe Angst, dass das Odinzeug mich langsam und nachlässig macht, was die ganze Operation gefährden und meine, wie ich selbst finde, geniale Lösung auffliegen lassen könnte. Also verzichte ich darauf, das Gehirn muss sauber bleiben.

Das Einzige, was ich im Hintergrund monoton und automatisch laufen höre, ist die Propagandainfo von Radio O, dazu einzelne Songs von den Sex Pistols und Public Enemy, die die politische Botschaft würzen sollen. Innerhalb von zwanzig Minuten bin ich im Büro, der Tresor ist dunkelgrün und klein, kaum einen halben Meter hoch, und er hat einen alten, aber recht sicheren Schließmechanismus. Ich rechne mal ganz kühl damit, dass sie ihn in irgendeinem Second-Hand-Laden gekauft haben, was ihn zu einer leichten Beute macht.

Ich bin extrem konzentriert, diese Art von Konzentration, die ich von früher kenne. Es ist, als würde die extreme Konzentration, die verlangt, dass Kopf und Körper zusammenarbeiten, die Zwänge und Tics dämpfen. Ich öffne die Ledertasche, nehme den Bic-Stift, den Nagel, den rostigen Hammer und ein paar Handschuhe heraus. Über die Schuhe habe ich schon Plastiktüten gezogen, so dass niemand meine Fußabdrücke wird erkennen können. Die Handschuhe sind vielleicht übertrieben, aber ich ziehe sie trotzdem an, weniger wegen der Fingerabdrücke, sondern vor allem, um nicht von all den Bazillen auf Türen und Wänden und Wasserhähnen und Schränken angesteckt zu werden. Außerdem erleichtern sie die Arbeit mit dem Tresor.

Zum ersten Mal seit einer ganzen Weile spüre ich wieder, dass meine Tics sich in der Bauchregion bemerkbar machen. Ich murmele und zucke. Befühle den Schließmechanismus, drehe das Kombinationsschloss vier, fünf Mal vor und zurück, bis ich auf einen Widerstand im Kreis stoße. Jetzt drehe ich es sehr langsam und vorsichtig und sehr behutsam wieder zurück, lege das eine Ohr direkt an das Schloss, drehe weiter vor, vorsichtig zurück, vorsichtig vor, langsam zurück, vorsichtig, langsam … klick. Ich habe den Klickpunkt gefunden, den Punkt, an dem das Rad des Schlosses steht. Der schwierigste Teil ist geschafft.

Ich hole den Bic-Stift heraus und markiere auf dem Tresor, wo das Rad klickt. Dann klebe ich das Rad fest, so dass es seine Position nicht verändern kann. Ich hole dann das kleine Plastikröhrchen mit der Tinte drin aus dem Stift, schneide das Röhrchen in der Mitte durch und mache die Kugelschreiberspitze ab. Das Plastikröhrchen drücke ich dicht an die Unterseite des Kombinationsschlosses und schiebe es zwischen dem Rad und der Tür des Tresors hindurch. Dann puste ich so viel Tinte wie möglich hinein und lasse die Tinte fünf Minuten lang in das Schloss eindringen. Dann hole ich den dünnen Nagel raus und lasse ihn langsam in die Tinte gleiten, bis ich den ersten Zahn des Rades auf dessen Unterseite finde. Ich warte fünf Minuten. Finde den zweiten Zahn. Ich warte fünf Minuten. Und finde den dritten Zahn. Ich halte den Nagel mit der linken Hand fest, während ich mit der rechten Hand den Hammer packe. Ich ziele auf den Kopf des Nagels und weiß, dass ich nur einen Versuch habe, ich kann nicht daneben schlagen, denn dann wird das Rad aus seiner Position gedreht sein und ich müsste alles von vorn machen, und das würde Stress, schlechte Konzentration und Panik verursachen. Ich habe noch knapp eine Stunde, bis der Wachdienst um halb sechs kommt. Also nehme ich jetzt den rostigen Hammer in die linke Hand, den Nagel zwischen rechten Daumen und Zeigefinger. Ich weiß, dass es weh tun wird, und ich weiß auch, je stärker der Schmerz ist, desto besser ist der Schlag selbst. Langsam habe ich es eilig, ich muss den Schlag ausführen, ehe die Tinte trocknet und der Nagel zum zweiten Zahn zurückgleitet. Es tut furchtbar weh, als würde der Hammer den Daumen in zwei Teile spalten, aber der Nagel sitzt immer noch im Zahnrad, das wirklich in zwei Teile gespalten ist. Ich horche. Die Sex Pistols und die Propaganda quäken im Hintergrund, ansonsten ist nichts zu hören. Ich mache den Tresor sehr vorsichtig auf und nehme den ersten Umschlag raus, den ich sehe. *Zucken im Bauch*. Ich reiße den Umschlag auf und finde Geldscheine. Morgen ist Zahltag. Eintausend ... fünftausend ... dreizehntausend Kronen liegen in dem Umschlag. Ich nehme viertausend Odinkronen aus dem Bündel und lege sie neben mich auf den Fußboden. Noch neuntausend übrig. Ich betrachte die Scheine, die noch im Umschlag sind. Ich habe kein einziges Dankeschön zu hören bekommen, nicht einmal einen Kommentar, sie haben nicht einmal meine Gegenwart kommentiert. *Zucken im Bauch*. Ich spreche mir selbst einen Bonus von zweitausend zu. Plus eintausend Urlaubsgeld. Den Rest darf der Sender behalten, und so lege ich sechstausend in den Tresor zurück. Schnell räume ich hinter mir auf, lege den rostigen Hammer und den Nagel in die Ledertasche, wische so viel Tinte wie möglich weg und stelle das Schloss so gut es geht wieder ein. Dann hole ich einen gelben Klebezettel und schreibe mit großen Buchstaben:

»DANKE FÜR DAS GELD. GRUSS, HARALD BLAUBART«

Den Zettel lege ich gut sichtbar in den Tresor und schließe die Tür. Um aus dem Zimmer und in die Redaktion zu kommen, bin ich gezwungen, zwanzig Minuten zu ritualisieren. Ich lege viertausend Kronen in das Fach von Harald Blaubart, nehme die inzwischen schon recht verschlissene Serviette und bedecke das Geld wie mit einer Daunendecke. Dann verlasse ich den Sender und marschiere den ganzen Weg nach Hause zum Auto. Es ist nach sechs, die Nachtschicht ist vorüber, ich schlafe sofort ein.

Ich bin zufrieden. Meiner Meinung nach habe ich es verdient, für den Rest des Nachmittags hier auf dem Rücksitz zu liegen und faul zu sein. Außerdem ist es klüger, sich nicht draußen blicken zu lassen, denn die Stadt ist klein und man begegnet nur allzu leicht Leuten, die man nicht treffen will.

Ich zähle das Geld in der Ledertasche und zähle auch noch mal die Odinpillen durch. Ich habe sie gern in meiner Nähe, sie bieten mir Sicherheit, falls ich mal zusammenbrechen sollte oder unrettbar in einem Ritual feststecke. Das ist mein Horrorszenario – vor einer Tür oder einem Waschbecken oder irgendwo in einem Zimmer festzusitzen, vor Verwirrung zu sterben und vor Frustration einzugehen. Dieses Horrorszenario taucht mehrmals am Tag auf, aber ich weiß, dass Odin mich zumindest davor bewahren wird, unterzugehen. Und das hilft. Es hilft mir, klarer zu sehen und positiver zu denken.

Gegen acht Uhr abends hinke ich in die Stadt. Unten am Hauptbahnhof bekomme ich einen »Fahrplan für das Ausland«. Auf dem Weg zur U-Bahn sehe ich die obdachlosen Männer verwirrt über die Bahnsteige stolpern. Sie stören mich, ihre Gegenwart stört mich, sie sind immer im Weg, ich sehe weg, obwohl sie mich rufen, als wüssten sie, wer ich bin, aber die Verrückten rufen ja hinter jedem her. Ich haue ab, ehe die U-Bahn kommt, und gehe stattdessen zu Fuß nach Hause. Gegen zwölf

Uhr liege ich wieder gemütlich auf dem Rücksitz des Chryslers. Ich schalte meine Taschenlampe ein und studiere die Fahrpläne. Ich habe es schön und kuschelig, nage an einem frischen Rippchen, trinke Orangensaft und höre Radio. Und ich denke zum hundertsten Mal an diesem Tag, dass ich mich, wenn alles schiefgeht, immer noch als Einbrecher verdingen kann, so wie Gene Hackman in *The Pretender* – von den Reichen nehmen und den Armen geben, den ekelhaften, drogensüchtigen Obdachlosen unten am Hauptbahnhof.

Der Nachmittagexpress

Ich wache plötzlich auf, rühre mich nicht, versuche nicht zu atmen – hat jemand an die Türklinke gefasst, steht jemand drüben bei der U-Bahn, was war das für ein Geräusch in der Fabrik? Ich bedecke den Körper mit allem, was ich finden kann. Sollte jemand zufällig ins Auto sehen, dann würde er schnell weitergehen – er wird nur einen Haufen Zeitungen, ein paar Saftkartons, ein halb gegessenes Rippchen und eine Krücke sehen. Niemand würde vermuten, dass sich unter dem Müllhaufen ein Mann ausruht, der dreitausend Kronen am Abend verdient. Mit diesem Gedanken im Hinterkopf kann ich besser und länger schlafen. Gegen zehn Uhr wache ich davon auf, dass die Sonne mir ins Gesicht scheint – einen besseren Wecker gibt es nicht.

Ich bleibe liegen und denke an den kommenden Tag.

Erst nehme ich ein eiliges Frühstück ein, ein halbes Päckchen Knäckebrot und einen Liter Saft. Dann fange ich an, Dinge in die Ledertasche zu packen. Ich will nicht zu viel mitnehmen, ein paar zusätzliche Plastiktüten, ein paar Bücher, ein ziemlich abgenutztes Handtuch, eine neue Zahnbürste, die Schere, ein paar Bic-Stifte, Knäckebrot, die Dose mit Erdnussbutter und der Radiowecker müssen reichen. Ich tue die Odinpillen aus der Serviette in die Plastiktüte mit Papas alten Tabletten. Da fällt mir ein, dass meine Kleider immer noch in dem Zimmer sind, das ich miete oder gemietet hatte. In dem ganzen Stress habe ich vergessen, die Pappkiste mitzunehmen – Hosen, Schallplatten, Plattenspieler, Handtücher, Unterwäsche. Ich sollte noch einmal hingehen und die Sachen holen, denn ein paar zusätzliche Kleider wären gut. Jetzt laufe ich seit mehreren Monaten in denselben Sachen herum, ein sauberes Hemd würde sich an einem Tag wie diesem ziemlich gut anfühlen. Aber ich wage es nicht. Nicht nur, weil Blaubart und seine Freunde unter Umständen das Zimmer überwachen, viel bedrohlicher ist die Gefahr, in einem Zwangsritual stecken zu bleiben. Dass ich vor der Eingangstür, der Zimmertür oder der Toilettentür oder gar allen dreien hängen bleibe, ist eher die Regel als die Ausnahme. Das würde nur unnötig Stress machen, und deshalb warte ich damit, meine Kleider zu holen, bis ich eines Tages frisch und fröhlich, in schicken Sachen, mit teurem Aftershave und gut geschnittenem Haar auftauchen kann. Dann werde ich meinen neuen Chrysler vor der Tür parken, Hand in Hand mit meiner neuen Freundin in meinem neuen Anzug und meinen neuen Schuhen zum Haus gehen, und dann werde ich an der Tür klingeln, die alte Dame wird mich kaum wiedererkennen, ich umarme sie und trinke dann eine Tasse Kaffe mit Nachschenken bei ihr, ehe ich sie bitte, meine Kleider und meine Plattensammlung holen zu dürfen.

Vielleicht nächste Woche. Oder übernächste. In einem Monat werde ich bestimmt so weit gesund sein, dass ich meine Kleider und Platten holen kann, da bin ich ziemlich sicher. Bis dahin wird mir reichen, was ich habe. Gut – *Zucken im Bauch, kleines Geräusch.*

Ich verstecke die Krücke unter dem Rücksitz, fege Krümel und Essensreste weg, werfe die Servietten und Saftkartons in ein altes Ölfass in der Fabrik. Ich finde, dass das Auto sauber und einladend aussieht, frisch und schön. Ich setze mich auf die Motorhaube, die von der Sonne den ganzen Morgen aufgewärmt wurde, und es ist, als würde man auf einer lauwarmen Heizung sitzen. Die Ledertasche liegt neben mir. Ich bin richtig hungrig, und zwar auf etwas Luxus. Also mache ich das Glas mit Erdnussbutter auf, tauche den Finger in die Butter und lecke ihn ab – gut und frisch und süß. Ich möchte das Auto nicht verlassen, ich weiß nicht warum, aber ich bin niedergeschlagen, als würde ich von jemandem weggehen, den ich mag, jemandem, der mir viel von sich selbst gegeben hat, der mich willkommen geheißen hat, ohne mich gleich zu verurteilen. Ich kratze mit den Fingernägeln über die Motorhaube, die Nägel werden ganz orange, ich lecke daran. Dann schlage ich wie zu einem letzten Gruß mit der Hand auf die Motorhaube und gehe davon, ohne mich noch einmal umzudrehen. Ein paar Stationen weit fahre ich mit der U-Bahn, doch es scheint mir sicherer, die letzten Kilometer zum Hauptbahnhof zu wandern. Während ich laufe, habe ich den Geschmack von rostigem Blech im Mund, als hätte ich mit einem alten Auto einen Zungenkuss ausgetauscht.

Ich kaufe ein Interrailticket. Ist man unter sechsundzwanzig Jahren, dann kostet es vierhundert Kronen. Während eines Monats kann ich jetzt so viel, so lange und wohin ich will fahren. Ich habe immer noch einiges Geld übrig, und sollte ich von akuter Armut heimgesucht werden, dann kann ich mich noch mit einer Reihe Bic-Stifte und einem dünnen Nagel trösten. Ich zeige meinen Pass, das einzige Papier, das ich besitze, abgesehen vom Führerschein, den ich aber nicht benutzen darf, weil ich in den vergangenen zwei Jahren drei Unfälle verursacht habe – zweimal zu Hause im Dorf und einmal unter dem Kommando der Nato. Die Ursache für alle Unfälle waren Zwänge und Rituale und eine gehörige Portion Tics.

Ich bezahle, unterschreibe ganz unten auf der Karte und begebe mich in die große Bahnhofshalle. Ich fühle mich immer noch beobachtet, als würde jemand hinter dem Pfeiler, im Kiosk, ganz hinten in der Schlange, drinnen im Café herumlungern. Ein Blick auf die Abfahrttafel. Ein schwindelerregendes Gefühl, auf jeden verfügbaren Zug aufspringen zu dürfen. Nach Norden, nach Süden, nach Westen oder nach Osten – ich habe die Wahl. Ich merke, dass ich am liebsten den Zug nach Hause nehmen würde, zu meinen Eltern, zum Dorf, gestehen, um Hilfe bitten, was auch immer. Aber in fünfundzwanzig Minuten geht der Nachmittagexpress nach Stockholm. *Zucken im Bauch.* Der Stockholmexpress muss es sein. Ich wechsele schnell noch schwedisches Geld, ein Fünfhunderter muss reichen. Schließlich werde ich nicht so lange in Schweden bleiben. Ein paar Tage, höchstens eine Woche. Langsam schleiche ich mich zum Bahnsteig, sehe mich um, gehe unschuldig an ein paar Zollbeamten und einem Polizeiauto vorbei, die sind offenbar gekommen, um einen Drogensüchtigen oder Obdachlosen einzusammeln. Die Zollbeamten sehen mich an, ich tue so, als würde ich besonders gründlich auf die Interrailkarte schauen, damit sie mit eigenen Augen sehen, dass sich hier ein seriöser Reisender auf eine seriöse Reise macht, die er selbst bezahlt hat. Ich verspüre eine Anspannung im Körper, es zuckt, das Leben geht weiter, ich werde eine Reise machen, eine ganz eigene Reise, meine eigene Reise. Doch, ich bin ganz sicher, dass ich mich selbst mag, als ich da in Wagen 23 steige, auf dem Weg zu Platz 14.

Zucken im Bauch, Geräusch, zurückgehen, wiederholen. Das Passieren der Türschwelle im Wagen wiederholen, fünfmal. Ich zähle jeden Schritt, den ich mache, wische den Schmutz von den Handschuhen am Wagen ab, an der Toilettentür, am Nebensitz. Ich muss mich neunmal auf den Sitz setzen, den Körper im Winkel von fünfundvierzig Grad verdrehen, eins, zwei, drei, vier, fünf + eins, zwei, drei, vier x neun zählen, ehe ich mich setzen kann, erst die linke Körperseite auf den Sitz, was ich eins, zwei, drei, vier, fünf + eins, zwei, drei, vier x neun wiederholen muss. Der Zug ruckt an, und ich absolviere meine letzten eins, zwei, drei, vier, fünf + eins, zwei, drei, vier-Übungen, ehe ich richtig in den Sitz gleiten kann.

Der Kopf dröhnt, das Herz pumpt im Stress, das Gehirn fühlt sich erschöpft an, ebenso Beine und Arme – die Zwangsgedanken haben den Körper wieder einmal überrollt. Aber weil der Zug jetzt losfährt, verspüre ich dennoch, wie sich eine gewisse Erleichterung im Blutkreislauf ausbreitet. Ich rutsche tiefer in den Sitz, sehe aus dem Fenster, sehe Oslo aus einem anderen Blickwinkel, Straßen, auf denen ich gewandert bin, Ecken, Fabriken, Lagergebäude und Garagen, wo ich mich ausgeruht habe, alte Stadtteile verschwinden und werden durch Vororte ersetzt, die weggewischt werden und zu kleinen grauen, öden Punkten hinter mir werden. Ich schaffe es nicht, zurückzusehen, ich sehe nach vorn. Ich sehe Wald, ein langweiliges Tal, noch mehr Wald, einen kleinen Ort, ein neues Tal, alten Wald. Ich erinnere mich nicht, was ich sehe, eigentlich spielt es auch keine Rolle, ich gleite in einen neuen Auszeit-Zustand hinüber, der mehrere Stunden anhalten wird, bis ich irgendwo tief im Wald die Grenze überqueren werde. Ich zähle eins, zwei, drei, vier, fünf + eins, zwei, drei vier und schließe die Augen. Das wiederhole ich viermal. Dann darf ich die Augen schließen. Und ich halte die Augen geschlossen, bis ich einschlafe.

Värmland

Ich sehe einen See, einen Binnensee, so sauber und schön und einladend wie in einem Film. Direkt neben den Gleisen folgt eine Straße der Eisenbahn durch den Wald. Die Straßenschilder sind gelb und rot, die Mittellinie auf der Straße ist weiß. Als wir an einem weiteren Binnensee vorbeikommen und ein Schaffner in blauem Jackett, schwarzen Hosen und einer viel zu großen Mütze elegant durch das Abteil gleitet und sagt: »Zugestiegene die Fahrausweise, bitte«, da begreife ich – ich bin in Schweden. Mein Körper fühlt sich träge an, und ich schlafe wieder ein. Und wieder. Eine halbe Stunde später bin ich wach genug, um mich orientieren zu können, wo in Schweden ich bin, und vor allem, wie spät es ist. Ich bleibe sitzen und denke, sehe aus dem Fenster, denke weiter. Ich weiß nicht, woran, ich weiß nur, dass ich die ganze Zeit versuche, die Zwänge wegzudenken, aber was ich denke, das weiß ich nicht. Die Gedanken scheinen dem Gehirn meist hinterherzuhängen, ungefähr so, wie Wagen 23 einfach hinter der Lok hängt, ohne eigentlich zu wissen, wo die Fahrt enden wird. Und das ist gut, es fühlt sich unglaublich gut an, die Gedanken einfach mit auf die Reise gehen zu lassen. Ich kann mich nicht entsinnen, wann mir das zuletzt passiert ist. Man merkt, dass der Zug auf dieser Seite der Grenze schneller fährt und den Namen Express verdient.

Ich blättere in der Zeitschrift, die auf dem Nachbarsitz liegt. Ich habe schon immer gern Karten angeschaut, mir einen Weg gesucht, neue Städte entdeckt. Karten sind Wirklichkeit und Phantasie zugleich – ich kann einen Ort auf der Karte finden und dann darüber träumen, wie er wohl aussieht. Die nächste Haltestelle liegt an einer Bucht, eine Stadt an einer Bucht. Sie scheint nicht groß zu sein, aber es lockt mich, einfach in einer

Stadt herumzuwandern, ohne bedroht zu werden und ohne festgefahrene Türschwellen, das fühlt sich schon luxuriös an. In einer halben Stunde wird der Zug dort halten. Ich merke, wie es in den Beinen zuckt, auch im Bauch, und ohne es zu merken, zupfe ich die Haut am Zeigefinger ab, und erst als die Schwedenkarte mit roten Punkten bedeckt ist, begreife ich, dass das Blut von meinem Zeigefinger kommt. Ich bin so an diese Tics gewöhnt, dass ich keinen Schmerz empfinde. Natürlich zieht es ein wenig, aber Ziehen ist kein Schmerz, Ziehen ist mehr eine Vorwarnung auf das, was noch kommt.

Jetzt sitze ich seit mehreren Stunden am selben Platz. Ich werde von einer akuten Angst erfasst – wenn sich nun ein Blutpfropf gebildet hat, der sich in zwei Teile teilt, der eine Teil setzt sich ins Herz, und der andere saust direkt ins Gehirn, und *zack* ich sterbe in Wagen 23. Das war's dann mit dem Leben. Schluss, aus. Panik – *Zucken im Bauch, Geräusch*. Ich muss so schnell wie möglich aufstehen, ein paar Meter gehen und den Blutpfropf auflösen. Ein ziemlich junges Mädchen mit einem Servierwagen kommt auf mich zu. Sie lächelt und fragt, ob ich einen Kaffee möchte. Ich frage, wie lange es noch bis zum nächsten Halt ist, in der Stadt mit der Bucht. Und sie antwortet so schön und singend: »Däs kömmt so ongefähr in fömzehn Mönuten, dönke isch.«

Ich beschließe, fünfzehn Minuten auf und ab zu wandern. Der Kaffee muss warten.

Ich gehe im Wagen auf und ab und schüttele Arme und Finger und Beine aus, falls der Blutpfropf es geschafft hat, sich in zwei Teile zu teilen. Als ich das Gefühl habe, ihn in viele kleine Teilchen geschüttelt zu haben, kehre ich an meinen Platz zurück, hole die Ledertasche und stelle mich an die Tür ganz vorn im Wagen. Ich schaue zu der Bucht, die näher kommt, zu den Häusern und Autos. Obwohl ich gar nicht hungrig bin, hole ich ein Knäckebrot heraus, dass ich sehr langsam in mich hineinkaue. Zehn Minuten später steige ich aus dem Zug.

Es ist später Nachmittag und die Geschäfte machen gerade zu, trotzdem sind ziemlich viele Leute auf der Straße unterwegs, wenn man bedenkt, dass ich mich in einer Kleinstadt befinde. Ich habe keine Ahnung, was ich jetzt tun soll. Einen Schlafplatz zu finden dürfte kein Problem sein, der Bahnhof ist die ganze Nacht geöffnet, ich habe meine Interrailkarte und kann ganz einfach sagen, dass ich auf den nächsten Zug warte. Niemand kann mir einen Vorwurf machen, niemand kann mich rauswerfen. Ich gehe über einen ziemlich großen Platz mit Ausblick auf die Bucht, oder den Fjord, wie sie es nennen, obwohl es eigentlich ja gar kein Fjord ist. Nur kurz darauf stehe ich offenbar auf der Hauptstraße. Sie scheint lang, recht nett, hier und da mit Pflastersteinen, die ich dem reinen Asphalt vorziehe, weil die Pflastersteine nicht dieselbe Art zwingender Linien haben, wie reine Asphaltstraßen. Ich merke, dass ich mindestens zehn Minuten lang kein Ritual durchgeführt habe, das ist ein sensationell guter Start in den Nachmittag. Die angenehme Wirkung des Neuen, ja, ich habe langsam den Verdacht, dass neue Orte und Menschen es leichter machen und die Zwänge weniger zwingend, die Rituale weniger drängend. Ich gehe ein paarmal die Hauptstraße rauf und runter, sehe Schaufenster an, träume und denke nach. Fast wäre ich in einen Plattenladen gegangen, aber ich habe Angst, den neu gewonnenen Rhythmus und die Harmonie zu verlieren, indem ich mich einem unnötigen Türschwellenritual aussetze. Es kann Stunden dauern, durch die Tür zu kommen, und ich will einfach nicht wieder in der Ritualhölle enden. Nicht jetzt. Ganz am Ende der Hauptstraße bleibe ich vor einer phantastischen Konditorei stehen. Die Citykonditorei. Alles sieht aus, als wäre es aus einer Fünfzigerjahre-Phantasie ausgeschnitten – Mann und Frau in einer Art lokalem Servierkittel, Holzeinrichtung, Lächeln, Kaffeeduft, singender Dialekt, sanfte Musik. Ich muss in dieses Café, ich gehe das Risiko ein.

Einen, zwei, drei, vier fünf + einen, zwei, drei, vier Meter von der Tür entfernt, blauer Punkt, Bein im Winkel von fünfundvierzig Grad anheben, eins, zwei, drei, vier, fünf + eins, zwei, drei, vier zählen, auf den blauen Punkt schauen, losgehen, eins, zwei, drei, vier, fünf, die Türschwelle überschreiten + dann eins, zwei, drei, vier.

Ich schaffe es im zweiten Versuch. Der zweite Versuch und zehn Minuten, das darf als persönlicher Rekord des Monats betrachtet werden. Das hier ist ein guter Tag, einer der besten seit langem, ganz ohne Zweifel. Vom Selbstvertrauen gestärkt, grüße ich das Personal, die meinen Gruß erwidern, mich aber etwas misstrauisch ansehen. Ich finde einen Tisch ganz hinten in der Ecke an einem der vielen Fenster. Dann gehe ich zum Tresen und bestelle eine Tasse Kaffee und zwei Zimtschnecken. »Isch hoffe, sie schmeggen«, sagt die Frau hinter dem Tresen, während der Mann mich immer noch etwas schräg anschaut, nicht abwertend, aber schräg. Ich setze mich, muss das Ritual dreimal wiederholen. Zehn Minuten später sitze ich sicher auf dem Stuhl und trinke einen wunderbaren Kaffee und spüre zum ersten Mal seit langer Zeit, dass ich einen gewissen Erfolg im Leben habe.

Ich sitze einfach da und trinke meinen Kaffe und blättere in etwas, was die Lokalzeitung sein muss, sehe aus dem Fenster, zu den Menschen, den Autos, den Häusern. Ich sehe ein großes braunes dreistöckiges Haus. »Pension« steht in großen Buchstaben am Eingang. Es geht mir ziemlich gut, das hier ist der beste Tag des Monats, sollte ich vielleicht zuschlagen? Eine Nacht kann nicht die Welt kosten, und vielleicht ist es das Geld wert. Ich verlasse die wunderbare Citykonditorei und komme in nur zehn Minuten raus.

»300,-/Nacht o. Frühstck.« steht auf dem Schild am Eingang. Es wäre schön, in einem Bett zu schlafen, lange her, seit ich das hatte, und eine Dusche oder zumindest ein Bad oder die Möglichkeit, den Gestank abzuwaschen. Ich weiß, dass ich irgendwann mal duschen muss, sonst wird der Körper verfallen, auf immer und ewig nach verrottetem Fisch stinken, auch wenn ich wieder gesund geworden bin. Gesund. Und wenn ich nun nicht ganz gesund werde, wenn das jetzt das Leben ist, das ich leben werde, dann nehme ich auch das, aber selbst in so einem Leben sollte es doch dazugehören, ab und zu eine Dusche zu nehmen, oder? Natürlich ist die Gefahr groß, in der Dusche festzustecken. Wenn das passiert, dann werde ich vielleicht nie wieder aus der Dusche kommen und in meine Kleider. Oder vielleicht lege ich mich ins Bett und komme mehrere Stunden nicht hoch, schaffe es nicht aus dem Bett, der Blutpfropf wächst, schießt los und bombardiert erst das Herz, ehe er sich im Gehirn einparkt. Und in einer Woche fährt genau da, wo ich jetzt stehe, in die Einfahrt der Pension, ein schwarz angestrichener Leichenwagen rein, um die Leiche zu holen, die an doppeltem Blutpfropf starb.

Aber ich merke doch, dass ich gut drauf bin, ich will mir etwas Gutes und Luxuriöses gönnen. Ich hole dreihundert Kronen raus und schaffe es in weniger als einer Viertelstunde in die Rezeption. Niemand da. Ich sollte klingeln, will mich aber der Gefahr nicht aussetzen – möglicherweise hat eine verseuchte Person vor mir die Klingel angefasst. Und dann …

… fasse ich diese Klingel an, die meine Finger ansteckt, die mein Knäckebrot anstecken, das ich esse, das jetzt von der Ansteckung der Klingel verseucht ist, die von einer Person mit Aids angesteckt sein kann, die jetzt mich ansteckt, was zur Folge hat, dass ich allein und nackt in einem Pensionszimmer an Aids sterbe …

Ich nehme einen Handschuh aus der Ledertasche, drücke damit auf die Klingel und werfe dann den Handschuh in den Papierkorb neben dem Rezeptionstresen. Ein Mann mittleren Alters lächelt freundlich, betrachtet meine Kleidung, lächelt weiter, aber nicht mehr so freundlich. Ich bezahle im Voraus, und er erinnert mich daran, dass es *ohne* Frühstück ist und dass ich keinen Besuch auf dem Zimmer haben darf. »Brauche ich auch nicht«, sage ich, aber jetzt hat er schon aufgehört zu lächeln, denn ich ziehe einen neuen Handschuh an, ehe ich die Schlüssel entgegennehme, die er mir hinhält.

Das Zimmer ist schön. Ein kleines Bett, ein Radio, braune Gardinen, Toilette und Dusche, ein hoher und schmaler, aber geräumiger Schrank. Ich werfe Handschuh Nummer zwei aus dem Fenster, natürlich so, dass es niemand sieht. Die Schlüssel lege ich ins Waschbecken, spritze sie mit Seife voll und spüle sie eine halbe Stunde lang in kochendheißem Wasser.
So, endlich eingerichtet.
Es ist ein schlossiges Gefühl, in seinem eigenen kleinen Pensionszimmer herumzugehen. Ich habe Lust, mich einfach nur aufs Bett zu werfen und mich in die sauberen Betttücher einzurollen, aber ich gehe das Risiko nicht ein, in irgendeinem Bettritual stecken zu bleiben, dass mir mindestens zwei Stunden von meinem Abend stehlen wird. Als ich mir die Konstruktion des Bettes näher ansehe, merke ich, dass es sowohl schmaler als auch kürzer ist als der Rücksitz des Chryslers. Somit zahle ich also nicht für den Komfort, sondern für die sauberen Betttücher. Ich setze mich aufs Fensterbrett, ruhe die Beine aus und überschlage schnell meine persönliche wirtschaftliche Lage. Es zeigt sich, dass ich über siebenhundertfünfunddreißig Kronen ausgegeben habe, inklusive Interrailkarte, Pension und einer Tasse Kaffee mit zwei Zimtschnecken. Siebenhundertfünfunddreißig Kronen an einem Tag. So viel Geld habe ich noch nie zuvor ausgegeben, nicht einmal in einem Monat. Überhaupt noch nie. Jetzt habe ich noch zweitausendzweihundertsechzig Kronen. Das sollte eine Weile vorhalten. Und ich finde, dass ich mit meinem neuen Leben in einer neuen Stadt in einem neuen Land einen Traumstart hingelegt habe. Die Rituale und die Tics schaffen es nicht, mich auszumanövrieren. Ich halte mich oben, besser denn je. Also gehe ich ins Badezimmer. Ich ziehe die Hosen so weit runter, wie es geht, bis sie auf den Schuhen

aufkommen. Es ist trockenes und recht gutes Wetter, also muss ich heute keine Plastiktüten über die Schuhe ziehen. Ich ziehe den Mantel aus, und mein Körper fühlt sich hundert Kilo leichter an. Ich kann mich nicht erinnern, wann der Mantel meinen Körper das letzte Mal verlassen hat. Inzwischen fühlt es sich an, als sei der Mantel ein natürlicher Teil meines Körpers und nicht nur ein funktionelles und wirkungsvolles Kleidungsstück. Mein gelbschwarzes Synthie-Hemd hat eine Menge Löcher und riecht nach Schweiß. Ich knöpfe die drei Knöpfe auf, die noch dran sind, und winde mich zur Hälfte aus dem Hemd. Dann beschließe ich, auch die Schuhe auszuziehen, das muss ich einfach tun, es fühlt sich da unten nicht gut an. Die Zehen sind weiß, ich kann den kleinen Zeh kaum bewegen, und auch der große Zeh scheint nicht sonderlich gut in Form zu sein. Die Zehen des anderen Fußes sind ebenfalls weiß und mindestens genauso steif. Ich beuge mich vor, lehne mich in die Dusche, drehe den Hahn auf, und plötzlich spritzt mir das Wasser auf Gesicht und Haare, rinnt weiter das Rückgrat hinunter, zwischen den Pobacken hindurch und beendet seine Reise unten an den Zehen. Ich tue so, als würde ich duschen, aber eine richtige Dusche ist es nicht, nicht im eigentlichen Sinn. Ich habe noch nicht entschieden, ob es schön ist oder nicht, das Wichtigste ist, dass der Körper ein paar Tropfen Wasser abkriegt, für die Haut, für den Blutkreislauf, vielleicht sterben ja auch die Leopardenflecken von warmem und sauberem Wasser. Ich lasse das Wasser eins, zwei, drei, vier, fünf + eins, zwei, drei, vier Minuten laufen + vier Wiederholungen = fünfundvierzig Minuten Ritualisieren. Die Kleider sind durchnässt, auch Haare und Schuhe, das Zimmer ist zu einer Sauna aus Dampf und Wasser und Wärme in seliger Mischung geworden. Ich versuche, mir die Haare zu waschen, merke aber, dass ich meine neu gefundene Stärke nicht überstrapazieren sollte, also begnüge ich mich damit, einzelne Teile des Haares zu waschen, dort, wo der Gestank am intensivsten zu sein scheint – im Nacken, mitten oben auf dem Kopf, an den Schläfen. Die Tolle lasse ich in Ruhe. Dann lehne ich mich zurück an die Wand, schließe die Augen und warte darauf, dass Kleider und Haare und Zehen auf natürliche Weise trocknen. Ich habe Probleme, die Dusche abzustellen, eine Stunde brauche ich dafür – aus und ein, ein und aus, eins, zwei, drei, vier, fünf + eins, zwei, drei, vier + neun Wiederholungen.

Ich sitze auf dem Badezimmerfußboden und denke, dass ich so gern das Radio einschalten würde, vielleicht einen Musiksender reindrehen oder einen Hockeysender, ein besseres Gutenachtlied kann ich mir gerade nicht vorstellen. Ich sitze auf dem Badezimmerfußboden und plane, wie ich an das Radio in meiner Ledertasche kommen kann, ohne ein paar Stunden Rituale absolvieren zu müssen. Ich sitze auf dem Badezimmerfußboden und denke und philosophiere und schmiede Pläne – und schlafe ein.

Mitarbeiter für sofort gesucht

Ich wache gegen neun Uhr auf. Die eine Körperhälfte ist nackt, die andere hat ziemlich stinkende, feuchte Kleider an. Ich habe etwas im Mund, es sind Teile eines Zahns, den ich wahrscheinlich während eines heftigen Tics in der Nacht kaputtgebissen habe. In der letzten Zeit habe ich angefangen, im Schlaf zu ticsen, habe mir Hautfetzen rausgerissen und die Finger in die Augen gedrückt, und jetzt dieses Stück Zahn. Es ist ziemlich groß, aber ich habe keine Ahnung, von welchem Zahn es stammt. Ich habe schon ziemlich lange Zahnschmerzen, aber der Schmerz ist nicht aufdringlich, es gibt ihn einfach, fast wie ein weniger ärgerliches Ritual. Ich überlebe, indem ich ausschließlich auf der linken Seite kaue, die rechte ist außer Funktion, es zieht und zuckt, wenn die Rippchen zufällig mal die Zähne berühren, als würde eine Nähnadel in ein offenes Loch gesteckt, und wahrscheinlich ist es auch so. Aber ich überlebe. Die Zähne gehören zur Zukunft. Ich ziehe die Kleider an, und es dauert nicht länger als fünfundvierzig Minuten. Ein sehr guter Start in den Tag. Ich betrachte mich im Spiegel, die Pflaster sitzen noch, wo sie hingehören, Hemd und Hose und Mantel auch. Ich habe eine Reihe neuer roter Wunden im Gesicht, wahrscheinlich ist dies die Reaktion der Haut auf das Zusammentreffen mit sauberem warmem Wasser. Aus den Haaren ragen einzelne Büschel heraus, vielleicht vom Shampoo gestern. Ich nehme die Schere und schneide das Schlimmste weg. Dann sammele ich meine Sachen zusammen, lege sie in die Ledertasche, ziehe ein neues Paar Handschuhe an, rolle die Schlüssel in eine Plastiktüte und verlasse das Zimmer. Zum Glück sitzt niemand an der Rezeption, also lege ich die ganze Plastiktüte auf den Tresen, dann werfe ich die Handschuhe in den Papierkorb und verlasse die Pension.

Ich beschließe, in der Citykonditorei zu frühstücken. Aus irgendeinem Grund gelingt es mir, die meisten Türschwellen in dieser Stadt in zehn bis fünfundvierzig Minuten zu überqueren, was wirklich sensationell gut ist. Ich bin wieder guter Dinge, bin inspiriert, etwas mit meinem Leben anzufangen, und diesmal richtig. Zum Frühstück gibt es eine Kanne Kaffee, zwei Zimtschnecken und ein mitgebrachtes Knäckebrot. Das Personal scheint heute freundlicher, als würden sie meinen, hier käme ein potentieller Stammkunde.

Vor mir liegt die Lokalzeitung. Ich blättere sie durch, während ich meinen Kaffee trinke. Dann drehe ich sie um. Ganz unten finde ich unter der Rubrik »Ausbildung« eine Anzeige:

»Larsens Nordische Theaterakademie sucht Schüler für eine zweijährige Schauspielausbildung.

Keine weiteren Vorkenntnisse außer dem dreijährigen Gymnasium erforderlich.

Alle skandinavischen Mitbürger sind eingeladen, sich zu bewerben.

Nehmen sie mit der nächsten Arbeitsvermittlung, Abtlg. Ausbildung für Info/Bewerbungsformulare Kontakt auf.«

Ich lese die Anzeige noch einmal – *keine weiteren Vorkenntnisse außer...*

Die Zeitung ist alt, die Aufnahmegespräche sind schon nächste Woche, morgen ist Bewerbungsschluss. Theater. Schauspiel. Das muss einer der leichtesten Berufe der Welt sein. Auf einer Bühne stehen, drauflosplaudern, Ehre und Ruhm einheimsen, abgesägt und verhöhnt werden, aber Geld kriegt man doch auf jeden Fall dafür. Der Chefproduzent der Nationalen Tontechnikerschule in Oslo hat mir schließlich empfohlen, auf einen Beruf zu setzen, bei dem ich meine große Klappe einsetzen kann. Außerdem habe ich ganz gute Noten in mündlicher Mikrofontechnik erhalten, hatte einen gewissen Erfolg mit Ben bei Radio Nova, und dann bin ich auch noch in der Schlange vor der Würstchenbude von einem Headhunter angesprochen worden und habe eine eigene Sendung bei Radio O bekommen. All das müsste doch reichen, um sich zu bewerben, und außerdem habe ich das Gymnasium besucht. Und auch wenn ich mental nicht anwesend war, so habe ich doch rein physisch die drei Jahre definitiv durchgemacht, das dürfte also gewertet werden.

Ich werde mich übers Telefon melden müssen. Auf dem Weg aus dem Café hinaus entdecke ich am Schwarzen Brett einen Zettel.

»Mitarbeiter für sofort gesucht:
Bauernhof. Diverse körperliche Arbeiten. Kartoffelernte, Erdbeerernte, Heu einfahren, Traktor fahren.
Drei Wochen. Platen anrufen. Tel.: XXX«

Ich habe keinen Stift, deshalb nehme ich den Zettel mit und beschließe, von der Arbeitsvermittlung aus anzurufen. Etwas zusätzliches Geld würde gut kommen, denn vielleicht bleibe ich eine Weile in Schweden, vor allem, wenn ich an der Theaterschule aufgenommen werde.

Bei der Arbeitsvermittlung fragen sie, ob ich eine schwedische Personennummer habe, ich sage, das sei in Arbeit, sie glauben mir und bitten mich, ein paar Papiere und Formulare auszufüllen.

Erst rufe ich die Theaterschule an. Sie bitten mich, am nächsten Freitag zu kommen, da wäre das Vorsprechen und – wenn man dann weiterkommt – eine Gruppenarbeit in Form eines eintägigen Workshops.

»Was möchten Sie vorsprechen?«, fragt die Frau auf der anderen Seite der Leitung.

»Habe mich noch nicht richtig entschieden.«

»Was? Noch nicht entschieden? Aber es sind doch nur noch wenige Tage …«

»Peer Gynt«, unterbreche ich sie.

Die Frau sagt, dann solle ich am nächsten Freitag um zehn

Uhr dorthin kommen und vor einer aus fünf Personen bestehenden Jury vorsprechen.

Auch bei dem Bauernhofjob rufe ich an. Der Mann scheint ein netter Bauer zu sein, und ich darf gern auf den Hof rauskommen und gern in einer Woche anfangen zu arbeiten. Aber ich will schon am nächsten Tag anfangen. »Ausgezeichnet«, antwortet er da, »du bist herzlich willkommen. Kannst du Trecker fahren?«, fragt er, »oh ja«, antworte ich.

Es läuft super. Die letzte halbe Stunde hat mir einen Job beschert und die Möglichkeit, eine Aufnahmeprüfung zu absolvieren, die mir ihrerseits wieder einen Job und Erfolg und Geld bringen kann. Ich habe sogar Lust, zu Hause anzurufen. Inzwischen ist es schon eine Weile her, dass ich mich gemeldet habe, und vielleicht haben sie die alte Dame angerufen und nach mir gefragt und von dem Brief und der Miete und der Kündigung gehört. Mama fragt mich:

»Wie geht es dir, du hast ja eine Weile nichts von dir hören lassen!«

»Alles supergut, nur grade ziemlich viel zu tun ...«

»Was machst du denn grade?«

»Ich ... vielleicht fange ich mit der Schule an.«

»Schule?«

»In Schweden.«

»Wie?«

»Die Theaterschule.«

»Jetzt halt mal ... wo bist du denn grade?«

»In Schweden. Werde bald unten in Göteborg eine Aufnahmeprüfung machen.«

»Dein Bruder wird dich heute in deinem Zimmer besuchen.«

»Dann sag ihm, dass er nicht hingehen soll, ich bin schließlich hier. Alles ist in Ordnung ... muss jetzt auflegen, habe nur vier Einkronenstücke. Ich rufe bald wieder an ...«

»Wir können doch dich anrufen ...«

»Rufe bald wieder an, tschüss!«

Und wieder verspüre ich diesen Druck auf der Brust, den Klumpen, der nicht verschwinden will, der Klumpen, der immer nach den Anrufen zu Hause da ist. Plötzlich bin ich traurig, es fällt mir schwer, mich über meine neu gewonnene Energie und meinen Flow zu freuen. Vielleicht sollte ich anrufen und sagen, dass ich aus dem Zimmer ausgezogen bin, dass ich es nicht schaffe, allein zu wohnen, dass es mir nicht so gut geht. Es ist lange her, dass es mir prima ging. Wenn ich es so sage, klingt es nicht so dramatisch. Und es ist doch die Wahrheit, meine Version der Wahrheit. Bald werde ich anrufen und sagen, dass es lange her ist, seit es mir prima ging, bald werde ich anrufen und das sagen, bald. Aber vorher muss ich ganz einfach ein bisschen zusätzliches Geld verdienen, und in knapp einer Woche kann ich schließlich schon meine Laufbahn als Schauspieler begonnen haben.

Die Frau von der Arbeitsvermittlung erklärt mir den Weg zum Hof, der ungefähr eine halbe Stunde Busreise von der Stadt entfernt an der Bucht liegt. Der Bus nach Stavnäs geht dreimal täglich, hin und zurück. »Der Bus hält nur ungefähr hundert Meter vom Haupteingang«, sagt die Frau. Sie fährt einmal im Jahr zum berühmten Weihnachtsmarkt auf dem Hof.

Ich stecke die Karte in die Manteltasche und wandere ein paarmal die Hauptstraße auf und ab, um ein wenig Energie loszuwerden. Ich kaufe kalte Rippchen, die ich am Bahnhof einzunehmen beschließe. Ich setze mich auf eine Bank auf dem Bahnsteig, beobachte die Züge, den Fjord, die Boote, nage am Rippchen, trinke Saft, nage weiter. Ich studiere die Fahrpläne. Viele Züge gehen hier nicht, an einem guten Tag fünf, an einem Tag wie diesem drei. Der letzte Nachtzug geht um neun. Der Nachtzug nach Stockholm um eins. Um halb sieben kommt der Nachtzug aus Stockholm an. Ich verfolge den Fahrplan und sehe, dass die Nachtzüge sich in Hallsberg treffen. Ich kann also den Ein-Uhr-Zug nehmen, gut zweieinhalb Stunden schlafen, in Hallsberg aussteigen und dann direkt in den Nachtzug Richtung Westen steigen, der den Bahnhof von Hallsberg zwanzig

Minuten später verlässt. Dann kann ich noch einmal ungefähr zwei Stunden schlafen, was mir fast fünf Stunden Nachtschlaf verschaffen würde. Ich habe ein Interrailticket und muss keine Fahrkarten kaufen oder Plätze buchen, ich kann einfach in einen Zug springen und aussteigen, wann und wie ich will.

Zucken im Bauch, Geräusch.

Der erste Bus nach Stavnäs geht um halb acht, was mir noch Zeit gibt, im Bahnhof zu frühstücken. Vielleicht brauche ich zwischendurch mal eine Nacht in der Pension, um mich zu waschen und auszuschlafen, aber ich mag Routinen und merke, dass mein neuer Reiseplan ausgezeichnet funktionieren wird. Es ist nur noch eine Woche bis zur Aufnahmeprüfung unten in Göteborg, also brauche ich eine gewisse Alltagsroutine, um mich auf die Prüfung, auf »Peer Gynt« zu konzentrieren, eines der Bücher, das ich zufällig in der Tasche habe. Die beiden anderen sind ein Roman von Arthur Omre und »Hellys Reparaturhandbuch für den Chrysler 300C«, das ich im Kofferraum gefunden habe.

Ich schlendere in der Stadt herum, trinke eine Kanne Kaffee in der Citykonditorei, fühle mich wie ein Stammkunde und werde wie ein Fast-Stammkunde behandelt. Ich lese Vorder- und Rückseite der Lokalzeitung, orientiere mich für die Busreise am nächsten Morgen und die Zugreise in der Nacht. Dann wandere ich weiter, denke Zukunftsgedanken, setze mich auf eine Parkbank, gehe stolz an der Pension vorbei, *denk nur, da habe ich gewohnt, ohne zu sterben*. Gegen Mitternacht gehe ich zum Bahnhof hinunter, esse ein paar Knäckebrote und ruhe mich auf einer Bank aus.

Ich finde einen Fensterplatz ganz hinten im Zug. Sofort versuche ich einzuschlafen, aber ich strenge mich zu sehr an, so dass der Schlaf ausbleibt. So bleibe ich sitzen und denke darüber nach, dass es inzwischen schon Monate her ist, seit ich ein sinnvolles und etwas tiefergehendes Gespräch mit einem anderen Menschen hatte, sieht man einmal von meinen stressigen, dreiminütigen Familienanrufen jede dritte Woche ab. Meine derzeitigen Gespräche sind eigentlich keine Gespräche, sondern hauptsächlich einzelne Worte und Phrasen – hallo, tschüss, danke, vielen Dank, ja, gern noch etwas Kaffee. Ich denke nicht viel darüber nach, eigentlich merke ich nur, wenn ich andere Menschen sehe – in der Citykonditorei oder im Zug –, die zusammensitzen und miteinander reden und lachen und diskutieren, dass ich immer allein bin. Vielleicht fühle ich mich nicht einsam, aber ich bin zurzeit allein. Doch auch daran habe ich mich gewöhnt, wenn ich auch merke, dass ich in letzter Zeit angefangen habe, mit mir selbst zu reden, vor allem, wenn ich herumwandere. Das ist eigentlich ja nur eine Methode, die Stimme am Leben zu halten, sie zu trainieren, ihr beizubringen, mehr als nur Grußphrasen zu sagen. Ich interviewe mich selbst als Wayne Gretzky, Börje Salming, Franz Klammer oder Marlon Brando. Und das funktioniert. Hinterher fühle ich mich besser, wer weiß warum, es sind schließlich nur Träumereien.

Ich erwache davon, dass jemand mir die Hand auf die Schulter legt. »Hallsberg in zehn Minuten«, sagt der Schaffner. Zehn Minuten. Panik – *Zucken im Bauch*. Ich habe zehn Minuten, um aufzustehen, zum anderen Ende des Wagens zu gehen und aus dem Zug zu steigen. Das bedeutet, dass ich mindestens drei Türschwellen überqueren muss – und das in zehn Minuten. Aber ich schaffe es, in letzter Minute, unter Druck. Der Schaffner ruft mir wütend auf dem Bahnsteig hinterher:

»Jetzt lassen Sie verdammt noch mal die Wagentür los!« Aber ich mache mit dem Ritual weiter – eins, zwei, drei, vier, fünf + eins, zwei, drei, vier + vier Wiederholungen – lasse die Tür los und der Nachtzug gleitet weiter, mit vier Minuten Verspätung ab Hallsberg. Zum Glück kommt der Nachtzug aus Stockholm auf demselben Bahnsteig gegenüber an. Fünfzehn Minuten lang steht er im Bahnhof, ehe er weiter nach Westen fährt. Ich schaffe es in zehn Minuten in den Zug, und dann dauert es noch einmal zwanzig Minuten, einen Platz zu finden, der sich gut anfühlt – ich muss mit dem Gesicht nach Norden sitzen (= Kälte

= Bazillen frieren kaputt und sterben = gut), nicht nach Süden (= Wärme = Schweiß = Bazillen = Ansteckung = Tod).

Nach fünfundzwanzig Minuten des Ritualisierens sitze ich bequem und sicher ganz hinten im Zug.

Ich nehme das Frühstück im Bahnhof ein. Esse ein paar Knäckebrote, die ich mit einem halben Liter Wasser runterspüle. Schön. Um halb acht geht der Bus nach Stavnäs. Schon ab sieben Uhr bereite ich mich auf das Einsteigen vor. Ich erledige meine heimlichen Rituale, zähle mehrere Male, ticse, aber kurz vor halb acht sitze ich sicher an Bord, ganz hinten im Bus.

Ich arbeite wie besessen

Stavnäs liegt sehr hübsch direkt an einem Binnensee, demselben Binnensee, der auch Fjord genannt wird. Aber ich sehe nicht das Schöne, sondern mehr die drei Wochen harter Arbeit vor mir. Die Umgebung spielt keine große Rolle, wenn ich arbeiten werde, die Anstrengung wird dadurch nicht weniger. Denn es wird sich herausstellen, dass es hier einfach nur um Arbeit und Anstrengung und noch mehr Arbeit geht. Der Hof ist nicht groß – in meinen Augen ist er gigantisch. Der Bauer selbst ist ein ziemlich kleiner und fülliger und ernster Typ, eine etwas rundere und haarlose Version von Robert de Niro. Er ist konkret, scheint meine Kleidung oder mein Aussehen nicht weiter zu verurteilen und sagt, es gehe um drei Wochen Arbeit mit möglicher Verlängerung. Er fragt, wo ich die Anzeige gefunden habe, ich antworte in der Citykonditorei, was er offenkundig gut findet. »Ich hatte schon Angst, der Zettel wäre bei der Arbeitsvermittlung gelandet. Dann hätte ich nämlich Arbeitgebersteuern und Sozialabgaben abdrücken müssen, und das hätte eine Menge Zeit- und Geldverschwendung für einundzwanzig Tage Arbeit bedeutet. Wenn du nichts dagegen hast, dann kriegst du das Geld, siebenhundert Kronen, einmal in der Woche bar auf die Kralle.«

Ich habe nichts dagegen.

Er führt mich auf dem Hof herum – Pferde, Traktoren, Boote, Werkstatt, Silos, Kartoffelscheune. Es scheint viele Beschäftigte zu geben, in jedem Gebäude und hinter jedem Traktor tauchen neue Gesichter auf.

Arbeitsaufgabe 1: Die Kartoffelscheune für die Kartoffelernte vorbereiten.

Arbeitsaufgabe 2: Helfen, die Kartoffeln abzuladen.

Arbeitsaufgabe 3: Diverses.

Ich fange mit dem Vorbereiten der Kartoffelscheune an. Dazu benutze ich einen riesigen Schlauch mit einem dicken Duschkopf, der ganz sicher für das Waschen von Elefanten konstruiert ist. Ich spüle alles ab, wische es von Hand auf, schrubbe weiter, spüle wieder, wische. Den Mantel habe ich ausgezogen und an die Wand gehängt, Schuhe und Hemd behalte ich an. Der Bauer bittet mich, besondere Schutzstiefel zu tragen, aber ich fürchte, im Schuhritual festzustecken, das auszuführen sicherlich ein paar Stunden dauern würde, was mir einen sofortigen Rausschmiss brächte. Ich gehe auf die Knie, rolle unter Maschinen und Paletten, wasche und scheuere und spüle, klettere zur Decke hinauf, spüle die Ecken aus, arbeite so frenetisch, als gäbe es keinen nächsten Tag. Und es funktioniert. Der Körper hält mit, er ist zäh und stark und widerstandsfähig. Seit mehreren Monaten habe ich kein anständiges Abendessen mehr zu mir genommen, aber dennoch verspüre ich die Kraft und den Drang zu arbeiten. Es ist fast, als würden die Zwänge mit dem manischen Tempo des Körpers nicht mithalten können. Ich betrüge die Gedanken und die Rituale, ohne mich selbst zu betrügen. Hoffe ich.

Das Mittagessen stellt der Hof. Und ich esse wie ein Besessener – Schinkenbrote, Birnen, Bratkartoffeln, Tomaten, weißes Brot. Ich esse zu viel, ebenso intensiv wie ich arbeite, der Magen kann so viel Nahrung auf einmal nicht vertragen, nach dem Mittagessen muss ich hinter ein altes Traktorwrack rennen und versuchen, das Essen auszuspucken. Ich lerne, die Nahrungsaufnahme zu begrenzen, vermeide säurehaltiges Essen und zu viel Fett. Das schafft der Magen einfach nicht.

Nach dem Mittagessen arbeite ich weiter, wie besessen und effektiv. Als der Arbeitstag gegen fünf Uhr zu Ende geht, bitte ich darum, noch eine Stunde zusätzlich arbeiten zu dürfen, aber der Bauer ermahnt mich, langsam zu machen. »Du hast doch noch zwanzig Tage«, sagt er belustigt.

Ich will vor allem die Zeit rumbringen, der letzte Bus in die Stadt geht in anderthalb Stunden, und der Nachtzug verlässt die Stadt nicht vor ein Uhr.

Also setze ich mich in einen alten Campingstuhl hinter der größten Scheune und lese in »Peer Gynt«. Sie haben mich gebeten, eine Szene auszuwählen, einen Monolog. Ich merke langsam, dass physische Arbeit hilft, die Zwänge ein wenig auf Abstand zu halten, je härter ich arbeite, desto ruhiger fühle ich mich. Also sollte ich eine körperlich möglichst anstrengende Szene auswählen. Und so finde ich eine ziemlich manische Szene, in der Peer Gynt von den Leuten aus dem Dorf gejagt wird, nachdem er mit der Braut Ingrid abgehauen ist, die einen seiner ärgsten Feinde heiraten sollte. Er schreit und spuckt und schimpft. Perfekt. So eine Szene wird zumindest während des Vorsprechens die Zwänge und Rituale in Schach halten.

Ich nehme den letzten Bus in die Stadt und merke, wie ich von einer wahnsinnigen Müdigkeit erschlagen werde. Ich schlafe im Bus, auf der Parkbank, auf dem Bahnsteig, im Wartesaal. Als der Nachtzug kommt, bin ich so müde, dass ich nur ein paar Minuten ritualisieren muss, und schon finde ich einen Fensterplatz und schlafe augenblicklich ein. In Hallsberg werde ich geweckt, nehme den Nachtzug in die Gegenrichtung, wache um sechs Uhr auf, nehme um halb acht den Bus zum Hof, arbeite dort wie ein Verrückter bis um fünf, dann fahre ich mit dem letzten Bus in die Stadt, zum Bahnhof, zu Rippchen und Saft, und dann kommt der Nachtzug um eins.

Dank des kostenlosen Mittagessens geht es meinem Magen besser, und die Müdigkeit nimmt ein wenig ab. Ich stecke mir als Reserve immer etwas vom Mittagstisch ein. Die Reserve dient dann als Abendessen oder am nächsten Tag als Frühstück am Bahnhof, ehe ich wieder mit dem Bus zum Hof hinaus fahre. Und so vergeht die Woche, Tag um Tag.

Es passiert, dass ich mehrmals in der Woche demselben Schaffner begegne. Er sieht mich ein wenig verwirrt an, aber vielleicht glaubt er auch, dass ich ein lebender Zugmaniac bin – *da sitzt der Mann, der mit einer Interrailkarte reist, mit der er den größten Teil unseres aufregenden Europas ansehen könnte, stattdessen fährt er sieben Tage die Woche nachts nach Hallsberg und zurück.*

Auf dem Hof arbeite ich für zwei und schwitze für drei. Platen, der Bauer, hält mich für seriös und willig, und gibt mir den Lohn bar auf die Hand, und dazu noch einen Klaps auf die Schulter. Ich habe meinen Arbeitsrhythmus gefunden – je schwerer die Luft, desto weniger Zwänge, je länger die Pausen, desto mehr Rituale. Der Radiowecker hält mich wach. Wieder einmal ist das Radio zu meinem Copiloten und Steuermann geworden, es hält mich in den meisten Dingen auf dem Laufenden. Ganze Tage lang höre ich Radio, vor allem während der Arbeitszeit. Es beruhigt mich, und ich bin nicht so gestresst und verheddere mich auch nicht so leicht in den Gedankenwirren, wenn es leise im Hintergrund murmelt. Ich höre zu, ohne eigentlich zuzuhören. Vielleicht ist es die schöne Sprache, die mich beruhigt, vielleicht auch die Gespräche oder die gute Routine, die mir ein Gefühl der Zufriedenheit vermitteln. Musik hingegen stört mich und Hits haben die gegenteilige Wirkung. Ich beginne den Tag damit, dass ich die Morgennachrichtensendung von P1 anhöre, die um sechs beginnt und bis neun geht. Dann kommt das Vormittagsprogramm »Der Radioapparat«. Gegen zwölf beginnt »Mittagstext«. Zwischen eins und drei drehe ich die Lautstärke runter. Ich wage nicht, das Radio auszuschalten, um nicht in ein ewig langes Ritual zu geraten, wenn ich es wieder einschalten will – und wahrscheinlich würde das Radio dabei auch noch kaputt gehen, und ich stünde plötzlich ohne Steuermann und Copilot da. Also gehe ich das Risiko, das Radio auszuschalten, nicht ein. Da soll es lieber von selbst kaputtgehen und eines natürlichen Todes sterben. Gegen drei Uhr liege ich auf dem Rücken in der Kartoffelscheune, ruhe mich aus und warte auf »Nach drei«. Das Programm läuft bis um sechs, wenn ich mich langsam darauf vorbereite, den Hof zu verlassen. Um sieben Uhr beginnt »Hockeyextra« in der Sportsendung. Wenn mir die Kommentatoren zu sehr schnauben, wechsele ich zu P1 und »Radiotheater« zurück. Ich absolviere eine Art Slalomlauf zwischen den Kanälen. Das ist eine gute Routine, die mich auf bessere Gedanken bringt, wenn ich anfange, schlechtere Gedanken zu denken. »Nach drei« gefällt mir am besten, denn es läuft zu der Zeit des Tages, wenn Tics und Zwänge sich am stärksten bemerkbar machen. Ich finde, dass die Stimme des Moderators Ulf Elfving beruhigend wirkt, ja, mehr als das: Seine Stimme strahlt ein Gefühl der Sicherheit aus. Also höre ich ihn jeden Tag, weniger wegen der Inhalte, sondern hauptsächlich, um die Gedanken eine Zeitlang ruhen zu lassen und etwas Ungefährliches zu entdecken, worauf ich mich konzentrieren kann.

Ich traue mich nicht, bei der Arbeit auszuruhen, und deshalb bin ich abends so schrecklich erschöpft. Ich fühle mich völlig erledigt und würde am liebsten auf dem Hof schlafen, wo auch immer, die Kartoffelscheune wäre wunderbar. Aber ich pendele weiter. Die Reise ist sehr anstrengend und kommt mir manchmal völlig sinnlos vor. Aber wenn ich da im Zug sitze und die Augen schließe, dann sehe ich doch einen gewissen Sinn in dem Ganzen – bald wird all das vorüber sein, bald wird es mir besser gehen, ich werde gesünder sein, eine eigene Wohnung haben, ein Haus, und einhundertvierunddreißig Stunden ohne Zwangshandlungen schlafen. Bald. Manchmal erwäge ich, mich noch einmal in der Pension einzumieten, aber das macht mich nicht sonderlich an, hat kein Gefühl von Harmonie hinterlassen. Die verdammte Klingel war es, die mich aus dem Rhythmus geworfen hat. Ich denke an andere Hotels oder Pensionen in der Stadt, aber wenn ich eine positive Routine gefunden habe, kann es gefährlich oder schlichtweg tödlich sein, das Verhalten zu ändern. Dann erhalten Rituale und Zwänge die Möglichkeit, sich dazwischenzuschieben, sich in die neue Routine zu schleichen und mein Verhalten zu behindern. Es gilt, alles im Fluss zu halten und nichts zu verändern, ganz gleich, wie anstrengend das auch ist. Ich bin lieber nach der ganzen Arbeit und der Zugfahrerei vollkommen am Ende, als dass ich in ein Hotel gehe und riskiere, von Zwängen und Ritualen bei lebendigem Leibe verschlungen zu werden. Ich gehe keine Risiken mehr ein, denn das kann lebensgefährlich sein. Also läuft die Arbeit weiter, und es ist auch kein Problem, dass ich Freitag und Samstag frei nehme. Ich verspreche, mit der intensiven körperlichen Arbeit weiterzumachen, wenn ich das Vorsprechen in Göteborg hinter mich gebracht habe. Meine Interrailkarte ist immer noch zwei Wochen gültig, und mit meinem neuen Job kann ich mir auch leisten, noch eine zu kaufen, falls das notwendig sein sollte. Platen fragt mich, ob ich nicht anfangen wolle, Traktor zu fahren. Aber das scheint mir gefährlich – da würde ich die meiste Zeit im Sitzen verbringen, der Körper würde keine Energie abarbeiten, die Gefahr, von Ritualen überfallen zu werden, wäre größer. Ich danke ihm für das Vertrauen, sage aber, ich würde die schwere körperliche Arbeit vorziehen. »Du bist mir ein verdammt fleißiger Kerl«, sagt er da und lacht.

Grotowski und ich

Freitagmorgen um halb acht steige ich im Hauptbahnhof von Göteborg aus dem Zug. In zweieinhalb Stunden soll ich an der Theaterschule vorsprechen. Ich trinke Kaffee und esse vier Knäckebrote mit Schinken, den ich vom Hof mitgenommen habe. Die ersten fünf Tage lang war der Schinken gut, aber es ist genau wie mit den Rippchen, nach einer Weile schmeckt alles einfach ... einfach Rippchen, eben. Aber ich bin satt, und darauf kommt es schließlich an. Der Genuss ist erst mal zweitrangig. Ich sehe mir den Stadtplan an und versuche, die Schule ausfindig zu machen, und den Weg dorthin. Und was werde ich danach machen, und was morgen und am Sonntag? Eigentlich wäre es leichter, wenn ich gar nicht weiter zu diesem Workshop ginge. Ich müsste mich nur wieder in den Zug setzen, nach Stavnäs zurückfahren und würde stattdessen reich an körperlicher Erschöpfung. Irgendwie habe ich das Gefühl, das mit dem Theater, ja, so wahnsinnig wichtig ist es nun auch wieder nicht, wenn ich es mir recht überlege. Ich wandere ungefähr eine Stunde an einer extrem befahrenen Straße entlang und lande am Ende vor einem schwarzen kastenförmigen Gebäude, das auf einer Wiese steht. Auf dem Weg zur Schule versuche ich, den Peer-Gynt-Text zu rekapitulieren, doch ich erinnere mich an keine Zeile, ich bin viel zu sehr damit beschäftigt, die Zwänge so gut es geht auf Abstand zu halten. Und damit geht es drinnen im Gebäude erst richtig los. Ein Wald aus Türschwellen, Berge von Türen, massenhaft Menschen – *Zucken im Bauch.*

Fünfundvierzig Minuten brauche ich, um in das Gebäude hinein und zum Empfangstresen zu kommen. Zehn Minuten zu spät. Aber ich darf trotzdem vorsprechen. Sie bitten mich, einen der Umkleideräume auszusuchen, um mich umzuziehen.

Umziehen?, denke ich. Wozu denn? Ich ziehe den Mantel aus, hänge ihn an einen Haken und ziehe mein gelb-schwarzes Synthie-Hemd raus, so dass es über der Hose hängt – *Peer Gynt, yes Sir.* Dann blättere ich noch einmal den Text durch, erinnere mich aber immer noch an kaum etwas. Wahrscheinlich wäre es am besten, einfach abzuhauen, die Sache sausen zu lassen und sich auf ein Leben zwischen Kartoffeln und Wasserschläuchen zu konzentrieren. »Kristinus«, sagt jemand durch einen Lautsprecher. »Kristinus Bergmann, bitte.« Ich gehe langsam auf die Bühne, die völlig frei von Türschwellen ist.

»Einen Moment«, sagt einer von den fünf Jurymitgliedern. »Noch nicht.« Sie scheinen zu glauben, ich hätte bereits angefangen.

»Möchten Sie vorher noch was sagen?«, fragt der schwarz gekleidete Mann ohne Haare.

»Nein«, antworte ich.

»Nun gut. Wenn Sie das Gefühl haben …«, fügt er hinzu. Dann folgt eine lange Pause.

»Wie bitte?«, frage ich.

»Was?«

»Wenn ich was für ein Gefühl habe?«

»Anfangen zu wollen.«

Ich drehe mich im Kreis, und ohne zu denken, dass ich das tun werde, fange ich an, ein paarmal auf und nieder zu springen, wie um in Gang zu kommen, dem Körper Widerstand zu bieten, die Zwänge wegzuschieben. Ich schreie, auch das ist ungeplant – *brrrrrrr*. Dann drehe ich mich herum und fange an, eine Menge selbstkomponierter Wörter zu sagen, hier und da mit etwas Ibsen gewürzt. Das ist eigentlich alles, woran ich mich erinnere, das und dass der Mann ohne Haare zwischendurch lacht. Gegen Ende des Vorsprechens falle ich versehentlich auf den Rücken. Es tut furchtbar weh, und deshalb entscheide ich mich dafür, einfach liegen zu bleiben, die Zeit ist ohnehin um.

Es folgt eine lange Stille.

»Danke«, sagt einer der Schwarzgekleideten. »Wenn Sie weiterkommen, dann wird Ihr Name in vier Stunden unten im Foyer am Schwarzen Brett stehen.«

Im Umkleideraum sehe ich ein, dass ich den Mantel nicht wieder anziehen werde. Es würde zu lange dauern, und ich werde ja mindestens vier Stunden schwitzen müssen, bis um zwei Uhr das Ergebnis bekannt gegeben wird. Ich nutze die Gelegenheit, mich im Spiegel zu betrachten. Vielleicht war es nicht so gut, das Pflaster drauf zu lassen. Es fängt langsam an, schäbig zu werden, und als Requisite wirkt es vielleicht übertrieben, ich weiß nicht, eigentlich habe ich keine Ahnung.

Ich begebe mich in einen großen caféartigen Raum. Dort ist es schwarz von Menschen, alle scheinen verschiedene Ordner unter dem Arm und Hoffnung im Blick zu tragen. Wir warten alle darauf, dass es zwei Uhr wird und die Namen der Auserwählten bekannt gegeben werden, die am nächsten Tag an dem Workshop teilnehmen werden. Von hundert Bewerbern kommen zwanzig weiter. Ich denke, dass es recht gut gelaufen ist, mal abgesehen von der Schmerzattacke gegen Ende des Vorsprechens. Aber bestimmt glauben sie, das sei ein Teil von Peer Gynts Zusammenbruch und nicht das Ergebnis eines mangelhaften Gleichgewichtssinns.

Ich setze mich auf einen Klappstuhl. Ich bin erschöpft und will um Himmels willen nicht ausgerechnet hier und jetzt anfangen zu ritualisieren. Die Umgebung ist neu, deshalb ist das Bedürfnis nach Ritual nicht so groß. Und doch habe ich das Gefühl, als seien der Körper unruhig und die Gedanken ungewöhnlich rastlos. Kein gutes Zeichen. Um zwei Uhr kommt das Ergebnis, danach schaffe ich es also noch in die Stadt, kann ein wenig herumwandern und etwas von Göteborg sehen, ehe ich um zehn Uhr abends den Nachtzug zurück nehme.

Ich nehme eine Tasse von dem Kaffee, der auf dem Tisch steht und für alle »Kandidaten« kostenlos ist. Er schmeckt nach altem Quecksilber, und ich trinke ihn hauptsächlich, um mich an etwas festhalten zu können. Ich verspüre einen ziemlich üblen Schmerz in ein paar Zähnen. Ich lasse die Zunge im Mund herumwandern – *au*. Die Zunge meldet, dass ein Stück Zahn abgebrochen ist, mitten beim Vorsprechen muss ein heftiger Tic zugeschlagen haben, oder es ist derselbe Zahn, den ich mir vor einigen Tagen in der Pension kaputtgebissen habe.

Um mich herum wimmelt es von Menschen in feuchten Gymnastikklamotten und durchscheinenden Trikots, in undefinierbaren Tops und offenherzigen Ausschnitten, und alle riechen sie nach Schweiß. Mein Schweiß ist stärker eingebrannt als ihr tagesfrischer, aber er verschmilzt doch auf eine Art mit dem der Menge. Ich merke, dass ich viele Blicke auf mich ziehe, aber sie starren nicht, sie schauen nur ein wenig schüchtern, etwas fragend, aber es ist wohl kaum der Schweiß, der ihre Neugier weckt.

Ein Pärchen setzt sich im Café neben mich. Beide tragen Trikots, genau tupfengleiche Trikots, grau-schwarze Trikots mit dem obligatorischen Schweißfleck auf dem Rücken. Sie fangen an, sich zu küssen, rumzuknutschen, Spucke auszutauschen. Sie ekeln mich an. Das Geräusch ekelt mich an. Das Schmatzen und Schnalzen. Das Geräusch schneidet mir in die Ohren, teilt mein Gehirn in zwei Teile, es tut im Bauch und im Kopf weh. Ich schlage steinhart mit der Hand auf den Tisch. Sie hören auf, Spucke auszutauschen, sehen mich an, ich tue so, als würde ich in meinem Peer Gynt lesen. Sie suchen sich einen anderen Platz. Schön – *Zucken im Bauch*.

Doch nur ein paar Minuten später beginnt die Geräuschfolter aufs Neue. Ein Mädchen stellt sich zehn Meter von meinem Tisch entfernt vor einen Spiegel. Sie bewegt sich vor und zurück, kontrolliert ihre Körpersprache und isst gleichzeitig einen grünen Apfel. Der erste Biss ist nur ein Vortrigger für das, was den Tic auslöst – die verdammten Kaugeräusche. Die Motorsäge heult los, teilt mein Gehirn erneut in zwei Teile, Schleifpapier wird über die Hirnhälften gerieben, während die Motorsäge im Hintergrund im Leerlauf dröhnt. *Zucken im Bauch* – ich rufe ihr zu. »He, du.« Sie hört auf zu kauen. Gut. Ich habe sie aus dem Gleichgewicht gebracht. Sie fragt: »Hast du mich gemeint?« »Nein, nicht dich«, antworte ich und tue so, als würde ich weiter in Peer Gynt lesen.

Schön – *Zucken im Bauch.*

Gegen zwei Uhr kommt eine von den schwarzgekleideten Juroren ins Café. Sie hat die Liste der zwanzig dabei, die den Workshop besuchen dürfen. Ungefähr hundert Kandidaten drängeln sich zum Schwarzen Brett vor. Ich habe nicht zu Ende gedacht, ob ich mein Leben wirklich damit verbringen will, auf einer Bühne zu stehen und zu plappern, hauptsächlich sinne ich darüber nach, welchen Nachtzug ich zurück nehmen werde – in Stockholm umsteigen oder in Hallsberg? Die Ansammlung vor dem Schwarzen Brett hat sich jetzt wieder im Raum verteilt. Die meisten haben den Raum verlassen. Aber ich bleibe sitzen. Doch. Ich beschließe, den Nachtzug nach Stockholm zu nehmen, denn auf diese Weise werde ich mindestens fünf Stunden länger schlafen können, als wenn ich in Hallsberg umsteige. Ich gehe zum Schwarzen Brett, überfliege die Liste schnell, finde meinen Namen aber nicht. Ich breche nicht zusammen, ich bin nicht traurig, sondern empfinde eigentlich eher Erleichterung. Jetzt kann ich mit der körperlichen Arbeit weitermachen. Theater, Trikots und knutschende Pärchen sind nichts für mich, und außerdem sind die Geräusche in den Räumen hier zu schlimm, alles macht Lärm, ein ungeheures Echo erfüllt jeden Raum, es hallt sogar nach, wenn jemand drinnen im Herrenklo pisst.

Ich bin gerade dabei, mich darauf vorzubereiten, das Gebäude zu verlassen, als die schwarzgekleidete Frau, die die Liste aufgehängt hat, kommt und im Vorübergehen schnell zu mir sagt: »Dann bis morgen.« Ich glaube erst, dass sie mit jemand anderem spricht, aber da ist niemand anderes. Es gibt nur sie und mich und eine anstrengende Türschwelle. Ich bleibe stehen. Bis morgen? Aber ich werde sowieso nicht kommen, und ich will sie morgen auch nicht sehen. Habe ich was verpasst? Gibt es auch für uns andere einen Kurs? Für uns achtzig, die nicht auf der Liste stehen? Etwas zieht mich zum Schwarzen Brett zurück – Intuition, ein Bauchgefühl, Misstrauen? Egal, irgendetwas veranlasst mich jedenfalls, mich noch einmal vor der Liste aufzubauen und die Namen der zwanzig ausgewählten Kandidaten zu studieren. Genau. Mein Name steht nicht auf der Liste. Mein Name nicht. Aber da, in Reihe acht, steht es: Kristinus Bergmann. Und das bin ja auch ich.

Zucken im Bauch, Geräusch.

Alle Pläne müssen umgeworfen werden. Neue Gedanken, neue Strategien. Und wo werde ich schlafen, in welchem Zug, der wann geht? Morgen früh um neun Uhr werden wir uns treffen und dann bis sechs Uhr abends arbeiten. In Gruppen. »Bringt bequeme Kleidung und Sportschuhe mit« steht ganz unten auf der Liste.

Ich setze mich wieder ins Café. Lege mir eine neue Strategie zurecht, versuche, das eine auszuschließen, es durch das andere zu ersetzen, und entscheide mich dann für das dritte. Mein erster Gedanke ist, am Workshop teilzunehmen. Mein zweiter ist, mich auszuruhen. Ich muss ausruhen, ich merke, dass mit jeder Bewegung, die ich mache, Zwänge und Rituale immer näher rücken. Und eben dieses Gefühl gehört zu den schlimmsten, denen mein Körper ausgesetzt sein kann. Ausruhen ist oft eine gute Medizin, nicht ein übliches faules Ausruhen, sondern ein aktives Ausruhen – ich lege mich irgendwohin und liege einfach mehrere Stunden lang völlig still, ohne komplizierte Gedanken zu denken. Also fange ich an, nach einem Zimmer oder einer Ecke zu suchen, wo ich Körper und Kopf ein paar Stunden lang ausruhen lassen könnte. Ich finde eine Tür, die in ein kleines Kabuff führt, mit Lichtfiltern und Mikrofonen und verschiedenen Stoffstücken drin. Die Tür ist offen. Der Raum gefällt mir sofort, und ich wähle ihn aus, ohne groß mit mir selbst zu diskutieren. Ich sammele ein paar Stoffe zusammen und lege sie auf einen Haufen. Mein neues Bett nimmt das ganze Zimmer mit seinen acht, neun Quadratmetern ein. Ich hänge sogar ein Stück Stoff vor das kleine Fenster neben der Tür, falls jemand auf die Idee kommt, hier spontan reinzuplatzen. Ich lege mich aufs Bett und sehe zur Decke hinauf.

Ein paar Stunden später wache ich auf. Ich habe keine Ahnung, wie spät es ist, aber die Schule scheint geschlossen zu sein, keine Geräusche oder Stimmen sind zu hören, keine Türen werden geöffnet oder geschlossen und keine Autos gestartet. Ich denke mal, dass es später Nachmittag sein muss. Ich bleibe liegen, es fühlt sich schön an, mir ist überhaupt nicht nach Aufstehen. Dann denke ich über bequeme Kleidung und Sportschuhe für den nächsten Tag nach, und über Züge und Ausruhen am Abend. Ich beschließe, das Gebäude nicht zu verlassen und lieber hier im Zimmer zu bleiben. In der Ledertasche habe ich Rippchen und Knäckebrot, dazu noch einige Stückchen Brot und Aufschnitt vom Hof, also werde ich zurechtkommen, ich werde hervorragend zurechtkommen, zumindest werde ich nicht verhungern.

Du warst absolut unhysterisch

Jemand macht nur wenige Meter von meinem Raum entfernt eine Tür auf. Ich versuche, mich zu orientieren und weiß relativ schnell, wo ich bin, und was ich hier mache. Vorsichtig stehe ich auf, öffne die Tür und gehe ein paar Meter auf die Bühne hinaus. Ich sehe, dass ein Wachmann oder Lehrer unten vor der Bühne Stühle in einem Halbkreis aufstellt. Die Wanduhr zeigt ungefähr sieben. Da habe ich eine gute Anzahl Stunden geschlafen, ich müsste zufrieden sein. Doch irgendetwas hält mich zurück, als würde ich mich in meiner Haut nicht wohlfühlen, als würden Gebäude und Raum und Bühne mich keine Inspiration empfinden lassen, als würde mir jemand ins Ohr schreien: *Fahr zum Teufel, das hier geht dich nichts an.* Ich ziehe mich in mein kleines Zimmer zurück, esse ein paar Scheiben Knäckebrot und ein paar säuerliche und trockene Stücke Fleisch und spüle das Frühstück mit Orangensaft und Wasser herunter. Ich merke, dass Körper und Gedanken sich immer noch auf demselben niedrigen Niveau befinden wie gestern. Ich habe Angst, dass ein Tag voller Rituale und extremer Zwangsgedanken vor mir liegen könnte. Also versuche ich, ein wenig im Zimmer herumzugehen, um die Stimmung auszuloten, die Gedanken zu testen und den Ritualen entgegenzutreten. Es fühlt sich überhaupt nicht gut an. Am liebsten würde ich mich weiter ausruhen, weiter in meiner defensiven Offensive verharren und alles andere einfach sein lassen. Aber in zwei Stunden werde ich auf einem der Stühle da unten vor der Bühne sitzen und so tun, als wäre ich Schauspieler. Allerdings ist die Wahrscheinlichkeit groß, dass ich dann immer noch hier im Zimmer sitzen werde – ich muss vier Türschwellen überqueren, ehe ich mich auf einen der Stühle setzen kann, und das Hinsetzen wird auch Ritualarbeit erfordern. Vielleicht werde ich zwei, drei Stunden brauchen, um hier weg und in den Bühnenraum zu kommen, und dann eine halbe Stunde, um mich auf den Stuhl zu setzen. Außerdem muss ich den Mantel ausziehen, das Hemd aus der Hose ziehen, die Schuhe ausziehen – *bequeme Kleidung und Sportschuhe*. Ich fange mit dem Mantel an. Eine Viertelstunde später liegt er neben mir. Aus den Schuhen rutsche ich schneller raus, höchstens zehn Minuten. Jetzt höre ich immer mehr Stimmen aus dem Raum nebenan, immer lautere und fröhliche und lebendige Stimmen. Bald beginnt der Unterricht, und ich bin noch kaum aufgestanden. Ich sehe ein, dass ich bei diesem Tempo unweigerlich zu spät kommen werde, was man als Provokation empfinden wird. Also habe ich zwei Möglichkeiten: weiterschlafen oder den Workshop mit einer halben Odin im Körper beginnen. Ich mag diesen Nebel nicht, den das Odinzeug mit sich bringt, und der alles um mich herum verwischt und mich den Fokus verlieren lässt. Und hier darf ich den Fokus nicht verlieren. Ich werde ganz einfach in einer der Pausen eine Odin nehmen, wenn ich das Gefühl habe, nicht mehr gegen die Rituale kämpfen zu können. Kurzum. So wird es sein. Schließlich habe ich es bis hierher geschafft. Der Jury hat gefallen, was sie gesehen hat, denn sie werden mich wohl kaum aus Mitleid am Workshop teilnehmen lassen. Ich sollte dem Ganzen eine Chance geben, vielleicht wird der Workshop alle Zwänge abtöten und alle Rituale ausrotten.

Zucken im Bauch.

Ich stelle die Beine gegen die Wand und trinke das Orangensaftwasser auf, das sofort durch den Blutkreislauf schießt.

Wir sitzen alle im Halbkreis, jeder auf seinem Stuhl. Man hat uns aufgefordert, maximal zwei Minuten von uns selbst zu erzählen. In der ersten Minute sollen wir in Worten erzählen, in der zweiten ausschließlich körperliche Ausdrucksmittel verwenden. Ich sitze auf Stuhl Nummer drei. Links von mir sitzt ein Mädchen mit roten Haaren, und neben ihr ein Typ mit runder

Brille und Pferdeschwanz. Mir gegenüber sitzt das Mädchen, das im Café rumgeknutscht hat, ihr Zungenkusskamerad befindet sich zum Glück nicht im Raum, wahrscheinlich ein unbegabter kleiner Scheißer, seine Abwesenheit inspiriert mich. Das Mädchen, das sich ununterbrochen selbst im Spiegel angeschaut hat, während sie diesen Apfel in sich reinfraß, sitzt zwei Stühle links von mir. Die Frau in Schwarz leitet den Workshop. Weiter hinten im Raum sitzen die vier anderen Jurymitglieder, jeder mit einem Schreibblock, sie teilen sich einen Krug Wasser. Sie schauen uns an, tun aber so, als würden sie nicht schauen, schauen aber ununterbrochen, nehmen alles wahr, was wir tun und sagen und – vor allen Dingen – was wir nicht sagen. Die Frau in Schwarz erzählt, dass dies ein Workshop ist, der den ganzen Tag dauern und sehr intensiv sein wird, und dass wir frühestens um sechs Uhr heute Abend fertig sein werden. Sie sagt auch, dass wir uns ganz frei und auserwählt fühlen sollen, denn wir hätten ja bereits etwas gezeigt, das der Jury gefallen habe.

»Und das gilt für alle hier im Raum«, wiederholt sie einige Male. »Jetzt wollen wir uns erst einmal kennenlernen und ein paar kleinere Übungen und Spiele machen. Heute Nachmittag spielen wir dann verschiedene Szenen, improvisieren, und ihr werdet außerdem individuellen Stimm- und Sprechunterricht erhalten. Bis nächsten Freitag werden wir dann die zehn ausgewählt haben, die in drei Monaten auf der Schule anfangen können. Am Sonntagabend werden wir euch eine Telefonnummer mitgeben, die ihr nächsten Freitag anrufen könnt. Dort werden dann auf dem Anrufbeantworter die Namen derjenigen vorgelesen werden, die angenommen sind. Aber jetzt ... wollen wir einfach unseren Spaß haben.«

Aus irgendeinem Grund fangen die Leute an zu klatschen. Ich denke mir, da kann ich genauso gut mitmachen, und fange auch an zu klatschen. Da hat sich der Applaus allerdings bereits gelegt. Die Stimmung im Raum ist manisch. Alle lächeln, zu viel und zu lange und zu oft. Ich auch. Ich versuche wirklich so zu sein wie all die anderen, versuche die ganze Zeit zu lachen und zur rechten Zeit ernst zu sein, doch ganz egal, wie sehr ich versuche, mich selbst und meine Persönlichkeit auszuradieren, bin ich doch immer zu sehen. Meine Kleider, mein Schweiß, meine Rituale, die Augen tief im Kopf liegend, das fettige Haar, die Strümpfe mit Löchern, die Wunden im Gesicht, die Leopardenflecken, die rausschauen, obwohl ich doch versuche, sie zu verbergen, die Stimme. Ich bin es nicht gewohnt, zu Menschen zu reden, und noch weniger, mit Menschen zu reden. Meine Stimme fühlt sich schwach an, es tut im Hals weh, wenn ich länger als fünf Minuten spreche. Man kann mich hören, aber ich murmele, die Wörter rennen davon, keiner begreift etwas von dem, was ich sage. Zum Glück bin ich in einer sogenannten Grotowski-Schule gelandet, wo der Körper das Hauptinstrument ist und nicht die Worte. Das Geplapper der anderen höre ich kaum, ich spüre nur den Geruch meines eigenen Schweißes und fühle mich wie ein Ballon, der im Zimmer herumschwebt und versucht, Kontakt zu den anderen Ballons aufzunehmen, die aber einfach nur auf ihren Stühlen sitzen und nicht richtig kapieren, warum dieser Ballon auf Stuhl Nummer drei ununterbrochen murmelt, anstatt wie alle anderen zu plappern. Ich sollte mir eine Odin reinpfeifen, ich werde steckenbleiben und überhaupt nichts auf die Reihe kriegen. Die Rituale liegen die ganze Zeit auf der Lauer und versuchen, das Hirn kaputt zu nagen, mich aus dem Gleichgewicht zu bringen und zum Wahnsinn zu treiben. Der Superidiot ist weg, der Clown ebenso, aber der Freak kommt immer näher.

Der Typ mit dem Pferdeschwanz fängt an, von sich zu erzählen, wo er herkommt und warum er schon immer, wie er es nennt, ein Theatermensch war. Und dann, als eine Minute um ist und er mit physischen Ausdrucksmitteln von sich erzählen soll, fängt er plötzlich an, zu grimassieren und sich die Haare zu raufen, und das wiederholt er mindestens fünfmal. Alle im Raum lachen hysterisch und applaudieren. Ich verstehe nicht, was daran so entsetzlich witzig sein soll, aber ich versuche auch, hysterisch zu lachen, aber das Hysterische will nicht rauskommen. Dann bin ich an der Reihe. Ich sage es so, wie es ist: dass ich Kristinus Bergmann heiße und aus dem Norden komme, dass ich schon Wale und Eisbären geschossen habe und inzwischen freiberuflich als Radioreporter arbeite, sowohl in meinem Heimatland als auch in Stavnäs, wo ich auch einen kleinen Bauernhof betreibe, abgesehen davon, dass ich dort im lokalen Freitanztheater sehr aktiv bin. Meine physischen Ausdrucksmittel plane ich nicht groß, es geschieht einfach – ich stelle mich auf den Stuhl, strecke die Arme zur Seite, schaukele vor und zurück, schwinge nach rechts, schwinge nach links, ehe ich mit einem kleinen Geräusch abschließe, *brrrrrrr*, wie eine echte Boeing-747-Turbine. Schweigen. Kein Applaus, keine hysterischen Schreie oder verständnisvolle Blicke von den anderen. Von mir selbst kommt – *Zucken im Bauch, Geräusch, Applaus, Boeing 747*. Das Schweigen breitet sich weiter aus. »Spannend«, sagt einer der Männer aus der Jury, ehe das Mädchen mit dem tief ausgeschnittenen Pullover erzählt, wer sie ist. Ein paar Minuten später ist wieder Applaus und hysterisches Schreien zu hören, und ich bin derjenige, der versucht, am hysterischsten zu schreien, aber das Hysterische will immer noch nicht rauskommen.

Ich merke, dass das Mädchen, das auf dem letzten Stuhl sitzt, vorsichtig zu mir herüberlächelt. Sie hat auch während meines Vortrags gelächelt, war die Einzige, die freiwillig gelächelt hat. Ich denke, dass sie wirklich verdammt süß ist. Ich würde nur zu gern meine Nase unter ihrem Kinn parken, ihre Ohren und Lippen mit meinen Lippen streicheln. Sie wirkt so selbstgewiss, als würde sie dasitzen und uns andere beobachten, sie ist weder hysterisch noch applausgeil. Ich kann nicht anders als sie anzusehen, und ich glaube, sie merkt es. Bestimmt wird sie ein großer Star werden, denke ich, sie hat so etwas von einem Star an sich, sie könnte leicht Jessica Langes kleine Schwester sein. Ich sehe mich um und betrachte die anderen Auserwählten. Nehme Fakten auf – von den zwanzig Kandidaten sind acht Jungs. Von uns acht Jungs sind, das sehe ich gleich, fünf definitiv homosexuell. Also bleiben noch drei Heterosexuelle – der Oberirre mit dem Pferdeschwanz, Johnny mit den neunzig Kilo und ich. Somit sollten meine Chancen, eine Nacht mit einem der Mädels zu verbringen, ziemlich groß sein, und das bei recht niedrigem Einsatz. Der Gedanke an die kommenden Nächte gibt mir neue Hoffnung und Nachschub an Selbstvertrauen. Vielleicht wird das Theater doch zu einer neuen Auszeit in meinem Leben werden, vielleicht liege ich schon in drei Monaten auf dem Rücken und schnüffele an Saras Kinn und Lippen und Ohren und Haaren. Sie heißt nämlich Sara. Und sie hat überhaupt noch nie Theater gespielt, sie tanzt. »Ich tanze auch Freitanz«, sagt sie lächelnd und sieht mich während ihrer Vorstellung an. Sie steht auf, legt die Hände vors Gesicht, schlägt die Handflächen hart aufeinander, mindestens viermal, als würde sie eine Art Theaterflamenco betreiben. Dann atmet sie schwer und lange. Hysterischer Applaus, Schreie und Lächeln. Und ich lächele, hab aber keine Lust mehr auf das Hysterische.

»Du hast dich also schon mit Eisbären gekloppt?«, fragt sie mich in einer der Pausen.

»Doch …«, antworte ich.

Sie legt die Hand auf meine Schulter, und es fühlt sich merkwürdig an, dass eine Frau wie sie ihre Hand auf meine Schulter legt, und das freiwillig. Es juckt im Körper, das muss die dreifache Dosis Selbstvertrauen sein, die ins Blut gepumpt wird. Sie redet weiter:

»Deine Vorstellung hat mir echt gefallen.«

»Danke«, sage ich und merke, dass ich völlig ungeübt darin bin, Konversation zu betreiben. So viele Sätze habe ich seit … seit überhaupt noch nie mit jemandem geredet.

»Sara«, sagt sie und hält mir die Hand hin.

»Kristinus«, erwidere ich und tue so, als sei meine Hand verletzt. Ich wage nicht, ihr meine kaputtgebissenen Finger ohne Haut zu zeigen. Ich schäme mich für mein Aussehen, dafür dass ich stinke und für die Leopardenflecken, die jederzeit auch auf der Stirn auftauchen können. Eigentlich sollte ich in die nächstgelegene Kirche rennen, auf die Knie fallen und einem möglichen Gottvater im Himmel dafür danken, dass eine Frau mich freiwillig anfasst, freiwillig mit mir redet, mich freiwillig anschaut. Sie wirkt jetzt genauso entspannt wie vorhin auf dem Stuhl. Und sie isst ein Brot, ein Gurkenbrot, während sie mich ansieht und lächelt. Sie lächelt weiter, betrachtet das Brot und die Gurken und lächelt wieder.

»Warum willst du denn mit dem Tanzen aufhören und mit der Schauspielerei anfangen?«, frage ich.

»Ich werde nie aufhören zu tanzen. Das Theater ist lediglich ein anderes Ausdrucksmittel.«

»Jetzt nimm es nicht als Anbaggern«, sage ich, »aber mir hat deine Vorstellung sehr gut gefallen.«

»Ich nehme es als Anbaggern, aber ich glaube dir trotzdem.«

»Du warst absolut unhysterisch.«

»Unhysterisch?«

»Absolut.«

»Du meinst, ich war am wenigsten hysterisch?«

»Ganz genau.«

»Danke, gleichfalls.«

»Danke.«

»Und hier stehen wir nun. Die am wenigsten hysterischen Kandidaten der Schule«, lächelt sie und legt ihre Hand wie zum Ausruhen auf meine Schulter.

Der Unterricht geht den ganzen Nachmittag weiter. Nach dem Mittag hat sich die schlimmste Hysterie gelegt. Übrigens esse ich mit Sara zu Mittag. »Du bist ganz sicher ein begabter Tänzer«, sagt sie, aber sie glaubt mir kein bisschen, dass ich in Stavnäs ein Freitanztheater betreibe. Ich gestehe. Und das fühlt sich gut an. Ich gestehe einfach, und sie lacht einfach. Das ist eine perfekte Kombination, finde ich, die Gedanken entstehen lässt, neue Gedanken, leicht absurde Gedanken. Mitten im Unterricht sehe ich plötzlich die Zukunft leuchten: Sara und ich suchen Schutz vor einem Gewitter, wir brechen in ein altes, verlassenes Auto ein. Wir setzen uns auf den Rücksitz, Haare nass, Wassertropfen in den Augen, offen für alles, lächelnd. Wir küssen uns. Ich weine vor Liebe, weine, weil ich nicht zwangshandeln und ritualisieren muss, ehe ich sie küsse, ehe ich sie packe, ehe wir auf dem Rücksitz des alten Autos miteinander schlafen. Und hinterher erzähle ich ihr von *der Zeit, als ich krank war und in einem alten Chrysler gewohnt habe*.

»Kristinus«, ruft jemand im Hintergrund. Es ist einer der Lehrer, der meinen Traum unterbricht und mich bittet, auf dem Fußboden Platz zu nehmen und zusammen mit dem Pferdeschwanztypen eine brüderliche Zu-Hause-in-der-Küche-Szene zu improvisieren. Er liegt an zweiter Stelle auf meiner Liste der ärgerlichen Typen. Immer will er lustig sein, aber jetzt soll er meinen Bruder geben, meinen Bruder, der also zu Besuch gekommen ist, in meine Küche. Wir haben keine Messer oder Löffel oder Teller, wir sollen so tun als ob. »Imaginäre Zustände« heißt die Übung. Der Pferdeschwanztyp fängt wie immer mit einem Witz an. Und plötzlich verspüre ich so eine wahnsinnige Wut in mir, es ist, als müsse alles Verderben den Pferdeschwanzschnulli jetzt auf der Stelle heimsuchen. Ich überfahre ihn total, vollkommen egoistisch, gebe ihm keine Möglichkeit, mich zu unterbrechen oder mit eigenen Sätzen zu kommen. Ich lasse einen fünfminütigen Monolog vom Stapel, über das Leben und die Trauer, über die Hölle auf Erden und den Himmel im Meer, und erst als die Glocke der Juroren klingelt, begreife ich, dass ich wieder meinen Peer-Gynt-Monolog gehalten habe, nur jetzt spielt er sich zusammen mit meinem Pferdeschwanzbrüderchen in der Küche ab. Ich halte meine linke Hand unter dem Kinn des Pferdeschwanztypen, und die rechte zwischen seinen Beinen. Er stöhnt und keucht. Einer der Juroren unterbricht die Improvisation:

»Danke, das genügt, danke.« Hinterher sagt er: »Ausgezeichnet. In der Szene und genau in dem Moment hattet ihr wirklich was Gemeinsames, haltet das fest, vergesst es nicht.«

Der Pferdeschwanztyp sieht mich verschüchtert an, als hätte er Angst, ich könne das ernst gemeint haben, und genau das fürchte ich auch.

Ich merke, dass es mir nach so einer Explosion gut geht, der Energiekick hilft, Tics und Gedanken auf Abstand zu halten. Ob der Ausbruch auch eine künstlerische Komponente hat, ist eine ganz andere Sache.

Ich halte mich immer mehr im Hintergrund, so kann ich einzelne Rituale ausführen, indem ich so tue, als würde ich mich dehnen. Das ist eine wahnsinnig stressige Angelegenheit, aber ich bleibe ganz gut im Fluss, schaffe es, teilzunehmen, ohne wirklich dabei zu sein. Und wenn ich wieder Energie aus dem Körper rauslassen muss, dann übertreibe ich ein wenig, stöhne extra laut, mache vom meisten etwas zu viel. Dafür werde ich sogar vom Stimmpädagogen gelobt: »Gut so, ja, schön, lass die Stimme los.«

Zucken im Bauch.

»Hier ist noch frei«, ruft Sara. Ich kämpfe mich zu ihrem Tisch vor. Sie scheint auf jemanden zu warten. Und dieser Jemand kommt durch den Speisesaal geschritten, wirft seine Tasche auf den Tisch, der Sara von mir trennt, und dann fängt er an, sie leicht und luftig über das ganze Gesicht zu küssen, *das Schwein.*

»Das ist mein Freund«, lächelt Sara.

»Ach so«, sage ich.

»Das ist Kristinus«, lächelt die *verdammte* Sara.

Ich will dem Schwein nicht die Hand geben, er wirkt schmutzig, voller Bazillen.

»Ich habe Probleme mit dem Handgelenk«, erkläre ich.

Schon ehe der Freund aufgetaucht ist, habe ich die Zwänge gespürt, aber jetzt ist es, als sei alle Motivation erstorben. Der Rest des Tages wird zu einem langen und anstrengenden Antiklimax. Die Zwänge übernehmen, die Gedanken schaffen es nicht, sich zu konzentrieren, jede zehnte Minute tauchen die

Rituale auf. Mir ist klar, dass ich sowieso nicht in die Schule aufgenommen werde, warum soll ich mich dann weiterhin allen möglichen Enttäuschungen aussetzen?

Bei den individuellen Übungen geht es besser. Ich habe mit dem Stimmpädagogen und dem Rektor etwas, das man ein Gespräch nennen könnte. Der Stimmpädagoge lobt meine Luftkanäle, sagt, ich solle etwas öfter als bisher singen, und ich verspreche es. Der Rektor lobt meine Energie: »Du hast kiloweise Energie, wir begreifen nicht, wo du die hernimmst«, sagt er, ich begreife es auch nicht.

»Wir sehen uns in drei Monaten«, sagt Sara, ehe sie die Schule verlässt. Sie verschwindet allein aus dem Hauptgebäude, und sie dreht sich nicht um, also werden wir uns in drei Monaten sowieso nicht sehen. Ich warte, dass die anderen den Raum verlassen, damit ich in einsamer Majestät die Rituale ausführen kann. Ich sitze noch auf dem Fußboden, tue so, als würde ich dehnen, beuge das eine Bein vor und zurück, zurück und vor. Einer der Juroren geht vorbei und sagt freundlich: »Du bist fleißig, das gefällt uns, aber mach deinen Körper nicht kaputt.«

Ich lächele verkrampft zurück.

Zum Bahnhof zurückzukommen geht erstaunlich glatt. Ich komme rechtzeitig an, mindestens eine halbe Stunde vor Abfahrt des Nachtzuges. Am Kiosk kaufe ich mir eine Wurst mit Senf und beschließe, sie guten Gewissens zu essen.

Entscheidungen um Entscheidungen

Ich fahre direkt vom Nachtzug zum Hof hinaus. Nach dem Workshop am Wochenende bin ich müde, habe aber trotzdem Lust, den Schweiß aus dem Körper zu arbeiten, die Zwänge aus dem Kopf und die Rituale aus dem Hirn. Und es funktioniert. Ich hebe und senke, biege und schiebe, arbeite in einem wahnsinnigen Tempo, ohne Pausen, Essen oder Trinken. Der Körper spurt wie ein hochtouriger Turbomotor. Erst um acht Uhr abends mache ich eine Pause. Da habe ich im Großen und Ganzen seit zehn Uhr morgens ununterbrochen gearbeitet. Platen bittet mich, das Tempo runterzufahren, er lächelt, meint es aber ernst. »Wenn du in dieser Fahrt weitermachst, dann werde ich in einer Woche keine Arbeit mehr für dich haben.« In einer Woche. Die nächste Woche ist mir egal, ich habe Probleme genug, für heute Nacht ein Dach über dem Kopf zu finden. Der Körper schafft es nicht in die Stadt, kann sich nicht wieder in einen Nachtzug setzen. Ich werde versuchen, einen Schlafplatz auf dem Hof zu finden. Irgendwo muss es doch ein Zimmer oder ein Bett oder etwas in der Art geben. Und natürlich gibt es das – ein großer Hof wie dieser hat doch ebenso viele Zimmer wie ein größeres Hotel. Ein Dach, etwas Wärme, ein Kissen – das sind meine Erwartungen an ein gutes Hotel. Und innerhalb einer Stunde erfüllen sich diese Erwartungen. Neben der Garage für die Traktoren gibt es ein kleines Zimmer, einen etwas heruntergekommenen Personalraum. Ein Sofa, ein Tisch und eine Kaffeemaschine, das ist alles. Aber für mich ist das mehr als genug. Hier ist es still und warm und geschützt, und die leeren Heusäcke können wunderbar als Decke dienen. Ich schlafe sofort ein.

Mein Körper hat sich daran gewöhnt, früh aufzustehen, ich brauche keinen piependen Wecker, der Körper ist selbst ein lebender Wecker. Ich weiß nicht warum, aber ich stehe immer zur selben Zeit auf, jeden Morgen, die ganze Woche über. Ich weiß nicht, woran das liegt. Vielleicht ist die Angst, dass mich jemand entdecken könnte, zu einem unfreiwilligen Klingelton geworden. Obwohl das Gehirn müde ist und gern noch etwas schlafen würde, entscheidet sich der Körper doch dafür, jeden Morgen gegen sechs Uhr aufzuwachen. Manchmal wache ich noch früher auf und kann nicht wieder einschlafen. Das ist ärgerlich. Ich liege da und wälze mich herum, hebe die Beine, strecke den Nacken, trommele mit den Fingern, knirsche mit den Zähnen, aber nichts hilft. Dann kann ich genauso gut auch aufstehen. Als ich im Personalraum aufwache, ist es also nicht später als fünf Uhr morgens. Ich wasche mich – eine Dreiviertelstunde – unter dem Kaltwasserhahn im Traktorschuppen. Dann gehe ich ein paar hundert Meter in den Wald hinein, biege hinter einem alten Militärschuppen rechts ab, und dann springe ich auf die Hauptstraße neben die Briefkästen, wo der Bus hält. Ich warte eine halbe Stunde, bis der Bus kommt. Er fährt langsamer, als der Fahrer mich sieht, aber ich winke ihn vorbei. Ich werde ja nicht mitfahren, ich will nur so tun, als ob ich damit gefahren wäre. Als der Bus vorbeigefahren ist, gehe ich zum Hof hinunter. Ich gehe sehr langsam, so dass Platen mich ganz sicher sieht. Er soll ja denken, dass ich gerade mit dem Bus gekommen und nicht etwa in einem seiner alten Personalräume aufgewacht bin. Wie immer grüßt er aus dem Küchenfenster, und ich grüße wie immer zurück. Ich gehe schnell über den Hof und weiter in den Traktorschuppen, wo ich Erdbeerkörbchen und Kartoffelschütten und die Gerätschaften der Traktoren sauber mache. Meine frenetische Arbeitsenergie scheint die Zwangsgedanken abzutöten, und diesmal scheint auch die Monotonie nicht von mir Besitz zu ergreifen. Das rettet mich, so behalte ich den Job, kriege neues Geld. Jeder Tag macht mich müder, die Energie wird weniger, aber ich bleibe im Fluss, ich fließe ziemlich elegant dahin, und ein Rettungsanker ist noch nicht erforderlich.

Am Donnerstag nimmt Platen mich mit zum Binnensee, also dem Fjord. Beim sogenannten Einstellungsgespräch habe ich erzählt, ich hätte Erfahrung mit dem Angeln. Die Erfahrung begründe ich mit meinen Besuchen in Mosjøen, wo Papa und ich Boot fuhren, angelten und die Fische ausnahmen. Wir fahren in Platens Cherokee Jeep. Während der Fahrt im Auto merke ich, dass er sich weit zum Fenster rüberlehnt, und als er noch einen Kilometer später die Scheibe herunterkurbelt, begreife ich, dass es nicht die Zellulosefabrik ist, die den Gestank in seinem Auto verbreitet. Er redet nicht viel, fragt hauptsächlich, ob ich in der Stadt gut wohne und ob ich es nicht leid sei, immer mit dem Bus hin und her zu fahren. Jetzt bleibt nur noch eine Woche auf dem Hof, aber er hat mir schon eine Verlängerung versprochen, wogegen ich wirklich nichts einzuwenden habe.

Mir gefallen die Binnenseefische. Sie sind nicht so dick, gefährlich und mit riesigen Mäulern ausgestattet wie ihre Kollegen im Atlantik, und sie sind viel leichter zu handhaben. Mein Arbeitsgerät ist ein kurzes Messer mit einer breiten Schneide. Über Mantel und Hose habe ich eine große plastikähnliche Schürze gehängt. Die Schürze soll verhindern, dass meine Kleider schmutzig werden, aber ich trage sie hauptsächlich, um später im Nachtzug nicht nach Fisch zu stinken, wenn Platen mich nach der Arbeit in die Stadt fährt. Das ist ein Entgegenkommen von ihm, damit ich nicht abends noch mit dem Bus fahren muss.

Ich schneide dem Fisch den Kopf ab, schlitze den Bauch in der Mitte auf, klappe die beiden gleichgroßen Teile auseinander, ziehe die Eingeweide mit den Fingern heraus, die Leber und Teile des Rückgrats lasse ich drin. Ich empfinde Lust, Freude und eine Art Rausch. Ich genieße es, die Finger in frischen Fisch zu stecken, der Geruch tut mir gut, das Fischfett wirkt wie eine Dosis Valium. Wie immer arbeite ich sehr schnell, Barsche und Hechte und Zander fliegen umeinander, werden getötet, geschlachtet und abgetrocknet. Das Tag rast davon, und ich mit ihm.

Auf dem Weg in die Stadt erzählt mir Platen im Auto, dass ich für wenig Geld ein kleines Zimmer auf dem Hof mieten könne. Also fahre ich direkt mit ihm zum Hof. Das Zimmer liegt hinter dem Hauptgebäude in einem Flügel des Hofs. Als ich mich der Tür zu dem Zimmer nähere, zuckt es im Bauch, ein Unbehagen ersetzt den Kick, den ich durch die Arbeit mit den Fischen erhalten habe, als ob das Ganze zu schön sei, um wahr zu sein. Der Körper wird zu einem Echolot – ich höre alles und sehe alles. Alles Negative, alle Gefahren, alle Hindernisse. Ich sehe die Türschwellen, die Tür, den Türrahmen, die Gardinen, das Sofa, einen kleinen Fernseher, die Deckenlampe, das Kuhfell auf dem Boden, die toten Köcherfliegen im Fensterrahmen. *Zucken im Bauch, Geräusch, zum Teufel ...* Irgendetwas stimmt nicht, das hier kann niemals gut gehen, das Zimmer mag mich nicht. Platen geht vor mir ins Haus, ich warte, tue so, als hätte ich Probleme mit dem Schnürsenkel oder der Schuhsohle oder was ich mir auch immer ausdenke. Platen macht die Tür auf: »Und, was meinst du?« Ich wünschte, ich müsste das Zimmer nicht betreten, aber ich kämpfe mich über die erste, die zweite und die dritte Türschwelle, ohne das Türritual mehr als ein paar Mal wiederholen zu müssen. Platen schaut, aber doch nicht misstrauisch. Ich stelle mich mit dem einen Fuß ins Zimmer, mit dem anderen draußen. Auf diese Weise ist nicht mein ganzer Körper im Zimmer, und ich muss das Ritual nicht noch einmal ausführen. Ich sehe mich um, das Zimmer verursacht mir schlechte Vibrationen, es ist wie eine Reise zurück in eine andere Zeit.

»Du kannst hier für einen Hunderter in der Woche wohnen«, sagt Platen.

»Muss ich mir überlegen«, erwidere ich.

In dieser Nacht schlafe ich wieder in dem kleinen Personalraum neben dem Traktorschuppen. Ich finde, dass ich Platen davon erzählen sollte. Er ist ein guter Mensch und will mir nur wohl. Aber ich schäme mich, ich würde mir wie der letzte Idiot vorkommen, wenn ich erzählen würde, dass ich diesen Raum hier dem Zimmer im Flügel vorziehe. Außerdem würde er mich für einen verdammten Geizkragen halten. Also tue ich weiter so, als würde ich jeden Morgen zur selben Zeit mit dem Bus kommen.

Am Freitagabend nehme ich allerdings doch den Nachtzug, steige in Hallsberg aus und schlafe mich denselben Weg wieder zurück. Am Samstag habe ich frei, laufe in der Stadt herum, nehme in der Citykonditorei einen Kaffee, lese drei Stunden lang Zeitungen, kaufe kalte Rippchen und ein Paket grobes Knäckebrot.

Ich trinke Kaffee. Ich mag Kaffee, liebe Kaffee. Vor allem den Duft. Doch je mehr ich davon trinke, desto mehr achte ich darauf, welchen Kaffee ich trinke. Dabei geht es nicht um den Geschmack, sondern mein größtes Interesse gilt dem Namen des Kaffeeproduzenten. Seit langer Zeit schon kann ich keine ganzen x, z oder y schreiben. Das sind messerscharfe Buchstaben, sie erinnern mich an Messer, Stöcke, Blut, Ansteckung, Rot, Tod. Eines Tages beschließe ich, keinen Kaffee mehr zu trinken, der x, z oder y im Namen hat. Ich weiß, dass Kaffee Gehirnsaft ist, Gehirnsaft, der mein Gehirn beeinflussen kann, das sterben kann, verrotten, von dem verseuchten Gehirn vernichtet. Kaffee mit x, z oder y im Namen steht für ansteckenden Gehirnsaft, tödliche Tropfen Kaffeegift. Somit vermeide ich ganz, Kaffee von Zoégas und Luxus zu trinken. Hingegen trinke ich ungeheure Mengen Gevalia. Warum? Nun. Die Magie bestimmt, die Logik stimmt ein, die Kombination siegt: Gevalia ist der lateinische Name der Stadt Gävle. Gävle liegt im Norden. Norden ist kalt. Kalt ist wie blaue Farbe. Blau ist gut. Gut ist Sicherheit.

In der darauffolgenden Woche kann ich kein Paket Zoégas oder Luxus anfassen.

Das sind Bazillenträger, Pakete voller Gehirnsaftpulver.

Von jetzt an ist es Gevalia, Gevalia und Gevalia und Gevalia, etwas anderes geht nicht.

Es ist nicht der Geschmack, sondern die Macht des Gehirnsafts über den Geschmack.

Bis um vier Uhr nachmittags laufe ich in der Stadt herum, und dann gehe ich – rein zufällig – in die Kirche und lasse mich in einer Bank ganz hinten nieder. Außer mir ist niemand da. Ein paar Stunden bleibe ich auf demselben Platz sitzen. Ich nage an Rippchen, esse ein paar Knäckebrote, denke Gedanken, Zukunftsgedanken, und warte auf den Nachtzug, der um eins abfährt. Meine Interrailkarte ist immer noch drei Tage gültig. Eigentlich würde ich viel lieber in der Kirche schlafen, statt diesen Nachtzug zu nehmen. Aber der Wachmann würde mich doch nur rausjagen. Ich laufe herum und sehe mir alles an, versuche in der Bibel zu lesen und in den christlichen Zeitungen und Infotexten, aber all die x, z und y verwirren mich, erzeugen Zwänge und Rituale, Wiederholungen und Ablenkungen.

Es macht mir nichts aus, keine Gelegenheit zum Duschen zu haben, sondern nicht duschen zu können. Duschen oder mich waschen zu können, einfach einen Kaffee oder Tee oder ein Bier trinken zu können und in irgendeinen Laden gehen zu können, ohne zwangshandeln und ritualisieren zu müssen, das vermisse ich – einfach irgendwelche Dinge tun zu können. Ich kann hier sitzen, stocksteif, leopardenfleckig und stinkend, und Dinge denken, aber ich kann keine Dinge tun. Aber vielleicht wird bald alles anders. Die letzte Woche war nicht so schlimm, gar nicht. Ich leide keine Not, etwas anderes zu sagen hieße zu jammern, und Jammern bringt keinen Erfolg. Die letzte Woche ist im Flug vergangen, ich habe wie besessen gearbeitet, von Theaterimprovisationen über schmutzige Kartoffelschütten zu frischem Süßwasserfisch. Die Theaterschule. *Zucken im Bauch, Geräusch.* Ich habe ganz vergessen, dass ich ja diese Nummer anrufen sollte, um zu erfahren, wer angenommen worden ist. Gestern Nachmittag sollte die Entscheidung verkündet werden. Ich werde sowieso nicht angenommen, aber vielleicht gibt es auch eine Ranking-Liste über die, die nicht reingekommen sind, eine

Liste der zehn Top-Loser. Ich beschließe, gleich morgen früh anzurufen.

Nach ein paar Stunden denke ich, dass wohl kein Wachmann mehr kommen wird, und so schließe ich die Augen und benutze die Ledertasche als Nackenstütze. Vielleicht kann ich eine halbe Stunde oder so ausruhen. Das wird schon nicht verboten sein.

Einige Stunden später erwache ich, bin sehr verwirrt – wo bin ich, wie bin ich hergekommen, wie spät ist es, wann geht der Nachtzug? Aber dann beruhige ich mich wieder. Ich sehe die Kirchenbänke, den Leuchter unter der Decke, links die Kanzel. Der Radiowecker zeigt 06.00 an. Unglaublich. Ich bin einfach eingeschlafen. Dann merke ich, dass die kleine Tür zu meiner Kirchenbank geschlossen ist. Ich weiß, ich bin ganz sicher, dass sie gestern Abend offen war und dass ich sie nicht selbst zugemacht habe. Ich schaue mich im Raum um, alle Türen an allen Bänken sind geschlossen. Und das waren sie gestern Abend, ehe ich einschlief, keinesfalls. Ich ziehe meine Handschuhe an, gehe zur Kirchentür, drücke die große, mächtige Türklinke herunter und dann wieder hoch. Verschlossen. Die Tür ist verschlossen. Und das war sie gestern Abend auf gar keinen Fall. Jemand ist hier gewesen, hat den Raum kontrolliert, aufgeräumt, die kleinen Kirchenbanktüren zugemacht – und mich entdeckt. Die Person muss natürlich gesehen haben, wie ich in der Kirchenbank lag, mit der Ledertasche als Kissen, der Kirchenbank als Unterlage, mit fettigen Haaren, die nach fischigen Rippchen stinken. Die Person muss nur einen halben Meter von mir entfernt gestanden haben, muss gedacht, überlegt und spekuliert haben. Das Unbehagen kommt angekrochen. Ich schäme mich. Das ist erniedrigend. Jemand hat nur einen halben Meter von meinem privaten Bett entfernt gestanden. *Zucken im Bauch*. Vielleicht ist die Person jetzt im Moment noch hier und sieht mich an, abschätzend. Vielleicht hat sie schon die Polizei oder die örtliche Irrenanstalt angerufen – *kommen Sie augenblicklich her und pflücken Sie diesen Freak aus Bankreihe Nummer 9*. Ich sollte meine Tasche nehmen und abhauen, einen Bus zum Hof oder einen Zug sonst wohin nehmen. Allerdings. Die Person hat mich offensichtlich gesehen, also hätte sie auch versuchen können, mich zu wecken, sie hätte es sogar geschafft, mir im Schlaf Handschellen anzulegen. Aber sie hat nichts gemacht. Die Person hat einfach nur die Türen zugemacht, die Eingangstür verschlossen und ist nach Hause gefahren. Die Person hat nicht nur ihren Job gemacht, sondern sie hat ihren Job sehr korrekt gemacht, still und elegant, als hätte sie Rücksicht auf mich genommen.

Es muss der Wachmann gewesen sein. Doch, ich beschließe, dass es der Wachmann gewesen ist. Und ich bleibe sitzen.

Was den Kirchenraum so bequem macht, ist das Fehlen von Türschwellen. Steinfußböden haben keine Schwellen, keine unnatürlichen Hindernisse, an denen man hängen bleiben kann. Der Fußboden erstreckt sich schwellenlos vom Altar und der Sakristei an den Bänken und Kerzenleuchtern vorbei bis hin zu den Toiletten und der Eingangstür ganz hinten im Raum. Ich kann mich von meiner Bank aus also frei bewegen, kann hinter den Altar gehen, an den Kerzenleuchtern vorbei und zu den Toiletten, ohne eine einzige Türschwelle überqueren zu müssen. Welch ein Luxus.

Als es auf die Gottesdienstzeit zugeht, ziehe ich mich zurück. Ich gehe in die Toilette, wo ich Teile des Mantels mit Seife einreibe, ich stopfe mir sogar Papierstücke mit Seife unter die Arme, damit der Fischgestank den Gottesdienst nicht stört. Als die ersten Besucher kommen, mache ich die Tür auf und bewege mich vorsichtig zum Eingang hin. Ich versuche, den Menschen, die hereinkommen und die mich ein wenig verwundert ansehen, zuzulächeln. Ich bleibe am Eingang stehen, zwischendurch mache ich einen Schritt auf die Eingangstür zu, um frische Luft einzuatmen. Aber die ganze Zeit passe ich höllisch auf, dass ich der Türschwelle am Eingang nicht zu nahe komme. Als die Glocken läuten und die Kirchenbänke sich langsam mit Menschen füllen, ziehe ich mich in die Kirche zurück und suche nach einer Bank, in der möglichst wenige Leute sitzen. Ich setze mich in

Reihe 14, ganz hinten rechts, mindestens fünf Meter vom nächsten Nachbarn entfernt. Dann versuche ich, den Wachmann zu erspähen, aber ich sehe niemanden, der aussieht wie ein Kirchenwachmann. Die Orgelmusik beginnt, die Leute singen, der Pfarrer predigt, ich ruhe mich aus. Der Pfarrer wirkt freundlich, er erzählt eine Anekdote über das Wetter, die den Besuchern zu gefallen scheint. Sie lächeln ehrlich, kein Hahaha-Lachen, sondern mehr ein freundliches Hihihi-Lächeln.

Ich sitze ganz still da und höre zu, denke aber an völlig andere Dinge als das, was gesagt wird. Aber die Stimmung gefällt mir. Es fühlt sich sicher an und frei von Erwartungen.

Ich bin hungrig und überlege, ob ich nicht die Hand in die Tasche stecken und mit meinen inzwischen messerscharfen Fingernägeln ein Stück Fleisch von den Rippchen kratzen könnte. Als wir uns alle erheben, um das zu singen, was der Abschlusspsalm sein muss, schaffe ich es, ein Stückchen Fleisch abzukratzen, das ich dann, ohne dass es jemand bemerkt, in den Mund schmuggele. Je länger ich still sitze, desto mehr spüre ich von meinem eigenen Körper – es juckt unterhalb des Nabels, in den Schläfen dröhnt es, das Ziehen im Bauch kehrt zurück, die Zähne tun weh, der Fischgestank rückt immer näher, der Schweiß ist schon da. Wenn ich nur duschen könnte, ich brauche ja nicht mal eine ganze Dusche, nur eine halbe, eine Fußdusche oder Bauchdusche würde schon völlig ausreichen. Ich denke an Pfannkuchen und Ahornsirup und Boeing 747 und ready for take-off und Sara, das genügt, um den Bauch an seinem Platz zu halten. Gut. Schön. Verglichen mit gestern fühle ich mich ein klein wenig besser im Bauch. Doch, das ist schon so, um ehrlich zu sein.

Nach dem Gottesdienst bleibe ich so lange wie möglich in der Bank sitzen. Jetzt halte ich mich seit über zwölf Stunden in der Kirche auf, und das waren zwölf recht gemütliche Stunden, ich habe vermieden, von zu vielen anstrengenden Ritualen und Zwangsgedanken beherrscht zu werden. Ich hätte nichts dagegen, noch weitere zwölf Stunden hier herumzugehen, aber um nicht noch mehr Aufmerksamkeit zu wecken, ist es klüger, die Kirche erst mal zu verlassen, wenigstens für ein paar Stunden. Ich bin fast der Letzte, der noch in der Kirche sitzt, abgesehen vom Pfarrer, der sich drinnen in der Sakristei umzieht. Ich sitze noch auf meinem Platz und sehe zu, wie leicht und frei die Organistin arbeitet. Sie lässt den Kerzenleuchter herunter und bläst die Kerzen aus, faltet das Altartuch zusammen, macht die Kirchenbanktüren zu – *Zucken im Bauch* – sie ist es. Sie ist die Person. Die Person, die die Kirche zugeschlossen hat, die mich hat schlafen lassen. Sie ist es. Organistin und Wachmann und Person mit großem P. Als ich an ihr vorbeigehe, kommt sie mit einem Putzlappen in der Hand aus der Behindertentoilette. Sie sieht mich an, nicht lange, aber lange genug, dass unsere Blicke sich begegnen können.

»Auf Wiedersehen«, sagt sie im Dialekt.

Vielleicht sage ich ja oder danke oder etwas anderes, vor allem sehe ich zu, die Kirche so schnell wie möglich zu verlassen. Ich brauche zwanzig Minuten, um aus der Tür zu kommen, die Frau sieht, was ich da mache, entscheidet sich aber wohl dafür, es nicht zu sehen.

Als ich über den Friedhof spaziere, empfinde ich eine gewisse Erleichterung. Ich weiß nicht warum, aber mit dem Gefühl geht es mir besser. Ich trinke einen Schluck Saft, aber da steht mir sofort der Mageninhalt im Hals. Ich renne hinter den Schuppen vom Friedhofsgärtner, sinke auf die Knie, stecke mir den saubersten Zeigefinger so weit es geht in den Hals und lasse den Magen in freiem Fall aus dem Mund rutschen. Es fühlt sich an, als wolle der ganze Magen raus, aber viel kommt nicht. Ich esse nicht so viel, deshalb sehe ich keine Klumpen oder Reste von Rippchen, das Einzige, was man sieht, ist Wasser und Saft und Säure. Ich kratze ein Stück Fleisch von den Rippchen und lasse es im Mund herumrollen, der Körper füllt sich mit neuer Energie, der Bauch erwacht wieder zum Leben. Ich stehe langsam auf, lasse das Blut wieder frei durch den Körper strömen. Schön.

Ich suche die Telefonnummer, die wir bekommen haben, ehe wir die Theaterschule verließen, die magische Nummer, die uns mitteilen wird, ob wir Winner oder Loser sind. Ich finde eine Telefonzelle, werfe ein paar Münzen ein, wähle die Nummer, eine Stimme – wahrscheinlich einer der Juroren – spricht deutlich und ist sehr direkt:

»Guten Tag. Die folgenden fünfzehn Personen sind ausgewählt worden, die zweijährige Theaterausbildung der Schule besuchen zu dürfen.«

Als sie dann anfängt, die Namen der Kandidaten vorzulesen, nimmt sie sich extrem viel Zeit. Sie spricht ärgerlich deutlich, und es geht langsam, langsam, langsam:

»Nummer sieben – Jansson, Betina.

Nummer acht – Bylund, Fredrik.

Nummer neun – Bergmann, Kristinus.

Nummer zehn – Alfredius, Sara.

Nummer elf ...«

Ich bin drin. Sara. *Zucken im Bauch.* Ich rufe den Anrufbeantworter noch einmal an. Dieselbe langsame, aber doch nicht mehr so ärgerlich pädagogische Stimme antwortet:

»Nummer acht – Bylund, Fredrik.« (Der Pferdeschwanztyp)

»Nummer neun – Bergmann, Kristinus.«

Zucken im Bauch, Geräusch.

»Nummer zehn – Alfredius, Sa...«

Keine Einkronenstücke mehr. Aber ich habe gehört, was ich hören wollte, meinen Namen, oder zumindest den von Kristinus Bergmann, und plötzlich begreife ich den Zusammenhang. Habe ich jetzt etwas gefunden, wird es mir gut gehen, werde ich gesund, finde ich ein neues Leben? Komme, komme nicht, will, will nicht?

Ich gehe frenetisch die Hauptstraße auf und ab, überlege, denke nach und spekuliere. Die Schule beginnt in drei Monaten, bis dahin kann ich auf dem Hof arbeiten, essen, wie ich es jetzt tue, Zwänge und Rituale abarbeiten, und vielleicht werde ich, wenn die Schule beginnt, so gut wie gesund sein. Ich merke, dass etwas passiert, etwas anderes, etwas ganz anderes. Doch. Ich muss so denken – dass der Beginn von etwas Neuem in drei Monaten auf mich wartet. Das Theater scheint mich zu mögen, jetzt muss ich noch lernen, das Theater zu mögen. Vielleicht, indem ich eine Menge Stücke lese, Stücke von Dramatikern ohne x, z und y im Namen. Doch. Ich muss so denken. Da drinnen in der Schule konnte ich mich ja kaum bewegen. Ich habe immer öfter und immer intensiver zwangshandeln müssen, und gegen Ende des Workshops bin ich vor Müdigkeit und Hunger fast ohnmächtig geworden. Wie um Himmels willen soll ich es schaffen, zwei Jahre lang dorthin zu gehen? Ich muss den Schweiß aus dem Körper arbeiten, die Rituale aus dem System, die Zwänge aus dem Hirn, die Tics aus dem Mund. Vielleicht ist das die einzige Methode, die Schule bewältigen zu können. Das und Odin. Odin ist da, und es wird ihn geben als Notlösung, wenn alle Hoffnung dahin ist, so beschließe ich. Doch. Ich muss so denken. So muss es sein. Einfach so.

In zwei Tagen läuft meine Interrailkarte ab. Das reicht, reicht lange. Morgen nehme ich den Nachmittagsexpress nach Oslo, gehe direkt vom Hauptbahnhof zur alten Dame und dem Zimmer, das ich gemietet hatte. Ich hole den Pappkarton mit den Kleidern, gehe zum Hauptbahnhof zurück und nehme den Nachtzug zurück nach Schweden. Danach werde ich nie wieder nach Oslo fahren. Das ist das letzte Mal. Dann nie wieder.

Heute Abend nehme ich den Nachtzug nach Stockholm und schlafe mich wie gewöhnlich hin und zurück.

Mit dieser Entscheidung bin ich zufrieden. So zufrieden, dass ich Platen anrufe und erzähle, dass ich morgen einen Termin habe, dass ich am Dienstag zurückkomme, dass es dann wieder an der Zeit ist reinzuklotzen. Und ich denke auch noch daran, den Anrufbeantworter von der Theaterschule anzurufen und zu verkünden:

»Mein Name ist Kristinus Bergmann, und ich nehme den Platz an.«

Gibt es etwa noch so einen?

Montagnachmittag.
Ich sitze auf einer Bank auf dem Bahnhof, betrachte die Güterzüge, die wechselnden Waggons, die immer dunkler werdenden Wolken, die über die Bucht hereinziehen, einen einsamen Taxifahrer, der in seinem Auto sitzt und die Abendzeitung liest. Meine neue Situation verursacht ein Gefühl der Verwirrung. Vielleicht weil die neuen Alltagsgedanken sich an den kranken Gedanken vorbeizudrängeln versuchen, vielleicht erzeugt gerade diese Begegnung der Gedanken eine Art Explosion im Gehirn, ich weiß es nicht, vielleicht ist es so, vielleicht auch nicht. Ich sitze ganz regungslos auf der Bank, wage kaum, die Finger zu bewegen, um nicht in irgendwelchen langwierigen Ritualen gefangen zu werden. Ich denke an die Arbeit auf dem Hof, am See. Ich denke an die Theaterschule, wo ich wohnen, schlafen, essen werde, und ans Geld.
Und wieder spüre ich, dass es unter dem Nabel anfängt zu jucken, als wäre ich von einer King-Kong-Mücke gestochen worden. Ich finde aber keinen Ausschlag und keine Anzeichen von Bissen oder Scheuerstellen oder irgendeiner anderen Krankheit. Auch unter den Achselhöhlen und hinten im Nacken und auf der Kopfhaut juckt es. Das kümmert mich allerdings weniger, das ist einfach Dreck, Dreck, den ich eines Tages wegduschen und kaputtspülen werde. Vielleicht schon nächste Woche, nach der Arbeit mit den Fischen, vielleicht in einem Monat, aber garantiert in drei Monaten, ehe die Theaterschule beginnt. Bis ich mit der Theaterschule anfange, bin ich garantiert gesund genug, um zu duschen, die Haare zu waschen und zu schneiden. Im Januar komme ich garantiert mühelos durch die Tür zur Anmeldung in der Schule geschwebt, lächelnd und scherzend, mit

frisch shampooniertem fluffigem blondem Haar und frisch gezupften Augenbrauen, und singe *yes Sir, I can still boogie*.

Ehe ich den Zug besteige, kaufe ich am Bahnhofskiosk ein paar Dosen Zitronensprudel. In der Tasche liegen sicherlich noch zehn Strohhalme, die ich bisher nicht gebraucht habe. Ich finde einen Fensterplatz in der Nähe der Toilette in Wagen 14. Als der Zug aus dem Bahnhof rollt, bemächtigt sich eine traurige Wehmut meines Körpers. Ich würde so gern hier in der Stadt bleiben, anstatt freiwillig zweihundert Kilometer nach Westen in die Hölle zu fahren. Aber ich werde wiederkehren, es geht doch nur um ein paar Stunden, jetzt sei mal nicht so wehleidig, in vierzehn Stunden bist du schon wieder zurück. Morgen Vormittag stehe ich über eine Kiste Süßwasserfische gebeugt, deren Köpfe ich abschneide und deren Eingeweide ich mit meinen eigenen Fingern rausziehe. Und morgen Abend werde ich gut und lange in dem Zimmer schlafen, das mir der Bauer selbst angeboten hat. In vierzehn Stunden bin ich wieder zurück, es ist doch nur ein Tagesausflug, eine Pflicht, ein paar Stunden Rückblick in meine alte Hölle, eine Hölle, die in wenigen Stunden ein Ende nehmen wird. Ich schließe die Augen und versuche die Zwangsgedanken durch gute Zukunftsgedanken zu ersetzen.

Einer der Zähne, nicht der, der kaputt gegangen ist, sondern der Nachbarzahn, dessen obere Schicht ich kaputt geticst haben muss, fängt wieder an weh zu tun, zu stechen und pochen, als wolle er raus oder würde gerade absterben. Vielleicht sollte ich ihn rausbrechen und so das Leiden sowohl für den Zahn als auch für mich abkürzen. Seit ich zusammen mit John Gestapo zu Hause im Dorf im Cockpit gesessen habe, war ich nicht mehr beim Zahnarzt. Zähneputzen kann ich auch vergessen:

Wenn die Zahnbürste in den Mund geführt wird, dann ist das, als würde man eine Türschwelle überqueren, außerdem kann die Zahnbürste voller Bazillen sein, die im Waschbeutel geschlummert haben, den einer im Laden angefasst hat, der mal den Waschbeutel vorgeführt hat …

Es tauchen Bilder und Gedanken auf, ohne dass ich selbst aussuche, was ich sehen oder denken will. Sie poppen einfach so hoch, aus dem Nichts – das Zimmer und die alte Dame und die Stadt und die Straßen und der Sender und die Urintüten und Blaubart und der Chrysler und die Krücke. Ich merke wieder, dass die Magensuppe hoch und aus dem Mund raus will. Die Unruhe steigert sich, wächst sich in den Körper hinein, vielleicht sollte ich an der Grenzstation den Zug verlassen, einen Bus zurück nehmen und lieber für das Geld, das ich auf dem Hof verdiene, neue Kleider kaufen. Jetzt juckt es wieder unter dem Nabel. Vielleicht ist es das Jucken, das die Magensuppe unten hält, aber vielleicht hängen Jucken und Spucken auch zusammen, wie zwei Teile eines gemeinsamen Körpersystems. Jedoch, ich darf nicht vergessen, den Luxus in dem Leben zu sehen, das ich jetzt gerade lebe – ich kann reisen, wann und wohin ich will, ich kann wohnen und schlafen, wie ich will, kann mich mit mir selbst vergnügen und muss mir nicht das Gequatsche und Gemeckere von anderen anhören. Doch, das ist schon luxuriös. Es gibt Leute, die bezahlen dafür, solch ein Leben führen zu können, zumindest im Sommer.

Wir nähern uns der Grenzstation. Ich erkenne die Landschaft wieder, die Bundesstraße, die mit der Eisenbahnstrecke Händchen hält, links der Binnensee, die Volvos, das kleine Einkaufszentrum. Mir ist, als sei es mehrere Jahre her, seit ich hier war, dabei bin ich doch erst vor einem Monat in die entgegengesetzte Richtung gefahren. Ich hole den Radiowecker raus, stelle den richtigen Kanal ein und halte ihn mir direkt ans Ohr. Um die Reise zu überleben, werde ich wohl gezwungen sein, etwas vom Odin zu nehmen, vielleicht eine halbe Tablette. Schon jetzt verspüre ich Übelkeit und Nervosität. Ich kann das Risiko nicht eingehen, vor irgendeiner Türschwelle in der Stadt, oben bei der alten Dame oder in irgendeiner Straße hängen zu bleiben. Das Odinzeug ist die einzige Möglichkeit, nichts zu riskieren. Es wird mir sicher ein paar schmerzfreie Stunden verschaffen und mich auf der Spur halten, bis der Nachtzug um elf Uhr heute Abend Oslo wieder verlässt.

Von der Grenze sind es ungefähr zwei Stunden bis zum Hauptbahnhof Oslo. Wenn ich die Tabletten anderthalb Stunden vor der Ankunft in dem Zitronensprudel auflöse, dann sollte die Wirkung gerade dann am besten sein, wenn ich den Zug am Hauptbahnhof verlasse. Genau, so soll es sein.

An der Grenze bleibt der Zug, wie ich finde, ziemlich lange stehen. Schaffnerwechsel. Die schwedische dunkelblaue Uniform wird gegen eine etwas strengere, militärische Uniform in rot, weiß und blau ausgetauscht. Der neue Schaffner scheint aus irgendeinem Regiment weit im Süden der Welt handverlesen zu sein. Er wirkt ernst, als habe er schwere persönliche Probleme, murmelt ein säuerliches »Die Fahrausweise, Fahrausweise, bitte«. Er schaut auf meine Interrailkarte und beäugt meinen Körper, meine Kleider, meinen Geruch, schaut auf die Ledertasche, die Schuhe, das Knäckebrotpaket, das vor mir auf dem Tisch liegt. Er bleibt ärgerlich lange stehen, ich schaffe es nicht, einen nervösen Tic zurückzuhalten – *Zucken im Bauch, Geräusch*. Da sieht er mich an, als sei ich dieser berühmte Affe im Käfig, er hält immer noch die Interrailkarte in der Hand, sieht sie sich ein weiteres Mal an, als würde er sie für gefälscht halten. Dann gibt er mir die Karte, doch ehe ich sie greifen kann, lässt er sie los, so dass sie im Mittelgang auf den Boden fällt, was bedeutet, dass ich mich vorbeugen und ein neues Ritual durchführen muss, ein Ritual, das mich zehn weitere Minuten meines Lebens kostet. Ich weiß, dass er so getan hat, als würde ihm die Interrailkarte runterfallen, weil er meine dreckigen Finger nicht berühren wollte. Ich hätte nicht übel Lust, den Schaffner umzubringen, ihm eine Tüte verrotteter Fischeingeweide über den Kopf zu stülpen und ihn kaputt zu stinken. Er bittet mich sogar, das Radio leiser zu machen. Außer mir befindet sich nur ein älterer Herr, der ganz hinten sitzt, in diesem Wagen, aber dennoch bittet mich der Gestaposchaffner, das Radio leiser zu drehen. Aber mir ist das scheißegal, außerdem ist es gleich drei, was bedeutet, dass gleich *Nach drei* kommt.

Jetzt haben wir die Grenze passiert, und der verdammte Wald beherrscht den Ausblick. Wieder habe ich Lust, aus dem Zug zu springen und einen Bus zurück zu nehmen, was auch immer zu tun, um nicht von staatlichen Gestaposchaffnern gedemütigt zu werden. Aber ich kann mein Schicksal nicht selbst bestimmen, ich habe keine Wahl, der Zug wird erst in ein paar Stunden wieder anhalten, und da werden wir bereits am Hauptbahnhof sein.

Ich lege mir das Radio auf den Schoß, lehne mich zurück und sehe aus dem Fenster. Es regnet, wieder einmal, das macht es doch immer hier an der Grenze. Im Hintergrund beginnt *Nach drei*, die Erkennungsmusik ist mir schon in Fleisch und Blut übergegangen. Auch diesmal höre ich nicht, was Elfving über das heutige Programm sagt, ich kratze mich unter dem Nabel und rücke einen Zahn zurecht, der irgendwie falsch zu sitzen scheint und auf eine seltsame Weise in meine Wange drückt. Vielleicht ist ein Song gespielt worden, ich erinnere mich nicht, ich höre nur mit einem Ohr zu.

Und plötzlich geschieht es. Im Hintergrund. Die Radiostimme erklärt irgendetwas. Sie klingt ziemlich akademisch, ziemlich trocken, aber dennoch menschlich trocken. Ein Junge sitzt auch im Studio, sechzehn oder achtzehn Jahre vielleicht. Und ich merke, wie mein Bauch sich anspannt, zuckt, ich beginne zu zittern, es zuckt wieder und wieder. Und ich höre die Worte, die da ausgesprochen werden, die wiederholt werden und noch einmal wiederholt und die direkt in mich hineingepumpt werden:

... *Zwangsgedanken, Zwangshandlungen, Zwangsverhalten, Bazillen, Krankheit, Tod, Tics, Tourette Syndrom ...*

Mein Bauch ist dabei zu explodieren, der ganze Körper bewegt sich vor und zurück, und mir bricht der Schweiß aus, ich friere und schwitze abwechselnd. Ich packe den Bic-Stift und kritzele verwirrte Worte auf meine Interrailkarte. Der Junge im Studio erzählt von seinem schweren Alltag mit den Zwängen. Wie es ihm ging. Jetzt geht es ihm wieder besser. Er hat Hilfe bekommen. Dann erzählt er weiter, wie anstrengend das war. Er nennt ein Beispiel, und da lachen sie. Der Professor mit der etwas trockenen Stimme kommentiert das Verhalten des Jungen. Ich empfinde es wie eine absichtliche Provokation, da sitzen sie und lachen über etwas so Schreckliches. Das ist Hohn, eine Verhöhnung meiner Persönlichkeit und meines Lebens, eine Verhöhnung aller, die es nicht so leicht haben wie der kleine Scheißer da im Studio. Ich bin abartig wütend, aber auch froh und erleichtert. Und ich warte. Die Sendung geht weiter, die Aggressionen verebben, die Fröhlichkeit bleibt. Und ich warte. Und warte. Warte darauf, den Namen des Professors im Studio zu erfahren. Gegen Ende der Sendung erhören sie mich endlich:

»Und mit im Studio war Professor Per Mindus vom Karolinska Krankenhaus in Stockholm.«

Ich schreibe den Namen auf und schreibe dann weiter meine Gedanken auf das Infoblatt der Interrailkarte nieder – wie mein Leben ist, wie es war, wie es sein wird. Der Professor soll nur erfahren, dass es alles andere als lustig ist, so zu leben wie ich. Ich schreibe und schreibe, die Worte werden größer, verwandeln sich rasch in einen Brief, einen spontanen und direkten und absolut unredigierten Brief. Während ich schreibe, schwanke ich zwischen Fröhlichkeit und Erleichterung. Es ist etwas geschehen. Ich dachte, ich sei der Einzige auf der ganzen Welt, ich dachte, es gäbe keine anderen Menschen mit solchen verrückten Superidiotengedanken wie ich sie habe. Gibt es etwa noch so einen? Noch einen …? Und es gibt einen Professor, und bald wird der Professor meinen Brief lesen, und dann wird er nie wieder über solche wie mich lachen.

Der Professor und der kleine Scheißer.

Der kleine Scheißer, der mir gerade eben das Leben gerettet hat.

Aber das weiß ich in dem Moment noch nicht.

Und hier endet die Reise

Der Gestaposchaffner kommt zurück. Jetzt zusammen mit einem Zollbeamten. Bestimmt hat der Gestaposchaffner ihm den Tipp gegeben. Außerdem stellt er sich neben den Polizisten, als würde er die Situation genießen.

»Darf ich mal Ihren Ausweis sehen?«, fragt der Zollbeamte.

Ich hole meinen Pass raus. Als er sieht, dass wir dieselbe Nationalität haben, geht der Schaffner enttäuscht weiter. Der Polizist sieht in den Pass und fragt, ohne mich dabei anzusehen:

»Haben Sie etwas zu verzollen?«

»Verzollen?«

»Haben Sie etwas, das sie zeigen sollten und wovon Sie meinen, Sie sollten es verzollen?«

»Nein …«

Der Zollbeamte sieht auf meine Ledertasche, die Kleider und Schuhe und meine Haare. Er gibt mir den Pass, schüttelt den Kopf und geht weiter zum nächsten Wagen. Ich bin immer noch fröhlich, vielleicht glücklich, vielleicht lächele ich, vielleicht explodiere ich gerade vor Hoffnung. Und bei all dem wird mir plötzlich wieder übel, Oslo kommt immer näher. Ich muss aufs Klo. Es geht glatter als erwartet. Das muss die Fröhlichkeit sein, die das Ziehen im Bauch knockout geschlagen hat, die Worte des Professors im Studio, was der Junge geredet hat, meine eigenen Gedanken – *verdammt noch mal, ich bin nicht allein.* Dieser Gedanke ergreift von meinem Körper Besitz, macht ihn leichter und gesünder und weicher. Es juckt immer noch extrem stark unter dem Nabel und in den Haaren und unter den Armen und in der Nase, aber ich könnte nicht sagen, dass es mich genauso sehr stören würde wie noch vor einer Stunde. Das Gehirn ist einigermaßen wach und überdreht, so dass ich alles erst mal runterdimmen muss, klarer sehen, sauberer denken. Vielleicht bin ich in eine Art Glücksrausch verfallen, der nur in einer gediegenen Magenverstimmung enden kann. Ich habe Angst, dass ich in einem Ritual steckenbleiben könnte, jetzt, bald, jederzeit, und nie wieder loskomme, niemals die Chance bekomme, den Professor kennenzulernen, in einem Ritual feststecke und verrotte und es niemals schaffe, mir Hilfe zu besorgen. Die Panik ergreift den Körper und tritt die Fröhlichkeit raus. Ich ziehe das Toilettenfenster herunter, öffne den Mund, befülle den Körper mit frischer Luft. Dann hole ich den Umschlag mit Tabletten und Geld aus der Ledertasche. Ich kann kaum den Unterschied zwischen den Odinbonbons und Papas Medizin erkennen, alle sind sie rund und weiß und verschwommen. Ich lasse den Wasserhahn laufen und breche eine Vierteltablette ab, aber ich habe keine Ahnung, um welche Pillen es sich handelt, die von Papa oder die von Odin. Ich lege das Stück auf den Esslöffel und erhitze alles mit dem Feuerzeug. Nach nur vier, fünf Minuten hat sich die Tablette in Flüssiges verwandelt. Ich schütte die Soße in den Zitronensprudel und schüttele ihn mäßig stark und mäßig vorsichtig. Sicherheitshalber zähle ich das Geld. Gut. Stimmt alles. Ich lege den Umschlag in die Ledertasche zurück. Ich stecke einen Strohhalm in den Sprudel und nehme einen langen, tiefen Zug. Dann drehe ich den Wasserhahn zu und ritualisiere mich aus der Toilette. Eine Viertelstunde später sauge ich die letzten Tropfen Zitronensprudel in mich hinein, während ich den Brief an den Professor weiterschreibe, inzwischen auf der Rückseite der Interrailkarte.

Grauer Nebel legt sich über die Augen. Ich höre fast nichts, außer den Rädern, die auf die Schienen schlagen, wieder und wieder. Ich verspüre den Geschmack von gezuckertem Motorenöl, der im Mund herumplätschert. Über meine Gedanken habe ich keine echte Kontrolle mehr, auch nicht über den Körper, alles verschwindet, ich will aufstehen, aber der Körper hält mich auf dem Stuhl fest, die Zunge ist immer noch steinhart und wunderbar ruhig. Das genügt. Es wäre unverantwortlich, noch mehr

Odinsuppe in sich reinzusaugen, das reicht jetzt, sonst schaffe ich es nicht aus dem Sitz und ins weitere Leben.

Der Zug fährt durch die grauen Vororte, vorbei an der Autobahn, dem Tal, wieder Autobahn, neue Vororte, neuer Regen. Im Bauch tut es weh, ich bin traurig, diese verdammte Depression. Der Gestaposchaffner verkündet: »Nächster Halt Hauptbahnhof, Hauptbahnhof, dieser Zug endet hier. Sieg Heil.« Die Lok beginnt zu bremsen, die Wagen rütteln, aber ich sitze still. Ich höre kaum etwas. Ich stehe auf, entspannt und sanft und schön. Keine Rituale drücken mich in den Sitz zurück, keine zwanghaften lebensgefährlichen Gedanken beherrschen mich, nur Zwangsgedanken, die ich mit einem zweiminütigen Expressritual wegdrücke. Ich hänge mir die Ledertasche über die Schulter, bewege mich durch den Waggon, die Stufen hinunter und auf den Bahnsteig.

Und hier endet die Reise.

Nebel

Wie ich es sehe:
Der Gestaposchaffner steht ganz am Ende des Bahnsteigs. Er spricht mit jemandem, vielleicht dem Lokführer, vielleicht der Zugbetreuerin, doch während er redet, schaut er die ganze Zeit zu mir. Ein Mann scheint mich etwas zu fragen, nein, es sind zwei Männer. Sie tragen Jeans, doch, Jeans, und etwas, das wie Fjällräven-Windjacken aussieht. Der eine hat einen Hund an der Leine, der andere fragt nach meinem Pass.
Zucken im Bauch.
»Der Gestaposchaffner hat mich doch schon fünfzehn Mal danach gefragt«, antworte ich verärgert.
Der Hund bellt mich an, ich äffe ihn nach, was ihn nur noch wütender macht. Einer der Männer versucht, den Hund unter Kontrolle zu bringen, aber nur zum Teil, er erlaubt dem Hund dennoch, mir am Schritt zu schnüffeln. Ich wedele das Hundeekel weg, sage, dass ich weiter muss, dass ich eine Kiste Kleider holen und in nur wenigen Stunden mit dem Nachtzug wieder zurück nach Schweden muss. Aber die zwei Männer und das Hundeekel lassen nicht locker. Jetzt zeigen sie ihre Dienstmarken und bitten mich, ihnen zu folgen. Ich kapiere noch nicht wirklich, was hier geschieht, denn ich denke immer noch, dass ich es innerhalb von höchstens zwei Stunden zur alten Dame und wieder hierher schaffen muss. Also gehe ich mit den Männern. Meine Augen sind weit aufgerissen, die Ohren sind eingeschlafen, das gezuckerte Motorenöl hält den Mund lebendig – es geht mir ganz einfach gut.
Dann versinkt das meiste im Nebel.
Sie führen mich in ein kleines Zimmer, ein weißes Zimmer mit Spiegeln an den Wänden, ein paar Stühlen in der einen

Ecke, einem kleinen Tisch in der Mitte. Auf dem Tisch liegen Stifte, Papier, Servietten, Gummihandschuhe. Einer der Männer erklärt etwas. Dass das Gesetz ihn berechtige, meinen Körper abzusuchen, da ich verbotenerweise im Besitz von unerlaubten Chemikalien, nicht lizensierten Tabletten, Narkotika sei. Ich erinnere mich nicht an die genauen Worte. Sie zeigen mir ein Papier, ein Papier, das ich sorgfältig lesen soll, ehe ich es unterschreibe. Ich kann das Papier nicht lesen, denn meine Augen haben Genickstarre, und ich höre nicht alles, was sie sagen, weil meine Ohren eingeschlafen sind, also unterschreibe ich das Papier. Ich meine, je schneller ich unterschreibe, desto schneller komme ich hier weg. Nachdem ich das Papier unterschrieben habe, nehme ich meine Ledertasche und versuche, wegzugehen.

Und da verändert sich alles. Die Stimmung wird härter, ihr trockenes Lächeln verschwindet. Sie bitten mich, zu der einen Wand zu gehen, die Arme auszustrecken, was ich mache, viermal, wie ein Flugzeug. »Jetzt hör schon auf mit den Witzchen«, sagt der kleinere von ihnen, während er sich die Gummihandschuhe anzieht. Dann reden sie nicht mehr viel. Und eigentlich ist es vielleicht auch nicht nötig. Sie begnügen sich mit dem, was sie sehen und finden. Der Mann befühlt mich mit den Handschuhen am ganzen Körper. Ich bleibe stehen und spüre, wie die Gummihandschuhe sich frei auf meinem Körper bewegen, in den Haaren, im Nacken, in den Hosentaschen, in den Manteltaschen. Sie bitten mich, die Hose auszuziehen, Ich ziehe die Hose aus. Lasse sie aber nur bis zu den Knöcheln herunter, dann muss ich keine neuen Rituale durchführen, so bewusst bin ich mir immer noch der Gefahren. Sie bitten mich, mich rumzudrehen. Ich drehe mich rum. Jetzt nimmt er einen anderen Gummihandschuh, der sich auf dem Unterleib vortastet, er hebt und hält und lässt los, er sucht weiter und tastet, tastet um die Öffnung herum, hält da aber inne, er geht nicht in die Öffnung, doch, das macht er, er tastet sich ungefähr einen Zentimeter in die Öffnung, Aber da hält er inne. Sie bitten mich, das Hemd aufzuknöpfen. Ich knöpfe das Hemd auf, die drei Knöpfe, die noch dran sind. Ein neuer Gummihandschuh tastet sich über den Bauch, unter den Nabel, zu den Schultern, in die Achselhöhlen. Sie finden nichts von Interesse.

Sie leeren die Ledertasche aus – Interrailkarte, Pass, Knäckebrotpaket, der ausgelaufene Orangensaft und die abgekratzten Rippchen. Sie breiten die Sachen auf dem Tisch aus, neben all dem anderen, was sie gefunden haben – der Esslöffel, die Strohhalme, der Zitronensprudel, das Feuerzeug, der Umschlag. Und als der Umschlag rausgeholt wird, da beruhigt sich das Hundeekel, als hätte es jetzt endlich genug.

»Du kannst sie jetzt runternehmen«, sagt einer von ihnen. Aber ich stehe immer noch mit gespreizten Beinen und ausgestreckten Armen da. Ich betrachte meinen eigenen Körper im Spiegel gegenüber. Ich stehe gerade da, das schmutzige gelbschwarze Synthie-Hemd ist offen, ich sehe die Rippen, die Leopardenflecken, den Bart, die fettigen Haare, die Hosen sind runtergezogen, alles hängt nur, hängt und schaukelt. Ich schäme mich, aber ich habe keine Angst, und ich bin überzeugt, dass ich es schaffen werde, die Kiste mit den Kleidern zu holen, um dann in aller Ruhe den Nachtzug zu besteigen und morgen früh an die Bürotür des Professors zu klopfen.

»Wie in aller Welt kann man nur so dämlich sein und die Sachen in einem Umschlag aufheben, so offensichtlich und so bescheuert, Alice hat das doch sofort gemerkt«, murmelt einer der Männer. Dann streicht er dem Hund über den Kopf und gibt ihm einen Keks, oder was auch immer. Jedenfalls wedelt Alice ärgerlich heftig und provozierend lange mit dem Schwanz.

Sie legen den Inhalt des Umschlags auf den Tisch – Papas Tabletten und das Odinzeug. Alles hat sich zu einem weißgepunkteten Brei vermischt, es ist unmöglich zu sehen, was was ist. Mitten in dem Brei liegen die Serviette und das Geld.

»Und wie erklärst du das hier?«, fragt einer der Männer.

Ich sage es so, wie es ist, die Wahrheit, wie ich sie sehe:

»Das ist das Herzmittel meines Vaters …«

Sie lachen. Ich auch.

»Und braucht dein Vater sein Herzmittel nicht selbst?«

»Das ist die Reserve. Ich soll es zur Apotheke zurückbringen.«

»Ach so«, sagt der andere, und dann lachen sie wieder. Ich auch.

»Und wie kommt es, dass du so viel vom Herzmittel deines Vaters in der Tasche hast?«

»Ich habe seine Ledertasche ausgeliehen.«

»Und warum?«

»Weil ich sie mag, es passt viel rein.«

»Wie kommt es, dass keine der Tabletten einen Namen oder einen Stempel trägt?«

»Sie liegen schon lange in der Tasche. Feuchtigkeit und Dreck haben sicher die Stempel verschwinden lassen.«

Sie lächeln. Ich auch.

»Weißt du, was Odin bedeutet?«

»Der Gott?«

Sie lächeln. Ich auch.

»Glaubst du, dass Odin ein Herzmittel ist?«

Ich sage es so, wie es ist:

»Rufen Sie doch an und kontrollieren sie das, bitten Sie den Arzt meines Vaters, das zu bestätigen, ja. Ich habe jetzt keine Zeit mehr, ich muss in ein paar Stunden den Nachtzug erwischen.«

»Warum hast du es denn so eilig?«

»Weil ich meine Kleider holen und morgen früh einen Professor treffen muss.«

»Den Termin musst du wohl absagen«, sagt der eine von ihnen.

Sie lächeln. Ich nicht.

Sie wiegen die Tabletten auf einer kleinen Waage, schreiben Zahlen auf, legen alle meine Besitztümer in durchsichtige kleine Plastiktüten. Das Odinzeug will mich nicht loslassen, es hält Ohren und Augen und Nase unter Kontrolle, die Zwangsgedanken kommen nicht ran, die Rituale auch nicht, jedenfalls nicht, so wie sie es sich wünschen, der Nebel breitet sich aus.

Ein neues Zimmer. Es erinnert an ein Sprechzimmer. Eine dritte Person kommt rein, eine Frau, sie erinnert an eine Kassiererin, ist aber offensichtlich eine Art Krankenschwester. Sie grüßt nicht, sieht mich an, als wäre ich einer von zwanzig Kunden in der Kassenschlange. Sie bittet mich, noch ein Papier zu unterschreiben, was ich auch mache – so fühlt sich der Nachtzug näher an. Ehe ich noch denken oder fragen oder zwangshandeln kann, nimmt sie meinen rechten Zeigefinger und ritzt ihn mit einem kleinen Messer ein. Das Blut rinnt elegant in eine Art Reagenzglas. Danach gibt sie mir eine Plastikdose, eine speziell für männliche Urinproben entworfene Plastikdose. Ich muss nicht pinkeln, habe es seit Wochen nicht getan, aber ich schaffe es doch, mir ein paar Tropfen in die Plastikdose abzuringen. Ich gebe die Plastikdose mit den Tropfen drin ab. Die Frau verschwindet mit der Blutprobe und der Urinprobe, und ich sehe sie nie wieder. Die beiden Männer sind die ganze Zeit damit beschäftigt, Papiere auszufüllen, zu messen und Telefongespräche zu führen. Ich sitze auf einem kleinen Drehstuhl, halte ein Pflaster über den Zeigefinger, die Hose sitzt nach wie vor an den Knöcheln, und der Mantel hängt gerade herunter. Dann ist es, als würde ich einschlafen. Die Szene stirbt aus.

Ich bin in eine Art Wartezimmer verfrachtet worden. Ehrlich gesagt, weiß ich nicht, wo ich mich befinde – im Hauptbahnhof oder der Polizeiwache oder der Zollstation? Es kommt mir alles wie ein schlechter, auf eine Odin-Story gegründeter Traum vor. Doch, bestimmt bin ich in ein Wartezimmer gebracht worden, und dann in einen Verhörraum, damit ich schließlich auf den Elektrischen Stuhl gesetzt werde.
  Die Szene ist mir unbehaglich, verwirrt mich, ich schäme mich mehr, als dass ich Angst hätte. Ich schäme mich vor meiner Familie, die immer noch nicht weiß, was los ist, die sicher

darauf wartet, dass ich anrufe und alles erkläre. Ich schäme mich, weil sie so einen Superidioten zum Sohn und Bruder haben müssen.

Ich sitze allein auf dem Rücksitz. Die beiden Männer sitzen da vorne, der mit dem Hund fährt das Auto. »Die werden jetzt die Daten checken«, sagt der eine. »Du weißt schon, von deinem Papa und dem Herzmittel«, lächelt er.
Ich erkenne die Gebäude nicht wieder, die Straßen nicht und die Straßenbahnen auch nicht. In meinem Kopf herrscht Nebel, und draußen regnet es.

Sie können mich nicht verhören, weil die Proben Chemikalien im Blut nachweisen. Sie müssen warten, bis die Chemikalien raus sind, ich muss in einem anderen Zimmer darauf warten, in einem größeren Haus, mindestens zwölf Stunden lang. Ich werde den Nachtzug nicht schaffen. Meine Interrailkarte ist jetzt nur noch vierundzwanzig Stunden gültig. Und was soll ich Platen draußen auf dem Hof sagen?

Ich werde einen Flur entlanggeführt, er ist nicht sonderlich lang, erinnert an den Flur in einer Turnhalle – in der Mitte ein gelber Streifen, rote Ränder an den Kanten.
Sie führen mich in einen kleineren Raum. Ein neuer Mann, etwas älter, mit gestutztem Bart, überreicht mir ein Bündel Kleider, dunkelblaue Kleider – Pullover, Hose, Strümpfe, Latschen und eine Menge Handtücher. Die Tür zum Raum steht offen, und dem Gott im Himmel, wenn es ihn da gibt, sei Dank, dass es in den Raum hinein keine Türschwelle gibt. Sie klappen ein Bett herunter, das an der Wand festgemacht ist, und so ist das hier wahrscheinlich der Ort, an dem ich warten soll, bis die Chemikalien raus sind. Sie bitten mich, meine Kleider auszuziehen, ich weigere mich, aber sie sagen, ich hätte keine andere Wahl. Ich tue es trotzdem nicht, ich will jetzt nicht mit Zwangshandlungen anfangen, nicht jetzt, da die Muskeln schlafen und

das Gehirn eine Auszeit hat, jetzt, wo ich weiß, dass es mindestens noch einen gibt, der so ein Gehirn hat wie ich.

Ich bin erstaunt, wie still es hier ist. Ich höre nur den Ventilator an der Decke und das Rascheln der Zeitung des Wachmanns. Einzelne Autos kann ich hupen hören, vielleicht zwischendurch auch mal eine Straßenbahn, aber ansonsten ist es vollkommen leer und still. Ich merke, dass ich nach Schweiß stinke, also ist die Nase wieder aufgewacht. Auch der Verschluss von den Ohren ist abgenommen, aber die Zunge fühlt sich immer noch hart und faul und motorenölig an.

Auf dem Boden neben dem Bett liegen meine alten Kleider. Ich kann mich nicht erinnern, wie es gewesen ist, sie nicht anzuhaben. Ich sehe an meinem Körper herunter, der jetzt in dunkelblaue Trainingsklamotten gehüllt ist. Hier gibt es keine Türschwellen, und ich komme ohne größere Probleme in die Dusche. Man hat mich angewiesen, zu duschen, aber ich habe nicht vor, es zu tun. Ich habe vor, Füße, Zehen, Nacken und Rücken zu duschen, der Rest muss so bleiben. Ich kann mich nicht erinnern, wann ich das letzte Mal geduscht habe. Vielleicht war es zu Hause im Dorf, vielleicht beim Militär, ich kann mich nicht erinnern. Ich feuchte die Hände an und lasse die Fingerspitzen Wasser in die Haare einmassieren, dann kämme ich es zurück, so dass es aussieht, als hätte ich die Haare gewaschen. Und dann bleibe ich wieder stecken, die Rituale tauchen auf, und zwar in doppeltem Tempo. Ich muss den Duschkopf hochheben, ein, zwei, drei, vier, fünf + ein, zwei, drei, vier Mal, zählen, wiederholen, die Dusche ein- und ausschalten eins, zwei, drei, vier, fünf + eins, zwei, drei, vier + neun Wiederholungen. Panik ergreift mich, aber ich schaffe es, das Ritual ein letztes Mal durchzuführen, indem ich die Dusche im Expresstempo ein, zwei, drei, vier, fünf + ein, zwei, drei, vier Mal ein- und ausschalte, ehe jemand es schafft, sich darüber zu ärgern.

Ich bitte, Platen anrufen zu dürfen, aber das kann ich vergessen. Ich bitte, meinen Fahrplan zu bekommen, aber auch das kann ich vergessen. Die Interrailkarte und den Radiowecker werde ich morgen bekommen.

Ich hatte große Mengen illegaler Tabletten in der Tasche, mein Blut wies ganz klar Anzeichen von Tablettenmissbrauch auf, ich konnte nicht erklären, woher ich das Odinzeug hatte, und die Geschichte mit dem Herzmittel meines Vater fand man wohl relativ dünn. Aber ich habe die Einnahme der Tabletten zugegeben, deshalb meint mein Pflichtverteidiger, dass ich wohl ziemlich billig wegkommen werde.

»Billig wegkommen?«, frage ich.

»Jetzt müssen Sie erst mal ein paar Stunden oder Tage warten, und dann sehen wir mal, wie die Anklage aussieht. Bestimmt werden Sie bald raus sein. Man wird Ihnen für ein paar Monate in der Zukunft einen Dienst an der Allgemeinheit aufbrummen, aber die haben weder Zeit noch Lust, Sie hierzubehalten. Sie sind ein junger, einsamer und verwirrter Mann, und das kann nur zu Ihrem Vorteil sein. Aber seien Sie auf das Schlimmste gefasst.«

»Das Schlimmste?«

»Sechs Stunden, sechzehn Stunden, sechzig Stunden, sechzig Jahre?«, antwortet mein Pflichtverteidiger.

Also warte ich. Auf das Schlimmste.

Der Brief

Ich fange sogleich an, meinen Brief an den Professor in Reinschrift zu bringen. Es fällt mir schwer, alle Worte und Buchstaben zu entziffern. Die Farbe der Interrailkarte und des Infotextes vermischt sich mit meinen eigenen Worten und ziemlich wütenden Formulierungen. Ich habe aufgeschrieben, wie ich lebe und wie es mir geht. Nach ein paar Stunden Reinschrift ist der Brief fertig, und er muss abgeschickt werden, und zwar JETZT. Und ich gebe das Zentralgefängnis als Absenderanschrift an.

Der Brief ist mehrere Seiten lang, und hinterher merke ich, dass er frei von den Buchstaben x, z, y und e ist. Zum Beispiel:

»Und da hock ich nun …

Und ich hör, was Si im Studio gsagt habn …

Und Türschwllen und duschn und nicht mich waschn könn, da in Ritual und Anstckung und Tod häng …

Und ich hör Sndung, wi vrdammt könn Si übr mich lachn, ich dacht Si sind Professor, nicht Clown …

Und dann Zuckn im Bauch, ich kling wi Affn, grunz, ruf …

Und da hock ich nun …«

Auf den Umschlag schreibe ich:

»An Professor Per Mindus, Karolinska Krankenhaus, Stockholm, Schweden.«

Ich habe keine Postleitzahl und auch keine Postfachnummer. Aber ich kann die Nummer jetzt nicht suchen, der Brief muss es so schaffen, und so viele Professoren wird es in diesem Krankenhaus ja wohl nicht geben. Die Polizei muss den Inhalt gutheißen, also den Brief lesen, aber das ist mir egal, ich lasse sie das machen, es ist sowieso alles ein Missverständnis. Ich lasse den Brief los und gehe zurück. In der Nacht darf ich nicht so viel schlafen. Ich liege da und denke an das, was sie im Studio gesagt haben. Und wieder. Und wieder und wieder und wieder.

Stunden später. Auf dem Bett.
Ich denke, dass ich ein erwachsener Mann bin, meine Familie braucht nicht, muss nicht, will nicht die Details von meinem traurigen Alltag erfahren. Ich weiß ja nicht, wie ihr Alltag aussieht, denn sie stören mich nicht, indem sie mir lange Briefe mit Details aus ihrem Leben schicken. Warum sollte ich also ihren Alltag mit meinen Sorgen belasten? Ich bin immer noch ziemlich überzeugt, dass ich bald wieder auf dem Hof in Värmland sein werde, dass ich vielleicht in einer Woche dort am See stehe und Fischköpfe abschneide, während meine Finger sich zu den Eingeweiden vorgrabbeln. Und dann werde ich schon bald nach Göteborg ziehen. Bald werde ich hören, dass alles ein Missverständnis ist, der Doktor von Papa hat sich gemeldet, das mit dem Herzmittel in der Tasche stimmt, alles klärt sich.

Meine Kollegen erzählen, dass wir in einem Staatsflur übernachten, in einem Staatshotel, und dass an den meisten von ihnen ohnehin gerade ein Justizmord verübt wird. Auf meinem Flur sind wir zu acht. Ich scheine der Jüngste zu sein. Ich weiß nicht, was die anderen hier machen, und sie scheinen es selbst auch nicht zu wissen. Einer meiner Kollegen wird Duke genannt. Er, der Gottvater des Hotels. Alles, was er tut, wird als richtig anerkannt, was er sagt, ist Tatsache, alles, was er isst, ist gut, alles, was er trinkt, schmeckt nach Katzenpisse. Er liest und spielt derweil Musik von seinem eigenen Kassettenrecorder – Duke Ellington, Chet Baker, Nina Simone. Er behauptet, während seiner Zeit als Korrespondent in London Shirley Bassey auf die Wange geküsst zu haben. Jetzt ist er um die sechzig Jahre, hat einen grauen markanten Bart und viele lockige Haare, trägt grüne Hosenträger, redet langsam und tief, sicher und schön. Es umgibt ihn eine unsichtbare Atmosphäre des Respekts, die ihm folgt, wenn er geht, wenn er redet oder lacht oder still ist.

Ich sitze allein im Flur, der Fernsehapparat im Hintergrund läuft, aber der Ton ist ausgeschaltet. Ich lese in »Peer Gynt«, muss aber wieder von vorn anfangen, und wieder von vorn, vier Mal für jedes Erscheinen der Buchstaben x, z, y oder e. Dann versuche ich stattdessen weiter in »Hellys Reparaturhandbuch für den Chrysler 300C« zu lesen. Aber auch dort finde ich massenhaft unangenehme Buchstaben. Also stehe ich auf, wandere herum und versuche, den Peer-Gynt-Monolog auswendig zu lernen, den Teil, den ich in der Theaterschule vorgesprochen habe, denn vielleicht muss ich ihn im Januar noch einmal vortragen. Aber ich bleibe wieder in einem Ritual oder einem Zwang stecken. Ich lege die Beine auf den Tisch, kühle den Körper aus, lege noch ein kleines Geräusch drauf – *brrrrr* wie eine Boeing 747. Und plötzlich steht er da. Duke. Direkt vor mir. Und er sieht mich ernst an. Ich bleibe still sitzen, ich bin immer noch erstaunt, fühle mich dumm und kindisch und verwirrt. Und da schreitet Duke auf mich zu und bleibt wenige Zentimeter vor meinem Gesicht stehen. Er sieht mich lange an, es fühlt sich an wie ein halbes Jahr. Und ich schaffe es nicht einmal, Angst zu kriegen, und ich schaffe es auch nicht, einen wegerklärenden Witz zu machen, da legt Duke schon seine Hand steinhart auf meine Schulter, sieht mir direkt in die Augen und sagt, was noch niemand vorher gesagt hat. »Verdammt noch mal, was machst du denn da, Junge?«

An die Pause kann ich mich nicht erinnern, sondern nur an die Stille, die Augen von Duke, seinen Atem, seine Hand, die immer noch auf meiner Schulter liegt. Er gibt nicht nach, er kümmert sich, jetzt antworte schon, du entkommst mir nicht, Junge, jetzt kannst du nicht fliehen, Junge. Ich kann nicht fliehen, ich sitze fest und die Entschuldigungen und die Witze sind mir ausgegangen, und es zuckt im Bauch und ich glaube, ich breche jetzt zusammen – was mache ich, was ist das für ein Leben?

»Zwangsgedanken ... es geschieht einfach«, murmele ich.

Langes Schweigen. Dukes Hand liegt noch da, seine Augen schauen in meine. Dann nimmt er die Hand weg und flüstert:

»Das wird schon vorübergehen, sollst mal sehn.«

Ich bleibe sitzen. Ich wage nicht, mich zu bewegen, habe Angst, in einem lebenslangen Ritual festzustecken. Ich starre auf den Türrahmen neben dem Fernseher, suche nach blauen Punkten, blaue Punkte, blaue Punkte. Ich sitze einfach da und wünschte, ich müsste mich nie wieder bewegen.

Später erfahre ich, dass Duke natürlich nie Korrespondent in London war und dass er wahrscheinlich auch niemals Shirley Bassey auf die Wange geküsst hat.

Das Fax

Ich bin noch nicht lange hier. Es fühlt sich an wie ein Jahr, aber in Wirklichkeit handelt es sich um einige Tage. Die Zwänge haben die neuen Routinen ganz klar in die Klammer genommen, und die Rituale nehmen immer größeren Raum in meinem neuen Alltag ein. Und ich verspüre wieder diese Unruhe, die sich in meinen Kopf nagt und meine Stimmung wegfrisst. Den Professor kann ich gleich vergessen, der wird sich doch nicht um mich scheren, was ich auch verstehen kann. Ein Professor sollte doch genug zu tun haben. Hör jetzt auf zu hoffen und so zu tun, als hättest du was am Laufen, so einfach ist es nicht, je niedriger die Erwartungen, desto kleiner die Enttäuschungen. Ich entscheide mich dafür, die Hoffnung auf professionelle Hilfe abzuschalten, es wird doch nichts dergleichen geben. Wenn es Hilfe gäbe, dann wäre ich schon seit langem gesund. Vielleicht hatte er doch Recht, dieser Doktor Brezel – paranoide Persönlichkeitsstörung. Vielleicht bin ich ja doch ein Verrückter. Also meckere nicht. Sei froh, dass du nicht in irgendein Irrenhaus eingesperrt worden bist. Meckere nicht, gehe weiter. Arbeite weiter auf dem Hof, schneide Fischköpfe ab, lebe wie und wo auch immer, aber lebe nicht mit falschen Hoffnungen. Vergiss das ganze Professorengerede und die Hilfe und den Teufel und seine Großmutter. Es war sicher alles nur ein Scherz, warum hätten sie sonst über derart ernste Dinge lachen sollen? Vergiss es, denk nicht so viel, denk lieber dran, auf dich selbst aufzupassen. Bisher ist es doch ganz gut gelaufen, ich meine, es hätte doch viel schlechter sein können. Gut – *Zucken im Bauch*.

Ich merke, dass ich traurig bin, aber ich kriege keine richtigen Tränen zustande. Lieber weiterkämpfen, die Schnauze halten und die Zähne zusammenbeißen. Die Zähne zusammenbeißen, die jetzt anfangen so richtig zu ziehen und zu pieken und zu pochen. Ich glaube nicht länger an meine Theorie, dass da ein Zahn außer Funktion ist, es scheint sich um mehrere Zähne zu handeln, die ganze rechte Seite tut entsetzlich weh. Manchmal muss ich mit der Hand an die Wand oder auf den Tisch schlagen, um den Schmerz loszuwerden. Nachts schlafe ich ungefähr fünf Stunden lang stabil. Ich glaube, ich würde viel träumen. Ich erinnere mich nicht, was ich träume, sondern nur, dass ich träume. Gegen zehn Uhr abends fange ich an, mich auf das Zubettgehen vorzubereiten, aber natürlich habe ich Schwierigkeiten einzuschlafen. Erstaunlicherweise entdecke ich die Methode neu, die ich angewandt habe, als ich jünger war, zu Hause im Dorf: Ich mache eine visuelle Wanderung durch das ganze Cockpit einer Boeing 747, Instrument für Instrument, Lautsprecher für Lautsprecher, Hebel für Hebel. Ich schlafe fast immer ein, noch ehe ich in das Herz des Cockpits vordringe, den Steuerknüppel. Genau wie damals, als ich elf Jahre alt war. Und mir fehlt das Radio. Dieses ruhige und feine und ungefährliche Geräusch im Hintergrund, das vermisse ich. Und ich vermisse Mamas sanfte Hände, vermisse ihre massierenden und unbegreiflich sicheren Hände. Und ich vermisse es, schlafen zu dürfen. Ich würde so gern einhundertfünfzig Stunden nonstop schlafen. Dann würde alles so viel besser werden. Alles.

Es kann ein Dienstag sein. Dienstage sind immer gute Tage, also beschließe ich, dass es ein Dienstag ist. Einer der Hotelwachleute kommt mit einem Fax. Für mich. Es liegt in einem Umschlag, ein Umschlag, der geöffnet und gelesen und vom Gesetz selbst beurteilt wurde. Ich gehe davon aus, dass es sich um noch ein Formular handelt, das ich ausfüllen soll. Außerdem habe ich den Bescheid erhalten, dass ich das Hotel in Kürze werde verlassen dürfen. Also lasse ich den Umschlag ungeöffnet fünf Stunden lang auf dem Bett liegen, ehe ich zur Tat schreite.

Und dieser Dienstag ist es, der alles umkehrt, der Zufall übernimmt mein Leben, ein abwärtszeigender Trend wird in einen zufälligen Erfolg verwandelt.

Als ich den weißen A4-Bogen herausziehe, stelle ich fest, dass eine Menge Stempel darauf sind, sowohl von Absender wie von Empfänger. Ich lese das Fax, und es ist auf Schwedisch geschrieben:

»Ich werde in der nächsten Woche im Hotel Bristol auf einer Konferenz sein. Im Bibliothekssaal.
Fragen Sie an der Rezeption nach mir.
Per Mindus
Prof. KS«

Zucken im Bauch.
Es juckt in den Augen, der Magen knurrt, mir bricht der Schweiß aus. Ich lese das Fax noch einmal und noch einmal und noch einmal. Beim zwanzigsten Mal sehe ich ein, dass es echt ist. Ich müsste eigentlich an die Wand hauen, auf den Boden stampfen, vor Freude schreien, aber irgendetwas zweifelt in mir, *so einfach kann es doch gar nicht gehen, du Superidiot.*

Er kommt nächste Woche her. Das Fax ist vor drei Tagen geschickt worden. Nächste Woche ist jetzt, genau jetzt. Genau jetzt ist er in Oslo. Vielleicht hat er bereits vergessen, dass es mich gibt. Ich darf nicht telefonieren, nicht faxen, nicht schreiben. Die Freude geht in Frustration über, Enttäuschung, nicht noch einmal, ich will nicht noch einmal die Tür vor der Nase zugeknallt bekommen. In der Nacht schlafe ich kaum. Ich halte das Fax in den Händen, ich weiß nicht warum, vielleicht habe ich Angst, dass jemand einbrechen und es stehlen könnte.

Hier sitzen Sie also

Zwei Tage später stehe ich vor dem Zentralgefängnis und warte auf ein Taxi. In einer Woche soll ich mich wieder melden und dann Klarheit darüber erhalten, ob mein Fall weiter bearbeitet oder abgeschlossen werden wird. »Wir haben keine Handhabe, Sie weiter hier festzuhalten«, erfahre ich.

Und dann höre ich nie wieder von ihnen.

Ich stehe wieder in meinen alten Kleidern da, alles ist wie vorher – der Eisenbahnermantel, das gelbschwarze Synthie-Hemd, die Schuhe mit Löchern drin, die Ledertasche. Sie haben nicht einmal die Rippchen weggeworfen, nur das Odinzeug und Papas Medizin fehlen in der Ledertasche. Ich muss mit dem Taxi zum Hotel Bristol fahren, ein Fußmarsch ist undenkbar, es würde Ewigkeiten dauern, alle Bürgersteigkanten und Straßenkreuzungen zu überqueren. Ich habe gerade genug Geld, um mir eine neue Interrailkarte kaufen zu können, aber ich muss einen Teil davon ausgeben, denn das Taxi ist die einzige Möglichkeit für mich, den Professor im Hotel zu erreichen. Aber es ist Donnerstag, und ich habe Angst, dass der Professor schon auf dem Weg zum Flughafen sein könnte. Der Taxifahrer will mein Geld sehen, ehe er mich ins Auto lässt. Ich komme beim zweiten Versuch rein. Wir fahren auf direktem Weg zum Hotel Bristol.

Es ist nach zwei Uhr, und ich würde zu gern aus dem Auto springen und kreuz und quer zwischen den Autos durch, nur um noch ein paar Worte mit dem Professor reden zu können. Aber ich wage es nicht, ich würde nur feststecken, und außerdem hasse ich diese Stadt. Sie ist es, die mich zu dem Wrack gemacht hat, das ich bin.

Das Taxi hält vor dem Haupteingang. Ich werfe dem Fahrer einen Hunderter zu, und er gibt mir eine Riesenmenge Einkronenstücke zurück, aber ich schaffe es nicht, sie zu zählen, und deshalb ist es mir egal, ob das Wechselgeld stimmt. Ein Hotelportier hält mich an der Tür fest, fragt, ob ich ein Anliegen habe, ja, antworte ich, natürlich habe ich das. Es fällt ihm schwer, mein Anliegen zu akzeptieren, aber er lässt mich dann doch mit den Worten »Aber höchstens zehn Minuten« rein.

Ich gehe sogleich zur Rezeption und frage nach Professor Mindus.

Ich bekomme keine Antwort, jedenfalls keine direkte Antwort. »Wir können ihn nicht erreichen«, antwortet man mir an der Rezeption. Ich schaue auf die Hinweistafel für die Konferenzen. Da steht etwas, das Neuroforum heißt, und es scheint die einzige Konferenz zu sein, die noch nicht zu Ende ist. Auch wenn die Frau an der Rezeption meint, sie wäre schon beendet.

Ich setze mich auf ein Sofa. Ich weiß, dass ich verzweifelt bin, tue aber so, als sei ich guter Dinge. Es dauert nur wenige Minuten, bis einer von der Rezeption mich lächelnd bittet, die Lobby zu verlassen, wenn ich kein »Anliegen« hätte.

»Ich weiß, dass ich stinke«, sage ich, »und ich habe mindestens ein Anliegen.«

Sie bitten mich dennoch, das Hotel zu verlassen, sie scheinen mir nicht zu glauben. Ich tue so, als würde ich die Lobby verlassen, aber als ich an der Treppe bin, kommt gerade eine Gruppe Gäste in die Lobby, und ich mache auf dem Absatz kehrt und gehe in den zweiten Stock hinauf. »Bibliothekssaal« steht mit schwarzen Buchstaben an einer breiten Tür. Ich setze mich auf noch ein Sofa, und wieder habe ich das Gefühl, schreien, brüllen oder auf den Fußboden stampfen zu müssen. So sitze ich vielleicht eine halbe Stunde oder eine Stunde oder zwei. Ich fange an darüber nachzudenken, ob ich meine Schwestern oder meinen Bruder anrufen soll oder zu dem Zimmer gehen und meine Kleider holen. Aber ich wage nicht, eine dieser Möglichkeiten wirklich in Betracht zu ziehen. Meine Zwangsgedanken sind inzwischen derart instabil und eigensinnig, dass ich überall und jederzeit steckenbleiben kann. Außerdem glaubt meine Familie, ich befände mich in Göteborg, da ist es wohl besser, wenn ich versuche, so schnell wie möglich wieder nach Värmland und auf den Hof zurückzukommen. Ich habe genügend Geld, um den Nachtzug zur Grenze zu nehmen, und dann kann ich bis Värmland trampen, und dann auf dem Hof weiterarbeiten. Der Gedanke daran verbessert meine Stimmung ein wenig. Ich meine, eine gewisse Erleichterung zu verspüren. Aber ich bin besorgt und fühle mich müde und erschöpft, eigentlich sollte ich mich auf das Sofa legen und ein wenig ausruhen.

»Hier sitzen Sie also.«
Ein großer Mann, ein richtig großer Mann steht ein paar Meter von mir entfernt. Er hat nicht unbedingt viele Haare auf dem Kopf, trägt aber einen kleinen, dünnen Schnurrbart, etwas, was wie ein Anzug aussieht und Lederschuhe. Die Schuhe sind extrem italienisch, extrem stylish, extrem teuer. Er steht ein wenig vorgebeugt, dann kommt er schwankend und schlaksig, aber doch elegant und geschmeidig zu mir. Ich denke sofort, er sieht aus wie, nein, er sieht nicht aus wie ein Erweckungsprediger, er sieht aus wie John Cleese. Er reicht mir die Hand, ich halte ihm meine hin, und ehe ich noch darüber nachdenken kann, ob er sich gewaschen hat oder nicht, ergreift er meine Hand und schüttelt sie mehrere Male. Ich komme völlig von der Spur und vergesse, mich vorzustellen. Er sieht mich an, ganz lange, und dann sagt er:
»Per. Per Mindus.«
Langes Schweigen.
»Danke für den Brief. Ich hoffe, ich störe nicht«, fährt er fort.
Ich bringe kein Wort heraus, ich habe nichts zu sagen oder hinzuzufügen. Macht der Witze? Ist das Per Mindus, oder ist es John Cleese, oder ist er nicht doch einer von den Zeugen Jehovas? Vielleicht habe ich mich verhört.
»Was?«, frage ich.
»Sie haben mir einen sehr langen Brief geschrieben. Ich

nehme jedenfalls mal an, dass Sie die Person sind, die den Brief geschrieben hat. Ich habe Sie hier sitzen sehen, und da habe ich mal angenommen, dass Sie es sind.«

»Doch«, antworte ich.

»Was für ein Glück, dass Sie mein Fax bekommen haben.«

»Doch«, antworte ich.

Er setzt sich in einen Ledersthul direkt mir gegenüber. Ich merke, dass er mich anschaut, mein Verhalten beobachtet, das Fingerschnipsen, die fettigen Haare, die Kleider. Ich habe keine Ahnung, was ich sagen oder fragen könnte. Nach fünf Minuten, vielleicht sind es auch zehn, sagt er, als handele es sich um die kleinste Kleinigkeit:

»Sie haben Tourette-Syndrom. Und Sie haben ein Zwangssyndrom. Und Sie sollten nicht hier sein. Sie brauchen Hilfe.«

Der Körper fühlt sich steif an, die Gedanken wirken falsch, als hätten sie aufgehört zu funktionieren. Mindus nimmt einen kleinen Block aus der Innentasche des Jacketts. Er sieht mich an und schreibt etwas auf. Dann zeigt er mir, was er soeben geschrieben hat: »97 %«.

Mindus fährt fort:

»Ich schreibe, dass Sie zu siebenundneunzig Prozent schwerbehindert sind. Dann haben wir eine Zahl, von der wir ausgehen können. Was meinen Sie dazu?«

Ich sage nichts, bin nicht imstande, klar zu denken. Tourette? Gedanken sausen durch meinen Kopf. Tourette. Bilder schießen vor mir hoch, Erinnerungen klopfen in meinem Kopf an. Tourette. Ja, genau. Papa, denke ich. Papa. Vor vielen Jahren hat er darüber gelesen, hat diesem Arzt in Trondheim, der behauptet hat, Tourette gäbe es in diesem Land nicht, den Artikel gezeigt. Ich will zu Hause anrufen, bei Mama und Papa, die Wahrheit erzählen – das gibt es, mich gibt es, und es wird mich auch weiter geben.

Aber ich schaffe es nicht. Im Moment gerade nicht.

»Ich habe es ein wenig eilig, mein Flug geht in einer knappen Stunde«, sagt Mindus.

Er redet weiter, während er in seiner Ledermappe herumwühlt:

»Können Sie nach Stockholm kommen?«

»Doch«, antworte ich, fühle mich aber nicht ehrlich.

»Schon nächste Woche?«

»Doch«, antworte ich, und fühle mich ehrlicher.

Er gibt mir eine Visitenkarte. Ich glaube, sie ist schwarz und weiß. Sein Name, Titel, seine Adresse und Telefonnummer füllen die ganze Karte aus.

»Rufen Sie mich an, wenn Sie in der Stadt sind«, sagt er.

Und ich rechne eiskalt aus, dass mit der Stadt Stockholm gemeint ist.

Dann bittet er mich, ein Papier auszufüllen, das er in seiner Ledermappe hat. Er sagt nicht mehr so viel. Ich sage auch nicht viel, kriege kaum ein paar sinnvolle Wörter heraus. Ich hoffe nur, dass das auch alles wirklich passiert, dass ich mich nicht ausgerechnet jetzt mitten in einem Wunschtraum oder einem magischen Traum befinde. In einem absurden Traum, in dem ich auf einem Hotelsofa sitze, und John Cleese mir gegenüber, John Cleese, der mich jetzt bittet, auf ein Papier zu schreiben, wie groß ich bin, wie viel ich wiege, mögliche chronische Krankheiten und Allergien, Haarfarbe und Nationalität. Mindus sieht auf seine Uhr, legt das Papier, das ich soeben ausgefüllt habe, in seine Ledermappe. Dann steht er auf, geschmeidig und elegant und schlaksig. Er legt eine Hand auf meine Schulter und sagt die Worte, die sich mir ins Gehirn eintätowieren:

»Jetzt beginnt Ihr neues Leben. Und Sie werden Ihr neues Leben damit beginnen, eine ganz lange Dusche zu nehmen.«

Eine ganz lange Dusche

Mindus geht die Treppen hinunter, verschwindet aus der Lobby und gleitet in ein wartendes Taxi. Weg. Ich sitze immer noch auf dem Sofa, sehe mich im Hotel um, schnipse mit den Fingern, lehne mich zurück, lehne mich vor, schnipse weiterhin mit den Fingern. Ich entdecke ein Wandtelefon, eile hin, werfe eine Menge Münzen ein und rufe zu Hause an.

Papa geht ran. Ich rede ohne Pause.

»Er heißt Mindus, und ich habe Tourette-Syndrom.«

»Was?«, schafft Papa noch dazwischen zu schieben, ehe ich weiterrede:

»Ich habe diese Radiosendung gehört, der Professor saß im Studio und ich habe ihm diesen Brief geschrieben, den er gelesen hat, und auf den er geantwortet hat, und dann haben wir uns im Bristol getroffen.«

»Wo bist du?«

»Bristol.«

»England?«

»Hotel Bristol.«

»Was?«, kann Papa gerade noch sagen, aber da rede ich schon weiter:

»Ich werde ihn nächste Woche in Stockholm treffen, er wird mich untersuchen, ich werde an einem Forschungsprojekt teilnehmen ... Papa, das gibt es, es gibt mich ... Tourette, erinnerst du dich?«

Am anderen Ende der Leitung schweigt Papa sehr lange, als müsse er erst noch fertig kauen, als hätte er was im Mund oder im Hals. Vielleicht versucht er fertig zu denken, die Logik in dem, was ich sage, zu finden.

»Jetzt mal ganz von vorne«, sagt er.

Ich werfe meine letzten Einkronenstücke ein und fange ganz von vorne an.

Ein paar Stunden später telegrafiert Papa Geld rüber, so dass ich ein paar Wochen auskomme. Es stellt sich heraus, dass ich ein Sparkonto mit ungefähr hundert Kronen drauf besitze. Ich wusste nicht mal von der Existenz des Kontos, und jetzt hoffe ich nur, dass das Geld kommt, ehe die Postbank um sechs Uhr schließt. Während ich darauf warte, versuche ich, mich im Hotel aufzuhalten, aber einer der Portiers entdeckt mich und bittet mich, das Hotel zu verlassen. Ich erinnere mich vage, dass ich – nach einer halben Stunde – aus dem Hotel rauskomme, die Storgata herunterspaziere, dass mir wieder übel wird und ich anfange zu schwitzen, dass ich darüber nachdenke, wie ich so schnell wie möglich aus dieser Teufelsstadt kommen kann, ehe ich wirklich zusammenbreche. Um halb sechs hebe ich mein Geld ab und begebe mich dann auf direktem Weg zum Hauptbahnhof. Ich kaufe noch eine Interrailkarte und parke den Körper im Nachtzug nach Osten. An der Grenze steige ich in einen Lokalzug, der mich ein paar Stunden später weiter nach Osten und nach Värmland hineinbringt. Dann erinnere ich mich an nicht mehr viel.

Am Montag rufe ich Mindus an, wahrscheinlich aus irgendeiner Telefonzelle in Stockholm. Mindus bittet mich, in seine Sprechstunde zu kommen, am nächsten Tag, gegen neun.

In dieser Nacht fahre ich meine alte Tour – ich nehme einen Nachtzug, steige mitten in der Nacht in einen anderen um und schlafe vier Stunden, hin und zurück.

Am nächsten Tag. Das Karolinska Krankenhaus, gegen neun.

Mindus sagt, dass ich so lange duschen und zwangshandeln darf, wie ich will, gern, bis das Wasser kalt ist – wenn ich nur dusche. Ich habe Todesangst. Ich muss duschen. Ich habe keine andere Wahl. So wie es jetzt ist, geht es dem Körper nicht gut, es gibt keinen Weg zurück. Die Gefahr, dass ich für den Rest meines Lebens in der Dusche feststecken werde, ist groß. Ich wage aber nicht wirklich, Mindus von diesem kranken und gefährlichen Gedanken zu erzählen. Und doch scheint es, als wisse er, was ich denke. Er erzählt, dass er vor dem Duschraum Wache halten wird, während ich Zwänge und Rituale erledige, wird er Zeitung lesen.

Er sagt es so, wie es ist:

»Sie werden eine Hölle durchleben, aber Sie sind in sicheren Händen.«

Diese Aufrichtigkeit motiviert mich zu duschen.

Es dauert eine Stunde, die Türschwelle zum Badezimmer zu überqueren. Eine halbe Stunde später stehe ich nackt unter fließendem Wasser. Doch. Es fühlt sich erstaunlich an. Fließendes Wasser auf nackter Haut. Ich erinnere mich nicht, wann ich das letzte Mal so dastand. Es fühlt sich an wie die erste Dusche meines Lebens. Und ich stehe einfach da, gerade, lasse das Wasser den Körper nassregnen, die Leopardenflecken und den Nabel und den Gestank ertränken. Ich stehe einfach da, den Kopf an die Wand gelehnt, den Duschkopf vor dem Gesicht. Die Lippen zittern, der Körper bebt. Ich habe Angst, dass jemand in den Duschraum kommen könnte. Ich habe Angst, dass jemand in den Duschraum kommen und mich auf frischer Tat ertappen könnte – und einen erwachsenen mageren Mann sehen würde, der unter der Dusche steht und wie ein Kind weint.

Ein Teil meines Lebens ist zu Ende, als ich in die Dusche gehe.

Drei Stunden später komme ich wieder raus.

Mindus sitzt ein paar Meter entfernt in einem Sessel und liest den *Göteborgs-Posten*.

Und dann geht das Leben weiter.

Teil 3

Die drei Böcke mit Namen Bruse

Früher kämpfte der Zufall gegen mich, stets siegte er und verpasste mir eine Abreibung. Aber jetzt passieren erstaunliche Dinge – der Zufall spielt mir plötzlich in die Hand und scheint mich auch noch zu mögen. Um das Durcheinander in meinem Kopf in Worte zu fassen, hilft mir das Märchen von den drei Böcken mit Namen Bruse, die zu ihrer saftigen Weide über eine Brücke gehen müssen, unter der ein schrecklicher Troll haust. Der kleinste Bock geht voraus, und als der Troll ihn fressen will, sagt er: »Nein, warte doch, nach mir kommt ein Größerer.« Als dann der mittlere Bock kommt, sagt auch er zum Troll: »Nein, warte doch, nach mir kommt ein Größerer.« Und der Troll kann den Hals nicht voll kriegen, also wartet er auf den größten Bock, der dann aber kräftig genug ist, um den Bösewicht ins Wasser zu stoßen.

Der erste Bock Bruse

Nur ungefähr ein Jahr, nachdem mein Vater und ich unseren missglückten Besuch bei Doktor Brezel unternommen haben, bekommt Mindus zufällig eine Stelle in Trondheim. Er kommt mit einer Forschungsgruppe dahin, die er später übernimmt. So wird er einer der führenden europäischen Wissenschaftler in Sachen OCD – Obsessive Compulsive Disorder, Zwangsstörung. Später gründet er dann die legendäre schwedische Vereinigung »Ananke«. Ich gehöre zu Mindus' Forschungsprojekt. Aber ich muss nicht erforscht werden, ich brauche Hilfe, akute Hilfe. So gehe ich als anonymer Patient in sein laufendes Projekt ein. Und das ist die Begründung dafür, dass ich im Karolinska aufgenommen werde. Er sieht die Zwänge als das eigentliche Problem an:

»Die Zwangsgedanken und die Zwanghandlungen sind es, die Sie zu siebenundneunzig Prozent behindern, nicht die Tics. Die Tics werden Sie niemals töten, sondern nur nerven – Sie und andere.«

Er beginnt damit, mich im Hinblick auf einen möglichen psychochirurgischen Eingriff zu untersuchen. Die sogenannte Kapsulotomie wird pro Jahr bei einigen wenigen Patienten durchgeführt, und dies mit recht gutem Erfolg. Sie wird bei Patienten durchgeführt, die durch Zwänge invalide geworden sind und bei denen nichts anderes geholfen hat. Er beschließt, keinen Druck zu machen, und wartet mit der Entscheidung über die Operation. Ich bin zu jung, und ich habe noch nichts anderes versucht. Mindus ist ein vielbeschäftigter Mann, aber er findet trotzdem Zeit. Vielleicht betrachtet er mich als den Oberfreak, aber das ist mir egal, ich fühle mich, ungeachtet meiner Freakigkeit, immer in seinem Büro willkommen.

Jetzt tun mir immer mehr die Zähne weh, und ich habe Kopfschmerzen. Aber ich wage nicht, Mindus davon zu erzählen, ich habe Angst, dass er dann sein Skalpell rausholt und mir ins Gehirn schneidet. Ich bin immer noch sehr krank. Ich kann nicht in ein Lebensmittelgeschäft gehen und mich dort einfach bewegen. Das traue ich mich nicht, weil das Risiko zu groß ist, dass ich steckenbleibe oder mich wahnsinnig ticse. Also kaufe ich immer noch Rippchen und Knäckebrot, es gibt so viele andere Dinge, unter denen man wählen kann, aber es ist, als könnte der Körper gerade jetzt nichts anderes vertragen. Und ich will ja einfach nur satt werden.

Nach einer Woche werde ich weitergeschickt. Die Reise von einem Bock Bruse zum nächsten geht weiter.

Mindus erklärt:

»Sie werden einen Mann in Malmö kennenlernen. Er heißt Levander. Er möchte Sie auch kennenlernen. Er kennt sich mit

Tourette besser aus als irgendjemand sonst. Er kennt die Möglichkeiten.«

Da muss ich an das Erste denken, das Mindus zu mir gesagt hat und das sich irgendwie in meinem Kopf festgesetzt hat – zu siebenundneunzig Prozent schwerbehindert. Siebenundneunzig Prozent. Das bedeutet, dass es bis hundert immer noch drei Prozent sind. Ehe ich abreise, frage ich Mindus, wofür die letzten drei Prozent stehen.

»Für die Hoffnung«, antwortet er. Und weiter:

»Sie sind zu siebenundneunzig Prozent behindert, Sie haben drei Prozent Hoffnung. Und das ist verdammt viel Hoffnung, das sage ich Ihnen. Hätte ich zu hundert Prozent schwerbehindert geschrieben, dann wären Sie in einer Anstalt gelandet. Hundert Prozent ist hoffnungslos, siebenundneunzig Prozent ist nur teilweise hoffnungslos, aber vor allem sehr hoffnungsvoll. Ich verspreche Ihnen: Drei Prozent ist verdammt viel Hoffnung.«

Ich rufe ungefähr jeden Tag bei meiner Familie an und berichte, wie es mir mit den Besuchen bei Mindus geht. Ich fühle mich besser, es geht mir aber nicht besser. Die Rituale sind so gegenwärtig wie zuvor, aber nach allem, was geschehen ist, scheint es, als hätten sich die Vorzeichen verändert. Es gibt Hoffnung, drei Prozent Hoffnung schweben über mir, und ich versuche mir einzureden, dass es mir bereits viel besser geht.

Im Zug nach Skåne, der über Göteborg führt, blättere ich in Zeitungen und einem Bündel Studienbroschüren. Natürlich habe ich nicht die geringste Chance, für eine der Ausbildungen, die da so farbenfroh angepriesen werden, aufgenommen zu werden – ich bin nichts und habe nichts gemacht, und ich werde auch ziemlich lange nichts machen. Ich muss an die Theaterschule denken, auf der ich fast angefangen hätte, und mir wird schon jetzt klar, dass das eine satte Katastrophe gegeben hätte, nicht nur für mich, sondern für die Schule. Zwischen all den Broschüren finde ich einen einjährigen Körper-Theaterkurs. Schon wieder dieser Grotowski, der der Gottvater dieser Theaterform zu sein scheint. Am Hauptbahnhof von Göteborg werfe ich eine Bewerbung in einen Briefkasten. Man weiß ja nie.

Ein paar Tage später erscheine ich in der Sprechstunde von Professor Levander, vor den Toren von Malmö. Im Wartezimmer sitzt außer mir noch ein anderer Mann. Der Mann spricht mit sich selbst, schaukelt den Körper immer wieder vor und zurück. Er hat sich den halben Schnurrbart abrasiert, und er murmelt und hustet und redet mit sich selbst. Werde ich nach einem Monat in diesem Haus auch so aussehen? Ich habe nicht übel Lust, wegzurennen, alles egal sein zu lassen und zurück nach Stavnäs zu reisen, den Bauern um Entschuldigung zu bitten – mein Guter, bitte lassen Sie mich weiter Fischköpfe abschneiden, die Eingeweide aus dem Bauch graben und mit dem Nachtzug hin und her fahren. Lieber das, als mit einem schaukelnden, murmelnden halbschnurrbärtigen Verrückten in einem Raum zu sitzen.

Ich sehe mir die Infotafel an der Wand an. Erleichterung – »Prof. Levander 2.Stock«.

Im zweiten Stock bin ich allein, so allein, dass ich schon glaube, mich verlaufen zu haben. Nur wenige Minuten später kommt ein mittelgroßer Mann den Flur entlang. Er trägt einen Ordner unter dem Arm, ein hellbraunes Cordjackett, hellbraune Cordhosen, halblange Haare und einen Bart.

Der zweite Bock Bruse

Er sieht mich nicht an, jedenfalls kommt es mir so vor. Er öffnet die Tür, gleitet elegant über die Türschwelle. Ich bin nach zehn Minuten Ritualisierens in seinem Zimmer. Überraschend effektiv. An das Zimmer erinnere ich mich kaum, hingegen entdecke ich sofort eine Akustikgitarre, die ganz nett da steht und sich an seinem Schreibtisch ausruht. Eine Gitarre. Gut, denke ich. Er scheint nicht viereckig, sondern eher dreieckig zu sein, was ich mag. Ich versuche, mich hinzusetzen, aber die Rituale bitten mich, das Ganze doch mindestens viermal zu wiederholen. Levander scheint das mit Gelassenheit zu nehmen, er ist es gewohnt und nimmt stattdessen einen Packen Papier heraus, den er auf dem Schreibtisch ausbreitet. Als ich mich endlich hingesetzt habe, fragt er und überrumpelt mich damit total:

»Ach so ... gehen Sie auch auf Lachse?«

Es stellt sich heraus, dass Levander, in jungen Jahren, wahrscheinlich ungefähr als ich in die Schule kam, sein AiP-Jahr in meinem Land, in meinem Landkreis und in meinem Nachbardorf abgeleistet hat. Erst habe ich ihn in Verdacht, dass er sich einen Scherz mit mir erlaubt, aber das Misstrauen verschwindet schnell, sowie er anfängt, Orte und Familiennamen zu nennen. Außerdem weiß er ganz genau, wie stolz das Dorf auf das alljährliche Lachsfest ist. Nein, er macht keine Witze mit mir. Levander hat sanfte Augen, einen entschlossenen Mund, eine undefinierbare Nase.

Er schaut in die Papiere, liest, was Mindus geschrieben hat, scheint aber meine Problematik in- und auswendig zu kennen. Ich merke, dass ich auch hier an der richtigen Stelle gelandet bin – die Person vor mir versteht, was hinter meinen zwangshandelnden Gedanken und ticsenden Fingern steht. Ich bin richtig erleichtert – *Zucken im Bauch, Geräusch*. Levander scheint sich auch nicht um die Tics zu scheren. Hauptsächlich sieht er meine Kleider, meine Haare und mein Gesicht an. Wahrscheinlich ist ihm langweilig, denn verglichen mit dem Schnurrbartmann fünf Meter unter uns, bin ich doch die reinste Lappalie. Doch Levander ist interessiert, wenn er auch nicht viele Fragen stellt, da er die Antworten schon zu kennen scheint. Ich erzähle trotzdem von meinem Leben, meinen Ritualen und Zwangsgedanken. Er lacht nicht, zwischendrin lächelt er mal, aber er lacht nicht. Scheinbar macht er sich Notizen. Er meint, ich solle ein Wundermittel aus den USA ausprobieren, das Anafranil heißt. »Wenn Anafranil nicht funktioniert, dann kriegen Sie Fevarin, und wenn Fevarin nicht funktioniert, dann kriegen Sie ganz einfach eine Überdosis Margarin.« Er sieht ernst aus, ich auch, aber dann lacht er extrem lange über seinen eigenen Joke.

Er gibt mir ein Rezept, und ich soll SOFORT anfangen, die Medizin zu nehmen.

Ehe ich gehe, sagt er ebenso selbstverständlich und direkt wie zuvor:

»Sie sind kein reicher Mensch, also verlassen Sie meine Räume bitte durch die Hintertür, also nach links durch den Notausgang. Dann müssen Sie nicht eintausendfünfhundert Kronen Gebühr bezahlen. Sie sind kein schwedischer Bürger, nicht angemeldet, nicht reich. Ich hingegen bin eine sehr, sehr wichtige Person. Als Gegenleistung möchte ich, dass Sie bereit sind, sich filmen zu lassen, damit ich meinen Studenten zeigen kann, wie einer wie Sie denkt.«

Ich schleiche durch den Notausgang hinaus. Das muss ich ein, zwei, drei, vier, fünf + ein, zwei, drei, vier Mal + vier Wiederholungen machen.

Die Medizin funktioniert nicht wie gedacht. Ich schwitze wie blöd, Tag und Nacht, morgens und abends. Ich kann keine Veränderung feststellen, ich zwangshandele weiter drauflos und führe die täglichen Rituale aus, mit denen zu leben ich inzwischen gelernt habe, die ein Teil meiner Persönlichkeit geworden sind. Ich treffe mich mit Levander zum Filmen. Levander fragt, ich antworte, und eine halbe Stunde später ist alles vorüber. Dann darf ich in seinem wohlriechenden und einladenden Land Rover nach Malmö hinein fahren. Dort nehmen sie eine Blutprobe, die beweist, dass mein Blutkreislauf das Anafranil aufgenommen hat, aber ich gestehe, dass ich mich gar nicht besser fühle. Und da kommt der dritte Bock Bruse ins Bild. Levander sagt, es würde einen Menschen geben, der sich wirklich mit Zwangshandlungen auskennt und vor allem das beherrschen würde, was man Kognitive Verhaltenstherapie nennt.

Der dritte Bock Bruse

Lasses Team ist im Begriff, in Südschweden eine OCD-Schule aufzubauen, und sie brauchen Patienten, mit denen sie sprechen und an denen sie die Methode testen können. Levanders Beschreibung von mir gefällt Lasse, er wird neugierig auf meine Persönlichkeit, stimmt einem Treffen zu, denn ich könnte »mögliches grundlegendes Material« darstellen.

Unsere erste Begegnung findet über das Telefon statt. Lasse ist direkt. Er redet nicht rum, windet sich nicht, er ist konkret. Wir haben kein längeres persönliches Gespräch, es gibt keine großartige Vorstellung. Lasse sagt einfach nach ein paar Minuten:

»Nehmen Sie sich ein Papier, eine Serviette oder was auch immer, und versuchen Sie zu notieren, wann Sie ritualisieren müssen und wann die Zwänge auftauchen.«

Er wartet am anderen Ende der Leitung. Ich empfinde einen furchtbaren Widerstand. Weil ich nicht wage, es hinzuschreiben, fange ich stattdessen vorsichtig an, zu erzählen. Die Minuten vergehen, ich erzähle, teilweise, annäherungsweise:

»Es dauert mindestens eine Stunde zu duschen, manchmal vier. Ich wasche mich andauernd, habe Angst vor Ansteckung, Bazillen, Tod. Rot ist Blut, ist der Tod, blau ist Norden, ist Kälte, ist das Leben. Ich kann die Buchstaben x, z, y nicht schreiben, ich kann keinen Kaffee trinken, dessen Name ein x, z oder y enthält, das ist Gehirnsaft. Ich kann kein Kaffeepaket von Luxus oder Zoégas anfassen. Ich kann keine Türschwelle überqueren, brauche mindestens eine halbe Stunde, um durch eine Tür zu kommen, manchmal auch sechs Stunden.«

Nach einer Weile unterbricht mich Lasse und sagt es so, wie es ist:

»Schreiben Sie lieber auf, wann Sie nicht zwangshandeln ... dann sparen wir Zeit.«

»Wenn ich schlafe«, antworte ich.

Wir verabreden uns für den nächsten Tag in Lasses Sprechstunde. Dann werden wir über die Behandlung und die Auflagen und die Strategie sprechen – und Kaffee trinken.

Am nächsten Tag. Vor der Praxis. 12 Uhr 30.
Ich komme nicht durch die Tür.
Ich bleibe vollkommen stecken, so schlimm wie lange nicht. Vielleicht machen mir die Erwartungen Stress. Zwei Stunden später komme ich zum Empfang. Und sofort rieche ich den Kaffeeduft. Ich frage die Sprechstundenhilfe hinter dem Tresen:
»Was für eine Kaffeesorte haben Sie hier ...?«
»Ich denke, das ist Zoégas.«
Entschlossenen Schrittes stapfe ich zu Lasses Sprechzimmer, ich bin wütend, verrückt, aufs Schrecklichste provoziert. Zufällig schaffe ich es, mich beim ersten Versuch in sein kleines Zimmer zu begeben, und dann schimpfe und zetere ich und verwünsche ihn.
»Wie in aller ..., also, wir wollten doch Kaffee trinken und über die Behandlung reden, wie zum Teufel können Sie den Gehirnsaftkaffee von Zoégas haben, wenn ich Ihnen doch gestern am Telefon erzählt habe, dass ich die Buchstaben x und z und y nicht schreiben kann, keinen Kaffee mit z im Namen trinken kann, dass das Gehirnsaft ist, haben Sie das vergessen, haben Sie vergessen, dass ich auch nicht duschen oder mich waschen oder bis sechs zählen oder normal durch eine Tür gehen oder eine Türschwelle überschreiten kann ... äh, ich haue ab, fahre lieber nach Hause, mache mit dem Leben weiter, das ich habe, ich brauche keine Hilfe, ich gehe jetzt ...«
Lasse bleibt auf seinem Stuhl sitzen. Er sieht mich kaum an, kommt aber direkt auf den Punkt und sagt entschieden:
»Ja, dann gehen Sie ...«
»Ja, jetzt gehe ich«, sage ich, immer noch entrüstet.
»Gehen Sie ...«
»Ich gehe ...«

»Also, gehen Sie.«
»Jetzt.«
»Gehen Sie.«
»Jetzt gehe ich.«
»Gehen Sie.«
Ein langes Schweigen, ehe Lasse gleichgültig sagt:
»Sie kommen ja doch nicht durch die Tür.«
Die Provokation ist perfekt, er zerbröselt mein Ritual. Er blickt weiter geradeaus, ich koche weiter, koche über und versuche, ihn zu schlagen. Vielleicht treffe ich die Schulter, vielleicht den Arm, vielleicht wedele ich mit meinen Armen in der Luft herum. Ehe ich mich wieder fassen kann, spüre ich, wie seine Hand mich trifft, vielleicht ist es der Luftdruck, vielleicht wedelt er mit seinen Armen in der Luft herum. Ich koche immer noch, alles kocht über, ich brülle:
»Verdammte Scheiße, Sie wollten Ihren Patienten schlagen, unglaublich, den Patienten schlagen, das ist strafbar, Sie müssen bestraft werden.«
»Sie haben angefangen«, unterbricht er mich.
»Ich werde Sie bei der Ärztekammer anzeigen, Sie dürfen nie mehr als Psychologe arbeiten, man wird Ihnen die Behandlungserlaubnis entziehen, geben Sie mir das Anmeldeformular, dann werde ich Sie verdammt noch mal anzeigen.«
Lasse nickt.
»Klar. Sie sollen das Formular haben, aber ich sage Ihnen schon jetzt – da sind eine verdammte Menge x, z und y drin, Sie werden also garantiert angesteckt werden und dann sterben.«
Ich falle, falle platt hin, das Gehirn versucht wegzurennen, ich schäme mich, ich bin entlarvt, nackt.
Lasse lächelt, ich fange an zu lächeln. Er redet weiter, nun gedämpft und sachlich:
»Denken Sie mal nach. Erst muss ich Sie gesund machen, dann können Sie mich anzeigen, weil ich versucht habe, Sie zu schlagen, auch wenn wir beide wissen, dass Sie derjenige waren, der angefangen hat. Soll ich … soll ich das Formular holen?«

Mir fehlen die Worte, bin vollkommen paralysiert. Lasse fährt fort:

»Ich habe Patienten, denen es mindestens so beschissen geht wie Ihnen. Sie brauchen akute Hilfe, Sie sollen nicht so leben müssen, wie Sie es tun. Aber Sie sind ein erwachsener Mann, wenn Sie meine Hilfe nicht wollen, dann wissen Sie, wo die Tür ist.«

Langes Schweigen. Lasse fährt fort:

»Also ... sollen wir ein wenig arbeiten?«

Lasse bekommt Kontakt zu mir. Er sieht meine Persönlichkeit, indem er seine eigene Persönlichkeit einsetzt. 2:0. Ich empfindet Respekt, tiefen Respekt vor seinen Fähigkeiten, und ich begreife, dass ich krank bin, schwer krank, und dass es keine Abkürzung gibt, das kann nur ein Superidiot glauben. Ich brauche Hilfe – so viel Integrität habe ich noch, einzusehen, dass ich ohne Hilfe nicht überleben werde. Lasses Integrität bewirkt, dass ich mich auf den Stuhl neben einer schwarzen Kiste setze.

»Was ist in der schwarzen Kiste?«, frage ich.

»Meine Trompete«, antwortet er. »Ich spiele bei *Jensens New Orleans* Trompete.«

Es liegt Hilfe in der Luft. Ich kann es nicht erklären, aber ich spüre, dass die Hilfe an der nächsten Ecke wartet, oder an der übernächsten, oder noch ein wenig die Straße hinunter, aber jetzt bin ich zum ersten Mal in meinem Leben sicher, dass wir uns in derselben Stadt aufhalten, die Hilfe und ich. Das Gefühl ist nicht zu beschreiben und umwerfend – soll ich wagen, das zu glauben, oder lieber nicht? Ich wandere zum Hauptbahnhof hinunter. Ich merke, dass ich einen Zug nehmen muss, egal wohin, ich muss wegkommen, denken und klar werden und das Gehirn filtern. Um einem möglichen akuten Rückfall begegnen zu können, habe ich mir wieder einmal eine Interrailkarte gekauft.

Jetzt geht's los

Am nächsten Tag. Lasses Zimmer.
Wir entwickeln die Strategie, Ziele, Teilziele.
Strategie: mich motivieren, eine der härtesten und anstrengendsten Behandlungen anzufangen, die es gibt. Die Kognitive Verhaltenstherapie.
Ziel 1: so weit gesund zu werden, dass ich arbeiten gehen kann.
Auf dem Weg dorthin: zwei Schritte vor, einen zurück. Ja sagen, nicht nein. Ich soll etwas ausprobieren, ehe ich es ablehne.
Wir skizzieren auf einem Blatt Papier:
Zu welchem Zeitpunkt am Tag beginnen die Rituale, warum, wo?
Wann ritualisiere ich am wenigsten?
Wann geht es mir am schlechtesten, wann geht es mir am besten?
Was belastet mich am meisten?

Die Rituale haben schon mein halbes Leben lang meinen Alltag bestimmt, haben mich zu siebenundneunzig Prozent behindert gemacht. Kann ich mich noch erinnern, wie mein Leben ohne Rituale war? Werden sie irgendwann einmal aus meinem Leben verschwinden?
Wir wissen es nicht. Aber durch harte Arbeit werden wir mein Leben leichter machen können, vielleicht geben die Rituale dann auf und können sich nicht mehr im selben Maße aufdrängen wie jetzt.
Lasse kann nichts garantieren, jeder Patient ist der erste, die Methode ist relativ neu, ich bin ein schwerer Fall, das Verhalten hat sich schon im Gehirn festfressen können, und das

wiederum vergiftet mein ganzes Verhalten. Aber wir probieren es. Ich weiß, wie es mir heute geht und wie es schon war. Kann es schlimmer werden, kann es noch schlimmer für mich werden?

Ich kann ein besseres Leben haben. Wir beschließen, daran zu glauben.

Wir rechnen aus, dass ich ungefähr einhundertdreiundsiebzig Rituale habe. Dann erstellen wir eine Liste mit den drei Ritualen, die am anstrengendsten sind und die mich am meisten behindern. Ich nenne es die »Höllenliste«. Und hier die drei Sieger:
1. Eine Türschwelle überqueren
2. Mich waschen (Duschen + Händewaschen)
3. X, z, y

Wir beschließen, mit der Nummer eins anzufangen. Dieses Ritual ist schon am längsten mit von der Partie, es belastet mich jede fünfte Minute, jeden Tag, das ganze Jahr über. Ich gehe auf Lasses Theorie ein: Wenn wir ein Problem lösen, dann lösen wir auch das nächste. Knacken wir dieses Ritual, dann kann das einen Dominoeffekt erzeugen, bei dem vielleicht auch das nächste und das übernächste Ritual fällt. Die meisten Rituale sind voneinander abhängig, sie paaren sich und gebären neue eklige Rituale. Wenn wir die Rituale voneinander trennen können, eines umbringen und ein anderes vergiften, dann kann es sein, dass sich die Rituale überrumpelt fühlen, dass sie in Panik geraten und ihren Griff lockern.

Lasse erklärt nur selten im Detail, was wir tun werden. Er erkennt, dass ich etwas für Überraschungen übrig habe – in der Überraschung liegt die Herausforderung. Für mich.

Wir reden so wenig wie möglich und agieren so viel wie möglich. Wir sind uns darüber einig, dass die Probleme nicht in seinen Räumen zu Hause sind, sie sind da draußen, im Alltag. Also gehen wir raus, und es wird lange dauern, bis ich wieder in seinen Praxisräumen bin. Von jetzt an werden wir dort arbeiten, wo sich die Rituale am wohlsten fühlen – auf der Straße, zu Hause, in der Dusche, im Laden, in der Kaffeetasse.

Wir sprechen darüber, dass der Begriff Normalität nicht existent ist. Es gibt keine normalen Menschen. Stattdessen konzentrieren wir uns auf den Begriff »Normalvariante eines Verhaltens« und »Normalvariante eines Menschen«. Denn die gibt es.

Ich muss im Grunde genommen alles von vorn und neu lernen. Wie ein Kind lerne ich, wie die Normalvariante eines Menschen Fahrrad fährt, ich lerne, wie die Normalvariante eines Menschen eine Türschwelle überquert, eine Jacke anzieht, die Schuhe bindet, die Tasse anhebt, die Tür schließt, die Tür öffnet.

1. Eine Türschwelle überqueren

So – wie überquert denn die Normalvariante eines Menschen eine Türschwelle?

Es ist Mai, draußen ist es warm und Lasse hat eine rote Pudelmütze auf. Wir sitzen auf einer Bank vor einem großen Supermarkt. Wir beobachten Menschen, Normalvarianten eines Menschen, wie sie in den Laden rein- und rausgehen, wie sie sich bewegen, zurückgehen, umdrehen. Wir sitzen immer auf derselben Bank, jeden Tag, fünf Tage die Woche, fünfundvierzig Minuten am Stück. Die Behandlung erfordert Zeit und Geduld.

Wir sitzen auf der Bank, Lasse rechts, mit der roten Pudelmütze, ich links. Die Leute schauen auf die Mütze, im Mai, bestimmt fragen sie sich, wer hier der Patient und wer der Psychologe ist …

Nach einer Woche sagt Lasse:

»Jetzt wirst du meine Mütze wegwerfen, so dass ich sie aufheben muss. Und dann werde ich sie werfen, und du wirst sie aufheben.«

Ich überlege, was wir hier eigentlich machen, von der Pudelmützenmethode habe ich noch nie gehört. Aber ich unterschreibe das Formular, den Vertrag, den wir vor jeder Behandlungsstunde aufsetzen. Das ist, damit ich mich nicht entziehen kann und seine Ideen wegimprovisiere und stattdessen meine eigenen praktiziere.

Ich werfe die Mütze einen Meter nach links von der Parkbank. Lasse hebt sie auf. Wir gehen über die Straße zu der Einzimmerwohnung, in der ich jetzt wohne. Jetzt ist Lasse dran, die Mütze zu werfen, und er wirft sie genau in die Mitte zwischen Wohnzimmer und Küche – mitten auf die Türschwelle. *Zucken im Bauch, Geräusch, Panik.* Ich habe zehn Jahre lang keine Türschwelle angeschaut, ich war immer mehr als beschäftigt damit, nach einem blauen Punkt zu suchen, das Bein im Winkel von fünfundvierzig Grad anzuheben, zu zählen ...

Das hier ist eine ungeheure Provokation, mir bricht der Schweiß aus, es wird mir übel, aber Lasse holt nur den Vertrag heraus. Ich zähle eins, zwei, drei, vier, fünf, bei + trete ich die Mütze mit dem linken Fuß hoch und beende dann das Ritual mit eins, zwei, drei, vier.

»Gut, das ist ein Anfang«, sagt Lasse. »Jetzt feiern wir mit einer Tasse Gevalia-Kaffee und einer Zimtschnecke.

Dieselbe Übung wiederholen wir viermal. Dann hören wir auf, ehe ich zu viel schwitze und gestresst bin.

Am folgenden Tag arbeiten wir ganz konkret an dem Türschwellen-Ritual. Nach so vielen Jahren, so vielen Stunden und Minuten voller Zwangsgedanken und ausgefeilten Ritualen kann man damit nicht einfach aufhören. Das kann man nicht verlangen. Man nimmt dem Alkoholiker nicht einfach die Flasche weg.

Ich schreibe das Tür-Ritual auf ein Blatt Papier, wie es aussieht, wie ich dabei denke, zeichne, wie ich mich bewege. Ich versuche, die Angst zu beschreiben. Diese verdammte, sich anschleichende Katastrophenangst.

Jetzt fangen wir an, das Ritual in Stücke zu hacken. Lasse dribbelt damit, blufft, erfindet neue Versionen des Rituals. Ein Ritual kann also aus verschiedenen Versionen bestehen, wenn man sich nur innerhalb eines gewissen Rahmens hält, wird das Endergebnis dasselbe sein. Diese Einstellung erleichtert mein Denken, verschafft mir eine andere Perspektive auf das Ritual. Verschiedene Versionen = derselbe Inhalt = erlaubt.

Ich stelle mich hin und bin bereit, Lasse das Ritual selbst zu zeigen.

Über den Türrahmen schauen. Nach einem blauen Punkt suchen (blau = Norden = gut = gute Farbe).

Jetzt habe ich die Aufgabe, nach einem hellblauen oder einem dunkelblauen Punkt zu suchen, also nach anderen Farben, die auch Blau enthalten. Damit betrüge ich das Ritual nicht, denn Hellblau und Dunkelblau sind schließlich nur andere Versionen von Blau. Also sehe ich auf einen hellblauen Punkt, der so hellblau ist, dass der Punkt schon fast weiß ist. Und ich sehe auf einen dunkelblauen Punkt, der so dunkelblau ist, dass er fast schon schwarz ist.

»Lila ist ein Teil von Blau«, behauptet Lasse.

»Nein«, entgegne ich.

Ich brauche Beweise, also rufen wir, um der Diskussion ein Ende zu machen, einen Farbenhändler in Malmö an.

»Lila enthält Blau«, bestätigt der Farbenhändler und legt wieder auf.

Also wird auch die Farbe Lila zu einer anderen Version von Blau.

Wir machen weiter, schrauben uns weiter ins Ritual hinein.

Das linke Bein anheben (der Kaltwasserhahn sitzt bei alten norwegischen Waschbecken auf der linken Seite = blau = Norden = gute Farbe), im Winkel von 45 Grad (45 = 4 + 5 = 9 = gute Zahl).

Jetzt ist meine Aufgabe, das Bein anzuheben, erst im Winkel von 40 Grad, die Position zu halten und das Bein dann noch weitere 5 Grad zu heben. 40 + 5 = 45 Grad. Dasselbe wie 45 Grad, nur eine andere Version. Ich hebe das Bein um 39 Grad, mache Pause, halte die Position zwei Minuten lang, und füge dann 6 Grad hinzu. 39 + 6 = 45. Dasselbe wie 45 Grad, aber jetzt in einer anderen Version. Ich hebe das Bein erst um 60 Grad, senke es dann auf einen Winkel von 40 Grad, halte die Position eine Minute lang und lege dann noch 5 Grad zu. 60 - 20 + 5=45. Dasselbe wie 45 Grad, aber jetzt in einer anderen Version.

Wir arbeiten fünf Tage die Woche, jeweils zwei Stunden lang. Manchmal sind es auch drei Tage die Woche vier Stunden, bei akuten Angstanfällen arbeiten wir zwei Tage die Woche sechs Stunden lang. Wir müssen dann arbeiten, wenn die Zwänge da sind und wenn die Rituale sich aufdrängen – die Rituale nehmen keine Rücksicht auf geregelte Arbeitszeit und stempeln sich nur selten ein und aus.

Zu Anfang bittet mich Lasse, das Bein drei Sekunden lang im Winkel von 40 Grad zu halten, dann darf ich es auf 45 Grad anheben. Nach zwei Wochen Arbeit kann ich die Position mehrere Minuten lang halten. Wir arbeiten uns kreuz und quer durch das Ritual, finden neue Perspektiven, probieren uns voran, Schritt für Schritt. Ich schreie, breche zeitweilig fast zusammen, weil die Angst so heftig ist, die Furcht droht, mich umzubringen, ich will alles nur hinwerfen, aber Lasse ist da, er scheint alles unter Kontrolle zu haben. Jede Sitzung schließen wir mit einer Tasse Kaffe und einer Zimtschnecke ab. Und nach einem Monat fange ich an, Fortschritte zu machen. Wir haben das erste Teilziel erreicht. Ich bin nicht zusammengebrochen, ich lebe, das Gehirn ist nicht vergiftet, das Leben geht trotzdem weiter. Zwei Schritte vor, einen zurück, einen vor, zwei zurück. Und nach einem weiteren Monat geschehen plötzlich Dinge. Zwei Schritte vor, einen zurück, vier vor, drei zurück. Es geht vorwärts, es geht wirklich ernsthaft vorwärts, ich bewege mich in die richtige Richtung, die Rituale kommen nicht recht mit, sie schaffen es nicht, sich unserer Strategie zu erwehren. Zwischendurch ziehen sie mich mal wieder in die Gedankenhölle, aber das währt nicht mehr so lange. Ich habe eine Waffe gefunden und wage es auch, sie zu benutzen. Nach ein paar Monaten aber kommt der schlimmste Teil, vor dem mir schon lange graut: Ich soll eine Türschwelle überqueren, ohne überhaupt ein Ritual auszuführen. Die Türschwelle zwischen Wohnzimmer und Küche.

Tag 1.

Körperliches Unbehagen, Angst, Schweißausbrüche. Mir ist unvorstellbar, wie ich es schaffen soll, die Türschwelle zu überqueren, ohne zu ritualisieren. Ich kann mich nicht erinnern, wann ich das letzte Mal über eine Türschwelle gegangen bin, ohne das Ritual auszuführen. Habe ich das überhaupt je getan? Wir malen auf ein Papier, wie ich gehen soll, skizzieren es, als sei es ein Bewegungsschema. Ich sage, dass ich Angst habe. Ich weiß überhaupt nicht, was vor mir liegt, bin mir aber der Gefahren absolut bewusst. Ich fürchte, dass die Angst mich zerbrechen wird, das Gedankensystem wird kollabieren, ich werde mitten auf der Türschwelle steckenbleiben und mich nie wieder dort wegbewegen können, habe Angst, zusammenzubrechen und mitten zwischen zwei Zimmern zu sterben. Lasse sagt, dass es nicht lebensgefährlich ist, zusammenzubrechen, daran ist noch niemand je gestorben. Wir reden nicht viel, sind ziemlich schweigsam, er kocht den Kaffee, holt die Uhr heraus. Ich mache mich bereit, stelle mich im Wohnzimmer, vier Meter von der Türschwelle entfernt, auf. Lasse steht in der Küche, die Stoppuhr in der Hand.

Ich soll vom Wohnzimmer aus kommen, die Türschwelle überqueren, und dann fünf Sekunden in der Küche warten, und das alles, ohne das Ritual auszuführen. Dann muss ich wieder zurückgehen, fünf Sekunden lang im Wohnzimmer warten und dann erst das Ritual ausführen. Ich soll versuchen, die Angst zehn Sekunden lang zu verschieben, um dann erst das Ritual auszuführen.

Ich gehe, überquere die Türschwelle, das Gehirn will sich aus dem Schädel drücken, die Beine zittern, ich schwitze und stöhne. Lasse hat die Stoppuhr in der Hand und sagt:

»Fünf Sekunden, vier, drei, zwei, eins, geh jetzt zurück.«

Ich gehe zurück ins Wohnzimmer. Lasse fährt fort:

»Fünf Sekunden, vier, drei, zwei, eins, jetzt führe das Ritual durch.«

Ich sehe auf einen hellblauen Punkt, hebe das Bein im Winkel von 40 + 5 Grad, gehe auf die Türschwelle zu, nähere mich der Türschwelle, bin nur Zentimeter weit von der Türschwelle entfernt, als die bösen Gedanken wieder ihren Platz im Kopf einnehmen und die Konzentration wegschubsen. Ich muss zurückgehen und das Ritual ein ums andere Mal wiederholen. Zwei Stunden später gelingt es mir, die Türschwelle zur Küche zu überqueren.

Tag 2.
Exakt dieselbe Sitzung, nur warte ich diesmal in der Küche und im Wohnzimmer jeweils acht Sekunden. Ich überquere die Türschwelle, Lasse zählt runter, ich schwitze, es geht mir schlecht, ich schreie und gehe zurück ins Wohnzimmer. Lasse zählt wieder runter, und ich führe das Ritual aus. Diesmal komme ich nach nur drei Versuchen in die Küche zurück.

Tag 3.
Exakt dieselbe Sitzung, nur soll ich diesmal fünfzehn Sekunden lang in Küche und Wohnzimmer warten.

Tag 30.
Exakt dieselbe Sitzung, aber jetzt muss ich in Küche und Wohnzimmer jeweils eine Stunde lang warten.
Ich spüre, dass die Angst ihren Griff gelockert hat. Sie packt mich nicht mehr am Hals, sondern ich kann sie ein paar Zentimeter vom Körper entfernt halten. Natürlich erleide ich Rückfälle, ich schwitze und ich schreie, aber ich mache die ganze Zeit weiter – zwei Schritte vor, einen zurück.
Lasse hat meinen Respekt, Lasse respektiert mich.

Tag 64.
Exakt dieselbe Sitzung, nur soll ich diesmal jeweils vierzehn Stunden in Küche und Wohnzimmer warten.
Ich gehe in die Küche, Lasse stellt die Uhr, ehe er nach Hause fährt. Wir werden uns morgen früh, eine Stunde, bevor ich ins Wohnzimmer gehen soll, wiedersehen.
Es ist vielleicht mitten in der Nacht oder am späten Abend, oder vielleicht auch nur zwei Stunden, nachdem Lasse nach

Hause gefahren ist, als die Uhr stehenbleibt. Ich gerate in Panik, ich kann nicht mehr mitzählen, weiß nicht, wie lange ich in der Küche war ... und ich bin allein. Meine einzige Zeugin ist die Uhr, und ausgerechnet die ist jetzt tot.

In dieser Nacht lege ich mich auf den Küchenfußboden und glaube, dass ich nie wieder aufwachen werde. Ein paar Stunden später knallt es im Kopf. Ich meine, eine Gehirnblutung erlitten zu haben, aber es stellt sich heraus, dass es nur die Morgenzeitung ist, die durch den Briefschlitz gepresst wird. Ich befühle den Körper, kneife mich in den Oberschenkel, stecke den Finger in den Mund. Doch, es tut weh. Ich lebe.

»Du lebst also noch«, sagt Lasse, als er kommt.

Dieser Tag verändert alles. Die Uhr ist stehengeblieben, ich habe nicht mitzählen können, hatte keine Ahnung, wie lange ich in der Küche war – wenn ich dabei nicht sterbe, dann werde ich auch alle anderen Türschwellen überleben. So einfach und so selbstverständlich.

An diesem Tag gehen Lasse und ich in der Stadt herum, zur Praxis, in den Keller, und ich lerne, Türschwellen zu überqueren. Von zehn Türen schaffe ich sieben. Bei dreien siegt das Ritual, bei sieben ich. 7:3, ein Kantersieg, der Gegner ist deklassiert, Gretzky wäre neidisch.

Drei Tage später wache ich mit Kopfschmerzen auf. Ich muss mich übergeben, fahre in die Notaufnahme, habe schrecklich Angst vor dem, was auf mich zukommt. In meinem tiefsten Innern weiß ich, was mir droht, vermeide aber, mir das Problem einzugestehen. Der Notarzt steckt mir überall Nadeln hinein. Der Kopf tut so furchtbar weh, dass ich mir in die Hose mache. Aber sie finden nichts, keine Symptome von Tumoren oder Gehirnhautentzündung. Ein anderer Spezialist wird aus der Neurologie gerufen. Er fragt nach dem, was ich sechs Jahre lang vermieden habe:

»Sind Sie in der letzten Zeit mal beim Zahnarzt gewesen?«

»Doch ... doch, das war ich«, lüge ich.

»Dann seien Sie doch mal so nett und machen Sie den Mund auf.«

Ich bin so nett und mache den Mund auf.

»Es sind die Zähne.«

Ich werde in die oralchirurgische Abteilung überwiesen. Sie machen bei drei Zähnen eine Wurzelbehandlung, ziehen zwei, befüllen sieben mit Plastik. Einen Zahn finden sie nicht, wahrscheinlich haben sie ihn fallen lassen, oder er liegt irgendwo im Chrysler. Ich werde eine zahntechnische Rehabilitierung durchlaufen und darf außerdem eine Person kennenlernen, die Psychotherapeutin und Zahnärztin in einem ist. Sie heißt Karin, und ich mag sie. Sie hilft mir durch drei weitere Wurzelbehandlungen und bringt im Verlauf eines Jahres Ordnung in meine Zähne.

Aber bis dahin kämpfen Lasse und ich weiter gegen die Rituale. Oder freunden uns mit ihnen an. Ich habe mich noch nicht richtig entschieden. Es ist nicht leicht, etwas zu töten, das, seit ich denken kann, in meinem Kopf gelebt hat.

Lasse und ich machen eine längere Pause, ungefähr einen Monat. Ich rufe meine Familie an und informiere sie über die Erfolge und die Behandlung und dass ich immer mehr an das zu glauben wage, was man Zukunft nennt. Sie freuen sich über meine Fortschritte, der Alltag wird leichter, allen geht es besser, und plötzlich ist die Hoffnung zu unserem neuen Familienmitglied geworden.

Ich soll versuchen zu arbeiten, aber dann falle ich sofort in Zwänge, Tics und Rituale zurück. Ich bin noch alles andere als gesund. Wir sehen ein, dass wir intensiv weiterarbeiten müssen, und zwar jetzt an den anderen Ritualen auf der Höllenliste.

2. Mich waschen

Es dauert immer noch lange zu duschen. Manche Tage sind besser, andere völlig hoffnungslos. Die durchschnittliche Zeit für eine Dusche liegt bei anderthalb Stunden. In die Dusche hinein, dann kommen das Handtuchritual und das Seifenritual. Das Duschritual greift dann auf Handwäsche und Geschirrspülen und andere körperliche Aktivitäten über, bei denen Sauberkeit eine Rolle spielt. Die Rituale nehmen immer noch Stunden meines Lebens in Anspruch.

Wir gehen zur Grundfrage zurück: Wie duscht die Normalvariante eines Menschen?

Lasse darf wieder einmal die Normalvariante eines Menschen darstellen, er benutzt seine eigene Person als Vorbild, zeigt mir, wie er duscht, wie er die Hände wäscht und die Zähne putzt. Er ist einer der Ersten, wenn nicht überhaupt der Erste, der mit Tonbandaufnahmen als Teil der Therapie arbeitet. Er spricht im Badezimmer und in der Dusche auf Band, während er mir gleichzeitig mit seinem Körper zeigt, wie er duscht. Dann soll ich das Band abspielen, seiner Stimme folgen, das Duschrezept umsetzen, als würde ich Pfannkuchen machen, und dann so duschen, wie es die Normalvariante eines Menschen tut. Denn ich habe ja vergessen, wie man duscht. Genau wie bei der Türschwelle, erinnere ich mich nicht, wann ich das letzte Mal geduscht habe, ohne zusammen mit den Ritualen Stunden in der Dusche zu verbringen. Lasse zeigt, wie er duscht, und instruiert mich gleichzeitig und nimmt diese Instruktionen auf:

»Du hebst den linken Fuß über den Badewannenrand, dann den rechten. Drehst vorsichtig den Warmwasserhahn auf, nur so, dass das Wasser in Gang kommt, dann drehst du vorsichtig den Kaltwasserhahn auf, und dann beide gleichzeitig, so dass der

Strahl mittelstark wird. Du fängst damit an, dass du die Haare nass machst. Du drehst dich herum, nach rechts, duschst den Rücken, die Rückseite der Oberschenkel und die Beine. Dann drehst du dich herum und machst dasselbe mit der Vorderseite des Körpers. Mit der rechten Hand nimmst du die Shampooflasche, drückst ein wenig Shampoo heraus, das du dann vorsichtig in die Haare einmassierst. ... jetzt sind zehn Minuten vergangen, und jetzt solltest du das Duschen langsam beenden. Das tust du, indem du den Körper einmal abspülst, einmal, nicht neunmal, einmal spülst du den Körper ab. Dann drehst du den Warm- und den Kaltwasserhahn gleichzeitig zu. Du hebst den linken Fuß über den Badewannenrand, und dann den rechten Fuß. Du nimmst das Handtuch mit der linken Hand und fängst an, den Körper abzutrocknen, und zwar höchstens dreißig Sekunden. Die Duschaktion ist abgeschlossen, wenn du das Badezimmer verlässt, und zwar jetzt. Und jetzt sind vierzehn Minuten vergangen.«

Dann übe ich es »trocken«, dusche mit Kleidern an, mit Lasse als Zeuge. Ich schalte den Kassettenrecorder ein und folge sklavisch seiner Stimme. Natürlich scheitere ich, schaffe es überhaupt nicht, mitzukommen, der Druck der Rituale wird zu groß, ich muss abbrechen.

Aber wir trainieren, jeden Tag, vier Tage die Woche, zwei Stunden pro Sitzung.

Dann bekomme ich als Hausaufgabe, dreimal täglich nach dem Band zu duschen. Morgens, mittags und abends. Ich gehe ins Badezimmer, schalte den Kassettenrecorder ein und kämpfe weiter gegen die Rituale, wieder und wieder, Tag für Tag, Woche um Woche. Und dann geschehen plötzlich Dinge. Ich schaffe es, seiner Stimme acht Minuten lang zu folgen, ohne abzubrechen. Am nächsten Tag sind es acht Minuten und zwanzig Sekunden, am nächsten elf Minuten und dreißig Sekunden. Nach einem Monat schaffe ich es, seiner Tonbandstimme vierzehn Minuten lang zu folgen und das Duschrezept umzusetzen. Glück. Freude. Dann folgt ein Rückfall nach dem anderen, die ihrerseits wieder von einem Fortschritt nach dem anderen gefolgt werden. An manchen Tagen schaffe ich es, dreimal vierzehn Minuten zu duschen, an anderen schaffe ich es nicht einmal, in die Dusche hineinzukommen, ehe Lasses Tonbandstimme sagt:

»Du nimmst das Handtuch mit der linken Hand und fängst an, den Körper abzutrocknen, und zwar höchstens dreißig Sekunden.«

Aber ich spüre, dass etwas geschieht, zwei Schritte vor, einer zurück. Ich erkenne das Gefühl von der Arbeit mit der Türschwelle wieder, ich spüre, dass ich auf dem Weg ins Ziel bin. Wo ich, nach drei Monaten Arbeit, auch ankomme. Das feiern wir mit einer riesigen Menge Zimtschnecken und einer Thermoskanne voll Kaffee. Gevalia.

Ich bin erschöpft, kann unmöglich arbeiten oder irgendwelche Projekte beginnen. Die Behandlung ist mental ungeheuer anstrengend, jeden Tag muss ich mich den Ritualen und den bösen Gedanken, Lasse und seinen erschöpfenden Sitzungen stellen. Außerdem habe ich scheußlich Angst vor der Hölle selbst: dem Rückfall. Je größer die Fortschritte in der Behandlung, desto größer wird die Angst vor dem Rückfall. Aber wir haben einen guten Rhythmus gefunden und haben in den letzten Monaten so große Fortschritte gemacht, dass wir beschließen, weiterzuarbeiten und das letzte Ritual auf der Höllenliste zu zerstören.

3. X, Z, Y

Das Kaffeeritual, das es mir nicht erlaubt, Kaffee mit x oder z oder y im Namen zu trinken, hat mich unruhig und ängstlich gemacht. Die Buchstaben hinzuschreiben, über sie zu reden, sie auszusprechen, ist eine Sache, aber ich hätte nie gedacht, dass ich mich darauf einlassen würde, das Gefährliche zu trinken. Ein Gift zu trinken ist schließlich gefährlicher, als darüber zu reden. Deshalb fangen wir gleich mit dem Kaffee an.

Ich muss mich selbst davon überzeugen, dass Zoégas mich nicht umbringen, anstecken oder zu einer hirntoten Missgeburt machen kann. Ich kann das Paket mit diesem Kaffee nicht ansehen oder anfassen. Und ich kann auch kein Paket Gevalia anfassen, das im Laden neben einem Paket Zoégas gestanden hat, denn das Gevaliapaket kann ja von dem Zoégaspaket angesteckt worden sein. Berührung steckt an. Selbst in Supermarktregalen.

Tag 1.

Lasse fragt:

»Wieso ist Gevalia ein für gut befundener Kaffee?«

Ich antworte:

»Weil Gevalia der lateinische Name für Gävle ist, Gävle liegt im Norden, Norden ist kalt, kalt ist blau, Gevalia ist gut. 1:0 für Gevalia.«

Lasse unterbricht mich, schockiert mich:

»Aber das Gevaliapaket ist rot, das ist Blut. 1:1.«

Zucken im Bauch, Schweiß, Geräusch. Das Gehirn arbeitet, die Gedanken schaffen vor dem Untergang noch:

»Gevalia gewinnt, weil es fast neun Buchstaben im Namen hat. Neun ist eine gute Zahl. 2:1 für Gevalia.«

Lasse sagt:
»Bis morgen.«

Tag 2.

Wir unterhalten uns bei vier Tassen Kaffee.

Ich merke langsam, dass es gehen könnte, unsere Sitzungen bringen Resultate. Ich kann inzwischen innerhalb gewisser Grenzen eine Türschwelle überqueren, eine Jacke anziehen, Kleider wechseln, mich waschen und duschen. Ich ritualisiere und zwangshandele immer noch, aber wenn ich zurückschaue und daran denke, wie ich vor nur wenigen Monaten gelebt habe, dann ist es, als hätte ich die Schlüssel zum Paradies selbst gefunden. Also haben Lasse und die Therapie gezeigt, dass es gehen kann, wir haben Ergebnisse vorzuweisen, die Methode funktioniert. Auch wenn ich an manchen Tagen zwei Schritte vor gehe, drei zurück und dann stundenlang vor einer Tür oder in der Dusche feststecke, geht es dennoch vorwärts. Das kann mir niemand nehmen. Und darauf weist Lasse auch hin.

Also arbeiten wir weiter nach demselben Prinzip – meiner magischen Ritualwelt kann nur mit einer ebenso großen Dosis Magie und der sogenannten magischen Verrücktheit begegnet werden.

Tag 3.

Wir unterhalten uns bei vier Tassen Kaffee. Ich trinke Gevalia, Lasse hat seine eigene Thermoskanne mit Zoégas dabei – Provokation Nummer 1. Er trinkt nicht daraus, sondern er trinkt von meinem Kaffee. Ich soll die Thermoskanne berühren, den Deckel anfassen, daran riechen, den Deckel abnehmen, am Kaffee riechen und mich mit dem Gehirnsaft vertraut machen – Provokation Nummer 2.

Tag 4.

Wir reden, trinken Kaffee, essen Zimtschnecken. Ich nehme

die Thermoskanne mit Zoégas, rieche daran, lasse die Zunge den Deckel berühren, ich nehme den Deckel ab und rieche eins, zwei, drei, vier, fünf + eins, zwei, drei, vier am Gehirnsaft. Dann gießt Lasse den Kaffee in eine Tasse, die er genau zwischen uns stellt, rechts von den Zimtschnecken. Wir lassen die Tasse Kaffee da stehen, bis sie abgekühlt ist. Sie bleibt da, bis wir uns drei Tage später das nächste Mal sehen.

Tag 7.

Lasse hat drei durchsichtige Thermoskannen dabei. Eine ist voll mit Gevalia, eine mit Zoégas Gehirnsaft, die dritte ist leer. Heute werden wir mit Strohhalmen aus den Thermoskannen trinken. Die leere Thermoskanne in der Mitte wird zu 99 Prozent mit Gevalia gefüllt. Und zu einem Prozent mit Zoégas Gehirnsaft. Lasse schüttelt die Thermoskanne, und ich kann mit eigenen Augen sehen, wie die beiden Kaffeesorten vermischt werden, wie Gevalia und Gut sich mit Zoégas und Böser Gehirnsaft vermischt. Lasse sitzt rechts und wird mit einem roten Strohhalm aus der Thermoskanne trinken. Ich sitze links und werde mit einem blauen Strohhalm daraus trinken. Doch vorher setzen wir wie immer einen Vertrag auf, der mit den Worten endet:

»... als Therapeut weise ich darauf hin, dass den Patienten keinerlei Schuld trifft, falls ich an dem Zoégas-Gehirnsaft, den wir jetzt trinken werden und den zu trinken ich der Erste bin, sterben werde.«

Lasse beugt sich vor, fängt an zu trinken, saugt den Inhalt der Thermoskanne in sich hinein, saugt 99 Prozent Gevalia und ein Prozent Gehirnsaft in sich hinein. Und stirbt nicht. Und jetzt bin ich dran.

Ich beuge mich vor, setze die Lippen an den Strohhalm. *Zucken im Bauch, Schweiß, Zittern, Geräusch* – ich sterbe, werde vernichtet werden. Ich sauge, ein, zwei, drei, vier, fünf + ein, zwei, drei, vier kurze Züge, der Gehirnsaft nähert sich dem Mund. Ich kann sehen, wie der Saft hochgesogen wird, von der Thermoskanne in den Strohhalm und schließlich in meinen Mund. Ich lege mich auf den Fußboden, schlage mit den Händen auf den Boden, schreie. Eine Minute vergeht, zwei, vier. Sieben Minuten später versuche ich, aufzustehen. Lasse hilft mir auf den Stuhl – ich lebe immer noch.

Es gibt mich, es gibt mich mit Gehirnsaft, der im Blutkreislauf herumfließt. Aber ich lebe.

In der Nacht schlafe ich kaum.

Tag 8.
Dieselbe Sitzung wie am Tag zuvor, aber jetzt wird die leere durchsichtige Thermoskanne in der Mitte zu 97 Prozent mit Gevalia und zu drei Prozent mit Zoégas Gehirnsaft gefüllt. Lasse schüttelt die Thermoskanne, und ich kann wieder sehen, wie sich Gevalia und Gut mit Zoégas und Böser Gehirnsaft vermischt. Lasse sitzt rechts und wird mit einem roten Strohhalm aus der Thermoskanne trinken, ich sitze links mit dem blauen. Lasse trinkt und sagt, wie ich finde, provokant: »Mmmm, tut der Kaffee gut.« Dann bin ich dran. Ein, zwei, drei, vier, fünf + ein, zwei, drei vier kurze Züge, der Gehirnsaft nähert sich dem Mund, ich kann sehen, wie der Saft aus der Thermoskanne in den Strohhalm und schließlich in meinen Mund gesogen wird. *Zucken im Bauch, Schweiß, Zittern, Geräusch* – Ekel, ich sterbe, werde vernichtet werden. Ich gehe auf die Knie, schlage mit den Händen auf den Fußboden, aber ich schreie nicht so wie gestern. Und nach vier Minuten schon stehe ich mit Lasses Hilfe auf.

In der Nacht schlafe ich besser, mindestens drei Stunden ununterbrochener Schlaf sind mir vergönnt.

Tag 13.
Die leere durchsichtige Thermoskanne in der Mitte wird zu 70 Prozent mit Gevalia und zu 30 Prozent mit Zoégas Gehirnsaft gefüllt. *Zucken im Bauch, Schweiß, Zittern, Geräusch* – Ekel, ich sterbe.

Ich gehe nicht auf die Knie, ich stehe auf, trete mit dem Fuß an die Kühlschranktür und setze mich wieder auf den Stuhl. In der Nacht schlafe ich nur zwei Stunden.

Tag 20.

Die leere durchsichtige Thermoskanne in der Mitte wird zu 51 Prozent mit Gevalia und zu 49 Prozent mit Zoégas Gehirnsaft gefüllt. *Zucken im Bauch, Schweiß, Zittern, Geräusch.*

Ich merke, wie mein Körper und mein Blutkreislauf mit einer größeren Menge Gevalia, aber trotzdem mit gigantischen Mengen Gehirnsaft gefüllt werden. Ich rufe, klatsche, trete an das meiste in meiner Umgebung. Dann Stille. Wieder eine schlaflose Nacht.

Tag 21.

Die leere durchsichtige Thermoskanne in der Mitte wird zu 50 Prozent mit Gevalia und zu 50 Prozent mit Zoégas Gehirnsaft gefüllt. Was ist Kaffee, was ist Gehirnsaft? Lasse trinkt, ich trinke. Nichts geschieht. Wenn ich jetzt nicht sterbe, dann werde ich wohl überleben. Ich wandere in der Küche herum, drücke mir Zimtschnecken in den Mund, trete, schimpfe mit Lasse, der in aller Seelenruhe seine Tasse reinen Zoégas trinkt. Bin ich vergiftet worden? Doch. Vielleicht. Oder?

In der Nacht schlafe ich drei Stunden. Vor Erschöpfung.

Tag 22.

Die leere durchsichtige Thermoskanne in der Mitte wird zu 51 Prozent mit Zoégas Gehirnsaft und zu 49 Prozent mit Gevalia gefüllt. Jetzt ist mehr Gehirnsaft als Gevalia in dem Gemisch, das ich trinke, und das gab es noch nie. Und ich sterbe nicht, ich schlage mit dem Kopf fest gegen die Wand, so dass er mir fast abfällt, aber ich überlebe.

Den Rest des Abends liege ich im Bett, bin die ganze Nacht wach, schlafe kein bisschen, höre Radio.

Tag 37.
Die leere durchsichtige Thermoskanne in der Mitte wird zu 99 Prozent mit Zoégas Gehirnsaft und zu einem Prozent mit Gevalia gefüllt. Lasse sieht zu, während ich meinen Gehirnsaftkaffee trinke und Zimtschnecken esse. Ich schlafe drei Stunden.

Tag 43.
Ich schlafe zehn Stunden. Und trinke hundertprozentigen Gehirnsaft zum Frühstück.

Wir haben es jetzt geschafft, die drei schlimmsten Rituale, die mein Leben seit ich denken kann bestimmt haben, und die mich zu siebenundneunzig Prozent schwerbehindert gemacht haben, nach und nach zu zerhacken.
Ich wage nicht, richtig lockerzulassen, mag selbst nicht wirklich daran glauben. Aber ich gehe tatsächlich durch die Straßen, in Läden rein, aus Läden raus, trinke Kaffee, wasche mich, dusche, lese eine Zeitung, ohne denselben Satz ein, zwei, drei, vier, fünf + ein, zwei, drei, vier Mal zu lesen. Vorsichtig, sehr vorsichtig fange ich an, einen Sinn im Alltag zu sehen, oder zumindest einzusehen, dass alles vielleicht doch einen Sinn hat. Aber ich wage noch nicht zu jubeln. Das Ganze erscheint einfach zu unglaublich, es muss einen Haken geben, einen Teufel, der mir jeden Moment auf die Schulter springen und ins Ohr flüstern kann: »Begreifst du nicht, dass das alles nur ein Witz ist, du kranker Superidiot?«
Aber er kommt nicht.
Der Alltag saust dahin, und ich rolle weiter. Rückfälle und Einbrüche gibt es immer wieder, aber inzwischen scheinen nicht mehr die Rituale mein Verhalten zu steuern, sondern die Stabilität. Die Angst, einen Rückfall zu erleiden, stört mich allerdings immer mehr und immer öfter. Erfolg erzeugt Zwänge? Doch. Zwei Schritte vor, einen zurück. Der Gedanke, dass ich auf dem besten Weg bin, Erfolg zu haben, stresst mich. Der

Druck, erfolgreich zu sein, erzeugt die Angst, zu scheitern, und aus eben diesem Grund arbeiten Lasse und ich weiter. Wir machen neue Übungen und wiederholen die alten. Wir müssen meine neuen Routinen ganz einfach eintätowieren, dürfen nicht zulassen, dass sich die alten Rituale wieder einnisten. Wir überqueren Türschwellen, ich ziehe mich an, dusche und wasche mich und putze und trinke Kaffee und esse Zimtschnecken und trete Kücheneinrichtungen kaputt.

Aber die ganze Zeit zwei Schritte vor, einen zurück.

Lasses Band läuft jeden Tag in der Dusche. Ich unterschreibe einen Vertrag, jeden Tag Zoégas zu trinken. Wir üben x, z und y. Wir suchen nach hellblauen und lilafarbenen Punkten, und wir gehen vor und zurück, hinein und hinaus, über Türschwellen, die mir immer noch gewisse Probleme bereiten.

Lasse nimmt eine neue Übung auf, ein neues Rezept auf einem neuen Band: Wie die Normalvariante eines Menschen Kaffee kauft. Ich lege das Band in meinen Walkman ein und wandere von zu Hause los. Ich folge der Stimme ganz exakt, das Rezept lenkt meine Schritte:

»Jetzt gehst du zu Hause los, überquerst Türschwelle Nummer eins an der Haustür, jetzt stehst du an der ersten Ampel, grünes Männchen, du gehst über die Straße, weiter durch den kleinen Park, am Springbrunnen vorbei, in den Laden, über Türschwelle Nummer zwei, gehst an der Waschmittelabteilung rechts vorbei, jetzt hast du das Regal mit dem Kaffee links vor dir, nimm das erste Paket Zoégas. Geh zurück, bezahle an der Kasse, zurück über Türschwelle Nummer zwei, raus aus dem Laden, am Springbrunnen vorbei, durch den kleinen Park, grünes Männchen, über die Straße, überquere Türschwelle Nummer eins an der Haustür, und jetzt bist du wieder zu Hause.«

Das wiederhole ich fünfmal am Tag, sieben Tage die Woche.

Lasse geht hinter mir her, die rote Pudelmütze auf dem Kopf. Er drückt mir den Finger ins Rückgrat – darüber haben wir einen Vertrag geschlossen –, wenn ich versuche auszuweichen oder ein Ritual auszuführen, anstatt vorwärts zu gehen, in den Laden rein. Auch im Laden spüre ich immer noch Lasses Finger im Rücken. Er ruft in breitestem Skåne-Dialekt, so dass jeder im Laden es hört:

»Nimm das erste Paket Zoégas, nicht Paket Nummer neun ganz hinten, das öööörste Pakäääät Zoégas, DAS ÖÖÖÖ-ÖRSTE PAKÄÄÄÄÄT ZOÉGAS.«

Ich nehme das erste Paket Zoégas und bezahle an der Kasse – zum vierten Mal an diesem Tag. Die Kassiererin sieht uns verwirrt an und fragt sehr erstaunt:

»Schon wieder Kaffee?«

Ich verlasse die Kasse mit einem grünen Paket Zoégas in der einen Hand, und als ich einen gewissen Zeigefinger im Rücken verspüre, habe ich keine andere Wahl: Die Türschwelle muss im ersten Versuch genommen werden.

Einige Monate später beschließen wir, unsere Sitzungen und Übungen ein paar Wochen lang auszusetzen. Und die Pause wird gut, sie gibt mir die definitive Gewissheit, dass ich – vielleicht – auf dem Weg bin, den Kampf gegen die Zwänge zu gewinnen. Doch wird es das Wort »vielleicht« immer geben. Es wird nie verschwinden, der Gedanke an Rückfälle macht mich krank und depressiv. Aber ich erkenne, dass ich bereits große Fortschritte erzielt habe, und vielleicht ist der Erfolg gekommen, um zu bleiben. Vielleicht wage ich wieder zu leben, und diesmal ohne Netz und doppelten Boden. Vielleicht habe ich ja keine andere Wahl. Und außerdem will ich etwas zurückgeben für all die Hilfe, die ich erfahren habe.

Die beste Art und Weise, seine Helfer zu ehren, ist, die Hilfe anzunehmen.

Die drei Böcke mit Namen Bruse haben das alles um meinetwillen getan. Mindus hat mich aufgelesen. Lavander ließ mich durch die Hintertür gehen, Lasse torpedierte die Rituale durch seine perfekte Informationsarbeit. Gar keine Frage: Ich musste ja sagen und die Hilfe annehmen. Was wäre sonst, wo wäre ich sonst gelandet?

Sie haben es um meinetwillen getan.

Lasse ist in der Stadt, in der er wohnte, mit einer roten Pudelmütze herumgelaufen, und das mitten im Mai. Es war ihm völlig egal, ob ihn die Leute erkannten oder über ihn lachten:

»Du sollst gesünder werden, und ich habe ja mein Gehalt.«

Er ist zu seinem Klinikchef gegangen und hat um 5.250 Kronen für den Einkauf von Zoégas-Kaffee gebeten (es wurden ziemlich viele Pakete, viele Tassen, viele Einkäufe daraus). Der Klinikchef hat ihn gefragt, ob der Kaffee für das Personal sei. »Nein, wir haben da einen Norweger, der hat Probleme mit Gehirnsaft.« Und der Klinikchef hat ja gesagt. »Natürlich. Sein Leben ist die 5.250 Kronen locker wert, mach nur weiter.«

Wir sitzen in Lasses Zimmer, mitten in der Gehirnsafttherapie.

Lasse fragt:

»Was ist Gehirnsaft, wo gibt es den denn?«

»Wo es den gibt?«

»Wo können wir in unserer Gesellschaft Gehirnsaft sehen?«

»Operation, Obduktion ...«

»Sollen wir mal nachschauen?«, fragt Lasse und ruft den Pathologen an.

Wir befühlen den Bohrer, der bei der Obduktion das Stirnbein aufsägt. Hier muss Gehirnsaft dran gewesen sein. Lasse fühlt erst, dann ich. Aber es ist nicht gefährlich. Viel gefährlicher ist, ein Paket Zoégas anzufassen. Wer kann schon die Logik des Gehirns erklären? Niemand. Die Logik liegt in der Magie. Und die Magie kann nur der Gedanke erklären.

Alles wird leichter. Jetzt geht es vorwärts und aufwärts. Ich werde Lasse mehrere Jahre lang treffen. Zwischendrin machen wir Pausen, die bis zu einem Jahr währen können. Dann, wenn die Rückfälle kommen, was zu Anfang ziemlich oft geschieht, sehen wir uns wieder und arbeiten weiter, wiederholen frühere Sitzungen und Übungen. Und dann lässt der Druck wieder nach, und ich schieße nach vorn und aufwärts.

Unsere letzte dokumentierte Sitzung findet 1997 statt.

Auch danach treffen wir uns noch, aber da brauche ich keine Sitzungen mehr, jetzt hat die Gesundheit das Ruder übernommen. Dann treffen wir uns meist, um uns abzustimmen, nachzufühlen – und Kaffee zu trinken.

Vielleicht das, was man Zukunft nennt

(90er-Jahre) Ich versuche, zu etwas zurückzufinden, während ich eifrig nach etwas anderem suche, vielleicht nach dem, was man Zukunft nennt. Ich weiß, dass ich nichts habe, worauf ich mich zurückbesinnen kann. In meinem bisherigen Leben habe ich nicht viel anderes gemacht als zwangshandeln, ritualisieren und ticsen, und jetzt, da das langsam nachlässt, ist die Verwirrung gigantisch. Ich weiß, dass ich etwas kann, ich muss es nur finden. Ich bin nicht jung, aber auch nicht alt. Aber ich bin zu jung, um mich zur Ruhe zu setzen, und zu alt, um mich um Themen zu kümmern, von denen ich nicht einmal den Namen kenne.

Also renne ich kreuz und quer zwischen Behandlungen, Gelegenheitsjobs und Schulen hin und her. Während der langwierigen Behandlungen erfahre ich zudem, dass ich an der Grotowski-Schule eine einjährige Theaterausbildung absolvieren kann. Die Schule verschafft meiner eingeschlossenen Energie Auslauf, so dass ich mich während der ersten Improvisationen ein wenig manisch benehme. Hinterher nehmen die Tics und die Zwänge eine Auszeit. Ich verberge, wer ich bin und warum ich komme. Stattdessen sage ich, dass ich schon lange auf eine Schule wie diese hätte gehen wollen, und die meisten kaufen mir meine Erklärungen ab. Warum auch nicht? Alle sind freundlich, zeigen Fürsorge und Interesse. Eigentlich gäbe es nichts, wofür ich mich schämen müsste. Nach der Schule sind wir zusammen, trinken Kaffee, essen zu Mittag und unterhalten uns, und plötzlich empfinde ich mich als Teil einer Gruppe. Ein erstaunliches Gefühl. Ich erinnere mich nicht, wann ich das letzte Mal mit anderen zusammengesessen und Kaffee getrunken habe. Und es gefällt mir, solange ich nicht privat werden muss. Das Persönliche ist etwas ganz anderes. Ich habe gelernt, die Tics zu verbergen und mir genau in dem Moment, wenn sie kommen, etwas auszudenken – einen Witz, eine Pointe, eine Idee. Das Beste an der Schule ist Kristina. Sie ist die attraktivste und begabteste Schülerin dort. Kristina ist definitiv ein Schauspieltalent, wir anderen sind lediglich Statisten. Ich verliebe mich in sie, und sie sich in mich. Wir werden ein Paar. Kristina öffnet gut verschlossene Schubladen in meinem Körper – ich bin imstande, Nähe zu geben und Nähe zu empfangen. Bis zu einer gewissen Grenze. Ich schäme mich, habe immer ein schlechtes Gewissen, aber vor allem will ich sie auf keinen Fall abschrecken oder schon jetzt verlieren. Ich spüre allerdings, dass beides geschehen wird. Aber wir kämpfen weiter, spielen Theater, ziehen zusammen – verdammt, ich lebe! Natürlich kommen die Rituale angekrochen, wahrscheinlich sind sie eifersüchtig geworden, finden, dass sie zu viel Platz in meinem Leben einnimmt. Wieder lenken sie mein Verhalten, behindern die Nähe, vergiften meine Spontaneität. Ich erzähle Kristina von vierzig Prozent meines Lebens, den besseren vierzig Prozent, und sie nimmt meinen Bericht mit viel Reife entgegen. Aber Kristina ist eine Frau, die weiterfliegen muss, sie darf nicht drinnen bei mir hocken, sie muss raus und fort und sich der Kunst widmen. Ich muss raus und fort und mich der Behandlung widmen. So einfach ist das.

1992 erleide ich einen heftigen Rückfall. Ich kann kaum irgendwohin, sitze zumeist drinnen. Ich pendele weiter zwischen der Behandlung und der Wirklichkeit hin und her. Die Sitzungen mit Lasse haben mich noch ein Stückchen weitergebracht. Ich nehme einen Sklavenjob im Krankenhaus an. Ich fahre Patienten herum, Patienten, die nur selten bei Bewusstsein sind, nur selten noch leben. Dann werde ich von einem Bestattungsinstitut abgeworben. In einem schwarzen Volvo 740 mit Sonderausstattung hole ich Verstorbene ab, hebe sie höchst menschlich in einen wasserdichten schwarzen Gummischlafsack und fahre sie zum Leichenschauhaus. Nach einem Monat fällt mir ein, dass ich ja gar keinen Führerschein habe, aber das macht mir nichts aus, und meinem Chef auch nicht, der glaubt, ich würde einen Witz machen – und wer hält schon einen Leichenwagen an? Also fahre ich weiter ohne Führerschein Leichenwagen, hebe Verstorbene, zünde Kerzen an und zeige den frisch geschminkten Leichnam im milchweißen Sarg, ganz hinten in der Kapelle des Leichenschauhauses. Dann gebe ich den nächsten Angehörigen die Hand, und dem Personal und meinen Kollegen – das alles als ein Teil der Behandlung. Suche die Gefahr auf, und die Gefahr wagt es nicht, dich aufzusuchen.

Außerdem verdiene ich wenig, aber ehrlich versteuertes Geld. Und ich gehe das Risiko ein, Frauen zum Essen einzuladen. Wenn ich das Gefühl habe, dass die Gedanken stabil sind, dass sie sich in einer stabilen Phase befinden, dann bin ich auch bereit, mit den Frauen nach Hause zu gehen. Ich entdecke, dass ich gern den Körper von jemand anders berühre, taktile Stimulanz und reine Lust in einem Paket. Auch der ständig wiederkehrende Freiheitsgedanke spielt eine Rolle – man stelle sich vor, dass mir erlaubt ist, das zu tun! Ich mag es auch, wenn andere mich anfassen, auch wenn ich manchmal ein Expressritual ausführen muss, wenn sich ihre Hand den südlichen Teilen meines Körpers nähert, was dann oft damit endet, dass die Verbindung nach Süden abgekoppelt wird. Und wieder muss ich mir Entschuldigungen ausdenken, und ich verfluche mich selbst, die Zwänge, die Tics, die Krankheit, den Superidioten. Der selbstverständliche Höhepunkt ist also nicht der sexuelle, sondern einfach dicht bei jemand anders zu liegen, am Morgen aufzuwachen und jemand anders im Zimmer herumgehen zu hören, wie er Kaffee macht, duscht, telefoniert. Daran werde ich mich wohl nie gewöhnen, und ich werde mich auch nie daran gewöhnen wollen. Ich genieße es, mit jemandem zusammen zu sein, der eine Woche oder zwei oder vier nur mit mir zusammen sein will. Dabei bin ich so persönlich, wie ich nur kann. Aber wenn sich aus meinem Körper private Verbindungen zu spinnen beginnen, dann denke ich mir Fluchten aus – muss auf

Tournee, Überstunden, es liegt nicht an dir, sondern an mir, ich muss mal eine Weile allein sein. Oder ich mache mich unsichtbar, gehe nicht ans Telefon, vermeide Cafés und Kneipen, verschwinde eine Woche oder fünf völlig spurlos. Und das funktioniert. Warum sollte man ein erfolgreiches Konzept verändern? Vertrauen ist ein Luxus, den ich mir noch nicht leisten kann.

Während besserer Zeiten schaffe ich es, sozial zu funktionieren und neue Freunde zu gewinnen. Freunde, die mich seither begleiten. In einer Zeit, als ich notwendig mit anderen Menschen als mit mir selbst zusammen sein musste, haben sie mich gemocht und ich sie.

Das Theater gibt mir ein gewisses Selbstvertrauen, ich mache mich ziemlich gut, erlange eine gewisse Anerkennung. Alles, was ich tue, gründet auf Intuition und Improvisation. Ich setze eigene Stücke auf, schreibe eigene Texte, das alles nach meinem Kopf. Ich arbeite auch mit Standup-Comedy, das ist eine gute Methode, den Energien Auslauf zu verschaffen und die Tics zurückzuhalten. Es ist mir relativ egal, ob ich witzig bin, zumeist geht es darum, zusätzliches Geld zu verdienen und eine Form der Identität zu gewinnen. Und das funktioniert, es funktioniert so weit, dass ich Schwarzgeld aufs Konto kriege und durch die Lande reise und so tue, als ob ich witzig wäre.

(1993, Ostern) Ich bin zu Hause und überquere Türschwellen. Meine Familie lacht die meiste Zeit, genießt es, dass der Bruder und Sohn wieder angefangen hat zu leben. Sie sehen jetzt mit eigenen Augen, dass ich lache, ohne mich anzustrengen, dass ich dusche, weil ich es will. Es wird das beste Osterfest, das wir je hatten.

(1993, ein Sommermorgen) Meine Mutter ruft an:
»Ich muss etwas Schreckliches erzählen ...«
Papas Herz konnte nicht mehr. Ein millimeterdicker Blutpropfkopf hat dafür gesorgt, dass Papas Herz nicht mehr frei schlagen konnte. Er war gezwungen, sich fortzubegeben, viel zu

früh, viel zu plötzlich. Die Trauer ist so schwer und schmerzhaft, und so verdammt aufdringlich. Aber ich habe keine Angst vor der Trauer, und vor dem Schmerz ebenso wenig. Sie hängen zusammen und bilden ein Radarpaar, das so viel friedlicher und so viel freundlicher ist als das Radarpaar Zwänge/Rituale. Papa wird immer da sein, die Zwänge werden verschwinden. Das verspreche ich dir, Vater.

Mitten in der Trauer begreife ich, dass Papa miterleben durfte, dass der Junge gesund geworden ist, dass der Junge noch gesünder werden wird und dass er selbst damals vor langer Zeit Recht hatte – es gibt Tourette hier bei uns. Dieser Gedanke hilft mir, wieder von Neuem zu beginnen. Jetzt ohne meinen Vater.

Alles geht weiter, neue Schritte und alte Routinen wechseln sich ab. Wenn die Rückfälle kommen, ziehe ich mich zurück, bleibe meist für mich, nehme einen Zug irgendwohin.

Wieder einmal müssen Lasse und ich alte Übungen wiederholen, neue Perspektiven entdecken, alte Perspektiven wiederholen, neue Tonbänder aufnehmen. Ich verliere den Biss, bin niedergeschlagen, schlafe schlechter – wird es denn nie ein Ende nehmen? Aber mitten in all dem grauen Nebel hänge ich weiter meine gelben Klebezettel mit den eigenen handgeschriebenen Botschaften auf und lese sie, manche sind mehrere Jahre alt, andere erst vor einem Monat formuliert – »du hast es besser, du hast ein Leben«. Ich erinnere mich selbst daran, dass es eine Zukunft geben kann, es ging mir gut, ich habe Fortschritte gemacht. Dafür gibt es Beweise. Die gibt es. So ist es.

Ich habe immer bessere Tage und Wochen. Wochen, die dann zu Monaten werden. Ich beginne zu genießen und versuche zu lernen, wie man ohne Zwänge genießt.

(1996) Plötzlich geschehen Dinge. Doch. Dinge geschehen. Vollständig unbegreifliche Dinge.

Die bösen Gedanken legen sich, die Rituale sind müde, die Tics schlafen immer öfter. Das Gehirn registriert anderes als Zwangsgedanken. Die Nase genießt Düfte und der Mund schmeckt das, was er will. Die Rückfälle werden kommen, und sie kommen, wenn ich am wenigstens damit rechne. Aber das Puzzle im Kopf nimmt Form an, Teile fallen auf ihren Platz, schaffen ein Bild, ein Bild, das ich nicht wiedererkenne. Aber das Bild, das gerade jetzt vor mir liegt, das mag ich sehr. Und das Bild wartet. Und wartet.

Epilog
So gesund, wie ich sein will

Siebenundneunzig Prozent behindert, drei Prozent Hoffnung.
»Das ist verdammt viel Hoffnung«, hat Mindus gesagt.
Damals habe ich daran gezweifelt. Heute weiß ich es besser. Ich selbst bin das Ergebnis, die Antwort auf meine eigene Frage: Werde ich irgendwann gesund sein? Hoffentlich nicht. Nur so gesund, wie ich sein will. So gesund, wie ich werden will. Da bin ich heute. Hier und jetzt.

Es gibt wohl keinen tieferen Sinn in Leiden und Freude der Menschen. Man hat Glück oder Unglück. Einige erfahren viel Widerstand, andere merken kaum, dass sie leben. Verschiedene Widerstände und verschiedene Möglichkeiten. Aber vor allem gibt es Möglichkeiten. Möglichkeiten bedeuten Hoffnung, und die Hoffnung ist persönlich.

So gesund, wie ich sein will.

Jetzt will ich nicht gesünder sein, nun genügt es. Ich habe vor langer Zeit vergessen, wo die Grenze zwischen gesund und krank verläuft. Ich fühle mich gesund, mache aber immer noch kranke Sachen. Das, was die anderen als krank betrachten würden. Die anderen?

Ich habe schließlich gelernt, dass es keine normalen Menschen gibt. Die Normalvariante eines Menschen klingt wahrscheinlicher. Denn es gibt eine Normalvariante, die gibt es. Die Normalvariante steht morgens auf, duscht, frühstückt, bringt die Kinder in die Schule, geht zur Arbeit, holt die Kinder, isst zu Abend, nimmt möglicherweise ein abendliches Bad, produziert möglicherweise neue Kinder, die man abholen muss, schläft, wacht auf, nimmt eine neue Dusche, isst ein neues Frühstück ...

Ich finde, das klingt krank. Aber es ist nicht krank. Wahrscheinlich ist es nur das, was man Routine nennt. Und irgendwo da drin, zwischen den Routinen, liegt der Sinn des Lebens, heißt es.

So gesund, wie ich sein will.

Heute ist das mein Normalzustand. Ein Teil meiner Persönlichkeit.

Es gibt ja eine verschwommene Grenze zwischen dem, wie gesund man sein will, und dem krankhaften Normalzustand. Ich erinnere mich nicht mehr daran, wie es war, morgens aufzuwachen und nicht meine Impulse und Tics zu haben. Wie war das Leben? Es ist weg. Ich erinnere mich nicht, jemals ein solches Leben gelebt zu haben.

Bei einem kranken Menschen fehlt oft etwas im Körper, ja, oft ist das so. Man füllt Minerale und Medizin ein, damit der Körper sich erholt, gesund wird, normal funktioniert. Wenn ich eines Morgens aufwachen würde und nicht die Tourette-Energie im Körper hätte, dann würde mir etwas fehlen, ich würde mich also krank fühlen.

Die Tourette-Energie ist meine beste und hoffnungslos unerklärliche Freundin geworden.

Es ist eine Energie, mit der ich lebe. Ich weiß nicht, wer ich ohne diese Energie wäre.

Ich lebe mit der Energie und einem rhythmischen Gefühl, das mir inzwischen Ruhe schenkt.

Und Gelassenheit. An der Grenze zur Normalvariante einer Gelassenheit.

Aber nur an der Grenze.

Das gönne ich mir

(1997, März) Café Siesta. Malmö.

Ich bin gebeten worden, einen Monolog über den Tod zu halten. Das Seminar ist von einer Studentenvereinigung an der Universität organisiert worden. Die Frau, die mich anruft, hat die schönste Stimme, die ich je gehört habe. Ich tue so, als hätte ich ein Manuskript geschrieben, und bitte sie, sich mit mir in einem Café zu treffen, damit wir über das Manuskript sprechen können. Eine Ausrede, weil ich die schönste Stimme der Welt vor mir sehen will.

Draußen regnet es, es pladdert. Ich sitze im Café und warte.

»Meine Güte, was für ein Regen«, höre ich die schönste Stimme der Welt zur Bedienung sagen.

Ich stehe auf. Wir sehen uns an und begrüßen uns. Und wir sehen uns an und begrüßen uns noch mal.

Die schönste Stimme der Welt wird menschlich, und ich werde unruhig und tue weiterhin so, als hätte ich das Manuskript schon fertig geschrieben. Sie trinkt Tee, ich trinke Kaffee. Ich habe keine Ahnung, welchen Kaffee ich trinke, und es ist mir auch egal. Ich will in ihre Wangen beißen und ihre Haare in mich reinkauen, und ihre Wimpern will ich wie glühend heiße Pommes behandeln, und ihren Körper will ich in Ahornsirup massieren. Ich finde, ihr Blick gleicht dem eines Seeadlers, sie bewegt sich wie eine Möwe und redet wie Jessica Lange.

»*Brrr ...*«, ticse ich.

»Was hast du gesagt?«, fragt Lina.

»Nichts«, lüge ich und presse weiterhin die Finger aufeinander, bewege den kleinen Zeh auf und ab, pfeife unmotiviert entspannt. Bis ich nicht mehr kann, ich setze alles auf eine Karte, jetzt sage ich die Wahrheit, die Wahrheit, die Wahrheit:

»Ich habe etwas, das heißt Tourette …«
Ein langes Schweigen entsteht.
»Ich brauche wohl noch einen Tee«, antwortet Lina.

(2005, August) Ein Badestrand in Skåne.
Ich liege im Wasser, allein. Vielleicht fünfzig Meter vom Strand entfernt. Ich treibe ohne größere Anstrengung recht bequem vor mich hin. Noch nie zuvor habe ich so lange im Wasser gelegen. Ich will nicht an Land schwimmen.
Die Leopardenflecken sind weg, der Nabel hat aufgehört zu jucken, die Übelkeit ist verschwunden.
Ich habe ein paar zusätzliche Kilo auf den Körper bekommen, bin aber immer noch recht mager.
Die Sonne legt sich über meinen Bauch, ehe sie im Hintergrund verschwindet.
Ich kann sehen, dass das Essen fertig ist. Auf dem Rücken schwimme ich zum Strand. Mein Kopf liegt knapp über der Wasseroberfläche, genau so, dass ich den ganzen Picknickkorb sehen kann. Es zieht ein wenig im Bauch, keine Übelkeit, sondern mehr ein nervöses Zucken unter dem Nabel.
Ich frage besorgt:
»Rippchen …?«
»Die sind für uns andere«, lächelt Lina.

(2006, Herbst) Im Flugzeug.
Ich bin gebeten worden, die Eröffnungsrede auf einem Weltkongress in Edmonton in Nordamerika zu halten. Sie hatten bereits ein Ticket für einen Airbus über New York gebucht.
Ich bestehe darauf, über Toronto zu fliegen, aber da gibt es nur noch Tickets in der Business Class.
Ich sitze am Fenster, in der Business Class, in einer Boeing 747, auf dem Weg über den Atlantik, über Toronto. Und ich bezahle das Ticket selbst.
Das gönne ich mir.

Danke

Gilles de la Tourette, weil du der ganzen Sache einen Namen gegeben hast.
Lasse Kohnke, weil du mir beigebracht hast, wie man Türschwellen überquert.
Per Mindus, weil du mir drei Prozent Hoffnung gegeben hast.
Sten Levander, weil du mich ernst genommen hast.

Ihr lieben und nahen Menschen für Liebe und Nähe.
Schwedische Bürger, weil ihr in den Jahren 1992-1995 Steuern gezahlt habt.
Urban Leijon für späte Gespräche.
Inga Reidhav für entscheidende Gespräche.

Eva Åslund, meiner Verlegerin, für positive Energie.
Karin Alfredsson, meiner Lektorin, für energische Positivität.

Hotel Victoria in Toronto für Arbeitsruhe.
Mauritz Kaffehus in Göteborg für Kaffeeruhe.
Sufi Restaurant in Kabul für Essensruhe.

Ein anderes Danke an
Lina
»a sweetheart like you«

I understand only railstation – was Sie schon immer über Amerika wissen wollten (oder auch nicht)

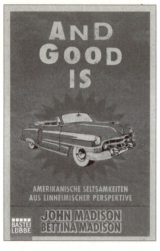

John Madison/Bettina Madison
AND GOOD IS
Amerikanische Seltsamkeiten aus einheimischer Perspektive
Aus dem amerikanischen Englisch von Petra Trinkaus
288 Seiten
ISBN 978-3-404-60009-0

Amerika. Unendliche Weiten, Hollywood-Stars und leckere Steaks direkt vom Grill. Oder vielleicht eher laute Horden Verrückter, merkwürdige Politiker und vor Fett triefendes Fast Food? Wie ist es denn nun wirklich, das Land der unbegrenzten Möglichkeiten? John Madison und seine deutsche Frau Bettina kennen Land und Leute. Sie wissen genau, warum Amerika das beste Dritte-Welt-Land der Erde und den Amerikanern ihr Präsident immer ziemlich egal ist, wie man einen Hot Dog isst, ohne sich vollends zuzukleckern, und vieles mehr. Und sie zeigen uns Deutschen, dass Amerika und seine Bewohner doch ganz schön anders sind, als wir uns das so vorstellen …

Bastei Lübbe Taschenbuch

»Disney hat keine Ahnung von Prinzen.«
JILLIAN LAUREN

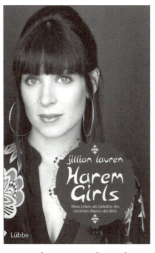

Jillian Lauren
HAREM GIRLS
Mein Leben als Geliebte
des reichsten Manns
der Welt
Aus dem amerikanischen
Englisch von
Ingrid Exo
336 Seiten
ISBN 978-3-7857-6034-5

Das südostasiatische Sultanat von Brunei war ein Land, von dem ich gerade erst gehört hatte. Meine Jobbeschreibung war bestenfalls etwas ungenau, aber ich fantasierte mir zurecht, dass ich ankommen und ein wildes Abenteuer vorfinden würde, einen Haufen Geld und einen Arbeitgeber, der nichts geringeres als ein Märchenprinz wäre. Etwas realistischer ahnte ich, dass ich eben unterschrieben hatte, eine internationale Quasi-Prostituierte zu sein. Ich hätte Schlimmeres tun können ...

Eine selbstbewusste Frau, ein unmoralisches Angebot und ein Leben in der Welt von 1001 Nacht

Lübbe Paperback

Werden Sie Teil
der Bastei Lübbe Familie

- Lernen Sie Autoren, Verlagsmitarbeiter und andere Leser/innen kennen
- Lesen, hören und rezensieren Sie unter www.lesejury.de Bücher und Hörbücher noch vor Erscheinen
- Nehmen Sie an exklusiven Verlosungen teil und gewinnen Sie Buchpakete, signierte Exemplare oder ein Meet & Greet mit unseren Autoren

Willkommen in unserer Welt:
www.lesejury.de